Cornelia Kolberg-Liedtke, Jens-Uwe Blohmer (Hrsg.)
Konservative Tumortherapie beim Mammakarzinom

Cornelia Kolberg-Liedtke, Jens-Uwe Blohmer (Hrsg.)

# Konservative Tumortherapie beim Mammakarzinom

—

**DE GRUYTER**

*Herausgeber*

**Prof. Cornelia Kolberg-Liedtke**
Charité – Universitätsmedizin Berlin
Klinik für Gynäkologie mit Brustzentrum
der Charité – Campus Mitte
Chariteplatz 1
10117 Berlin
E-Mail: cornelia.liedtke@charite.de

**Prof. Jens-Uwe Blohmer**
Charité – Universitätsmedizin Berlin
Klinik für Gynäkologie mit Zentrum für
onkologische Chirurgie
Augustenburger Platz 1
13353 Berlin
E-Mail: jens.blohmer@charite.de

ISBN: 978-3-11-057741-9
e-ISBN (PDF): 978-3-11-058066-2
e-ISBN (EPUB): 978-3-11-057973-4

**Library of Congress Control Number: 2019952845**

**Bibliografische Information der Deutschen Nationalbibliothek**
Die Deutsche Nationalbibliothek verzeichnet diese Publikation in der Deutschen Nationalbibliographie; detaillierte bibliografische Daten sind im Internet über http://dnb.d-nb.de abrufbar.

© 2020 Walter de Gruyter GmbH, Berlin/Boston
Einbandabbildung: digicomphoto/iStock/Getty Images
Satz/Datenkonvertierung: L42 AG, Berlin
Druck und Bindung: CPI Books GmbH, Leck

www.degruyter.com

# Geleitwort

Liebe Kolleginnen und Kollegen,

die konservative Tumortherapie des Mammakarzinoms hat in den letzten Jahren erhebliche Verbesserungen erfahren. Dies ist wesentlich durch neue Erkenntnisse aus präklinischen und klinischen Studien und die daraus resultierende Entwicklung einer Fülle neuer Therapieansätze bedingt. Darüber hinaus hat sich die Versorgungsstruktur in der Onkologie, insbesondere aber auch in der gynäkologischen Onkologie, relevant geändert. Die Schaffung eines Netzes zertifizierter Brustzentren demonstriert eindrucksvoll den Willen, die Behandlung von Patientinnen nach anerkannten Qualitätskriterien durchzuführen und dies auch einer regelmäßigen externen Überprüfung zu unterziehen. Optimales klinisches Handeln erfolgt heutzutage auf Basis der besten verfügbaren Evidenz. Die in Leitlinien und Therapieempfehlungen formulierten Handlungsempfehlungen sind die Grundlage für Diagnostik, Therapie und Nachsorge in Brustzentren. Leitlinien können und wollen Lehr- und Fachbücher aber nicht ersetzen. In diesem Zusammenhang ist das vorliegende Werk von besonderer Bedeutung.

Die **Konservative Tumortherapie beim Mammakarzinom** in der ersten Auflage gibt als neues Werk einen umfassenden Überblick über nicht-operative Therapie der Erkrankung Mammakarzinom in allen Facetten. Das Werk füllt eine Lücke in der bislang existierenden Literatur. Es werden hier alle für die praktische Arbeit notwendigen Grundlagen von der Tumorbiologie des primären Mammakarzinoms über Therapieansätze des metastasierten Mammakarzinoms und die Supportivtherapie erläutert. Aber auch die immer mehr akzeptierte und von den Patientinnen gewünschte komplementäre Medizin findet Berücksichtigung. Schließlich werden praktische Kenntnisse für die Durchführung klinischer Studien und die Zertifizierung vermittelt.

Das Buch bietet so eine wertvolle Hilfe bei der klinischen Arbeit und ist darüber hinaus hervorragend geeignet, um Kollegen, die sich in der Fachweiterbildung zum Schwerpunkt gynäkologische Onkologie oder internistische Onkologie befinden, auf diesem Weg zu begleiten.

Wir sind uns sicher, dass es den von Herausgebern und Autoren gewünschten Nutzen im klinischen Alltag haben wird und wünschen allen Leserinnen und Lesern dieses Werks viel Freude bei der Lektüre.

Univ.-Prof. Dr. W. Janni
Sprecher der Organgruppe
Mammakarzinom in der AGO
Frauenklinik
Universitätsklinikum Ulm

Univ.-Prof. Dr. med. Volkmar Müller
Stellvertretender Sprecher der Organgruppe Mammakarzinom in der AGO
Klinik und Poliklinik für Gynäkologie
Universitätsklinikum Hamburg-Eppendorf

https://doi.org/10.1515/9783110580662-201

# Vorwort

Liebe Leserinnen, liebe Leser,
πάντα ῥεῖ – panta rhei – alles fließt

Dieser Aphorismus, der auf den griechischen Philosophen Heraklit zurückgeführt wird, lässt sich auch auf die medikamentöse Tumortherapie des Mammakarzinoms exzellent anwenden. Denn dieser Bereich gehört zu den komplexesten Aspekten der Onkologie und entwickelt sich angesichts großer (klinisch-)wissenschaftlicher Anstrengungen erfreulich rasch weiter. Dabei kann die ausreichend fundierte und aktuelle Kenntnis aller Facetten des sich ständig vermehrenden Wissens eine Herausforderung darstellen.

Nicht weniger umfangreich sind die organisatorischen, juristischen und personellen Herausforderungen, die sowohl der Aufbau und die Etablierung als auch die erfolgreiche Leitung einer medikamentösen Tumortherapie-Einheit in Klinik oder Praxis an den zuständigen Arzt und die zuständige Ärztin stellen kann.

Dieses Buch trägt diesen beiden Aspekten Rechnung. Dabei werden Aspekte zur Biologie und Therapie des Mammakarzinoms umfangreich dargestellt, jedoch werden auch Bereiche der Organisation der Einheit mit Hinblick auf Zertifizierung, Klinische Studien und evidenzbasierte Medizin abgedeckt. Ein besonderer Fokus liegt auf der Darstellung des Nebenwirkungsmanagements mit besonderem Augenmerk auf die Nebenwirkungen moderner zielgerichteter Therapien.

Wir wünschen den Leserinnen und Lesern viel Freude mit diesem Buch sowie Erfolg beim Umsetzen der zahlreichen Anregungen und Erfahrungen im klinischen Alltag der medikamentösen Tumortherapie.

Prof. Cornelia Kolberg-Liedtke
Prof. Jens-Uwe Blohmer

https://doi.org/10.1515/9783110497816-202

# Inhalt

# Autorenverzeichnis

**Malgorzata Banys-Paluchowski**
Frauenklinik
Asklepios Klinik Hamburg-Barmbek
Rübenkamp 220
22307 Hamburg
E-Mail: m.banys@asklepios.com
Kapitel 4.3

**Holger Bronger**
Klinik und Poliklinik für Frauenheilkunde
Technische Universität München
Ismaninger Straße 22
81675 München
E-Mail: holger.bronger@tum.de
Kapitel 2.3

**Gustav Dobos**
Kliniken Essen Mitte, Evang. Huyssens-Stiftung
Akademisches Lehrkrankenhaus der Universität
Duisburg-Essen
Henricistraße 92
45136 Essen
Kapitel 5

**Kerstin Eckhoff**
Universitätsklinikum Schleswig-Holstein,
Campus Lübeck
Klinik für Frauenheilkunde und Geburtshilfe
(Gynäkologie)
Ratzeburger Allee 160
23538 Lübeck
E-Mail: Kerstin.Eckhoff@uksh.de
Kapitel 1.3

**Ramona Erber**
Universitätsklinikum Erlangen
Pathologisches Institut
Krankenhausstraße 8–10
91054 Erlangen
E-Mail: ramona.erber@uk-erlangen.de
Kapitel 1.1

**Johannes Ettl**
Klinik und Poliklinik für Frauenheilkunde
Technische Universität München
Ismaninger Str. 22
81675 München
E-Mail: johannes.ettl@tum.de
Kapitel 7

**Tanja Fehm**
UKD – Universitätsklinikum Düsseldorf
Klinik für Frauenheilkunde und Geburtshilfe
Moorenstr. 5
40225 Düsseldorf
E-Mail: tanja.fehm@med.uni-duesseldorf.de
Kapitel 2.1

**Bernd Gerber**
Universitätsfrauenklinik am Klinikum Südstadt
Südring 81
18059 Rostock
E-Mail: bernd.gerber@med.uni-rostock.de
Kapitel 4.6

**Oleg Gluz**
Westdeutsche Studiengruppe WSG
Ludwig-Weber-Straße 15b
41061 Mönchengladbach
E-Mail: oleg.gluz@wsg-online.com
Kapitel 1.2

**Nadia Harbeck**
LMU Klinik und Poliklinik für Frauenheilkunde
und Geburtshilfe
Marchioninistraße 15
81377 München
E-Mail: Nadia.Harbeck@med.uni-muenchen.de
Kapitel 2.2

**Christian Jackisch**
Sana Klinikum Offenbach
Starkenburgring 66
63069 Offenbach
Kapitel 2.4

**Heidi Kühling von Kaisenberg**
Medizinische Hochschule Hannover
Carl-Neuberg-Straße 1
30625 Hannover
Kapitel 4.4

**Hans-Christian Kolberg**
Marienhospital Bottrop Klinik für Gynäkologie
und Geburtshilfe
Josef-Albers-Str. 70
46236 Bottrop
E-Mail: hans-christian.kolberg@mhb-bottrop.de
Kapitel 2.4, 4.5

**Maria Karsten**
Charité – Universitätsmedizin Berlin
Klinik für Gynäkologie mit Brustzentrum der
Charité – Campus Mitte
Chariteplatz 1
10117 Berlin
E-Mail: maria-margarete.karsten@charite.de
Kapitel 9

**Prof. Dr. med. Cornelia Kolberg-Liedtke**
Charité – Universitätsmedizin Berlin
Klinik für Gynäkologie mit Brustzentrum der
Charité – Campus Mitte
Chariteplatz 1
10117 Berlin
E-Mail: cornelia.liedtke@charite.de
Kapitel 1.4, 2.4

**Elna Kühnle**
Medizinische Hochschule Hannover
Carl-Neuberg-Straße 1
30625 Hannover
Kapitel 4.4

**Sherko Kümmel**
Kliniken Essen Mitte, Evang. Huyssens-Stiftung
Akademisches Lehrkrankenhaus der Universität
Duisburg-Essen
Henricistraße 92
45136 Essen
Kapitel 5

**Silke Lange**
Kliniken Essen Mitte, Evang. Huyssens-Stiftung
Akademisches Lehrkrankenhaus der Universität
Duisburg-Essen
Henricistraße 92
45136 Essen
Kapitel 5

**Michael Lux**
Universitätsklinikum Erlangen
Frauenklinik
Universitätsstraße 21–23
91054 Erlangen
E-Mail: Michael.Lux@uk-erlangen.de
Kapitel 10

**Tjoung-Won Park-Simon**
Medizinische Hochschule Hannover
Klinik für Frauenheilkunde und Geburtshilfe
Carl-Neuberg-Str. 1
30625 Hannover
E-Mail: park-simon.tjoung-won@mh-hannover.
de
Kapitel 4.4

**Anna Paul**
Kliniken Essen Mitte, Evang. Huyssens-Stiftung
Akademisches Lehrkrankenhaus der Universität
Duisburg-Essen
Henricistraße 92
45136 Essen
Kapitel 5

**Anja Petzel**
Charité – Universitätsmedizin Berlin
Klinik für Gynäkologie mit Brustzentrum der
Charité – Campus Mitte
Chariteplatz 1
10117 Berlin
E-Mail: anja.petzel@charite.de
Kapitel 4.1, 4.2

**Philip Räth**
palleos healthcare GmbH
Taunusstraße 5a
65183 Wiesbaden
E-Mail: philip.raeth@palleos.com
Kapitel 8

**Mattea Reinisch**
Kliniken Essen Mitte, Evang. Huyssens-Stiftung
Akademisches Lehrkrankenhaus der Universität
Duisburg-Essen
Henricistraße 92
45136 Essen
Kapitel 5

**Beate Rautenberg**
Universitätsklinikum Freiburg
Klinik für Frauenheilkunde
Hugstetter Straße 55
79106 Freiburg
E-Mail: beate.rautenberg@uniklinik-freiburg.de
Kapitel 4.3

**Achim Rody**
Universitätsklinikum Schleswig-Holstein,
Campus Lübeck
Klinik für Frauenheilkunde und Geburtshilfe
(Gynäkologie)
Ratzeburger Allee 160
23538 Lübeck
E-Mail: achim.rody@uksh.de
Kapitel 1.3

**Daniela Schemmer**
Studienzentrale der
Klinik und Poliklinik für Frauenheilkunde an der
TU München
Klinikum Rechts der Isar
Ismaninger Straße 22
81675 München
E-Mail: Daniela.Schemmer@mri.tum.de
Kapitel 7

**Florian Schütz**
Universitäts-Frauenklinik
Neuenheimer Feld 440
69120 Heidelberg
E-Mail: florian.schuetz@med.uni-heidelberg.de
Kapitel 6

**Dorothee Speiser**
Charité – Universitätsmedizin Berlin
Zentrum für Familiären Brust- und Eierstock-
krebs der Charité – Campus Mitte
Chariteplatz 1
10117 Berlin
E-Mail: Dorothee.Speiser@charite.de
Kapitel 3

**Christoph Thomssen**
Universitätsklinikum Halle
Poliklinik für Gynäkologie
Ernst-Grube-Straße 40
06120 Halle (Saale)
E-Mail: christoph.thomssen@uk-halle.de
Kapitel 11

**Petra Voiß**
Kliniken Essen Mitte, Evang. Huyssens-Stiftung
Akademisches Lehrkrankenhaus der Universität
Duisburg-Essen
Henricistraße 92
45136 Essen
Kapitel 5

# Verzeichnis der Abkürzungen

| | |
|---|---|
| AGO | Arbeitsgemeinschaft Gynäkologische Onkologie e. V. |
| Ai | Aromataseinhibitor |
| AR | Androgenrezeptor |
| ASCO | Amerikanische Gesellschaft für Klinische Onkologie |
| CIA | chemotherapieinduzierte Amenorrhoe |
| CINE | chemotherapieinduzierte Nausea und Emesis |
| CIPN | chemotherapieinduzierte Polyneuropathie |
| CrF | Cancer-related Fatigue |
| CRO | Clinical Research Organization |
| CTC | zirkulierende Tumorzelle |
| DCIS | duktales Carcinoma in situ |
| DGS | Deutsche Gesellschaft für Senologie |
| DTC | disseminierte Tumorzelle |
| EMT | epithelial-mesenchymale Transition |
| ER | Östrogenrezeptor |
| ESA | erythropoesestimulierende Agenzien |
| FN | febrile Neutropenie |
| FSH | follikelstimulierendes Hormon |
| GCP | Good Clinical Practice |
| HFS | Hand-Fuß-Syndrom |
| HPA | Hypothalamus-Hypophysen-Nebennieren-Achse |
| ICH | Immunhistochemie |
| IORT | intraoperative Strahlentherapie |
| IRS | immunoreaktiver Score |
| ISH | In-situ-Hybridisierung |
| MBC | metastasiertes Mammakarzinom |
| MBM | Mind-Body-Medizin |
| MET | mesenchymal-epitheliale Transition |
| NACT | neoadjuvante Systemtherapie |
| pCR | pathologische Komplettremission |
| PNP | periphere Neuropathie |
| PR | Progesteronrezeptor |
| SIO | Society for Integrative Oncology |
| SRE | skeletal-related events, skeletale Ereignisse |
| TILs | tumorinfiltrierende Lymphozyten |
| TNBC | triple negative breast cancer, triple-negativer Brustkrebs |
| TSA | tumorspezifische Antigene |
| WCRF | World Cancer Research Fund |

https://doi.org/10.1515/9783110580662-203

# 1 Therapie des primären Mammakarzinoms

## 1.1 Tumorbiologie des primären Mammakarzinoms

Ramona Erber

### 1.1.1 Definition des invasiven Mammakarzinoms

Das invasive Mammakarzinom ist nicht eine Tumorentität, die in allen Patienten die identischen klonalen Muster zeigt. Um eine Über- bzw. Untertherapie bei Patienten mit invasivem Mammakarzinom zu vermeiden, eine zielgerichtete Therapie einsetzen bzw. neue Therapiemethoden entwickeln zu können, müssen neben klinischen Faktoren auch histopathologische und molekularbiologische Charakteristiken des Mammakarzinoms beachtet werden. Das folgende Kapitel kann nur einen Überblick über die komplexe Tumorbiologie des primären Mammakarzinoms geben. Für weitere Details wird auf weiterführende Literatur sowie genannte Referenzen verwiesen.

Definiert ist das invasive Mammakarzinom als ein maligner, aus dem Drüsenepithel der Brustdrüse hervorgehender Tumor. Im Gegensatz zum duktalen Carcinoma in situ, das eine neoplastische Epithelproliferation innerhalb der Brustdrüsengänge (intraduktal) darstellt, weist das invasive Mammakarzinom einen Verlust der basalen Myoepithelschicht auf und wächst infiltrativ [1]. Histomorphologisch werden verschiedene Wachstumsmuster unterschieden. Die Karzinomzellen können in Drüsenformationen, den sogenannten Tubuli, in soliden nestartigen Zellverbänden, in Papillen, einzellulär oder auch als in extrazellulärem Schleim liegende Nester vorkommen. Die einzelnen histologischen Subtypen werden unter Kap. 2.3 näher dargestellt bzw. ihre zugrunde liegenden molekularbiologischen Eigenschaften verglichen. Vorab wird jedoch zum besseren Verständnis die Tumorbiologie des Mammakarzinoms näher beleuchtet.

### 1.1.2 Tumorbiologische Charakterisierung des invasiven Mammakarzinoms

#### 1.1.2.1 Histologisches Grading des invasiven Mammakarzinoms

Der histologische Differenzierungsgrad des invasiven Mammakarzinoms gibt an, wie stark der Tumor das Aussehen des normalen Brustdrüsenparenchyms imitiert. Er wird beispielsweise nach der Methode von Elston und Ellis beurteilt, wobei die Ausbildung von Tubulusstrukturen, Kernpleomorphie und Mitoserate angegeben und das Grading in die Kategorien G1, G2 oder G3 vorgenommen wird [2]. Ein gut differenziertes Mammakarzinom G1 ähnelt dem regelrechten Brustdrüsengewebe sehr stark, G3 gibt einen sehr schlecht differenzierten Tumor an. Das Grading ist ein wichtiger unabhängiger prognostischer und prädiktiver Faktor hinsichtlich des Ansprechens auf eine Systemtherapie [3],[4].

https://doi.org/10.1515/9783110580662-001

### 1.1.2.2 Expression des Östrogenrezeptors

Funktionell wirkt der Östrogenrezeptor (ER) beim invasiven Mammakarzinom sowohl nukleär als Transkriptionsfaktor nach Aktivierung durch das Steroidhormon Östrogen als auch nach ligandenunabhängiger Stimulierung auf nicht-nukleärer Ebene. Er beeinflusst dabei unter anderem Zellwachstum, Apoptose und Angiogenese [5] und kann als Angriffspunkt für eine endokrine Therapie genutzt werden [6]. Mittels bereits seit Längerem gut etablierter immunhistochemischer Verfahren gemessen, exprimieren ca. 71–76 % aller invasiven Mammakarzinome ER auf Proteinebene [7],[8]. Bei der Auswertung der ER-Immunhistochemie (IHC) beurteilt der Pathologe, wie intensiv (gering, mäßig, stark) und wie viele Tumorzellen (0 bis 100 %) sich nukleär positiv darstellen. Oft wird das Ergebnis als Immunoreaktiver Score (IRS) nach Remmele und Stegner (Werte zwischen 0 von 12 und 12 von 12) angegeben [9], eine weitere Methode ist der Allred-Score [10]. Hinsichtlich der Stratifizierung, ob Patienten mit Mammakarzinom eine endokrine Therapie erhalten sollen, gelten derzeit Tumoren mit einer Expression ≥ 1 % als ER-positiv (s. Abb. 1.1a) [11]. Allerdings gibt es Hinweise darauf, dass sich Karzinome mit einer ER-Expression zwischen 1 % und 9 % biologisch divers zu Tumoren mit ER-Expression ≥ 10 % verhalten und die Patienten womöglich nicht von einer endokrinen Therapie profitieren [11],[12].

### 1.1.2.3 Progesteronrezeptor

Ebenso wie der ER gehört der Progesteronrezeptor (PgR) zur Familie der Steroidhormonrezeptoren und beeinflusst durch nukleäre und nicht-nukleäre Interaktionen unter anderem Signalwege, die eine Proliferation des Mammaparenchyms fördern [13]. Die PgR-Expression wird durch ER reguliert, durch das Steroidhormon Progesteron wird PgR aktiviert [1]. Auch die PgR-Proteinexpression wird analog zu ER mittels IHC ermittelt und dabei Prozentzahl aller gefärbten Tumorzellen und die Intensität der nukleären Färbung angegeben (Kap. 2.2.2). Eine immunhistochemische PgR-Positivität, definiert als ≥ 10 % positiver Tumorzellen, liegt in ca. 65–66 % aller invasiven Mammakarzinome vor (s. Abb. 1.1b) [8],[14]. Selten (ca. 3 %) gibt es Mammakarzinome, die PgR-positiv, jedoch ER-negativ sind [8]. Diese sprechen womöglich schlechter auf eine endokrine Therapie an [15].

### 1.1.2.4 Androgenrezeptor

Der Androgenrezeptor (AR) beeinflusst nach Bindung seines Liganden Androgen, ein Steroidhormon, nukleäre Transkriptionsprozesse [16], unter anderem auch im Mammakarzinom [17]. 80 % der invasiven Mammakarzinome zeigen eine immunhistochemische AR-Expression, 95 % aller ER-positiven Karzinome sind ebenfalls AR-positiv. In 21 % der ER-negativen und in 80 % der ER-negativen, HER2-positiven Karzinome ist eine AR-Expression nachweisbar. Histologisch zeigen AR-positive Tumoren signifikant häufiger eine apokrine (Teil-)Differenzierung (Kap. 2.3) und sind mit niedrigerem Differenzierungsgrad [18],[19] und besserem Überleben assoziiert [20]. Bei ER-/PgRnegativen und sogar ER-positiven Mammakarzinom mit AR-Positivität stellt eine anti-androgene Therapie womöglich einen neuen Therapieansatz dar [21],[22],[23].

### 1.1.2.5 HER2-Status beim invasiven Mammakarzinom

Das Gen *HER2* (synonym: *erbB2*, Chromosom 17) kodiert für den Human Epidermal Growth Factor Receptor 2, eine Rezeptortyrosinkinase. Bereits 1987 wurde das *HER2* als wichtiger Prognoseparameter beim invasiven Mammakarzinom beschrieben. Es konnte gezeigt werden, dass eine Amplifikation, also Vervielfachung des Gens, mit dem Überleben korreliert. Eine *HER2*-Amplifikation, die in ca. 15–25 % aller Mamma-karzinom zu finden ist, zeigt sich auch auf Proteinebene durch eine Überexpression [24],[25],[1]. Die gesteigerte Expression des Rezeptors an der Tumorzelloberfläche führt zur gesteigerten Teilungs-, Überlebens- und Invasions-Fähigkeit der Karzinom-zellen [26]. Da eine zielgerichtete Anti-*HER2*-Therapie wirksam ist, sollte der *HER2*-Status bei jedem diagnostizierten Mammakarzinom immunhistochemisch (IHC) und gegebenenfalls mittels In-situ-Hybridisierung (ISH) bestimmt werden. Mittels IHC wird die Proteinexpression visualisiert und diese als Score von 0 bis 3 + angegeben. Ein Score von 3 + ist definiert als eine starke komplette zirkuläre Membranfärbung in > 10 % invasiver Karzinomzellen und beweist einen positiven *HER2*-Status (s. Abb. 1.1c). Fehlende oder kaum sichtbare, inkomplette Membranfärbung in ≤ 10 % der Tumorzellen (Score 0) oder eine sehr schwache, inkomplette Färbung der Mem-bran in > 10 % des Karzinoms (Score 1 +) ist bei Tumoren mit negativem *HER2*-Status zu finden. Eine schwache bis mäßige komplette Membranfärbung in > 10 % der Tu-morzellen wird als ein Score von 2 + angegeben und bedingt die Veranlassung einer zusätzlichen molekularpathologischen Untersuchung mittels In-situ-Hybridisierung (Reflextestung, ISH) [27]. Dieser sich anschließende Test (Fluoreszenz-, Chromogen-oder Silber-ISH) ermittelt die *HER2*-Genkopienzahl auf DNA-Ebene und somit das potenzielle Vorliegen einer Amplifikation. Bei der Einfarben-in-situ-Hybridisierung (ISH) liegt ein positiver *HER2*-Status vor, sofern durchschnittlich 6 oder mehr *HER2*-Signale pro Zellkern nachweisbar sind. Bei der Zweifarben-ISH werden sowohl *HER2*-Signale pro Nukleus als auch Kopienzahl des Zentromer 17 (*CEP17*) gezählt. Eine *HER2*-Positivität ist gegeben bei einer Ratio von *HER2*- zu *CEP17*-Signalen ≥ 2,0 und/oder bei durchschnittlich mindestens 6 *HER2*-Signale pro Nukleus [27].

### 1.1.2.6 Proliferationsrate

Die Proliferationsfraktion gibt an, wie viele Tumorzellen sich in Teilung befinden. Da das Protein Ki67, kodiert durch das Gen *MKI67*, in den aktiven Zellzyklusphasen, jedoch nicht in der G(0)-Phase exprimiert wird, eignet sich dieser Marker sehr gut zur Darstellung der Wachstumsrate [28]. Die Ermittlung der Ki67-Expression erfolgt mittels Immunhistochemie – ein dafür häufig verwendeter Antikörper ist Mib-1. Die Proliferationsrate wird angegeben als kontinuierlicher prozentualer Anteil Ki-67-po-sitiver Tumorzellen (s. Abb. 1.1 d) [29]. Bei Patienten mit invasivem Mammakarzinom

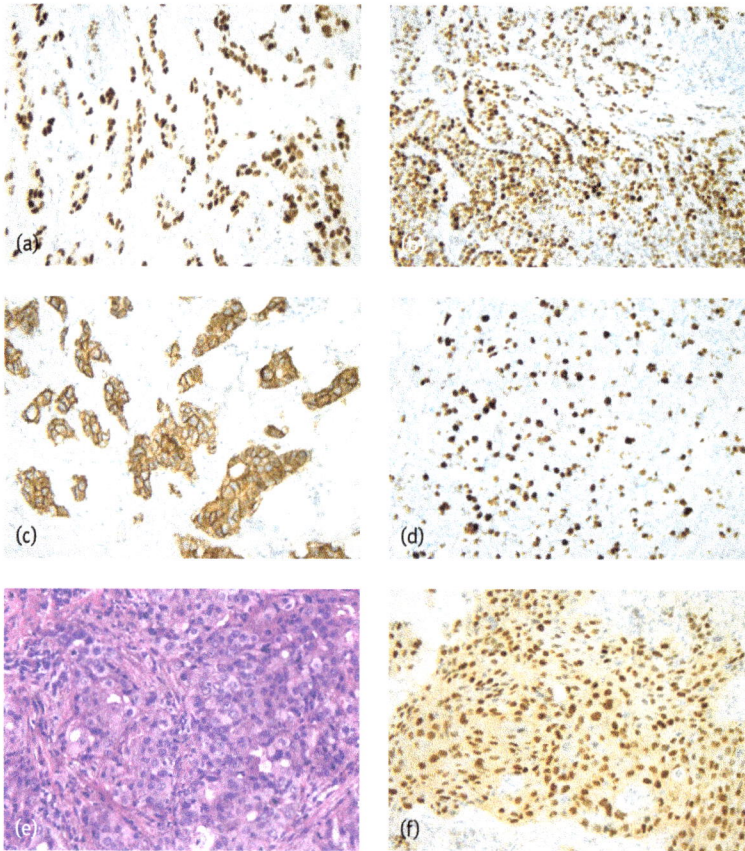

**Abb. 1.1:** Immunhistochemische (IHC) Marker beim invasiven Mammakarzinoms (jeweils 200-fache Vergrößerung): (a) Östrogenrezeptor-IHC; (b) Progesteronrezeptor-IHC; (c) HER2-IHC, Score 3 +; (d) Ki67-IHC; (e) und (f) Mammakarzinom mit apokriner Differenzierung (Hämatoxylin & Eosin- und Androgenrezeptor-IHC).

kann sie zur Einschätzung der Tumorbiologie (Kap. 2.2.7 und Kap. 2.2.8) und zur Therapieentscheidung hinsichtlich einer neoadjuvanten Systemtherapie hinzugezogen werden, da Ki67 prädiktiv für eine pathologische Komplettremission ist. Ebenso stellt Ki67 im neoadjuvanten Setting einen unabhängigen Prognosefaktor hinsichtlich Gesamt- und fernrezidivfreiem Überleben dar [30]. Dieser Marker kann aber auch in der adjuvanten Situation zur Therapiestratifizierung verwendet werden [31]. Die Interpretation des Ki67-Wertes wird unter Kap. 2.2.8 beschrieben.

### 1.1.2.7 Molekulare Subtypen des invasiven Mammakarzinoms

Das invasive Mammakarzinom kann anhand von Genexpressionsanalysen in vier intrinsische Subtypen eingeteilt werden, die eine unterschiedliche Prognose hinsichtlich des Überlebens sowie ein unterschiedliches Ansprechen auf neoadjuvante Systemtherapie zeigen: Luminal A, Luminal B, *HER2*-enriched und basal-like [32],[33],[34],[35]. Die beiden luminalen Subtypen zeichnen sich durch verstärkte Expression des Östrogenrezeptors und weiterer Transkriptionsfaktoren, die in den *HER2*-enriched- und Basal-like-Phänotypen nur gering oder nicht exprimiert werden, aus [33]. Während Luminal-A-Tumoren die höchste Expression des *ERα*-Gens und assoziierter Gene und die beste Prognose unter diesen molekularen Subtypen zeigen [33], sind „luminale" Gene, wie Progesteronrezeptor oder FOXA1, beim Luminal-B-Subtyp nur mäßig [33], Zellzyklus- und Proliferation-assoziierte Gene dagegen verstärkt exprimiert [35] und das Überleben signifikant schlechter als beim Luminal-A-Typ. Beim hormonrezeptorpositiven, *HER2*-negativen Mammakarzinom kann mittels verschiedener, kommerziell erhältlicher Genexpressionstests die Prognose abgeschätzt und vor allem eingeschätzt werden, ob die Patienten von einer zusätzlichen Chemotherapie profitieren oder die alleinige Gabe einer endokrinen Therapie sinnvoll ist [36],[37]. Mammakarzinome vom Typ „*HER2*-enriched" weisen eine hohe Expression von *HER2* und weiterer Gene, die im *HER2*-Amplikon lokalisiert sind, auf, Basal-like-Karzinome exprimieren verstärkt Keratin 5, Keratin 17, Laminin und „fatty acid binding protein 7". *HER2*-enriched- und Basal-like-Karzinome gehen unbehandelt mit dem schlechtesten Gesamt- und rezidivfreien Überleben einher [33]. Der Basal-like-Subtyp stellt außerdem eine sehr heterogene Gruppe histologischer Varianten dar [38] und kann durch Genexpressionsanalysen nochmals in weitere Subgruppen, die sich durch bestimmte Signalwege auszeichnen oder eine hohes Ansprechen auf bestimmte therapeutische Agenzien zeigen, eingeteilt werden. Dazu gehören unter anderem der Mesenchymal-like-Typ, der mit epithelial-mesenchymaler Transition assoziiert ist, oder der luminale Androgenrezeptor-Subtyp, der in vitro sensitiv gegenüber antiandrogener Therapie und PI3K-Inhibitoren ist [39],[40].

### 1.1.2.8 Abbildung der intrinsischen Subtypen mittels Immunhistochemie und Grading

Die unter Kap. 2.2.7 erwähnten Multigenexpressionstests sind in Deutschland derzeit nicht generell für alle neu diagnostizierten Brustkrebsfälle, sondern lediglich für einzelne Fälle von hormonrezeptorpositivem, *HER2*-negativem Mammakarzinom und intermediärem Risikoprofil optional empfohlen [41]. Mithilfe der immunhistochemischen Bestimmung von ER, PgR und Ki67, Evaluation des *HER2*-Status (IHC und gegebenenfalls ISH) und unter Hinzunahme des Differenzierungsgrades kann die Tumorbiologie des invasiven Mammakarzinoms bzw. dessen molekularen Subtypen zumindest annähernd dargestellt und zur Therapiestratifizierung verwendet werden (s. Tab. 1.1). Zur Unterscheidung zwischen Luminal A- und Luminal B-like-Tumoren können PgR-Expression, Ki67 und Grading herangezogen werden. Hierbei sollte beachtet werden, dass bei fehlender standardisierter Auswertung von Ki67 dessen optimaler Grenzwert bislang diskutiert wird (≥ 14 % versus ≥ 20 % versus ≥ 20–29 %) und

**Tab. 1.1:** Annäherung an die intrinsischen Subtypen durch Immunhistochemie und Grading (modifiziert nach Goldhirsch et al. [47], von Minckwitz et al. [46] und weiteren Autoren [42],[43]).

| Intrinsischer Subtyp | Luminal A | Luminal B | | HER2-enriched | basal-like |
|---|---|---|---|---|---|
| Molekularähnlicher Subtyp | Luminal-A-like | Luminal B-like, HER2-negativ | Luminal-B-like, *HER2*-positiv | *HER2*-positiv (non-luminal) | triple-negativ (TNBC) |
| Östrogenrezeptor (IHC) | ER-positiv | ER-positiv | ER-positiv | ER-negativ | ER-negativ |
| HER2 (IHC ± ISH) | *HER2*-negativ | *HER2*-negativ | *HER2*-positiv | *HER2*-positiv | *HER2*-negativ |
| Progesteronrezeptor (IHC) | PgR positiv oder negativ | PgR negativ oder | PgR nicht relevant | PgR-negativ | PgR-negativ |
| Ki67 (IHC) | niedriger Ki67 | hoher Ki67 oder | Ki67 nicht relevant | Ki67 nicht relevant | Ki67 nicht relevant |
| Grading | G1, G2 | G3 | Grading nicht relevant | Grading nicht relevant | Grading nicht relevant |

daher lediglich ein „niedriger" von einem „hohen" Ki67-Prozentsatz abgegrenzt wird [42],[43],[44],[45],[46],[47]. Hinsichtlich des Progesteronrezeptors wurde ein Cut-off von ≥ 20 % von Prat et al. zur Differenzierung zwischen den beiden luminal-like Typen vorgeschlagen [48].

### 1.1.2.9 Somatische Mutationen und DNA-Methylierung beim invasiven Mammakarzinom

Neben Keimbahnmutationen, die mit einem erhöhten Brustkrebsrisiko assoziiert sind, können beim Mammakarzinom auch somatische Mutationen gefunden werden. Im Rahmen des umfassenden „The Cancer Genome Atlas"-Projekts wurden neben bereits bekannten Genvarianten (*PIK3CA*, *PTEN*, *AKT1*, *TP53*, *GATA3*, *CDH1*, *RB1*, *MLL3*, *MAP3K1*, *CDKN1B*) neue Mutationen beschrieben (*TBX3*, *RUNX1*, *CBFB*, *AFF2*, *PIK3R1*, *PTPN22*, *PTPRD*, *NF1*, *SF3B1*, *CCND3*). Über alle Mammakarzinom-Subtypen hinweg sind signifikant am häufigsten die Gene *TP53* (37 %), *PIK3CA* (36 %) und *GATA3* (11 %) mutiert [49]. In den einzelnen intrinsischen Subtypen finden sich vor allem *PIK3CA*-Mutationen beim Luminal-A-Typ (45 %) und *TP53*-Mutationen beim HER2-enriched- bzw. Basal-like-Mammakarzinom (72 % bzw. 80 %). Luminal-B-Tumoren zeigen in jeweils 29 % *PIK3CA*- bzw. *TP53*-Mutationen. Gene, die häufig eine Aberration der Genkopiezahl aufweisen, sind unter anderem *PIK3CA*, *EGFR*, *FOXA1* und *HER2* (Amplifikationen) und *MLL3*, *PTEN*, *RB1* und *MAP2K4* (Deletionen). Die Tumormutationslast liegt zwischen 0,84 Mutationen/Mb bei den Luminal-A-Tumoren und 2,05 Mutationen/Mb bei den *HER2*-positiven Mammakarzinomen [49]. In einer weiteren umfassenden Arbeit wurde der Einfluss von Genaberrationen auf die Genexpression beschrieben [50]. Auch mittels Analyse der DNA-Methylierung können Mammakarzinome näher klassifiziert werden [49].

### 1.1.3 Histologische Subtypen des invasiven Mammakarzinoms

Anhand der Morphologie und des Wachstumsmusters im histopathologischen Schnittpräparat kann das Mammakarzinom in verschiedene histologische Varianten eingeteilt werden. Tab. 1.2 gibt eine Übersicht über verschiedene, gemäß aktueller WHO-Klassifikation definierte histologische Subtypen des invasiven Mammakarzinoms. Einige Varianten werden im Folgenden näher beschrieben.

Der mit ca. 50–80 % häufigste Subtyp, das nicht näher spezifizierte invasive Mammakarzinom (NST, no special type), wächst sehr variabel in Tubuli, Strängen, Trabekeln oder auch soliden Verbänden mit kohäsiven Tumorzellen, weist jedoch keine Merkmale spezifischer histologischer Varianten auf (s. Abb. 1.2a). Sehr selten finden sich zusätzlich osteoklastenartige stromale Riesenzellen oder chorionkarzinomartige Merkmale [1].

Beim invasiv-lobulären Mammakarzinom, das am zweithäufigsten diagnostiziert wird, ist meist das Zelladhäsionsmolekül E-Cadherin durch somatische, nicht-synonyme Mutation, Verlust der Heterozygotie oder Promotormethylierung inaktiviert. Histologisch zeigt sich die alterierte Adhäsionsfähigkeit bei der klassischen Variante in einzelligem Wachstum (s. Abb. 1.2b). Aufgrund dieser dyskohäsiven Tumorzellausbreitung im Gewebe ist makroskopisch oft kein scharf begrenzter solider Tumor erkennbar. Dies erklärt, warum bei invasiv-lobulären Mammakarzinomen die initialen Resektionsränder gelegentlich einzelne Tumorzellen enthalten können und eine Nachresektion erforderlich ist. Das klassische ILC zeigt meist einen mäßigen Differenzierungsgrad, eine geringe Stromareaktion und ein nahezu fehlendes Entzündungszellinfiltrat, histologische Varianten existieren. Das pleomorphe ILC, ein seltener Subtyp, zeichnet sich durch eine hochgradige Kernpleomorphie und erhöhte Mitoserate aus. Pleomorphe und solide Varianten des ILC gehen mit einer schlechteren, tubulolobuläre und alveoläre ILCs mit einer besseren Prognose einher als das klassische ILC. Während ILCs weniger als Mammakarzinome NST in axilläre Lymphknoten oder Lunge streuen, finden sich verstärkt Metastasen in Knochen, Serosa, Ovarien und Gastrointestinaltrakt [1]. Zudem sprechen ILCs im Vergleich zum Mammakarzinom NST schlechter auf eine neoadjuvante Chemotherapie an [51]. Keimbahnmutationen im *CDH1*-Gen, die dem hereditären diffusen Magenkarzinom-Syndrom zugrunde liegen, erhöhen das Risiko, an einem ILC zu erkranken [52].

Karzinome mit medullären Eigenschaften stellen sich histomorphologisch mit allen oder einigen der folgenden Faktoren dar: synzytiales Wachstum in > 75 % des Karzinoms, plumpe Infiltrationszone, geringe Differenzierung mit fehlender Ausbildung von Tubuli, ausgeprägte Kernpleomorphie, zahlreiche Mitosen, reichlich Zytoplasma und ein sehr dichtes Infiltrat aus Lymphozyten und Plasmazellen (s. Abb. 1.2c). Meist sind sie immunhistochemisch negativ für ER, PR und HER2 (triple-negativ) und weisen variable Expression des basalen Markers Zytokeratin 5 (CK5) oder des Epidermal Growth Factor Receptor (EGFR) auf. Eine *TP53*-Mutation ist die häufigste somatische Genaberration, somatische *BRCA1*-Mutationen oder auch *BRCA1*-Promotormethylierungen können vorkommen. Während bei Patientinnen mit *BRCA1*-Keimbahnmutation das Mammakarzinom mit medullären Eigenschaften die häufigste histologische Variante darstellt, weisen nur rund 13 % aller Patientinnen mit Mammakarzinom mit medullären Eigenschaften eine *BRCA1*-Keimbahnmutation auf. Die bessere Prognose im Vergleich zum Mammakarzinom NST mit identischem Grading kann womöglich auf die ausgeprägte Immunantwort auf den Tumor zurückgeführt werden [1].

Das tubuläre Mammakarzinom ist per definitionem gut differenziert (G1) mit einer Tubulusbildung in stets > 90 % des Tumors (s. Abb. 1.2 d). Es sind nur wenige genetische Veränderungen zu finden, die Prognose ist exzellent [1].

Das invasive muzinöse Mammakarzinom zeigt sich makroskopisch als gelatinöser, weicher Herdbefund, der in der Mammografie eine gutartige Läsion vortäuschen kann. Histopathologisch finden sich in reichlich Muzin gelegene Karzinomzellen, die meist gut oder mäßig differenziert sind (s. Abb. 1.2e) [1].

Zu den metaplastischen Mammakarzinomen zählen unter anderem das low-grade adenosquamöse Karzinom, das Fibromatosis-like metaplastische Karzinom, Plattenepithel-, Spindelzell- und Myoepithelkarzinome. Teilweise finden sich Karzinome mit mesenchymaler Differenzierung, die mit der Ausbildung von Knorpel oder Knochen einhergeht. Das Plattenepithelkarzinom der Brust ist makroskopisch meist zystisch, die Karzinomzellen zeigen einen variablen Differenzierungsgrad und teils eine Verhornung und sind häufig von einem ausgeprägten Entzündungszellinfiltrat begleitet (s. Abb. 1.2f). Das primäre Plattenepithelkarzinom der Brust ist eine Ausschlussdiagnose, ein extramammärer Primarius muss ausgeschlossen sein [1]. Metaplastische Karzinome zeigen einen Basal-like-Phänotyp und häufig eine EGFR-Überexpression als potenziellen therapeutischen Angriffspunkt [53].

Eine apokrine Teildifferenzierung kann in sämtlichen Mammakarzinom-Subtypen, beispielsweise auch beim pleomorphen ILC, vorkommen, eine ausgeprägte apokrine Erscheinung findet sich jedoch nur in ca. 4 % der Mammakarzinome. Die Karzinomzellen sind durch ein ausgeprägt granulär-eosinophiles bzw. reichlich schaumiges Zytoplasma gekennzeichnet, immunhistochemisch sind sie in der Regel negativ für Östrogen- und Progesteronrezeptor bei Positivität für den Androgenrezeptor (s. Abb. 1.2e, f) und teils positivem *HER2*-Status [1]. Das Mammakarzinom mit histologisch apokriner Differenzierung kann keinem speziellen intrinsischen Subtyp zugewiesen werden. Daher scheint funktionell und klinisch die Identifizierung des molekularen apokrinen Subtyps, der einen sehr aktiven Androgen-Signalweg (s.a. Kap. 2.2.4) besitzt und somit potenziell therapeutisch angegangen werden kann, relevanter zu sein [38].

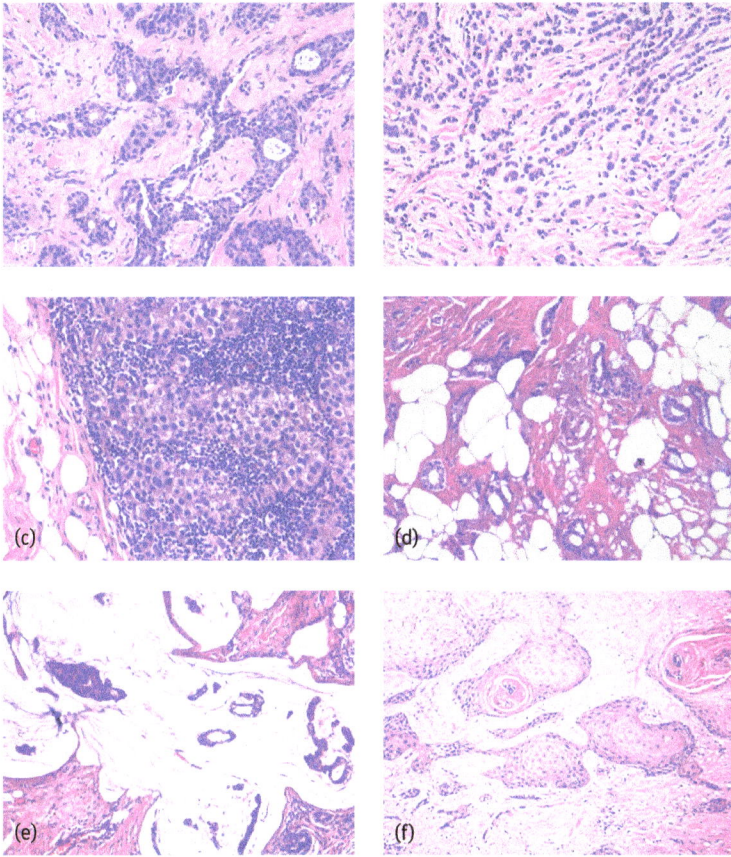

**Abb. 1.2:** Histologische Subtypen des invasiven Mammakarzinoms (jeweils Hämatoxylin & Eosin, 200-fache Vergrößerung): (a) Mammakarzinom NST; (b) invasiv-lobuläres Karzinom; (c) Mammakarzinom mit medullären Eigenschaften; (d) tubuläres Mammakarzinom; (e) Muzinöses Mammakarzinom; (f) metaplastisches Mammakarzinom.

Bei den Karzinomen mit neuroendokrinen Eigenschaften, die sich durch die immunhistochemische Expression von Synaptophysin und/oder Chromograninen auszeichnen, werden differenzierte neuroendokrine Tumore, schlecht differenzierte neuroendokrine Karzinome und das invasive Mammakarzinom mit neuroendokriner Differenzierung unterschieden [1].

Sehr selten finden sich Speicheldrüsentumoren ähnliche Mammakarzinome, wie das low-grade adenoidzystische Karzinom, Mukoepidermoidkarzinome oder das polymorphe Karzinom [1].

Es sollte beachtet werden, dass einige histologische Varianten des Mammakarzinoms zwar immunhistochemisch einen triple-negativen Phänotyp aufweisen und teilweise in kommerziell erhältlichen Genexpressionstests für diese histologischen

Subtypen eine schlechte Prognose vorhergesagt wird, die Prognose jedoch vom klassischen TNBC abweicht. Beispielsweise wird das adenoidzystische Karzinom anhand von Genexpressionsanalysen dem basal-like intrinsischen Subtyp zugeordnet, ist jedoch mit einer guten Prognose assoziiert [38].

**Tab. 1.2:** Histologische Subtypen des invasiven Mammakarzinoms, modifiziert nach IARC/WHO 2012 [1] und weiteren Autoren [38],[54].

| Histologischer Subtyp | Häufigkeit | ER-Expression | HER2-Status | Intrinsischer Subtyp | Prognose |
|---|---|---|---|---|---|
| Invasiv (no special type, NST) | 50–80 % | 70–80 % | 15 % positiv | Luminal A/B, *HER2*-enriched, basal-like, NST mit osteoklastären Riesenzellen in der Regel Luminal | 10-Jahres-Überleben: 35–50 %, abhängig von diversen Prognosefaktoren |
| Invasiv-lobulär (inkl. Subtypen) | 5–15 % | 80–95 % | Selten | Meist Luminal A, selten Luminal B, *HER2*-enriched, basal-like oder molekular-apokrin; pleomorphes ILC in der Regel molekular-apokrin oder HER2-enriched | Kontroverse Datenlage (ähnlich dem NST versus schlechter als NST versus besser als NST) |
| Tubulär | 1–6 % | In der Regel positiv | In der Regel negativ | Luminal A | Exzellent (10-Jahres-Überleben: 90–100 %), auch bei äußerst seltenen Lymphknoten-Metastasen |
| Kribriform | 0,3–0,8 % | In der Regel positiv | In der Regel negativ | Luminal A | Sehr gut (10-Jahres-Überleben: 90–100 %) |
| Muzinös | < 5 % | Positiv | In der Regel negativ | Luminal A | 10-Jahres-Überleben: 80–100 % |

Tab. 1.2: (fortgesetzt) Histologische Subtypen des invasiven Mammakarzinoms, modifiziert nach IARC/WHO 2012 [1] und weiteren Autoren [38],[54].

| Histologischer Subtyp | Häufigkeit | ER-Expression | HER2-Status | Intrinsischer Subtyp | Prognose |
|---|---|---|---|---|---|
| Mit medullären Eigenschaften (inkl. Subtypen) | Klassisches medulläres Karzinom < 1 %, Karzinome mit medullären Eigenschaften häufiger (1–7 %) | Meist negativ (auch PgR meist negativ) | Meist negativ | Basal-like, 13 % aller Patienten mit Karzinomen mit medullären Eigenschaften weisen BRCA1-Keimbahnmutation auf | Besser als NST, 10-Jahres-Überleben: 50–90 % |
| Mit apokriner Differenzierung | 0,3–4 % | In der Regel negativ | Selten positiv | Luminal oder molekular-apokrin | Dem NST ähnlich, molekular-apokriner Subtyp vermutlich schlechter |
| Invasiv-mikropapillär | < 3 % | 25–100 % positiv | < 10–35 % positiv | Luminal | Häufiger Lymphangiosis carcinomatosa und Lymphknoten-Metastasen als NST |
| Metaplastisch (inkl. Subtypen) | < 5 % | Meist negativ | Meist negativ | Meist basal-like | Weniger Lymphknoten-Metastasen, Fernmetastasen vor allem in ZNS oder Lunge; in der Regel schlechteres Ansprechen auf Chemotherapie und schlechtere Prognose als klassisches TNBC, wenige Varianten mit besserer Prognose (low-grade Fibromatosis-like und low-grade adenosquamöse Karzinome) |

**Tab. 1.2:** (fortgesetzt) Histologische Subtypen des invasiven Mammakarzinoms, modifiziert nach IARC/WHO 2012 [1] und weiteren Autoren [38],[54].

| Histologischer Subtyp | Häufigkeit | ER-Expression | HER2-Status | Intrinsischer Subtyp | Prognose |
|---|---|---|---|---|---|
| Mit neuro-endokrinen Eigenschaften (inkl. Subtypen) | < 1–5 % | > 50 % positiv | In der Regel negativ | Luminal | Abhängig von Grading/Staging |
| Sekretorisch | < 0,15 % (Durchschnittsalter bei Diagnose: 25 Jahre | Negativ | Negativ | Nicht genannt | Günstig, vor allem bei jungen Patienten |
| Invasiv-papillär | Sehr selten | Nicht genannt | Nicht genannt | Nicht genannt | Abhängig von Grading/Staging |
| Azinuszellkarzinom | Sehr selten | Negativ | Negativ | Nicht genannt | Wenige Berichte, in den ersten 10 Jahren kein krebsbedingter Todesfall |
| Mukoepidermoidkarzinom | 0,3 % | In ca. 64 % negativ | Negativ | Nicht genannt | Abhängig von Grading (low grade: gute Prognose, high grade: schlechte Prognose) |
| Polymorphes Karzinom | Sehr selten | Negativ | Negativ | Nicht genannt | Teils sehr schlecht |
| Onkozytisch | Sehr selten | 78 % positiv | 25 % positiv | Nicht genannt | Dem NST ähnlich |
| Lipidreich | < 1–1,6 % | In der Regel negativ | In der Regel negativ | Nicht genannt | Wenige Berichte, 1.-Jahres-Mortalität von 38,5 % in größter Fallserie |
| Glykogenreich klarzellig | 1–3 % | 50 % positiv | Variabel | Nicht genannt | Kontrovers (ähnlich dem NST versus schlechter als NST) |
| Sebaziös | Sehr selten | In der Regel positiv | Variabel | Nicht genannt | Lymphknoten-Metastasen oder späte Fern-Metastasierung möglich |

**Tab. 1.2:** (fortgesetzt) Histologische Subtypen des invasiven Mammakarzinoms, modifiziert nach IARC/WHO 2012 [1] und weiteren Autoren [38],[54].

| Histologischer Subtyp | Häufigkeit | ER-Expression | HER2-Status | Intrinsischer Subtyp | Prognose |
|---|---|---|---|---|---|
| Adenoid-zystisches Karzinom | < 0,1 % | In der Regel negativ | In der Regel negativ | Basal-like | 10-Jahres-Überleben: 90 % |

### 1.1.4 Das inflammatorische Mammakarzinom

Diese Variante des Mammakarzinoms, eine klinisch-pathologische Diagnose mit sehr schlechter Prognose, zeichnet sich durch klinische Kriterien wie Hautrötung/-ödem oder Orangenhaut [55] sowie histopathologisch durch extensive Lymphangiosis carcinomatosa im Bereich der Dermis oder ausgeprägte Lymphknotenmetastasierung aus [56]. Gehäuft zeigen sie Hormonrezeptor-Negativität [57] sowie einen positiven *HER2*-Status [58],[59],[60]. Wird eine neoadjuvante Systemtherapie durchgeführt (in ca. 29 % der Fälle), indiziert eine pathologische Komplettremission ein besseres Gesamtüberleben [61].

### 1.1.5 Das invasive Mammakarzinom des Mannes

Insgesamt ist das Mammakarzinom des Mannes mit einer jährlichen Inzidenzrate von 0,16–1,24/100000 Männer und einer Frau:Mann-Ratio von 55–205:1 sehr selten [62]. Der häufigste histologische Subtyp ist das invasive Mammakarzinom NST (> 90 %), gefolgt vom muzinösen und papillären Subtyp. Über 90 % der Karzinome zeigen eine Expression des Östrogen- bzw. des Progesteronrezeptors, eine *HER2*-Überexpression ist in bis zu 14,2 % beschrieben. Der triple-negative Subtyp ist äußerst selten. Die meisten Karzinome sind mäßig oder gering differenziert (> 95 %), ca. 35 % weisen eine Ki67-Rate > 20 % auf [63]. Das Luminal-A-like invasive Mammakarzinom NST vom Grad 2 als Prototyp des Mammakarzinoms des Mannes wurde in einer weiteren Arbeit bestätigt. Zusätzlich wurde die Expression des Androgenrezeptors als signifikanter Prognosefaktor und somit als potenzieller therapeutischer Angriffspunkt beschrieben [64].

### 1.1.6 Morphologische Veränderungen nach neoadjuvanter Systemtherapie und pathologische Komplettremission

Auf eine präoperative, also neoadjuvante Systemtherapie (NACT) sprechen invasive Mammakarzinome abhängig von der Tumorbiologie in unterschiedlicher Ausprägung an. Im besten Fall finden sich keine Karzinomresiduen, weder im ehemaligen Tumorbett des Primarius noch in den regionären Lymphknoten [65]. Diese pathologische Komplettremission (pCR) nach NACT indiziert eine bessere Prognose hinsichtlich lokoregionärer Kontrolle und Überleben [4],[66],[67],[68].

Bei vollständiger Regression stellt sich das ehemalige Tumorbett makroskopisch meist als weißes, glänzendes, fibröses Areal und histologisch durch eine aufgelockerte, teils myxoid imponierende Fibrose mit Kapillareinsprossungen, Makrophagen und alten Blutungsresiduen dar [69]. Da diese Fibrosezone makroskopisch nicht immer gut zu erkennen ist, ist eine präoperative (Clip-)Markierung angeraten [70]. Ist der Tumor überwiegend, jedoch nicht vollständig regressiv verändert, finden sich im Tumorbett nur einzelne, verstreute und teils bizarr imponierende Tumorzellen. Die Tumorzellen weisen gehäuft ein prominenteres, teils vakuolisiertes Zytoplasma und vermehrte Kernatypien auf, die Mitoserate ist variabel [71]. Hat der Tumor nur gering oder nicht angesprochen, ist das invasive Mammakarzinom in der Regel bereits makroskopisch als Herdbefund gut abgrenzbar, histologisch zeigen sich eine sehr variable Verringerung der Tumorzellzahl [72] und teils nur geringe therapiebedingte zytopathische Effekte.

### 1.1.7 Immunonkologie beim invasiven Mammakarzinom

Seit einigen Jahren werden verstärkt immunonkologische Zusammenhänge in vielen malignen Tumoren untersucht, unter anderem wird den tumorinfiltrierenden Lymphozyten (TILs) eine wichtige Bedeutung zugeschrieben. Beim invasiven Mammakarzinom konnte gezeigt werden, dass die Dichte der stromalen TILs prädiktiv für ein Ansprechen auf eine NACT ist. Je höher die Rate an TILs im Tumorstroma (s. Abb. 1.2c) in der prätherapeutischen Stanzbiopsie liegt, desto höher ist die Wahrscheinlichkeit, durch eine präoperative Systemtherapie eine pCR zu erreichen [73],[74]. Stromale TILs finden sich in allen molekularen Subtypen mit jedoch unterschiedlicher Frequenz. Die größte Dichte an stromalen TILs ist beim TNBC zu sehen, gefolgt von den *HER2*-positiven Tumoren. In diesen beiden Subtypen konnte auch ein Überlebensvorteil bei Vorliegen einer hohen Infiltration durch stromale TILs gezeigt werden [73].

Zudem ist bei zahlreichen Tumorentitäten ein Nutzen einer gegen die Checkpoint-Proteine PD-1, PD-L1 und CTLA4 zielgerichteten (immunonkologischen) Therapie belegt [75]. So profitieren auch einige Patientinnen mit metastasiertem TNBC von einer Therapie mit PD-L1-Inhibitoren. In der Studie von Schmid et al. fand sich dieser Vorteil in der Intention-to-treat-Kohorte und besonders in der immunhistochemisch PD-

L1-positiven Subpopulation [76]. In weiteren Studien muss evaluiert werden, ob sich die PD-L1-Expression als prädiktiver Biomarker für das Ansprechen auf Checkpoint-Inhibitoren bestätigt. Mittels Genexpressionsanalyse können einige TNBC einem immun-modulatorischen Subtypen mit erhöhter Expression von Immunzell-Signalen zugeordnet werden [39]. Auch dies könnte einen Ansatzpunkt für eine immunonkologische Therapie darstellen. Gegenstand der Forschung ist weiterhin die Entwicklung von Immuntherapien, die gegen tumorspezifische Antigene (TSAs) gerichtet sind [77],[78], und von CAR-T-Zellen, genetisch modifizierten T-Zellen mit rekombinantem chimärem Antigen-Rezeptor [79].

## Literatur

[1]    Lakhani SR, Schnitt SJ, Tan PH, van de Vijver MJ (Eds.). WHO Classification of Tumours of the Breast. IARC: Lyon. 2012.

[2]    Elston CW, Ellis IO. Pathological prognostic factors in breast cancer. I. The value of histological grade in breast cancer: experience from a large study with long-term follow-up. Histopathology. 1991;19(5):403–10.

[3]    Erber R, Gluz O, Brunner N, Kreipe HH, Pelz E, Kates R et al. Predictive role of HER2/neu, topoisomerase-II-alpha, and tissue inhibitor of metalloproteinases (TIMP-1) for response to adjuvant taxane-based chemotherapy in patients with intermediate-risk breast cancer: results from the WSG-AGO EC-Doc trial. Breast cancer research and treatment. 2015;150(2):279–88.

[4]    Gass P, Lux MP, Rauh C, Hein A, Bani MR, Fiessler C, et al. Prediction of pathological complete response and prognosis in patients with neoadjuvant treatment for triple-negative breast cancer. BMC cancer. 2018;18(1):1051.

[5]    Osborne CK, Schiff R. Mechanisms of endocrine resistance in breast cancer. Annual review of medicine. 2011;62:233–47.

[6]    Burstein HJ, Prestrud AA, Seidenfeld J, Anderson H, Buchholz TA, Davidson NE, et al. American Society of Clinical Oncology Clinical Practice Guideline: Update on Adjuvant Endocrine Therapy for Women With Hormone Receptor–Positive Breast Cancer. J Clin Oncol. 2010;28(23):3784–96.

[7]    Harvey JM, Clark GM, Osborne CK, Allred DC. Estrogen Receptor Status by Immunohistochemistry is Superior to the Ligand-Binding Assay for Predicting Response to Adjuvant Endocrine Therapy in Breast Cancer. J Clin Oncol. 1999;17(5):1474–81.

[8]    Dunnwald LK, Rossing MA, Li CIJBCR. Hormone receptor status, tumor characteristics, and prognosis: a prospective cohort of breast cancer patients. Breast Cancer Res. 2007;9(1):R6.

[9]    Remmele W, Stegner HE. Recommendation for uniform definition of an immunoreactive score (IRS) for immunohistochemical estrogen receptor detection (ER-ICA) in breast cancer tissue. Der Pathologe. 1987;8(3):138–40.

[10]   Allred DC, Harvey JM, Berardo M, Clark GM. Prognostic and predictive factors in breast cancer by immunohistochemical analysis. Mod Pathol. 1998;11(2):155–68.

[11]   Hammond ME, Hayes DF, Dowsett M, Allred DC, Hagerty KL, Badve S et al. American Society of Clinical Oncology/College Of American Pathologists guideline recommendations for immunohistochemical testing of estrogen and progesterone receptors in breast cancer. J Clin Oncol. 2010;28(16):2784–95.

[12]   Yi M, Huo L, Koenig KB, Mittendorf EA, Meric-Bernstam F, Kuerer HM, et al. Which threshold for ER positivity? a retrospective study based on 9639 patients. Ann Oncol. 2014;25(5):1004–11.

[13]   Daniel AR, Hagan CR, Lange CA. Progesterone receptor action: defining a role in breast cancer. Expert Rev Endocrinol Metab. 2011;6(3):359–69.

[14] Burstein HJ, Temin S, Anderson H, Buchholz TA, Davidson NE, Gelmon KE, et al. Adjuvant Endocrine Therapy for Women With Hormone Receptor–Positive Breast Cancer: American Society of Clinical Oncology Clinical Practice Guideline Focused Update. 2014;32(21):2255–69.

[15] Yu K-D, Jiang Y-Z, Hao S, Shao Z-M. Molecular essence and endocrine responsiveness of estrogen receptor-negative, progesterone receptor-positive, and HER2-negative breast cancer. BMC medicine. 2015;13:254.

[16] Brinkmann AO, Trapman J. Genetic Analysis of Androgen Receptors in Development and Disease. In: McShane EJ (ed). Advances in Pharmacology. 47: Academic Press; 1999. p. 317–41.

[17] Tiefenbacher K, Daxenbichler G. The Role of Androgens in Normal and Malignant Breast Tissue. Breast care. 2008;3(5):325–31.

[18] Niemeier LA, Dabbs DJ, Beriwal S, Striebel JM, Bhargava R. Androgen receptor in breast cancer: expression in estrogen receptor-positive tumors and in estrogen receptor-negative tumors with apocrine differentiation. Modern Pathology. 2009;23:205.

[19] Park S, Koo JS, Kim MS, Park HS, Lee JS, Lee JS et al. Androgen receptor expression is significantly associated with better outcomes in estrogen receptor-positive breast cancers. Ann Oncol. 2011;22(8):1755–62.

[20] Vera-Badillo FE, Templeton AJ, de Gouveia P, Diaz-Padilla I, Bedard PL, Al-Mubarak M et al. Androgen receptor expression and outcomes in early breast cancer: a systematic review and meta-analysis. J Natl Cancer Inst. 2014;106(1):djt319.

[21] Gucalp A, Tolaney S, Isakoff SJ, Ingle JN, Liu MC, Carey LA, et al. Phase II trial of bicalutamide in patients with androgen receptor-positive, estrogen receptor-negative metastatic Breast Cancer. Clin. Cancer Res. 2013;19(19):5505–12.

[22] Rampurwala M, Wisinski KB, O'Regan R. Role of the androgen receptor in triple-negative breast cancer. Clin Adv Hematol Oncol. 2016;14(3):186–93.

[23] Cochrane DR, Bernales S, Jacobsen BM, Cittelly DM, Howe EN, D'Amato NC, et al. Role of the androgen receptor in breast cancer and preclinical analysis of enzalutamide. BCR. 2014;16(1):R7.

[24] Slamon DJ, Clark GM, Wong SG, Levin WJ, Ullrich A, McGuire WL. Human breast cancer: correlation of relapse and survival with amplification of the HER-2/neu oncogene. Science. 1987;235(4785):177–82.

[25] Slamon DJ, Godolphin W, Jones LA, Holt JA, Wong SG, Keith DE, et al. Studies of the HER-2/neu proto-oncogene in human breast and ovarian cancer. Science. 1989;244(4905):707–12.

[26] Moasser MM. The oncogene HER2: its signaling and transforming functions and its role in human cancer pathogenesis. Oncogene. 2007;26(45):6469–87.

[27] Wolff AC, Hammond MEH, Allison KH, Harvey BE, Mangu PB, Bartlett JMS et al. Human Epidermal Growth Factor Receptor 2 Testing in Breast Cancer: American Society of Clinical Oncology/College of American Pathologists Clinical Practice Guideline Focused Update. 2018;142(11):1364–82.

[28] Scholzen T, Gerdes J. The Ki-67 protein: from the known and the unknown. J. Cell. Physiol. 2000;182(3):311–22.

[29] Dowsett M, Nielsen TO, A'Hern R, Bartlett J, Coombes RC, Cuzick J et al. Assessment of Ki67 in breast cancer: recommendations from the International Ki67 in Breast Cancer working group. J. Natl. Cancer Inst. 2011;103(22):1656–64.

[30] Fasching PA, Heusinger K, Haeberle L, Niklos M, Hein A, Bayer CM, et al. Ki67, chemotherapy response, and prognosis in breast cancer patients receiving neoadjuvant treatment. BMC Cancer. 2011;11:486.

[31] Nitz U, Gluz O, Huober J, Kreipe HH, Kates RE, Hartmann A et al. Final analysis of the prospective WSG-AGO EC-Doc versus FEC phase III trial in intermediate-risk (pN1) early breast cancer: efficacy and predictive value of Ki67 expression. Ann. Oncol. 2014;25(8):1551–7.

[32] Perou CM, Sorlie T, Eisen MB, van de Rijn M, Jeffrey SS, Rees CA et al. Molecular portraits of human breast tumours. Nature. 2000;406(6797):747–52.

[33] Sorlie T, Perou CM, Tibshirani R, Aas T, Geisler S, Johnsen H et al. Gene expression patterns of breast carcinomas distinguish tumor subclasses with clinical implications. Proc. Natl. Acad. Sci. USA 2001;98(19):10869–74.

[34] Parker JS, Mullins M, Cheang MC, Leung S, Voduc D, Vickery T, et al. Supervised risk predictor of breast cancer based on intrinsic subtypes. J. Clin. Oncol. 2009;27(8):1160–7.

[35] Prat A, Pineda E, Adamo B, Galván P, Fernández A, Gaba L, et al. Clinical implications of the intrinsic molecular subtypes of breast cancer. Breast. 2015;24:S26-S35.

[36] Kwa M, Makris A, Esteva FJ. Clinical utility of gene-expression signatures in early stage breast cancer. Nat. Rev. Clin. Oncol. 2017;14:595.

[37] Güler EN. Gene Expression Profiling in Breast Cancer and Its Effect on Therapy Selection in Early-Stage Breast Cancer. Eur J Breast Health. 2017;13(4):168–74.

[38] Weigelt B, Horlings HM, Kreike B, Hayes MM, Hauptmann M, Wessels LF et al. Refinement of breast cancer classification by molecular characterization of histological special types. J. Pathol. 2008;216(2):141–50.

[39] Lehmann BD, Bauer JA, Chen X, Sanders ME, Chakravarthy AB, Shyr Y et al. Identification of human triple-negative breast cancer subtypes and preclinical models for selection of targeted therapies. J. Clin. Invest. 2011;121(7):2750–67.

[40] Lehmann BD, Bauer JA, Schafer JM, Pendleton CS, Tang L, Johnson KC et al. PIK3CA mutations in androgen receptor-positive triple negative breast cancer confer sensitivity to the combination of PI3K and androgen receptor inhibitors. Breast Cancer Res. 2014;16(4):406.

[41] Interdisziplinäre S3-Leitlinie für die Früherkennung, Diagnostik, Therapie und Nachsorge des Mammakarzinoms, Langversion 4.1 – September 2018, AWMF-Registernummer: 032-045OL

[42] Gnant M, Harbeck N, Thomssen C. St. Gallen/Vienna 2017: A Brief Summary of the Consensus Discussion about Escalation and De-Escalation of Primary Breast Cancer Treatment. Breast Care. 2017;12(2):101–6.

[43] Untch M, Huober J, Jackisch C, Schneeweiss A, Brucker SY, Dall P et al. Initial Treatment of Patients with Primary Breast Cancer: Evidence, Controversies, Consensus: Spectrum of Opinion of German Specialists at the 15th International St. Gallen Breast Cancer Conference (Vienna 2017). Geburtshilfe Frauenheilkd. 2017;77(6):633–44.

[44] Jackisch C, Harbeck N, Huober J, von Minckwitz G, Gerber B, Kreipe H-H et al. 14th St. Gallen International Breast Cancer Conference 2015: Evidence, Controversies, Consensus – Primary Therapy of Early Breast Cancer: Opinions Expressed by German Experts. Breast Care. 2015;10(3):211–9.

[45] Gnant M, Thomssen C, Harbeck N. St. Gallen/Vienna 2015: A Brief Summary of the Consensus Discussion. Breast Care. 2015;10(2):124–30.

[46] von Minckwitz G, Untch M, Blohmer JU, Costa SD, Eidtmann H, Fasching PA, et al. Definition and impact of pathologic complete response on prognosis after neoadjuvant chemotherapy in various intrinsic breast cancer subtypes. J. Clin. Oncol. 2012;30(15):1796–804.

[47] Goldhirsch A, Winer EP, Coates AS, Gelber RD, Piccart-Gebhart M, Thurlimann B, et al. Personalizing the treatment of women with early breast cancer: highlights of the St Gallen International Expert Consensus on the Primary Therapy of Early Breast Cancer 2013. Ann Oncol. 2013;24(9):2206–23.

[48] Prat A, Cheang MC, Martin M, Parker JS, Carrasco E, Caballero R et al. Prognostic significance of progesterone receptor-positive tumor cells within immunohistochemically defined luminal A breast cancer. J. Clin. Oncol. 2013;31(2):203–9.

[49] Cancer Genome Atlas N. Comprehensive molecular portraits of human breast tumours. Nature. 2012;490(7418):61–70.

[50] Curtis C, Shah SP, Chin SF, Turashvili G, Rueda OM, Dunning MJ, et al. The genomic and transcriptomic architecture of 2,000 breast tumours reveals novel subgroups. Nature. 2012;486(7403):346–52.

[51] Sullivan PS, Apple SK. Should histologic type be taken into account when considering neo-adjuvant chemotherapy in breast carcinoma? The Breast. 2009;15(2):146–54.

[52] Masciari S, Larsson N, Senz J, Boyd N, Kaurah P, Kandel MJ et al. Germline E-cadherin mutations in familial lobular breast cancer. J Med Genet. 2007;44(11):726–31.

[53] Reis-Filho JS, Milanezi F, Steele D, Savage K, Simpson PT, Nesland JM, et al. Metaplastic breast carcinomas are basal-like tumours. Histopathology. 2006;49(1):10–21.

[54] Vranic S, Gatalica Z, Deng H, Frkovic-Grazio S, Lee LMJ, Gurjeva O, et al. ER-α36, a novel isoform of ER-α66, is commonly over-expressed in apocrine and adenoid cystic carcinomas of the breast. Am J Clin Pathol 2011;64(1):54–7.

[55] Green F, Page D, Fleming I et al. Breast, AJCC Cancer Staging Manual. 6th edition New York, Springer-Verlag,2002: pp. 225–81.

[56] Bonnier P, Charpin C, Lejeune C, Romain S, Tubiana N, Beedassy B et al. Inflammatory carcinomas of the breast: a clinical, pathological, or a clinical and pathological definition? Int J Cancer 1995;62(4):382–5.

[57] Nguyen DM, Sam K, Tsimelzon A, Li X, Wong H, Mohsin S et al. Molecular hetero-geneity of inflammatory breast cancer: a hyperproliferative phenotype. Clin Cancer Res. 2006;12(17):5047–54.

[58] Sawaki M, Ito Y, Akiyama F, Tokudome N, Horii R, Mizunuma N et al. High prevalence of HER-2/neu and p53 overexpression in inflammatory breast cancer. Breast cancer Tokyo. 2006;13(2):172–8.

[59] Parton M, Dowsett M, Ashley S, Hills M, Lowe F, Smith IE. High incidence of HER-2 positivity in inflammatory breast cancer. Breast. 2004;13(2):97–103.

[60] Zell JA, Tsang WY, Taylor TH, Mehta RS, Anton-Culver H. Prognostic impact of human epidermal growth factor-like receptor 2 and hormone receptor status in inflammatory breast cancer (IBC): analysis of 2,014 IBC patient cases from the California Cancer Registry. BCR. 2009;11(1):R9.

[61] Biswas T, Jindal C, Fitzgerald TL, Efird JT. Pathologic Complete Response (pCR) and Survival of Women with Inflammatory Breast Cancer (IBC): An Analysis Based on Biologic Subtypes and Demographic Characteristics. International journal of environmental research and public health. Int J Environ Res Public Health. 2019;16(1):124.

[62] Ly D, Forman D, Ferlay J, Brinton LA, Cook MB. An international comparison of male and female breast cancer incidence rates. Int J Cancer. 2013;132(8):1918–26.

[63] Masci G, Caruso M, Caruso F, Salvini P, Carnaghi C, Giordano L et al. Clinicopathological and Immunohistochemical Characteristics in Male Breast Cancer: A Retrospective Case Series. Oncologist. 2015;20(6):586–92.

[64] Humphries MP, Sundara Rajan S, Honarpisheh H, Cserni G, Dent J, Fulford L et al. Characterisa-tion of male breast cancer: a descriptive biomarker study from a large patient series. Sci. Rep.. 2017;7:45293-.

[65] Sinn HP, Schmid H, Junkermann H, Huober J, Leppien G, Kaufmann M et al. Histologic regres-sion of breast cancer after primary (neoadjuvant) chemotherapy. Geburtshilfe Frauenheilkd. 1994;54(10):552–8.

[66] Mamounas EP, Anderson SJ, Dignam JJ, Bear HD, Julian TB, Geyer CE, Jr., et al. Predictors of locoregional recurrence after neoadjuvant chemotherapy: results from combined ana-lysis of National Surgical Adjuvant Breast and Bowel Project B-18 and B-27. J Clin Oncol. 2012;30(32):3960–6.

[67] Abrial SC, Penault-Llorca F, Delva R, Bougnoux P, Leduc B, Mouret-Reynier MA et al. High prognostic significance of residual disease after neoadjuvant chemotherapy: a retrospective study in 710 patients with operable breast cancer. Breast Cancer Res Treat. 2005;94(3):255–63.

[68] Cortazar P, Geyer CE, Jr. Pathological complete response in neoadjuvant treatment of breast cancer. Ann Surg Oncol. 2015;22(5):1441–6.

[69] Pinder SE, Provenzano E, Earl H, Ellis IO. Laboratory handling and histology reporting of breast specimens from patients who have received neoadjuvant chemotherapy. Histopathology. 2007;50(4):409–17.

[70] Schulz-Wendtland R, Heywang-Kobrunner SH, Aichinger U, Kramer S, Wenkel E, Bautz W. Do tissue marker clips after sonographically or stereotactically guided breast biopsy improve follow-up of small breast lesions and localisation of breast cancer after chemotherapy?. RoFo. 2002;174(5):620–4.

[71] Moll UM, Chumas J. Morphologic effects of neoadjuvant chemotherapy in locally advanced breast cancer. PATHOL RES PRACT.. 1997;193(3):187–96.

[72] Rajan R, Poniecka A, Smith TL, Yang Y, Frye D, Pusztai L, et al. Change in tumor cellularity of breast carcinoma after neoadjuvant chemotherapy as a variable in the pathologic assessment of response. Cancer. 2004;100(7):1365–73.

[73] Denkert C, von Minckwitz G, Darb-Esfahani S, Lederer B, Heppner BI, Weber KE et al. Tumour-infiltrating lymphocytes and prognosis in different subtypes of breast cancer: a pooled analysis of 3771 patients treated with neoadjuvant therapy. The Lancet Oncology. 19(1):40–50.

[74] Würfel F, Erber R, Huebner H, Hein A, Lux MP, Jud S et al. TILGen: A Program to Investigate Immune Targets in Breast Cancer Patients – First Results on the Influence of Tumor-Infiltrating Lymphocytes. Breast Care. 2018;13(1):8–14.

[75] Wei SC, Duffy CR, Allison JP. Fundamental Mechanisms of Immune Checkpoint Blockade Therapy. Cancer Discov. 2018;8(9):1069–86.

[76] Schmid P, Adams S, Rugo HS, Schneeweiss A, Barrios CH, Iwata H et al. Atezolizumab and Nab-Paclitaxel in Advanced Triple-Negative Breast Cancer. N Engl J Med. 2018;379(22):2108–21.

[77] Zacharakis N, Chinnasamy H, Black M, Xu H, Lu YC, Zheng Z et al. Immune recognition of somatic mutations leading to complete durable regression in metastatic breast cancer. Nat Med. 2018;24(6):724–30.

[78] Lu YC, Robbins PF. Cancer immunotherapy targeting neoantigens. Semin immunol. 2016;28(1):22–7.

[79] Finney HM, Lawson AD, Bebbington CR, Weir AN. Chimeric receptors providing both primary and costimulatory signaling in T cells from a single gene product. J immunol. 1998;161(6):2791–7.

## 1.2 Therapie des primären Mammakarzinoms – Luminal

Oleg Gluz

Das Mammakarzinom ist eine heterogene Erkrankung, die verschiedene molekularen Subtypen mit unterschiedlichen klinischen Verläufen umfasst. Das hormonrezeptor(HR)-positive Mammakarzinom (östrogen- und/oder progesteronpositiv) ist dabei der häufigste Subtyp, der ca. 80 % aller Mammakarzinom-Fälle ausmacht.

Somit stellt die endokrine Therapie die wichtigste Säule der Behandlung des HR-positiven Mammakarzinoms dar und ist eine der ältesten zielgerichteten Therapien in der Onkologie. Inzwischen liegt eine breite Datengrundlage für die Verbesserung des Überlebens bei insgesamt guter Verträglichkeit der adjuvanten endokrinen Therapie vor. Die ersten Ansätze der endokrinen Therapie reichen bis ins 19. Jahrhundert zurück, als durch Beatson gezeigt werden konnte, dass das fortgeschrittene Mammakarzinom nach einer Ovarektomie eine Regression aufwies [1].

Aktuell wird die Expression von Östrogenrezeptor (ER) und/oder Progesteronrezeptor (PR) bei > 1 % der Tumorzellen als HR-Positivität gesehen und gilt als Indikation für die endokrine Therapie. Zu beachten ist jedoch, dass Tumore mit Rezeptorbesatz zwischen 1–9 % eine sehr heterogene Gruppe mit fraglicher endokriner Sensitivität darstellen [2].

### 1.2.1 Tumorbiologie-Rationale

Östrogenrezeptoren zählen zur Nuklearrezeptoren-Superfamilie, deren Interaktion mit Östrogenen bei der endokrinologischen Zyklusregulierung einschließlich der neuroendokrinen (Hypothalamus-Hypophyse) Achse, beim Knochenstoffwechsel und bei kardiovaskulären Vorgängen involviert ist. Ihre pathologische Bedeutung liegt vor allem im onkogenen Potenzial bezüglich des Mamma- und Endometriumkarzinoms. Die Rolle der ER ist seit ca. 40 Jahren bekannt, im späteren Verlauf wurden die beiden Isoformen des Rezeptors (ERα und ERβ) mit teilweise entgegengesetzter Interaktion mit dem 17β-Östradiol identifiziert. ERα wird überwiegend in der Mamma, im Uterus, Ovar, Hoden, in der Zervix und Vagina, in der Hypophyse, Leber, Milz sowie in der Herz- und Skelettmuskulatur exprimiert, während ERβ im ZNS, Ovar, Urogenitaltrakt, Hoden und Nebenhoden, kardiovaskulären System, in der Lunge und in der Prostata nachzuweisen ist. ERα und vor allem ERβ werden im begrenzten Ausmaß auch im normalen Drüsengewebe exprimiert. Die ERα-exprimierenden Zellen proliferieren jedoch weniger stark unter dem Östrogeneinfluss, sondern regen über den parakrinen Weg die umliegenden ER-negativen Zellen zum Wachstum an. Die Bedeutung des ERβ ist bislang nicht abschließend geklärt. Der Signalweg des ER zur Regulation der unterschiedlichen Promoter- und Verstärkerregionen der DNA wird von Kofaktoren (cross-talk, z. B. RAS-MEK oder Pi3K/AKT, CDK 4/6 Mechanismen) beeinflusst, die der

Funktion der meisten Wachstumsfaktoren (z. B. ERBB2, EGFR) nachgeschaltet sind. Die Funktion dieser Kofaktoren ist von großer Bedeutung [3].

Im Folgenden werden drei Substanzklassen der Anti-Hormontherapie beim frühen Mammakarzinom behandelt.

**Tamoxifen** ist ein nicht-steroidaler selektiver Modulator des ER (SERM) der 1. Generation, der 1977 für die Therapie des metastasierten und 1986 des frühen Mammakarzinoms zugelassen wurde. Tamoxifen ist ein partieller Agonist vor allem des ERβ [4] (Knochengewebe, kardiovaskuläres System, Lipide) bzw. Antagonist (am Brustgewebe), der kompetitiv mit dem Östrogen am ERα dessen Wirkung hemmt, insbesondere durch die Aktivierung der Korepressoren (im Gegensatz zum Östrogen, das eher die Koaktivatoren aktiviert).

**Aromatasehemmer der 3. Generation:** Unterschieden werden nicht-steroidale (z. B. Anastrozol und Letrozol) und steroidale (z. B. Exemestan) Aromatasehemmer. Diese hemmen die letzte Stufe der Östrogensynthese aus den Androgenen. Da bei postmenopausalen Patientinnen die Östrogensynthese aus Androstenedion im peripheren Gewebe (Fett, Muskel-, Brust und Tumorgewebe) die wichtigste Quelle des Östrogens darstellt, werden Aromatasehemmer ausschließlich bei postmenopausalen Frauen als Monotherapie eingesetzt. Bei prämenopausalen Patientinnen würden Aromatasehemmer zu einer Aktivierung des Hypophysenvorderlappen-Ovar-Feedback-Mechanismus bzw. zu einer ovariellen Überstimulation führen, welche die initialen Effekte der Aromatasehemmung verhindern würde.

Die **ovarielle Suppression** (temporär) oder die **permanente ovarielle Ablation** (Radiotherapie oder Operation), welche die Funktion der Ovarien unterbindet, stellt die 3. Säule der Behandlung bei prämenopausalen Frauen dar.

Hiermit wird der Definition der Menopause eine besondere Bedeutung zugeschrieben, die folgende Punkte umfasst:

- Alter ≤ 60 Jahre oder
- Z. n. bilateraler Ovarektomie
- mehr als 12 Monate keine Periode ohne Therapie (Tamoxifen, Chemotherapie etc.) und Serum-Hormonwerte im postmenopausalen Bereich oder
- Amenorrhoe unter Tamoxifen, FSH-/Serum-Östradiol im postmenopausalen Bereich

Alle anderen Patientinnen sollten wie prämenopausale Patientinnen behandelt werden.

Trotz chemotherapieinduzierter Amenorrhoe können in ca. 30 % der Fälle in den darauffolgenden 2 Jahren wieder prämenopausale Hormonwerte (E2/FSH) durch die serielle Messung festgestellt werden. Dies ist insbesondere angesichts der möglichen Indikationsstellung zur Aromatasehemmer-Therapie zu beachten (s. Kap. 1.2.2.2).

Neben der Beurteilung des Hormonstatus zur Findung der optimalen endokrinen Therapie hat die Adhärenz eine mindestens genau so große Bedeutung. Obwohl in randomisierten Studien eine Non-Adhärenz in bis zu 30 % der Fälle (auch bei Placebo) berichtet wird, betragen die Raten in der klinischen Praxis bis zu 50 % nach 4–5 Jahren. Dies hat in diversen Studien negativen Effekt auf die Rezidivraten [5].

Als optimaler Startzeitpunkt der endokrinen Therapie werden zumeist 4–6 Wochen nach der Operation oder Chemotherapie gesehen. Aktuell existiert keine sichere Rationale für die simultane chemo-endokrine Therapie in der adjuvanten Situation. Die endokrine Therapie kann entweder simultan oder nach der Beendigung der Strahlentherapie erfolgen.

## 1.2.2 Einzelne Substanzen

### 1.2.2.1 Tamoxifen

Tamoxifen wurde als erste Substanz in der adjuvanten Behandlung des Mammakarzinoms untersucht. Nachdem erste Studien seinen hohen Stellenwert bestätigt haben, zeigte eine große angelegte schwedische Studie in den 1980er-Jahren einen signifikanten Vorteil hinsichtlich des krankheitsfreien (disease-free survival, DFS) und des Gesamtüberlebens (overall survival, OS; ca. 20 % nach 5 Jahren) für eine 5-jährige vs. einer 2-jährigen Therapiedauer [6] bei postmenopausalen Patientinnen. In der prämenopausalen Situation stellt Tamoxifen über 5–10 Jahre weiterhin die Standardtherapie dar. Die Standarddauer (5 Jahre) ist der Oxford-Metaanalyse zufolge mit einer 15-Jahres-Rezidiv-Risikosenkung von 40 % und einer Mortalitäts-Risikosenkung von 30 % gegenüber Placebo assoziiert [7]. Dieser Effekt scheint relativ unabhängig von allen Prognosefaktoren zu sein, die absoluten Vorteile der Therapie variieren je nach absolutem Rezidivrisiko der jeweiligen Patientin. Eine Effektivität der endokrinen Therapie beim HR-negativen Mammakarzinom konnte nicht nachgewiesen werden.

Trotz der Erfolge der adjuvanten endokrinen Therapie bereiten die besonders beim HR-positiven Mammakarzinom häufigen Spätrezidive große klinische Probleme. Bis zu 10–40 % der Rezidive sind je nach Stadium und tumorbiologischem Risiko nach der Beendigung der 5-jährigen endokrinen Therapie zu erwarten [8].

In den letzten Jahren konnte durch die Langzeitbeobachtung der ATLAS- und aTTom-Studien gezeigt werden, dass vor allem durch den „Carry over"-Effekt ein gewisser Vorteil der 10-jährigen Therapie mit Tamoxifen gegenüber der 5-jährigen Therapiedauer besteht. Diese ist mit einer weiteren Mortalitätsrisiko-Reduktion von 10 % gegenüber der 5-jährigen Therapie assoziiert (25 % weniger Todesfälle in den Jahren 10 bis 15) [9]. Leider konnte anhand der Subgruppenanalyse keine Patientinnenpopulation identifiziert werden, die besonders von der Therapie profitieren würde. Darüber hinaus waren über 80 % der Patientinnen postmenopausal, demzufolge ist die Datenlage bei prämenopausalen Patientinnen weiterhin eher unzureichend.

Eine klinisch sehr wichtige Nebenwirkung der Tamoxifen-Therapie ist das erhöhte Risiko für ein thrombotisches Ereignis. Eine 5-jährige Tamoxifen-Therapie scheint das Risiko für eine tiefe Venenthrombose bis zu ca. 2- bis 3-fach (entspricht 2,5–3 %) zu erhöhen, insbesondere wenn zuvor eine Chemotherapie durchgeführt wurde oder die Patientin älter als 50 Jahre ist [10]. Dieses Risiko besteht nur während der Therapie [11]. Inwieweit Tamoxifen das Risiko für arterielle Thromboembolien erhöht, kann aktuell nicht abschließend beurteilt werden. Der Oxford-Metaanalyse zufolge scheint Tamoxifen das Risiko für einen Tod durch Schlaganfall leicht zu erhöhen. Demgegenüber ist das Risiko, einen Herzinfarkt zu erleiden, leicht vermindert. Andere Untersuchungen zeigen ein absolutes Risiko für einen Schlaganfall von 0,7 % verglichen mit 0,4 % in der Kotrollgruppe [12].

Das Risiko für ein Endometriumkarzinom steigt durch die Tamoxifen-Therapie von ca. 0,5 % auf 1,2–1,6 % (5-jährige Therapie) bzw. 3–4 % (10-jährige Therapie) [13]. Diese Risikosteigerung betrifft besonders die Gruppe der Patientinnen über 55 Jahren, unter denen aktuell kaum eine Patientin eine geeignete Kandidatin für eine 10-jährige Tamoxifen-Therapie ist.

Weitere Nebenwirkungen einer Tamoxifen-Therapie sind Leberwerterhöhung, Hitzewallungen, Scheidentrockenheit, ophtalmologische Probleme (Katarakt, Retinopathie, wobei hier die Mechanismen nicht abschließend geklärt sind), erhöhtes Risiko für Diabetes mellitus und Knochenschmerzen.

Tamoxifen über 5 bis 10 Jahre bleibt der Standard in der Behandlung eines prämenopausalen Niedrig- bis Mittel-Risiko-Mammakarzinoms.

### 1.2.2.2 Aromataseinhibitoren

In der Postmenopause gelten die Aromataseinhibitoren (AI; Anastrozol 1 mg, Letrozol 2,5 oder Exemestan 25 mg täglich) als effektivste Substanzen [14]. In einer Metaanalyse konnte gezeigt werden, dass die Aromatasehemmer verglichen mit Tamoxifen vor allem im ersten Jahr der Therapie das relative Risiko für ein Rezidiv um 25–35 % senken können, in den Jahren 2 bis 4 ist das Rezidivrisiko um ca. 20 % minimiert. Das 10-Jahre-Mortalitätsrisiko wird um ca. 15 % und das Gesamt-Mortalitätsrisiko um ca. 12 % gesenkt. Zu beachten ist, dass die absoluten Rezidiv-/Todesfall-Unterschiede ca. 2–3 % nach 10 Jahren betragen. In der Subgruppenanalyse konnte keine Gruppe identifiziert werden, die von der AI-Therapie nicht profitieren würde. Die absoluten Risiken variieren jedoch, abhängig von der Konstellation der prognostischen Faktoren. So betragen die absoluten 5-Jahres-Unterschiede des Rezidivrisikos in der N0-, N1- und N2- bis 3-Situation 1,2 %, 3,7 % bzw. 6,4 % [14].

Als Therapiekonzepte werden sowohl eine Gabe von Aromatasehemmern über 5 Jahre als auch 2–3 Jahre Tamoxifen gefolgt von 2–3 Jahren Aromatasehemmern oder auch in umgekehrter Reihenfolge diskutiert. Zahlreiche Studien haben entweder die Switch-Therapie (d. h. Randomisierung bei einem rezidivfreien Status nach 2–3 Jahren Tamoxifen-Therapie) oder die Sequenz-Therapie (Planung der Therapieumstellung von Beginn an) untersucht. Nach der aktuellen Datenlage liegt kein klarer Effektivitätsunterschied zwischen den einzelnen Strategien vor, so dass sich die Wahl der Therapie in erster Linie nach der Toxizität bei der einzelnen Patientin richten sollte [14],[15]. Aufgrund der positiven Effekte vor allem im ersten Jahr der Therapie scheint es insbesondere in der Hochrisikosituation sinnvoll zu sein, mit einem der Aromatasehemmer zu beginnen. Es besteht auch kein Effektivitäts- oder signifikanter Toxizitätsunterschied zwischen den einzelnen Aromatasehemmern in der Gesamtpopulation, auch wenn beispielweise für Letrozol eine stärkere Suppression der Aromatase-Aktivität nachgewiesen wurde [16],[17].

Als Ausnahme ist ggf. das invasiv-lobuläre Mammakarzinom zu betrachten. In einer retrospektiven Subgruppenanalyse der BIG 1–98-Studie ist ein Vorteil für die durchgehende Aromatasehemmer-Therapie besonders im Vergleich zu Tamoxifen zu erkennen [18]. Leider existieren keine Daten über einen eventuellen Vorteil in der Therapie des prämenopausalen Mammakarzinoms (für die Kombination mit den GnRH-Analoga). Auch die Frage, ob die Upfront- der Sequenz-Strategie überlegen ist, ist aus retrospektiven Analysen zu klären. Die Strategie Tamoxifen-Exemestan scheint beim invasiv-lobulären Mammakarzinom ein durchaus ähnlich effektiv zu sein wie die Upfront-Exemestan-Therapie [19]. Bei dieser Untersuchung war der Effekt der Upfront-Strategie besonders auf die Gruppe der Patientinnen mit der hohen ER-Expression zurückzuführen, ein Ergebnis, das so nicht in allen weiteren Studien bestätigt wird. Eine retrospektive Analyse der MA-27-Studie deutet interessanterweise auf eine höhere Effektivität der 5-jährigen Anastrozol-Therapie im Vergleich zu Exemestan hin [20].

Wie zu erwarten, konnte durch die Aromatasehemmer-Therapie eine niedrigere Inzidenz der Endometriumkarzinome verglichen mit der Tamoxifen-Therapie (0,4 % vs. 1,2 %) beobachtet werden. Demgegenüber steht eine deutlich höhere Inzidenz ossärer Frakturen infolge der Osteoporose (5-Jahres-Risiko: 8,2 % vs. 5,5 %). Insgesamt zeichnen sich die Substanzen durch eine deutlich höhere muskuloskeletale Toxizität aus (Gelenksteifheit, Arthralgien in 20–70 % der Fälle, Karpaltunnelsyndrom). Zu beachten ist, dass in placebokontrollierten Studien (z. B. MA-17: Letrozol vs. Placebo nach der 5-jährigen Tamoxifen-Therapie) eine absolute Zunahme der Inzidenz der muskoloskletalen Symptome von nur 5–7 % beobachtet werden konnte [21]. Trotzdem führen genau diese Symptome bei bis zu 20–30 % der Patientinnen zu einer früheren Beendigung der Therapie. Ähnlich wie bei der Anti-Hormontherapie führt die bekannte Nicht-Adhärenz bei 30–40 % der Patientinnen zu einer Risikoerhöhung für ein Rezidiv oder Tod [22].

Kurzzeitige Therapiepausen bis zu 3 Monaten, insbesondere im späteren Verlauf der Therapie, scheinen keinen signifikanten negativen Effekt auf das onkologische Outcome zu haben und können bei Bedarf zur Erhöhung der Therapie-Adhärenz eingelegt werden [23].

Die optimale Dauer der Aromatasehemmer-Therapie sowie die generelle optimale Dauer der endokrinen Therapie sind bislang nicht definiert.

Die MA-17-Studie zeigte eine deutliche Reduktion der Rezidiv-/Todes-Wahrscheinlichkeit bis zu 50 % bei Patientinnen, die nach 5-jähriger Tamoxifen-Therapie rezidivfrei geblieben sind, durch den Einsatz einer weiteren 5-jährigen Letrozol-Therapie (vs. Placebo). Dieser Effekt war besonders bei Patientinnen mit nodal-positiver Erkrankung oder perimenopausalem Status (d. h. während der Therapie mit Tamoxifen Wechsel zu postmenopausal stattgefunden) unabhängig vom Nodalstatus deutlich [24]. Der Vorteil durch die Verlängerung der Therapie war sogar bei Patientinnen mit einer Therapiepause von 2–3 Jahren nach Beendigung der Tamoxifen-Therapie stark ausgeprägt [25].

Falls eine Umstellung auf Aromatasehemmer vorgenommen wird, z. B. bei jüngeren Patientinnen, die infolge einer Chemotherapie postmenopausal wurden, bei Patientinnen mit einem hohen BMI oder im Alter von 50–55 Jahren, sollte ein besonderes Augenmerk auf den tatsächlichen Menopausenstatus durch FSH-, und E2-Bestimmungen im Serum für die ersten beiden Jahre der Therapie gerichtet werden. Eine (zumindest biochemische) Umkehr des Menopausenstatus ist bei bis zu 32 % der Patientinnen in den folgenden 6–8 Monaten [26],[27],[28] nach Eintritt der „Postmenopause" oder nach Beginn der GnRH-Analoga- + Aromatasehemmer-Therapie durch den stimulierenden Effekt der Aromatasehemmer auf die Ovarien zu beobachten.

In der Nachfolge-Studie (MA17R) wurden Patientinnen, die nach der weiteren Letrozol-Therapie rezidivfrei blieben, erneut zu 5 weiteren Jahren Letrozol-Therapie vs. Placebo randomisiert [29]. 20 % der Patientinnen hatten jedoch kein Tamoxifen in der Vortherapie erhalten. Durch die verlängerte Letrozol-Therapie konnte tatsächlich eine weitere relative Risikoreduktion um ein Drittel (absolut 4 % DFS Vorteil) gezeigt werden, wobei das Gesamtüberleben in beiden Armen vergleichbar war.

Weitere Studien haben eine Fortsetzung der endokrinen Therapie mit einem Aromatasehemmer über das fünfte Jahr hinaus untersucht. In der NSABPB-42-Studie mit Patientinnen, die eine 5-jährige Upfront- oder Sequenz-Therapie erhalten haben, konnte lediglich ein nicht signifikanter positiver Trend beim DFS (HR 0,85) bei ca. 30 % weniger Fernmetastasen und kein OS-Unterschied [30] zugunsten der verlängerten AI-Therapie gesehen werden. Weitere Studien untersuchten 3- oder 6-jährige Aromatasehemmer-Therapien nach der 3-jährigen Tamoxifen-Therapie (DATA) [31] oder 2,5-jährige (IDEAL) [32] bzw. 2-jährige (ABCSG-16) [33] versus 5-jährige Fortsetzung der Therapie mit einem Aromatasehemmer nach der 5-jährigen Therapie aus Tamoxifen, Aromatasehemmer oder Sequenz. Alle diese Untersuchungen haben keinen signifikanten Vorteil für die längere Therapie gezeigt. Den explorativen Subgruppenanalysen zufolge schienen jedoch in einigen dieser Studien die Patientinnen mit einem höheren Risikoprofil (z. B. nodal-positiv und ER-/PR-positiv und/oder T2-4-Stadium oder Zustand nach der Chemotherapie) doch von der verlängerten Aromatasehemmer-Therapie zu profitieren. Zumindest in der NSABP-B-42-Studie bestätigte sich der positive Effekt der Therapie-Verlängerung mit einem Aromatasehemmer bei Tamoxifen-vorbehandelten Patientinnen, der auch in der MA-17-Studie gesehen wurde (Tab. 1.3).

Demgegenüber steht eine eindeutige Zunahme der Toxizität (vor allem höhere Raten an Osteoporose) in Armen mit verlängerter endokriner Therapie mit einem Aromatasehemmer. In allen Studien zeigt sich übereinstimmend, dass diese Toxizitäts-

**Tab. 1.3:** Postmenopausales Mammakarzinom (in Anlehnung an Curigliano et al. [34]).

| Niedriges Risiko | Mittleres Risiko | | Hohes Risiko | |
|---|---|---|---|---|
| pT1, pN0, G1/ G2, niedriges Ki-67 oder niedriges Risiko in der genomischen Signatur | pN0 und pT2–4 oder G3 oder hohes Ki-67 oder hohes genetisches Risiko (nicht mehr als 1–2 Risikofaktoren) pN1 und pT1-2 und G1/2 oder niedrig-mittleres Ki-67/genetisches Risiko | | pN0 und pT2–4 und G3 oder hohes Ki-67 oder hohes genetisches Risiko (mehr als 1–2 Risikofaktoren) pN1 und G3 oder hohes Ki-67/genetisches Risiko oder T3–4 pN2–3 | |
| | unsicher postmenopausal | sicher postmenopausal (z. B. Alter > 60 Jahre alt oder mehr als 5 Jahre keine Periode oder Z. n. Adnexektomie) | unsicher postmenopausal | sicher postmenopausal |
| 5 Jahre Tamoxifen oder 2–3 Jahre Aromatasehemmer →2–3 Jahre Tamoxifen oder umgekehrt oder 5 Jahre Aromatasehemmer | 2–3 Jahre Tamoxifen →2–3 Jahre Aromatasehemmer oder 5 Jahre Tamoxifen →5 Jahre Aromatasehemmer | 2–3 Jahre Aromatasehemmer →2–3 Jahre Tamoxifen oder umgekehrt oder 5 Jahre Aromatasehemmer | 5 Jahre Tamoxifen →5 Jahre Aromatasehmmer | Aromatasehemmer, Tamoxifen →Aromatasehemmer oder Aromatasehemmer →Tamoxifen für insgesamt 7, maximal bis zu 10–15 Jahre |

zunahme in ca. 20 % der Fälle (versus ca. 15 % mit der kürzeren Therapie) zu erwarten ist. Die Verlängerungszeit sollte demnach möglichst kurzgehalten werden. Hier zeigte die ABCSG-16-Studie, dass die 2-jährige im Vergleich zur 5-jährigen Therapie-Verlängerung mit weniger Knochenfrakturen assoziiert ist (6 % vs. 4 %) [33].

5 Jahre Aromatasehemmer-Therapie oder 5 Jahre Sequenz-Strategie (2–3 Jahre Aromatasehemmer gefolgt von 2–3 Jahren Tamoxifen oder umgekehrt) bleiben die bevorzugten Methoden für die meisten postmenopausalen Patientinnen. Falls eine Hochrisikosituation vorliegt oder bei einer Mittelrisiko-Patientin (z.B. aufgrund des perimenopausalen Status) eine alleinige Tamoxifen-Behandlung bis zum Jahr 5 durchgeführt wurde, ist die Fortsetzung der Therapie mit einem Aromatasehemmer für mindestens 2–3 Jahre den aktuellen Daten zufolge sinnvoll. Eine Therapiedauer von 15 Jahren (5 Jahre Tamoxifen gefolgt von 10 Jahren Aromatasehemmern) sollte lediglich Patientinnen mit einem sehr hohen Risikoprofil sowohl für die Metastasierung als auch für die Entwicklung eines kontralateralen Mammakarzinoms angeboten werden.

### 1.2.2.3 Ovarielle Suppression bei prämenopausalen Patientinnen

Die optimale endokrine Therapie in der Prämenopause wird aufgrund der umstrittenen Daten zur ovariellen Suppression kontrovers diskutiert. Als Methoden der ovariellen Suppression sind die Adnexektomie oder Radiatio mit 10–20 Gy oder die temporäre ovarielle Suppression mit GnRH-Analoga (monatlich, als präferierte Methode) oder dreimonatlich) zu nennen. Die temporäre ovarielle Suppression ist bis auf die Fälle mit einer *BRCA1/2*-Mutation, bei denen eine prophylaktische Adnexektomie häufig durchgeführt wird, die Methode der ersten Wahl.

In älteren Untersuchungen asu den 1980er-/1990er-Jahren war der Überlebenseffekt der zusätzlichen ovariellen Suppression bei Patientinnen, die eine Tamoxifen-Therapie erhalten haben, nur marginal. Die große ZIPP-Studie zeigte eine vergleichbare Effektivität der 2-jährigen Goserelin- oder Tamoxifen-Therapie bzgl. der Senkung des Rezidivrisikos um ca. 17 % verglichen mit keiner Therapie. Der zusätzliche DFS-Effekt der GnRH-Analoga-Einnahme zu Tamoxifen war mit ca. 2–3 % nicht signifikant [35].

In der Metaanalyse von 2007 war wiederum kein signifikanter Überlebenseffekt der ovariellen Suppression (mit unterschiedlichen Methoden) nachweisbar, wenn Patientinnen (mit oder ohne vorausgegangene Chemotherapie) Tamoxifen erhalten haben [36]. Der positive Effekt war zwar bei jüngeren Patientinnen stärker ausgeprägt, jedoch auch hier nicht signifikant. Die ovarielle Suppression wurde als eine ähnlich effektive Therapiemaßnahme wie eine alleinige adjuvante Chemotherapie (mit älteren Schemata wie CMF) oder Tamoxifen bestätigt. Aufgrund der inzwischen deutlich verbesserten alternativen Therapiemaßnahmen (Chemotherapieoptimierung mit Taxanen, Anti-HER2-Therapie etc.), mit denen kein Vergleich mehr stattgefunden hat, hat sie sich in der Praxis nicht durchgesetzt.

Der positive Einfluss auf die Prognose wurde erst in den letzten Jahren insbesondere bei Hochrisikopatientinnen deutlich. Die aktuellsten 9-Jahres-Daten der SOFT-Studie (Tamoxifen vs. Tamoxifen oder Exemestan + ovarielle Suppression bei Patientinnen ohne eine adjuvante Chemotherapie oder prämenopausalen Hormonwerten nach einer Chemotherapie) mit über 3000 Patientinnen zeigen einen signifikanten DFS-Vorteil zugunsten der 5-jährigen ovariellen Suppression mittels GnRH-Therapie (Triptotelin monatlich) in der Kombination mit Tamoxifen verglichen mit Tamoxifen allein (5-Jahres-DFS 83,2 % vs. 78,9 %) bzw. in der Kombination mit einem Aromatasehemmer (5-Jahres-DFS 85,9 %). Die ovarielle Suppression + Tamoxifen war der Tamoxifen-Therapie beim OS sogar signifikant überlegen (8-Jahres-OS 93,3 % vs. 91,5 %; Aromatasehemmer + ovarielle Suppression nicht signifikant: 8-Jahres-OS von 92,1 %[37]). Die gepoolte Analyse der SOFT- und der TEXT-Studien (Tamoxifen vs. Exemestan + ovarielle Suppression) bei prämenopausalen (bei der Diagnosestellung) Patientinnen mit/ohne Chemotherapie zeigte insgesamt einen signifikanten absoluten 4 % DFS-Vorteil durch die Exemestan verglichen mit Tamoxifen-Therapie (8-Jahres DFS von 86,8 % vs. 82,8 %), beide in der Kombination mit der ovariellen Suppression, jedoch ohne einen signifikanten OS-Unterschied.

Klinisch relevant war der DFS-Effekt der ovariellen Suppression vor allem bei jüngeren (< 40 Jahre, positiver Trend auch unter 45 Jahren) und/oder chemotherapeutisch behandelten Patientinnen, bei denen die 8-Jahres-DFS-Vorteile zugunsten der Aromatasehemmer + GnRH-Analoga verglichen mit Tamoxifen mit/ohne ovarielle Suppression 9–11 % in der HER2-negativen Subgruppe betragen haben.

Die Kombination Aromatasehemmer + ovarielle Suppression war auch wirksamer bezüglich des fernmetastasenfreien Überlebens (8-Jahresraten von 84,5 % verglichen mit 80 % und 82,1 % bei Tamoxifen mit/ohne ovarielle Suppression [nicht signifikant]) in der Kohorte der chemotherapeutisch behandelten HER2-negativen Patientinnen.

Der OS-Effekt in dieser Gruppe war für die Tamoxifen + ovarielle Suppression wiederum stärker ausgeprägt und signifikant verglichen mit der Aromatasehemmer + ovarielle Supression oder Tamoxifen allein (8-Jahres-OS-Raten 89,4 % und 87,2 % vs. 85,1 %). Interessanterweise war Tamoxifen + GnRH-Analoga gerade in der kleinen Gruppe der HER2-positiven (größtenteils chemotherapeutisch behandelten und zu 61 % Trastuzumab-behandelten) Patientinnen effektiv.

Die Kombination Aromatasehemmer + ovarielle Suppression ist auch bei Patientinnen ohne Chemotherapie mit einem Trend zum besseren DFS verglichen mit Tamoxifen mit/ohne ovarielle Suppression assoziiert (in der gepoolten Analyse der SOFT-/TEXT-Studien), wobei die 8-Jahres-DFS-Unterschiede hier deutlich kleiner sind (1,5–5 %). Es gibt jedoch keinen signifikanten Vorteil beim OS oder fernmetastasenfreien Überleben in dieser Gruppe.

Als weiterer Hinweis auf die Bedeutung der ovariellen Suppression bei Hochrisikopatientinnen nach einer vorausgegangenen Chemotherapie kann die koreanische ASTRA-Studie gelten. In dieser Studie wurde bei biochemisch als prämenopausal befundenen Patientinnen Tamoxifen mit/ohne 2-jährige GnRH-Therapie geprüft. Auch hier zeigte sich ein signifikant besseres DFS und OS mit einer Risikoreduktion von ca. 30 %. Somit sollte eine zumindest 2-jährige Therapiedauer mit den GnRH-Analoga eingehalten werden. Ein wichtiges Ergebnis dieser Studie ist, dass eine „Erholung" der Hormonwerte sogar bis zu 2 Jahre nach Abschluss der Chemotherapie möglich ist. Dies sollte bei der Diskussion der möglichen ovariellen Suppression bei Patientinnen, die eine chemotherapieinduzierte Amenorrhoe erfahren haben, immer bedacht werden [27].

Im Gegensatz zum positiven Effekt der Aromatasehemmer in der Kombination mit ovarieller Suppression in den erwähnten Studien stehen die Langzeitdaten aus der kleineren ABCSG-12-Studie (n = 1803), in der die prämenopausalen Patientinnen für lediglich 3 Jahre Tamoxifen oder Anastrozol + ovarielle Suppression (Goserelin monatlich) mit oder ohne Zoledronsäure erhalten haben. In der letzten Auswertung der Studie zeichnete sich bei ähnlichem DFS ein signifikant schlechteres OS in der mit Aromatasehemmern behandelten Gruppe ab. Dies war in erster Linie auf die schlechtere Prognose nach einem Rückfall zurückzuführen. Die zusätzliche halbjährliche Zoledronsäure-Therapie verbesserte deutlich das DFS und zeigte einen positiven OS-Trend, neben ihrem Effekt auf die Senkung der Osteoporose [38]. In dieser Untersuchung hatten nur ca. 5 % der Patientinnen eine Chemotherapie (obwohl 30 % der Patientinnen eine nodal-positiver Erkrankung hatten), erhalten. Werden die 9-Jahres-OS-Raten in beiden Studienarmen von bis zu 96,7 % betrachtet, wird der hohe Stellenwert der effektiven endokrinen Therapie auch bei prämenopausalen Patientinnen erneut deutlich.

Interessanterweise war die Kombination der ovariellen Suppression mit einem Aromatasehemmer besonders bei übergewichtigen Patientinnen von Nachteil [39]. Eine mögliche Ursache kann eine in bis zu 35 % der Fälle unzureichende ovarielle Suppression durch die GnrH-Analoga insbesondere bei übergewichtigen Patientinnen mit intakten Ovarien vor der Therapie sein [28].

Angesichts der teilweise widersprüchlichen Ergebnissen bezüglich des Aromatasehemmer-Einsatzes lautet die internationale Therapieempfehlung, die zusätzliche ovarielle Suppression in der Kombination mit Tamoxifen oder einem Aromatasehemmer zumindest bei Patientinnen mit Hochrisikocharakteristika und/oder Alter unter 40–45 Jahren einzusetzen.

Auch wenn kein allgemeingültiger Konsens über die Definition der Hochrisikocharakteristika besteht, gilt der (Cave biochemische) prämenopausale Status bei Zustand nach stattgefundener (neo)adjuvanter Chemotherapie als ein relativ sicherer Risikoparameter. Zusätzlich sind ein positiver Lymphknotenstatus, Tumorgröße > 2 cm, G3, ein erhöhtes Ki-67 oder ein hohes Risiko in einem genetischen Tool (z. B. OncotypeDX, Endopredict) als mögliche Kriterien zu nennen.

Die deutlich höhere Toxizität wurde aufgrund des potenziellen Vorteils der Aromatasehemmer + ovarielle Suppression in Kauf genommen. Die Inzidenz der Osteoporose jeglichen Grades stieg von 13,7 % unter Tamoxifen-Behandlung allein auf 27 % bzw. 42,2 % unter Tamoxifen + ovarielle Suppression bzw. Aromatasehemmer + ovarielle Suppression. Ein ähnlicher Trend war bei der Inzidenz von Hitzewallungen (von ca. 80 % auf 92–93 % bei beiden Kombinationen) zu beobachten. Dies führte zu einem deutlichen Anstieg der Abbruchsraten.

Insbesondere jungen prämenopausalen Patientinnen (< 40 – 45 Jahren) mit einem Mittel- bis Hochrisikomammakarzinom (mit oder ohne vorausgegangener Chemotherapie) sollte eine zusätzliche ovarielle Suppression für die Dauer bis zu 5 Jahren angeboten werden (Tab. 1.4). Studien haben eine unterschiedliche Dauer der ovariellen Suppression (2–5 Jahre) untersucht, jedoch bleibt die optimale Dauer weiterhin unklar. Die prognostischen Effekte der ovariellen Suppression (insbesondere ein moderater Überlebenseffekt bei Patientinnen ohne Hochrisikocharakteristika) sollten gegenüber der Zunahme der Toxizität individuell abgewogen werden. Die Kombination mit einem Aromatasehemmer scheint zumindest bzgl. der Rezidivwahrscheinlichkeit einen stärkeren Effekt verglichen mit der Kombination mit Tamoxifen zu haben. In der Gruppe der Patientinnen mit mehr als vier befallenen Lymphknoten oder Hochrisikopatientinnen im Alter < 35 Jahren wird zur Kombination ovarielle Suppression + Aromatasehemmer, trotz einer schlechteren Verträglichkeit und eines noch ausstehendem OS-Benefits, geraten.

**Tab. 1.4:** Prämenopausales Mammakarzinom (in Anlehnung an Curigliano et al. [34]).

| Niedriges Risiko | Mittleres Risiko | | Hohes Risiko (Chemotherapieindikation im Regelfall) | |
|---|---|---|---|---|
| pT1, pN0, G1/G2, niedriges Ki-67 oder niedriges Risiko in der genomischen Signatur | pN0 und Alter < 35 Jahre alt oder pT2-4 oder G3 oder hohes Ki-67 oder hohes genetisches Risiko (nicht mehr als 1–2 Risikofaktoren) pN1 und pT1-2 und G1/2 oder niedrig-mittleres Ki-67/genetisches Risiko | | pN0 und Alter < 35 Jahre alt und G3 oder hohes Ki-67 oder hohes genetisches Risiko (> 1–2 Risikofaktoren) pN1 und G3 oder hohes genetisches Risiko oder pT3–4 pN2–3 | |
| | Keine Chemotherapie (z. B. niedrig-mittleres genomisches Risiko) | Prämenopausaler Status nach der (neo)adjuvanten Chemotherapie | Alter < 40 – 45 Jahre und prämenopausaler Status nach der Chemotherapie | Alter > 45 Jahre oder postmenopausal nach der Chemotherapie |
| 5 Jahre Tamoxifen | 5 – 10 Jahre Tamoxifen ± GnRH-Analoga für 2–5 Jahre | 5 Jahre Tamoxifen oder Aromatasehemmer + GnRH-Analoga für mindestens 2 – 3 Jahre → ± 5 Jahre Tamoxifen oder Aromatasehemmer* | 5 Jahre Aromatasehemmer oder Tamoxifen + GnRH-Analoga →5 Jahre Tamoxifen oder Aromatasehemmer | 5 Jahre Tamoxifen**→5 Jahre Aromatasehemmer (falls sicher postmenopausal) |

*(je nach Menopausenstatus)
** Monitoring der Ovarialfunktion, falls prämenopausaler Status GnRH-Analoga für mindestens 2 Jahre

### 1.2.2.4 Neoadjuvante endokrine Therapie

Der Stellenwert der primären (neoadjuvanten) endokrinen Therapie beim HR + / HER2-Mammakarzinom ist bis dato nicht abschließend geklärt. Mehrere kleinere Untersuchungen zeigen jedoch, dass die klinischen und bildgebenden Ansprechraten einer endokrinen Therapie mit denen einer Chemotherapie vergleichbar sind. Vor allem bei Tumoren mit niedriger Proliferation oder bei postmenopausalen Patientinnen ist die neoadjuvante endokrine Therapie eine Maßnahme zum „Downstaging" auch aufgrund des günstigen Nebenwirkungsprofils. Bei Patientinnen mit endokrin-sensiblen Tumoren kann zwar sowohl durch die Chemo- als auch durch die endokrine Therapie nur in wenigen Fällen eine pathologische Komplettremission erreicht werden, die klinischen Ansprechraten nach einer 3- bis 6-monatigen Therapie liegen allgemein im Bereich zwischen 50 – 70 % [40]. Durch die endokrine Therapie kann bei Mastektomie-Kandidatinnen mit fortgeschrittenen Tumoren in 30–65 % der Fälle doch eine brusterhaltende Therapie durchgeführt werden. Tendenziell sind die Aromatasehemmer (in Kombination mit GnRH-Analoga bei prämenopausalen Patientinnen) [41] effektiver als Tamoxifen in Bezug auf eine klinische Remission [42] und erreichen klinische Ansprechraten je nach Studienkollektiv von bis zu 70 %.

In einzelnen Studien konnten die klinischen Ansprechraten für die 3-monatige Therapie mit einem Aromatasehemmer oder eine Chemotherapie aus 4 Zyklen von vergleichbaren 63 – 67 % bei postmenopausalen Patientinnen erreicht werden, bei denen es auch keinen prognostischen Nachteil durch den Einsatz der endokrinen Therapie vs. Chemotherapie gab [43].

Bei prämenopausalen Patientinnen zeigte die 6-monatige Chemotherapie vs. Tamoxifen oder Aromatasehemmer + ovarielle Suppression tendenziell höhere Ansprechraten (bis zu 75–83 % [44],[45] verglichen mit 44–71 %). Auch hier ist der klinische Effekt beider Therapien bei Tumoren mit niedriger Zellteilung (Ki-67 ≥ 10 – 20 %) sehr ähnlich.

Eine alleinige primäre endokrine Therapie ohne eine Operation geht einer Metaanalyse von älteren Studien (mit teilweise fehlendem HR-Status) zufolge mit einem schlechteren Gesamtüberleben (nicht signifikant) verglichen mit einer Operation (gefolgt von einer weiteren endokrinen Therapie) einher. Die alleinige neoadjuvante Therapie ist jedoch mit einem signifikant kürzeren progressionsfreien Überleben (d. h. vor allem lokale Kontrolle) assoziiert und sollte demnach eher multimorbiden Patientinnen oder bei strikter Ablehnung einer Operation angeboten werden [46].

Ähnlich wie in der adjuvanten Situation konnte bis dato keine Überlegenheit eines Aromatasehemmers gegenüber einem anderen in der postmenopausalen Situation gezeigt werden. [41]

Die optimale Dauer einer neoadjuvanten endokrinen Therapie liegt aktuell bei 3–6 Monaten. Durch eine längere Therapie eine höhere klinische Ansprechrate erreicht werden kann. Die Fortsetzung der Therapie über 6–8 Monate hinaus erfordert jedoch aufgrund der unzureichenden Datenlage eine individuelle Entscheidung [47].

Ein weiterer sinnvoller Aspekt der primären endokrinen Therapie besteht in der frühen *In-vivo*-Abschätzung der endokrinen Empfindlichkeit des Tumors. Von Ellis et al. wurde der so genannte PEPI-Score entwickelt. Hier wurden bei Patientinnen im klinischen Stadium II–III nach der 4-monatigen endokrinen Therapie die Tumorgröße, der Nodalstatus, der Ki-67 und der ER-Status ermittelt. Im Fall einer günstigen Konstellation (yT0-1, Ki-67 < 2,7 %, ER Allred Score über 3) hatten die Patientinnen eine exzellente Langzeitprognose [48].

Aktuell wurden die Daten aus einer japanischen Studie vorgestellt, in der nodalnegative postmenopausale Patientinnen, die ein Ansprechen oder eine zumindest stabile Situation nach der primären endokrinen Therapie erreicht hatten, zu einer Chemotherapie oder alleinige Anti-Hormontherapie randomisiert wurden. Hier zeigte sich kein Überlebensunterschied. Allerdings war die Prognose bei Patientinnen, die ein Ansprechen gezeigt hatten, fast 5-mal besser verglichen mit Patientinnen, die einen Progress gezeigt hatten (nur 5 % aller Patientinnen) [49].

Ein möglicher Surrogatmarker für eine sehr frühe Abschätzung der Therapieeffektivität ist der Proliferationsmarker Ki-67. Seine Expression nach der 2- bis 4-wöchigen Therapie gilt als sehr valider Hinweis für die Langzeiteffektivität der endokrinen Therapie und scheint auch die Unterschiede in der Effektivität der einzelnen Therapien gut aufzuzeigen. Falls die Expression ≥ 10 % liegt, scheint es sogar relativ unabhängig von der Ausgangssituation mit einer sehr guten Prognose einherzugehen[50],[51],[52]. Da die Messung von Ki-67 großen interobserver Schwankungen unterliegt, sollte dieser Parameter insbesondere als Entscheidungskriterium für weiterführende Therapien weiter im Rahmen von prospektiven Studien (aktuell z. B. die ADAPT-Studie in Deutschland) evaluiert werden.

Eine neoadjuvante endokrine Therapie stellt ein relativ nebenwirkungsarmes und bedauerlicherweise ein zu selten eingesetztes Tool zur Verbesserung der Operabilität und der frühen Abschätzung der Effektivität der endokrinen Therapie dar.

### 1.2.3 Duktales Carcinoma in situ

Der Stellenwert der endokrinen Therapie im Fall eines duktalen Carcinoma in situ (DCIS) wird ebenfalls weiterhin kontrovers diskutiert. Die Metaanalyse der zwei großen Studien, die diese Frage untersucht haben, zeigte für eine 5-jährige Tamoxifen-Therapie vs. Placebo eine signifikante Senkung der Lokalrezidivrate, der ipsilateralen invasiven Rezidive und der kontralateralen invasiven/non-invasiven Ereignisse um ca. 20–60 %. Das entspricht einem absoluten Vorteil von ca. 6–7 % bezogen auf jegliches Ereignis. Es konnte allerdings kein signifikanter OS-Effekt gezeigt werden, jedoch, wie zu erwarten, eine Zunahme der Toxizität. Wurde die Gruppe der Patientinnen mit einer adjuvanten Radiotherapie bei Z. n. brusterhaltener Therapie einzeln analysiert, konnte eine lediglich nicht signifikante Senkung der Lokalrezidivrate bzw. der kontralateralen malignen Ereignisse beobachtet werden [53]. Des Weiteren wurde leider ein beträchtlicher Teil der Patientinnen mit einer R1-/Rx-Resektion in diese Untersuchungen eingeschlossen. Bei diesen Patientinnen war der Effekt von Tamoxifen, wie zu erwarten, deutlich stärker ausgeprägt als in der Gruppe mit einer R0-Resektion und Radiotherapie. Hier konnte (ähnlich wie in der Gruppe der Patientinnen mit einem ER-negativen DCIS) kein Effekt beobachtet werden [54]. In einer weiteren Untersuchung wurde Anastrozol (Cave: nicht zugelassen für DCIS) vs. Tamoxifen für 5 Jahre bei postmenopausalen Patientinnen und HR-positivem DCIS als adjuvante Therapiestrategie verglichen. Hier wurde ein signifikant niedrigeres Risiko für ein Rezidiv, insbesondere bei Patientinnen im Alter von 50–60 Jahren, durch die Anastrozol-Therapie gesehen. In der IBIS-II-DCIS-Studie konnte lediglich die Nicht-Unterlegenheit von Anastrozol, jedoch keine Überlegenheit (bei entsprechend unterschiedlichem Nebenwirkungsprofil) gefunden werden. In beiden Studien wurde kein signifikanter Effekt auf das Gesamt- oder das fernmetastasenfreie Überleben identifiziert [55],[56].

Aus diesem Grund bewertet die AGO die endokrine Therapie (z. B. 5 Jahre Tamoxifen) aktuell mit einem „ ± ".

Die Indikation für die endokrine Therapie beim DCIS sollte insbesondere bei Patientinnen mit einer stattgefundenen Radiotherapie abhängig vom Vorliegen der Risikofaktoren für ein Lokalrezidiv, kontralaterales Ereignis (z. B. familiäre Belastung, Risiko-Läsionen in der Anamnese) und der Patientinnenpräferenz individuell gestellt werden. Insbesondere bei Patientinnen nach einer Mastektomie ist der Einsatz eher kritisch zu sehen. Bei Patientinnen mit einem ER-negativen DCIS sollte keine Anti-Hormontherapie durchgeführt werden.

## 1.2.4  Prävention

Bei Frauen über 35 Jahren, die ein erhöhtes Risiko für ein Mammakarzinom aufweisen (beispielsweise Z. n. lobulärem Carcinoma in situ (LCIS), atypischer duktaler Hyperplasie, oder ≥ 1,7 % 5-Jahres-Risiko für das Mammakarzinom in den nächsten 5 Jahren, z. B. nach dem Gail-Modell) kann eine Anti-Hormontherapie auch als präventive Maßnahme eingesetzt werden. Hier wurden sowohl Tamoxifen als auch Anastrozol oder Exemestan untersucht. Durch die Tamoxifen-Therapie kann das Risiko für das HR-positive (jedoch nicht das aggressivere HR-negative) Mammakarzinom um ca. 30 % gesenkt werden (16-Jahres-Risiko von 7,8 % vs. 4,9 %). Dieser Vorteil überwog das leicht erhöhte Risiko (0,3–0,4 %) für thrombotische Ereignisse und Endometriumkarzinome. Die Therapie hatte jedoch keinen OS-Effekt. In der IBIS-II-Studie wurde Anastrozol vs. Placebo untersucht, hier zeigte sich ein um ca. 50 % reduziertes Risiko für das invasive ER-positive Mammakarzinom (7-Jahres-Inzidenz von 3,3 % vs. 1,4 %). In der ähnlich konzipierten MAP-3-Studie wurde Exemestan mit Placebo verglichen. Nach einer kurzen 35-monatigen Nachbeobachtungszeit zeigte sich ein um sogar fast 70 % reduziertes Risiko für das HR-positive Mammakarzinom (jährliches Risiko von 0,55 % auf 0,19 %). In den letzten beiden Studien zeigte sich (zumindest nach der relativ kurzen Nachbeobachtungszeit) keine signifikante Senkung der Gesamtmortalität, jedoch moderat häufigere vor allem muskuloskeletale Nebenwirkungen. Wie auch in adjuvanten Therapiestudien wurde die Therapie in ca. 30 % der Fälle aufgrund der Nebenwirkungen vorzeitig abgebrochen.

Die Chemoprävention beim Mammakarzinom bleibt aktuell zum einen aufgrund des Zulassungsstatus, zum anderen aufgrund der fehlenden Mortalitätssenkung bei bekanntem Nebenwirkungsprofil nur den Einzelfällen mit deutlich erhöhtem Risikoprofil (signifikante familiäre Belastung in Kombination mit erhöhter Brustdichte bzw. mit atypischer duktaler Hyperplasie oder LCIS in der Eigenanamnese oder der gesunden Patientin mit einer *BRCA2*-Mutation und Ablehnung der Mastektomie) vorbehalten.

## Literatur

[1]  Beatson G: On the Treatment of Inoperable Cases of Carcinoma of the Mamma: Suggestions for a New Method of Treatment, with Illustrative Cases. 1.Lancet1896;148:104–107.

[2]  https://www.ago-online.de/fileadmin/downloads/leitlinien/mamma/2018-03/AGO_2018_PDF_Deutsch/2018D%2010_Adjuvante%20endokrine%20Therapie.pdf, 2018

[3]  Gross JM, Yee D. How does the estrogen receptor work? Breast Cancer Research 2002;4:62.

[4]  Paech K, Webb P, Kuiper GGJM et al. Differential Ligand Activation of Estrogen Receptors ERα and ERβ at AP1 Sites. Science 1997;277:1508–10.

[5]  Chlebowski RT, Kim J, Haque R: Adherence to Endocrine Therapy in Breast Cancer Adjuvant and Prevention Settings. Cancer Prevention Research 7:378–387, 2014

[6]  Swedish Breast Cancer Cooperative G. Randomized Trial of Two Versus Five Years of Adjuvant Tamoxifen for Postmenopausal Early Stage Breast Cancer. J Natl Cancer Inst 1996; 88:1543–49.

[7]  Early Breast Cancer Trialists' Collaborative G. Relevance of breast cancer hormone receptors and other factors to the efficacy of adjuvant tamoxifen: patient-level meta-analysis of randomised trials. Lancet 2011;378:771–84.

[8]  Pan H, Gray R, Braybrooke J et al. 20-Year Risks of Breast-Cancer Recurrence after Stopping Endocrine Therapy at 5 Years. N Engl J Med 2017;377:1836–46.

[9]  Davies C, Pan H, Godwin J et al. Long-term effects of continuing adjuvant tamoxifen to 10 years versus stopping at 5 years after diagnosis of oestrogen receptor-positive breast cancer: ATLAS, a randomised trial. Lancet 2013;381:805–16.

[10] Fisher B, Costantino JP, Wickerham DL et al. Tamoxifen for Prevention of Breast Cancer: Report of the National Surgical Adjuvant Breast and Bowel Project P-1 Study. J Natl Cancer Inst. 1998;90:1371–88.

[11] Cuzick J, Sestak I, Cawthorn S et al. Tamoxifen for prevention of breast cancer: extended long-term follow-up of the IBIS-I breast cancer prevention trial. Lancet Oncology 2015;16:67–75.

[12] Bushnell CD, Goldstein LB. Risk of ischemic stroke with tamoxifen treatment for breast cancer. A meta-analysis. Neurology. 2004;63:1230–33.

[13] Davies C, Pan H, Godwin J et al. Long-term effects of continuing adjuvant tamoxifen to 10 years versus stopping at 5 years after diagnosis of oestrogen receptor-positive breast cancer: ATLAS, a randomised trial. Lancet 2013;381:805–16.

[14] Group EBCTC. Aromatase inhibitors versus tamoxifen in early breast cancer: patient-level meta-analysis of the randomised trials. Lancet 386:1341–52.

[15] De Placido S, Gallo C, De Laurentiis M et al. Adjuvant anastrozole versus exemestane versus letrozole, upfront or after 2 years of tamoxifen, in endocrine-sensitive breast cancer (FATA-GIM3): a randomised, phase 3 trial. Lancet Oncology 2018;19:474–85.

[16] Smith I, Yardley D, Burris H et al. Comparative Efficacy and Safety of Adjuvant Letrozole Versus Anastrozole in Postmenopausal Patients With Hormone Receptor–Positive, Node-Positive Early Breast Cancer: Final Results of the Randomized Phase III Femara Versus Anastrozole Clinical Evaluation (FACE) Trial. J Clin Oncol 2017; 35:1041–8.

[17] Goss PE, Ingle JN, Pritchard KI et al. Exemestane Versus Anastrozole in Postmenopausal Women With Early Breast Cancer: NCIC CTG MA.27—A Randomized Controlled Phase III Trial. J Clin Oncol 2013;31:1398–1404.

[18] Metzger Filho O, Giobbie-Hurder A, Mallon E et al. Relative Effectiveness of Letrozole Compared With Tamoxifen for Patients With Lobular Carcinoma in the BIG 1–98 Trial. J Clin Oncol 2015;33:2772–9.

[19] van de Water W, Fontein DBY, van Nes JGH et al. Influence of semi-quantitative oestrogen receptor expression on adjuvant endocrine therapy efficacy in ductal and lobular breast cancer – A TEAM study analysis. Eur J Cancer 2013;49:297–304.

[20] Strasser-Weippl K, Sudan G, Ramjeesingh R et al. Outcomes in women with invasive ductal or invasive lobular early stage breast cancer treated with anastrozole or exemestane in CCTG (NCIC CTG) MA.27. Eur J Cancer 2018;90:19–25.

[21] Goss PE, Ingle JN, Martino S et al. Randomized Trial of Letrozole Following Tamoxifen as Extended Adjuvant Therapy in Receptor-Positive Breast Cancer: Updated Findings from NCIC CTG MA.17. J. Natl. Cancer Inst. 2005;97:1262–71.

[22] Chirgwin JH, Giobbie-Hurder A, Coates AS et al. Treatment Adherence and Its Impact on Disease-Free Survival in the Breast International Group 1–98 Trial of Tamoxifen and Letrozole, Alone and in Sequence. J Clin Oncol 2016;34:2452–9.

[23] Colleoni M, Luo W, Karlsson P et al. Extended adjuvant intermittent letrozole versus continuous letrozole in postmenopausal women with breast cancer (SOLE): a multicentre, open-label, randomised, phase 3 trial. Lancet Oncology 2018;19:127–38.

[24] Goss PE, Ingle JN, Martino S et al. Impact of premenopausal status at breast cancer diagnosis in women entered on the placebo-controlled NCIC CTG MA17 trial of extended adjuvant letrozole. Ann Oncol 2013;24:355–61.

[25] Goss PE, Ingle JN, Pater JL et al. Late Extended Adjuvant Treatment With Letrozole Improves Outcome in Women With Early-Stage Breast Cancer Who Complete 5 Years of Tamoxifen. J Clin Oncol 2008;26:1948–55.

[26] van Hellemond IEG, Vriens IJH, Peer PGM et al. Ovarian Function Recovery During Anastrozole in Breast Cancer Patients With Chemotherapy-Induced Ovarian Function Failure. J Natl Cancer Inst. 2017;109(12). doi: 10.1093/jnci/djx074

[27] Noh WC, Lee jW, Nam SJ et al. Role of adding ovarian function suppression to tamoxifen in young women with hormone-sensitive breast cancer who remain premenopausal or resume menstruation after chemotherapy: The ASTRRA study. J Clin Oncol 2018;36:502.

[28] Bellet M, Gray KP, Francis PA et al. Twelve-Month Estrogen Levels in Premenopausal Women With Hormone Receptor–Positive Breast Cancer Receiving Adjuvant Triptorelin Plus Exemestane or Tamoxifen in the Suppression of Ovarian Function Trial (SOFT): The SOFT-EST Substudy. J Clin Oncol 2016;34:1584–93.

[29] Goss PE, Ingle JN, Pritchard KI et al. Extending Aromatase-Inhibitor Adjuvant Therapy to 10 Years. N Engl J Med 2016;375:209–19.

[30] Mamounas E, Bandos H, Lembersky B et al. Abstract S1-05: A randomized, double-blinded, placebo-controlled clinical trial of extended adjuvant endocrine therapy (tx) with letrozole (L) in postmenopausal women with hormone-receptor (+) breast cancer (BC) who have completed previous adjuvant tx with an aromatase inhibitor (AI): Results from NRG Oncology/NSABP B-42. Cancer Res. 2017;77:S1-05-S1-05.

[31] Tjan-Heijnen VCG, van Hellemond IEG, Peer PGM et al. Extended adjuvant aromatase inhibition after sequential endocrine therapy (DATA): a randomised, phase 3 trial. Lancet Oncology 2017;18:1502–11.

[32] Blok EJ, Kroep JR, Meershoek-Klein Kranenbarg E et al. Optimal Duration of Extended Adjuvant Endocrine Therapy for Early Breast Cancer; Results of the IDEAL Trial (BOOG 2006–05). J. Natl. Cancer Inst. 2018;110:40–8.

[33] Gnant M, Steger G, Greil R et al. Abstract GS3-01: A prospective randomized multi-center phase-III trial of additional 2 versus additional 5 years of anastrozole after initial 5 years of adjuvant endocrine therapy – results from 3,484 postmenopausal women in the ABCSG-16 trial. Cancer Res. 2018;78:GS3-01-GS3-01

[34] Curigliano G, Burstein HJ, Winer EP et al. De-escalating and escalating treatments for early-stage breast cancer: the St. Gallen International Expert Consensus Conference on the Primary Therapy of Early Breast Cancer 2017. Ann. Oncol. 2017;28:1700–12.

[35] Hackshaw A, Baum M, Fornander T et al. Long-term Effectiveness of Adjuvant Goserelin in Premenopausal Women With Early Breast Cancer. J. Natl. Cancer Inst. 2009;101:341–9.

[36] LHRH-agonists in Early Breast Cancer Overview group1, Cuzick J, Ambroisine L, Davidson N, Jakesz R, Kaufmann M, Regan M, Sainsbury R. Use of luteinising-hormone-releasing hormone agonists as adjuvant treatment in premenopausal patients with hormone-receptor-positive breast cancer: a meta-analysis of individual patient data from randomised adjuvant trials. Lancet 2007;369:1711–23.

[37] Francis PA, Pagani O, Fleming GF et al. Tailoring Adjuvant Endocrine Therapy for Premenopausal Breast Cancer. N Engl J Med. 2018;379:122–37.

[38] Gnant M, Mlineritsch B, Stoeger H et al. Zoledronic acid combined with adjuvant endocrine therapy of tamoxifen versus anastrozol plus ovarian function suppression in premenopausal early breast cancer: final analysis of the Austrian Breast and Colorectal Cancer Study Group Trial 12. Ann. Oncol. 2015;26:313–20.

[39] Pfeiler G, Königsberg R, Fesl C et al. Impact of Body Mass Index on the Efficacy of Endocrine Therapy in Premenopausal Patients With Breast Cancer: An Analysis of the Prospective ABCSG-12 Trial. J Clin Oncol 2011;29:2653–9.

[40] Sakai T, Iwata H, Hasegawa Y et al. Abstract P1-14–01: First report of clinicopathological analysis in neoadjuvant treatment phase in NEOS: A randomized study of adjuvant endocrine therapy with or without chemotherapy for postmenopausal breast cancer patients who responded to neoadjuvant letrozole. Cancer Res. 2015;75:P1-14–01-P1-14–01.

[41] Masuda N, Sagara Y, Kinoshita T et al. Neoadjuvant anastrozole versus tamoxifen in patients receiving goserelin for premenopausal breast cancer (STAGE): a double-blind, randomised phase 3 trial. Lancet Oncology 2012;13:345–52.

[42] Seo JH, Kim YH, Kim JS. Meta-analysis of pre-operative aromatase inhibitor versus tamoxifen in postmenopausal woman with hormone receptor-positive breast cancer. Cancer Chemother Pharmacol 2009;63:261–6.

[43] Semiglazov VF, Semiglazov VV, Dashyan GA et al. Phase 2 randomized trial of primary endocrine therapy versus chemotherapy in postmenopausal patients with estrogen receptor-positive breast cancer. Cancer 2007;110:244–54.

[44] Alba E, Calvo L, Albanell J et al. Chemotherapy (CT) and hormonotherapy (HT) as neoadjuvant treatment in luminal breast cancer patients: results from the GEICAM/2006–03, a multicenter, randomized, phase-II study. Ann. Oncol. 2012;23:3069–74.

[45] Kim hJ, Noh WC, Lee ES et al. A phase III, open label, prospective, randomized, multicenter, neoadjuvant study of chemotherapy versus endocrine therapy in premenopausal patient with hormone responsive, HER2 negative, breast cancer (KBCSG 012). J Clin Oncol 2017;35:517.

[46] Hind D, Wyld L, Reed MW. Surgery, with or without tamoxifen, vs tamoxifen alone for older women with operable breast cancer: Cochrane review. Br. J. Canc. 2007;96:1025–9.

[47] Barroso-Sousa R, Silva DDAFR, Alessi JVM et al. Neoadjuvant endocrine therapy in breast cancer: current role and future perspectives. ecancermedicalscience 2016;10:609.

[48] Ellis MJ, Tao Y, Luo J et al. Outcome Prediction for Estrogen Receptor-Positive Breast Cancer Based on Postneoadjuvant Endocrine Therapy Tumor Characteristics. J Natl Cancer Inst 100:2008;1380–8.

[49] Iwata H, Masuda N, Fujisawa T et al. Abstract P3-13–03: NEOS: A randomized, open label, phase 3 trial of adjuvant chemotherapy for postmenopausal breast cancer patients who responded to neoadjuvant letrozole: First report of long-term outcome and prognostic value of response to neoadjuvant endocrine therapy. Cancer Res. 2018;78:P3-13–03-P3-13–03.

[50] Ellis MJ, Suman VJ, Hoog J et al. Ki67 Proliferation Index as a Tool for Chemotherapy Decisions During and After Neoadjuvant Aromatase Inhibitor Treatment of Breast Cancer: Results From

the American College of Surgeons Oncology Group Z1031 Trial (Alliance). J Clin Oncol 2017 (epub).

[51] Ellis MJ, Suman VJ, Hoog J et al. Ki67 Proliferation Index as a Tool for Chemotherapy Decisions During and After Neoadjuvant Aromatase Inhibitor Treatment of Breast Cancer: Results From the American College of Surgeons Oncology Group Z1031 Trial (Alliance). J Clin Oncol 2017;35(10):1061–1069.

[52] Robertson J, Dowsett M, Bliss J et al. Abstract GS1-03: Peri-operative aromatase inhibitor treatment in determining or predicting longterm outcome in early breast cancer – The POETIC* Trial (CRUK/07/015). Cancer Res. 2018;78:GS1-03-GS1-03.

[53] Staley H, McCallum I, Bruce J. Postoperative Tamoxifen for ductal carcinoma in situ: Cochrane systematic review and meta-analysis. Breast J 2014;23:546–51.

[54] Wapnir IL, Dignam JJ, Fisher B et al. Long-Term Outcomes of Invasive Ipsilateral Breast Tumor Recurrences After Lumpectomy in NSABP B-17 and B-24 Randomized Clinical Trials for DCIS. J. Natl. Cancer Inst. 2011;103:478–88.

[55] Margolese R, Cecchini RS, Julian TB et al. Primary results, NSABP B-35/NRG Oncology: A clinical trial of anastrozole vs tamoxifen in postmenopausal patients with DCIS undergoing lumpectomy plus radiotherapy A randomized clinical trial. Lancet 2016;387:849–56.

[56] Forbes JF, Sestak I, Howell A et al. Anastrozole versus tamoxifen for the prevention of loco-regional and contralateral breast cancer in postmenopausal women with locally excised ductal carcinoma in situ (IBIS-II DCIS): a double-blind, randomised controlled trial. Lancet 2016;387:866–73.

## 1.3 Therapie des HER2-positiven primären Mammakarzinoms

Kerstin Eckhoff, Achim Rody

In etwa 15–20 % der primären Mammakarzinome findet sich eine Überexpression des HER2-Rezeptors [1]. Tumoren mit *HER2*-Überexpression zeigen signifikant häufiger ein höheres Tumorgrading, höhere Proliferationsraten sowie fortgeschrittenere Tumorstadien, verglichen mit HER2-negativen Primärkarzinomen.

Dies resultierte noch vor 20 Jahren in einer erhöhten Rezidivrate und einem deutlich schlechteren Gesamtüberleben der betroffenen Patientinnen [2],[3],[4].

Nach Entwicklung und Einführung der ersten zielgerichteten Therapie gegen den HER2-Rezeptor im Jahre 1998 in den USA und 2006 in Deutschland konnte die vormals schlechte Prognose der Patientinnen erheblich verbessert werden. So zeigten die Zulassungsstudien von Trastuzumab (Herceptin®) eine Verbesserung des Gesamtüberlebens um etwa 34–41 % [5],[6],[7]. Mit der Zulassung von Lapatinib (Tyverb®) im Jahre 2008, Pertuzumab (Perjeta®) im Jahre 2012 sowie aktuell Neratinib (Nerlynx®) 2018 kamen drei weitere Substanzen auf den Markt, die als zielgerichtete Therapie in Kombination mit einer Chemotherapie bei HER2-positiven Primärkarzinomen eingesetzt werden können [8],[9],[10].

Es ist bekannt, dass HER2-positive Mammakarzinome eine molekulare Heterogenität aufweisen (s. Abb. 1.3). So kann diese Tumorentität in Luminal-A-, Luminal-B-, HER2-enriched-, Basal-like- und Normal-like-Karzinome unterschieden werden. Diese

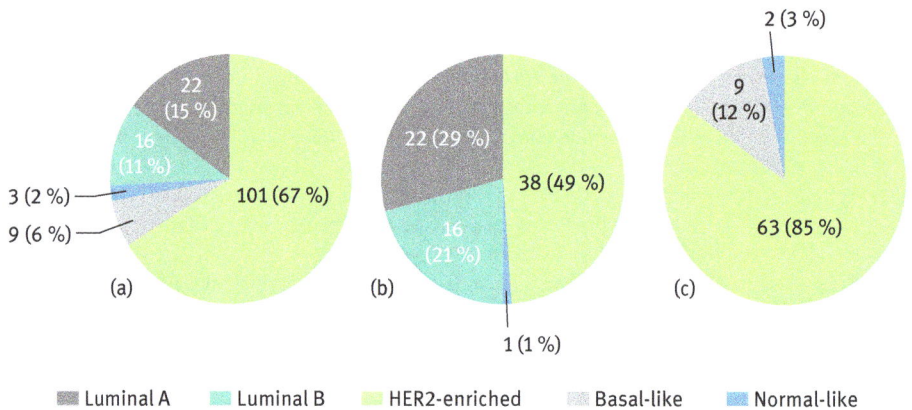

**Abb. 1.3:** Molekulare Heterogenität bei HER2-positiven Mammakarzinomen. Verteilung der Subtypen (Luminal A; Luminal B; HER2-enriched, basal-like, normal-like) im PAMELA-Trial. A: alle eingeschlossenen Karzinome (n = 151); B: Verteilung der Subtypen bei hormonrezeptorpositiven Karzinomen; C: Verteilung der Subtypen bei Hormon-rezeptor-negativen Karzinomen (modifiziert nach [10]).

molekularen Subgruppen unterscheiden sich hinsichtlich des Therapieansprechens und werden daher bereits zur Individualisierung der Tumortherapie und Prädiktion des Ansprechens herangezogen (s. a. Kap. 4.3.1) [10].

Die pCR-Raten nach neoadjuvanter Therapie konnten in den vergangenen Jahren durch Etablierung der dualen Blockade sukzessiv und erheblich verbessert werden.

Die gravierende Prognoseverbesserung der betroffenen Patientinnen durch die Fortschritte der HER2-gerichteten Therapie lässt sich auch in den Überlebensanalysen darstellen. So zeigten HER2-positive primäre Mammakarzinome im APHINITY-Trial zuletzt eine sehr gute 3-Jahres-Überlebensrate von bis zu 97,5 % und gelten mittlerweile auch in der metastasierten Situation als prognostisch günstige Tumorentität [8],[11].

Die Toxizitätsraten der eingesetzten Therapien gewinnen daher einen größeren Stellenwert. Hier ist insbesondere die Kardiotoxizität als mitunter schwerwiegende Nebenwirkung der HER2-gerichteten Antikörper zu nennen [12]. Auch die Tyrosinkinase-Inhibitoren zeigen ein nicht unerhebliches Nebenwirkungsspektrum. So konnte im Rahmen von Studien eine 40 %ige Grad-III-Diarrhoe-Rate innerhalb dieser Wirkstoffklasse detektiert werden [13]. Durch eine verbesserte Selektion der Patientinnen entsprechend einer Niedrigrisiko- bis Hochrisikosituation können individuellere Therapiekonzepte gefunden werden. Niedrigrisikopatientinnen profitieren daher bereits jetzt von einem restriktiveren Einsatz der Chemotherapeutika. Künftig geht es also vor allem um eine noch bessere Risikostratifizierung, sodass eine individuellere, nebenwirkungsärmere und für das Gesundheitssystem kosteneffektive Therapie eingesetzt werden kann.

### 1.3.1 Wirkungsweise HER2-gerichteter Therapien

#### 1.3.1.1 Trastuzumab

Trastuzumab ist ein humanisierter, monoklonaler Antikörper der Klasse IgG1 und bindet an die extrazelluläre Subdomäne IV des HER2-Rezeptors. Der exakte Wirkungsmechanismus ist Gegenstand der aktuellen Forschung und wird teils kontrovers diskutiert. Es wird davon ausgegangen, dass durch eine Hemmung der Homodimerisierung des Rezeptors die ligandenunabhängige Signalweiterleitung in der Ras-MAP-Kinase-Kaskade sowie im mTOR-Signalweg inhibiert wird. Dies resultiert u. a. in einer Hemmung der Zellproliferation, der Invasion und der Angiogenese (s. Abb. 1.4) [14],[15].

Darüber hinaus löst der Antikörper als Mediator der antibody dependent cellular cytotoxicity (ADCC) eine zelluläre Immunantwort aus und führt durch Aktivierung von NK-Zellen (natural Killer-Zellen) zu einer gezielten Lyse und somit Zerstörung der Tumorzellen [16].

Es konnte gezeigt werden, dass die ADCC durch Chemotherapeutika, z.B. Taxane, zusätzlich gesteigert wird. Des Weiteren wird eine Inhibition von DNA-Reparaturmechanismen vermutet, die zu einer erhöhten Apoptoserate führt. Diese Mechanismen wären ein Beleg hierfür, dass die Wirksamkeit von Trastuzumab in Kombination mit Zytostatika potenziert wird. Darüber hinaus kommt es unter Trastuzumab zu einer geringeren Ausschüttung von VEGF (vascular endothelial growth factor) und somit zu einer zusätzlichen Inhibition der bei HER2-positiven Karzinomen gesteigerten Tumorangiogenese [17],[18],[19].

#### 1.3.1.2 Trastuzumab-Emtansine

Hierbei handelt es sich um ein Antikörper-Chemotherapie-Konjugat, das den Anti-HER2-IgG1-Antikörper Trastuzumab mit dem mikrotubuliinhibierenden Maytansinoid DM1 verbindet. Die Trastuzumab-Komponente bindet an der Subdomäne II des HER2-Rezeptors. Das führt zur Aufnahme des Konjugats in die Zelle und zur lysosomalen Freisetzung von DM1. Durch die Bindung an Mikrotubuli erfolgt eine Hemmung der Mitose und schließlich der programmierte Zelltod (s. Abb. 1.4) [20].

#### 1.3.1.3 Pertuzumab

Pertuzumab ist ebenfalls ein humanisierter, monoklonaler Antikörper, der gegen die Subdomäne II des HER2-Rezeptors gerichtet ist. Bindet Pertuzumab an diese Domäne, so wird die Überführung des Rezeptors in seine aktive Form durch Blockade der notwendigen Heterodimerisierung von HER2 mit HER1, HER3 und HER4 verhindert. Die ligandenabhängige intrazelluläre Signalweiterleitung für die Zellproliferation wird entsprechend gehemmt. Es zeigt sich u. a. eine gesteigerte Apoptose der Tumorzellen (s. Abb. 1.4) [21].

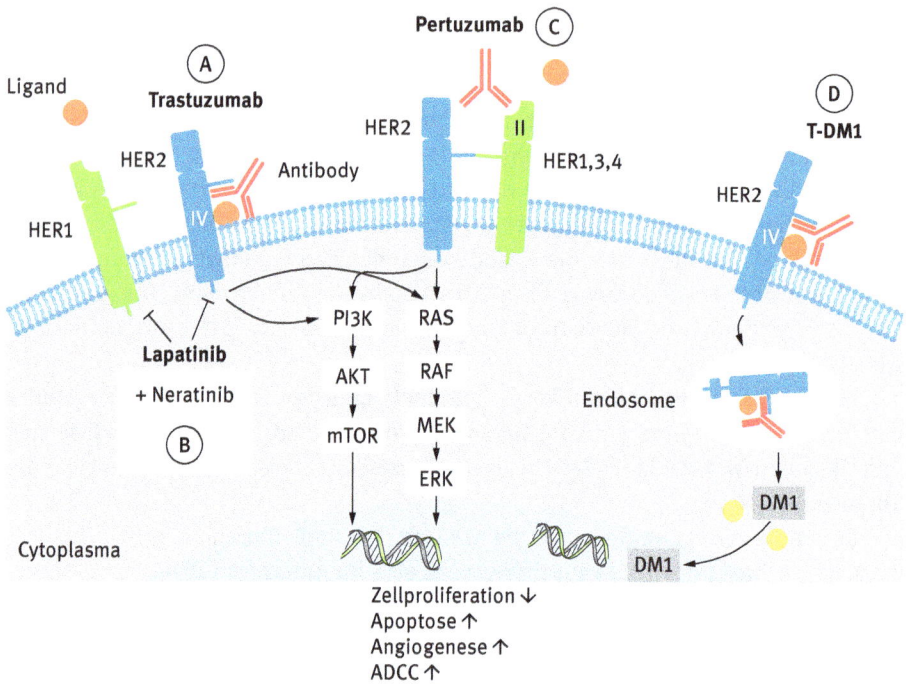

**Abb. 1.4:** Angriffspunkte der HER2-gerichteten Therapien. Trastuzumab bindet an die Subdomäne IV des HER2-Rezeptors und verhindert die ligandenunabhängige Homodimerisierung und somit Aktivierung der folgenden Signalkaskaden. Pertuzumab bindet an die Subdomäne II des Rezeptors und blockiert somit die ligandenabhängige Heterodimerisierung. Lapatinib und Neratinib hemmen selektiv die intrazelluläre Signalweiterleitung des mTOR-Signalwegs. Die zielgerichteten Therapien führen letztlich zu einer Inhibition von Proliferation und Angiogenese. Sie steigern die Apoptoserate sowie die immunvermittelte Lyse der Tumorzellen. (modifiziert nach [25]).

Die synergistische Wirkung und somit der positive Effekt der dualen Blockade in Kombination mit Trastuzumab basiert vermutlich auf der differenten Wirksamkeit durch Hemmung der Homo- und Heterodimerisierung des Rezeptors. So konnte u. a. im Rahmen der NeoSphere- sowie der APHINITY-Studie die synergistische Wirksamkeit einer dualen Blockade belegt werden [8],[22].

### 1.3.1.4 Lapatinib

Bei Lapatinib handelt es sich um einen oralen Proteinkinase-Inhibitor, der die intrazelluläre Tyrosinkinasedomänen des EGFR (epidermal growth factor receptor; ErbB1) und des HER2-Monomers hemmt. Die intrazelluläre Signalweiterleitung wird somit blockiert, was wiederum die Zellproliferation der Tumorzelle hemmt. Durch die geringe Molekülgröße ist ein Passieren der Blut-Hirn-Schranke, insbesondere nach kranialer Radiatio, möglich. Lapatinib wird daher auch bei zerebral metastasiertem, HER2-positiven Mammakarzinom therapeutisch eingesetzt [23],[24] (s. Abb. 1.4).

### 1.3.1.5 Neratinib

Neratinib ist wie Lapatinib ein oraler Tyrosinkinase-Inhibitor und führt zur dualen Inhibition des HER2- und des EGFR-Rezeptors. Es resultiert auch hier eine Hemmung der Cyclin-D1-Expression und somit eine Inhibition der Zellproliferation (s. Abb. 1.4). Das Medikament wurde erst kürzlich von der Europäischen Arzneimittel-Agentur (EMA) zur Therapie fortgeschrittener hormonrezeptor- und HER2-positiver Mammakarzinome zugelassen [13].

### 1.3.2 Systemische Therapie HER2-positiver Primärkarzinome

Die Behandlung eines primären HER2-positiven Mammakarzinoms beinhaltet derzeit meist eine Kombination aus einer singulären oder kombinierten zielgerichteten Therapie mit einer Chemotherapie [26],[27],[28].

### 1.3.2.1 Neoadjuvante Therapie HER2-positiver Primärkarzinome

Grundsätzlich gelten auch beim HER2-positiven Mammakarzinom die Vorteile und Paradigmen der neoadjuvanten Therapie. Diese liegen insbesondere in einer verbesserten Prognoseabschätzung und Operabilität sowie der Möglichkeit zur post-neoadjuvanten Tumortherapie im Falle einer non-pCR. Gemäß den aktuellen Empfehlungen der St.-Gallen-Konsensus-Konferenz sowie der AGO sollte daher bei einem primären HER2-positiven Mammakarzinom ab dem FIGO-Stadium II eine neoadjuvante Systemtherapie erfolgen [27],[28].

Die aus Studien bekannten adjuvanten Chemotherapieschemata werden auch in der Neoadjuvanz angewendet (s. Tab. 1.5). Es kommen sowohl sequenzielle Anthrazyklin- und Taxan-haltige Chemotherapie-Schemata als auch Anthrazyklin-freie Platin- oder Taxan-haltige Schemata mit simultaner oder sequenzieller Gabe von Trastu-

**Tab. 1.5:** Aktuelle AGO-Empfehlungen zur subtypspezifischen Systemtherapie HER2-positiver primärer Mammakarzinome (modifiziert nach [28]).

| HER2-spezifische Strategien zur Systemtherapie | AGO |
| --- | --- |
| Trastuzumab (+ Pertuzumab neoadjuvant und adjuvant bei erhöhtem Risiko) | + + |
| Sequentielles A/T-basiertes Regime mit simultaner Gabe von T + H | + + |
| Anthrazyklin-freies, Platin-haltiges Regime | + |
| Anthrazyklin-freies, Taxan-haltiges Regime | + |

zumab und/oder Pertuzumab infrage. Entsprechende Schemata sind in der Tab. 1.6 systematisch aufgelistet [27],[28].

**Tab. 1.6:** Ausgewählte Chemotherapieschemata und Dosierungen bei HER2-positiven Primärkarzinomen. Die zielgerichteten Substanzen Trastuzumab und Pertuzumab können simultan zur Taxantherapie oder auch sequentiell bis zu 3 Monate nach Abschluss der Chemotherapie begonnen werden. Alternativ zur intravenösen Trastuzumab-Applikation ist auch eine subkutane Applikation möglich und äquivalent. Trastuzumab kann im wöchentlichen oder 3-wöchentlichen Schema verabreicht werden (s. a. Kap. 4.5).

| **4x ECq2w/q3w, 12xPacq1w + Pertuzumab q3w** | | | |
|---|---|---|---|
| 4x | Epirubicin 90 mg/m² | 12x | Pacitaxel 80 mg/m² |
| | Cyclophosphamid 600 mg | | |
| | | 4x | Trastuzumab 6 mg (8*mg)/kg/KG |
| | | | Pertuzumab 420 mg (840*mg) |

| **4x ACq2w/q3w, 12xPacq1w + Trastuzumab ± Pertuzumab q3w** | | | |
|---|---|---|---|
| 4x | Doxorubicin 60 mg/m² | 12x | Paclitaxel 80 mg/m² |
| | Cyclophosphamid 600 mg | | |
| | | 4x | Trastuzumab 6 mg (8*mg)/kg/KG |
| | | | Pertuzumab 420 mg (840*mg) |

| **4x ECq2w/q3w, 4x Doc q3w + Trastuzumab ± Pertuzumab q3w** | | | |
|---|---|---|---|
| 4x | Epirubicin 90 mg/m² | 4x | Docetaxel 75 mg/m² |
| | Cyclophosphamid 600 mg | | |
| | | | Trastuzumab 6 mg (8*mg)/kg/KG |
| | | | Pertuzumab 420 mg (840*mg) |

| **4x ACq2w/q3w, 4x Doc q3w + Trastuzumab ± Pertuzumab q3w** | | | |
|---|---|---|---|
| 4x | Doxorubicin 60 mg/m² | 4x | Docetaxel 75 mg/m² |
| | Cyclophosphamid 600 mg | | |
| | | | Trastuzumab 6 mg (8*mg)/kg/KG |
| | | | Pertuzumab 420 mg (840*mg) |

| **TCbH(p)-schema: 6x Doc + Ob + Trastuzumab ± Pertuzumab q3w** |
|---|
| 6x   Docetaxel 75 mg/m² |
| Carboplatin AUC6 |
| Trastuzumab 6 mg (8*mg)/kg/KG |
| Pertuzumab 420 mg (840*mg) |

Tab. 1.6: (fortgesetzt) Ausgewählte Chemotherapieschemata und Dosierungen bei HER2-positiven Primärkarzinomen. Die zielgerichteten Substanzen Trastuzumab und Pertuzumab können simultan zur Taxantherapie oder auch sequentiell bis zu 3 Monate nach Abschluss der Chemotherapie begonnen werden. Alternativ zur intravenösen Trastuzumab-Applikation ist auch eine subkutane Applikation möglich und äquivalent. Trastuzumab kann im wöchentlichen oder 3-wöchentlichen Schema verabreicht werden.

**APT-Shema: 12x Pacy1w + Trastuzumab q1w**

| 12x | Paditaxel 80 mg/m$^2$ | | | | |
|---|---|---|---|---|---|
| | Trastuzumab 2 mg (4*mg)/kg/KG | | | | |

**ETC-Schema sequentiell E-Pac-Cq2w Trastuzumab + Pertuzumab**

| 3x | Epirudicin 225 mg/m$^2$ | 3x | Paclitaxel 225 mg/m$^2$ | 3x | Cyclophosphamid 2000 mg/m$^2$ |
|---|---|---|---|---|---|
| | | 4x | Trastuzumab 6 mg (8*mg)/kg/KG | | |
| | | | Pertuzumab 420 mg (840*mg) | | |

E = Epirubicin; C = Cyclophosphamid; Pac = Paclitaxel; Doc = Docetaxel; q3w = 3-wöchentlich; q1w = wöchentlich; T = Taxan; Cb = Carboplatin; H = Trastuzumab; P = Pertuzumab; KG = Körpergewicht.
* Aufsättigungsdosis bei Erstgabe

Die duale Blockade unter Hinzunahme von Pertuzumab zeigte gemäß den Daten der CLEOPATRA-Studie auch in der metastasierten Situation eine deutliche Verbesserung des Gesamtüberlebens. In der Neoadjuvanz konnten durch Hinzunahme von Pertuzumab deutlich verbesserte pCR-Raten erreicht werden [21],[22],[30].

Die Prognose der Patientinnen ist dabei auch abhängig von den intrinsischen Subtypen HER2-positiver Karzinome. Karzinome mit einer hohen HER2-Expression (HER2-enriched) zeigten im PAMELA-Trial die besten Ansprechraten auf eine neoadjuvante Chemotherapie [10].

Auch bezüglich des Hormonrezeptorstatus gibt es Unterschiede hinsichtlich der Prognose. hormonrezeptornegative Tumoren zeigten zwar eine frühere Fernmetastasierung, die Inzidenz einer Metastasierung erreicht aber anders als bei hormonrezeptorpositiven Karzinomen nach etwa 7 Jahren eine Plateau-Phase. Ein Auftreten eines Fernrezidivs nach diesem Zeitraum erscheint daher unwahrscheinlich. Hormonrezeptorpositive Karzinome hingegen zeigten im NSABP-B-31-Trial über eine Nachbeobachtungszeit von 10 Jahren linear steigende Fernmetastasierungsraten (s. Abb. 1.5) [10],[31],[32].

In der Abb. 1.6 wird gezeigt, wie die pCR-Raten in den durchgeführten Studien unter dualer Blockade insbesondere im Vergleich zur alleinigen HER2-gerichteten Therapie mit Trastuzumab verbessert werden konnten [22],[33],[34],[35],[36],[37],[38],[39].

In den Analysen der neoadjuvanten NeoSphere-Studie konnte gezeigt werden, dass bei Monotherapie mit einer dualen Blockade zwar eine deutliche Wirkung beobachtet werden kann, allerdings ohne Hinzunahme einer Chemotherapie signifikant schlechtere pCR-Raten, verglichen mit einer kombinierten Therapie mit Docetaxel, zu beobachten sind (16,8 vs. 45,8 %). Daher sind die HER2-gerichteten Therapien in Deutschland nur in Kombination mit einer Chemotherapie zugelassen [22],[30],[40].

Die hohe Chemosensitivität HER2-positiver Karzinome konnte auch in der ADAPT-Studie (HER2 + /HR--Arm) bestätigt werden. Durch Hinzunahme von Paclitaxel zur dualen Blockade wurden deutlich bessere pCR-Raten erzielt (bis zu 90,8 % vs. bis zu 34,4 %) [41].

Die Rate an pathologischen Komplettremissionen HER2-positiver Primärkarzinome lag bei alleiniger HER2-gerichteter Therapie mit Trastuzumab und Kombination mit einer Anthrazyklin-haltigen Chemotherapie im Bereich von etwa 38–39,2 %. Un-

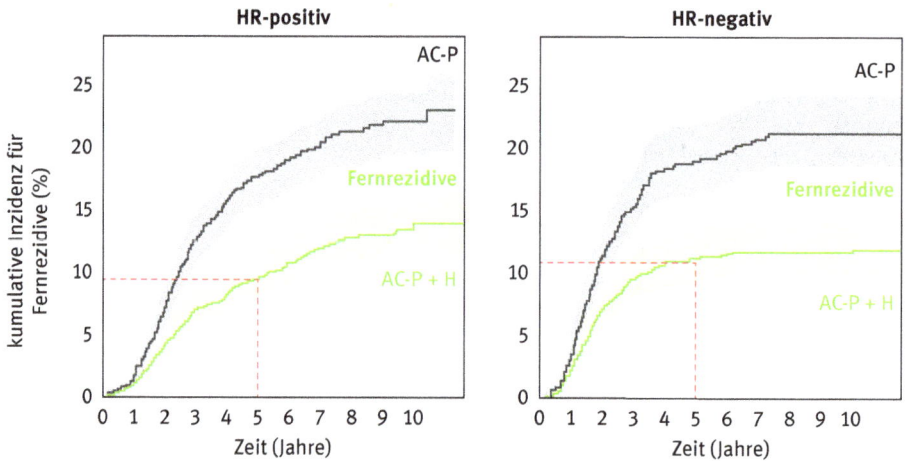

**Abb. 1.5:** Inzidenz für Fernrezidive bei HER2-positiven Mammakarzinomen. Unter dualer Blockade ließ sich das Risiko für ein Fernrezidiv deutlich senken. Hormonrezeptornegative Karzinome zeigen zwar zeitlich gesehen eine frühere Metastasierung, erreichen aber im Verlauf eine Plateau-Phase, sodass in der späten Phase das relative Risiko einer Fernmetastasierung sehr gering wird. Hormonrezeptorpositive Karzinome hingegen zeigen auch nach 10 Nachbeobachtungsjahren einen fast linearen Anstieg der Fernrezidive, sodass späte Fernmetastasierungen in dieser Kohorte häufiger zu beobachten sind (modifiziert nach [32]).

**Abb. 1.6:** Vergleich der Raten einer pathologischen Komplettremission (pCR) innerhalb der durchgeführten klinischen Studien unter neoadjuvanter Chemotherapie und HER2-gerichteter Therapie bei HER2-positiven primären Mammakarzinomen. Blau dargestellt (NOAH und HannaH-Trial) sind die pCR-Raten unter singulärer Trastuzumab-Therapie, grün dargestellt (NeoSphere, TRYPHAENA, BERENICE, GeparOcto, GeparSepto, TRAIN-2) wurden die pCR-Raten unter dualer Blockade [22],[33], [34],[35],[36],[37],[38].

**pCR-Raten nach HER2-gerichteter Antikörperblockade**
Steigerung durch duale Blockade

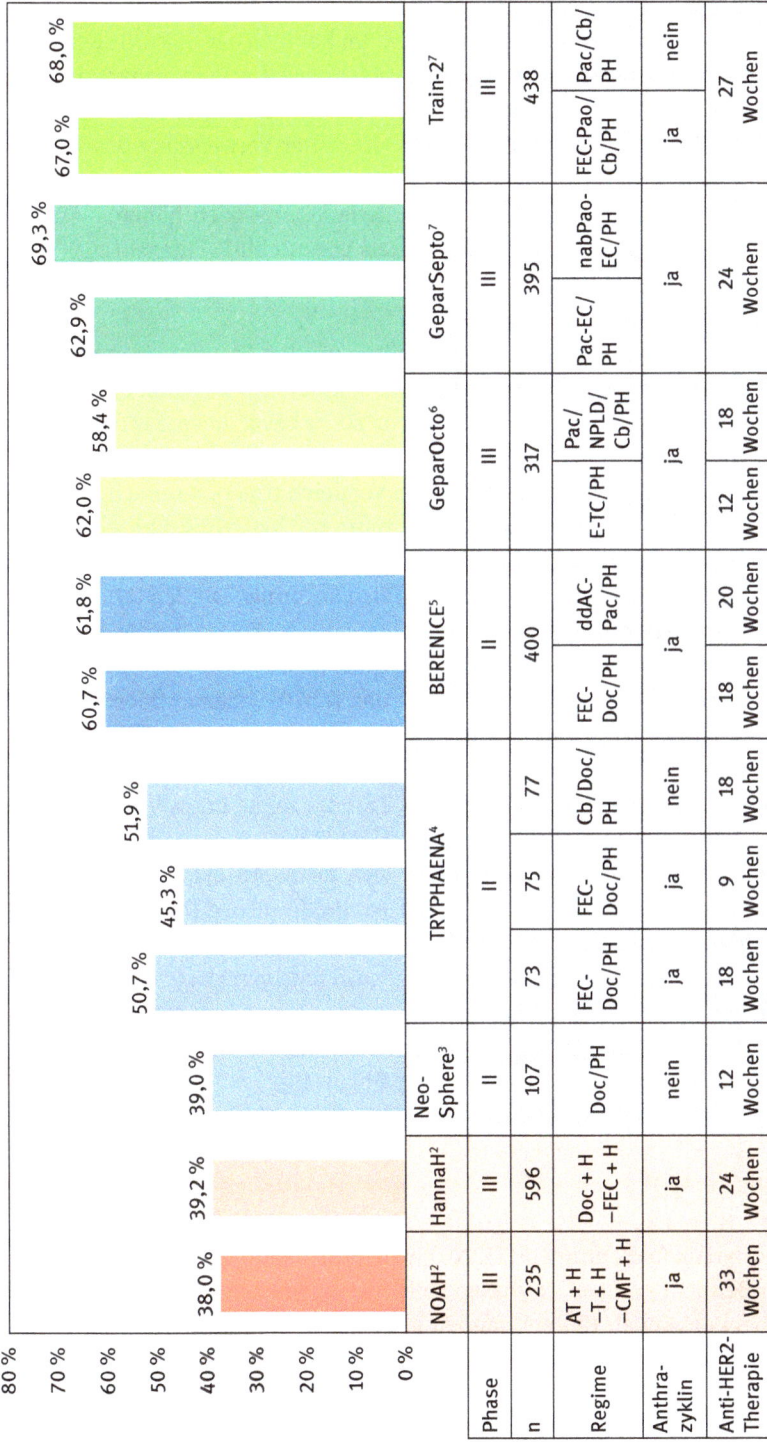

| Study | Arm | pCR | Phase | n | Regime | Anthrazyklin | Anti-HER2-Therapie |
|---|---|---|---|---|---|---|---|
| NOAH[2] | | 38,0 % | III | 235 | AT + H –T + H –CMF + H | ja | 33 Wochen |
| HannaH[2] | | 39,2 % | III | 596 | Doc + H –FEC + H | ja | 24 Wochen |
| Neo-Sphere[3] | | 39,0 % | II | 107 | Doc/PH | nein | 12 Wochen |
| TRYPHAENA[4] | | 50,7 % | II | 73 | FEC-Doc/PH | ja | 18 Wochen |
| TRYPHAENA[4] | | 45,3 % | II | 75 | FEC-Doc/PH | ja | 9 Wochen |
| TRYPHAENA[4] | | 51,9 % | II | 77 | Cb/Doc/PH | nein | 18 Wochen |
| BERENICE[5] | | 60,7 % | II | 400 | FEC-Doc/PH | ja | 18 Wochen |
| BERENICE[5] | | 61,8 % | II | 400 | ddAC-Pac/PH | ja | 20 Wochen |
| GeparOcto[6] | | 62,0 % | III | 317 | E-TC/PH | ja | 12 Wochen |
| GeparOcto[6] | | 58,4 % | III | 317 | Pac/NPLD/Cb/PH | ja | 18 Wochen |
| GeparSepto[7] | | 62,9 % | III | 395 | Pac-EC/PH | ja | 24 Wochen |
| GeparSepto[7] | | 69,3 % | III | 395 | nabPao-EC/PH | ja | 24 Wochen |
| Train-2[7] | | 67,0 % | III | 438 | FEC-Pao/Cb/PH | ja | 27 Wochen |
| Train-2[7] | | 68,0 % | III | 438 | Pac/Cb/PH | nein | 27 Wochen |

ter Hinzunahme von Pertuzumab und somit dualer Blockade des Rezeptors ließ sich eine Steigerung der Ansprechraten erzielen. Im Rahmen der BERENICE-Studie wurde unter dosisdichter Applikation von Doxorubicin und Cyclophosphamid, gefolgt von Paclitaxel mit dualer Blockade eine pCR-Rate von 61,8 % erreicht. In dem Hochrisikokollektiv der GeparOcto-Studie ließ sich unter Verwendung des ETC-Schemas in Kombination mit Trastuzumab und Pertuzumab eine bemerkenswerte pCR-Rate von 62,0 % erzielen. Die GeparSepto-Studie fand eine noch höheren Ansprechrate durch Austausch des klassischen Paclitaxels gegen nab-Paclitaxel (pCR-Rate in der HER2-positiven Subgruppe: 62,0 % Nab-Paclitaxel vs. 54 % klassisches Paclitaxel) [33],[34],[35],[36],[37],[38],[39].

Auch Anthrazyklin-freie Regime gehören zu den Standardtherapien HER2-positiver Primärkarzinome. Insbesondere bei kardialen Vorerkrankungen sind diese Schemata zur Vermeidung einer Kardiotoxizität zu bevorzugen. Zwar konnte im Rahmen der HERCULES- und der TECHNO-Studie gezeigt werden, dass eine kombinierte Gabe mit dem Anthrazyklin Epirubicin, im Vergleich zum Doxorubicin, nicht zu einer deutlichen Erhöhung der Kardiotoxizität führt [42],[43]. Aufgrund des allgemeinen Risikos einer Verminderung der Herzleistung sollten die zielgerichteten Therapien dennoch nicht parallel zu den Anthrazyklinen begonnen werden [12]. Üblicherweise kann die Applikation simultan zur Taxangabe starten. Ein sequenzieller Beginn ist bis 3 Monate nach erfolgter Chemotherapie möglich [29].

Anthrazyklinfreie Schemata wie etwa das TCbHP-Schema (Docetaxel, Carboplatin, Trastuzumab, Pertuzumab) sind eine gute Alternative. In der TRYPHAENA-Studie eine sehr gute Effektivität mit einer pCR-Rate von bis zu 66,2 % gezeigt werden. Auch das anthrazyklinfreie Schema der TRAIN-2-Studie zeigte unter Verwendung des Taxans Paclitaxel sehr gute pCR-Raten (68 %) [34],[39].

Diverse klinische Studien befassten sich auch mit zytostatikafreien Schemata in der Neoadjuvanz. Im PAMELA-Trial wurde die neoadjuvante Applikation von Lapatinib und Trastuzumab (+ antiendokrine Therapie bei hormonrezeptorpositiven Patientinnen) untersucht. Es ließ sich eine pCR-Rate von etwa 30 % abbilden. Diese ist somit geringer als die pCR-Raten, die unter den zuvor genannten Schemata erzielt werden konnten. Daher ist die Kombination aus Lapatinib und Trastuzumab primär nur einem ausgesuchtem Kollektiv zu empfehlen [10].

### 1.3.3 Adjuvante Therapie HER2-positiver Primärkarzinome

Bei Niedrigrisikopatientinnen (T1, N0) wird zunehmend eine Deeskalation der Therapie in Betracht gezogen. In diesen Fällen ist eine zytotoxische Therapie nach dem APT-Schema sinnvoll. Hierbei handelt es sich um ein anthrazyklinfreies, taxanhaltiges Regime mit simultaner Antiköperapplikation (Tab. 4.1). Im Rahmen des APT-Trials konnte bei Patientinnen mit einer Tumorgröße < 3 cm und einem pN0-Status ein exzellentes 3-Jahres-Gesamtüberleben von 98,7 % gezeigt werden. In den zuletzt auf dem ASCO 2017 präsentierten Daten des 7-Jahres-Follow-ups zeigte sich weiterhin eine sehr gute brustkrebsspezifische Überlebensrate von 98,6 % [44]. Dies untermauern die Daten der ADAPT-Studie. Insbesondere bei den hormonrezeptornegativen Patientinnen konnten auch ohne Hinzunahme von Anthrazyklinen (Paclitaxel + duale Blockade) sehr gute pCR-Raten von bis zu 90,5 % erzielt werden. Patientinnen, die ein frühes Ansprechen zeigten, das letztlich in einer pathologischen Komplettremission resultierte, könnten daher auch in der Adjuvanz auf die Gabe von Pertuzumab verzichten [41].

Bei pT1a-Tumoren mit Diametern unter 5 mm kann ggf. auch ein Verzicht auf eine Chemo- und zielgerichtete Therapie erwogen werden [29].

Nach Abschluss einer neoadjuvanten oder adjuvanten Chemotherapie wird die zielgerichtete Therapie mit Trastuzumab und/oder Pertuzumab auf insgesamt ein Jahr komplettiert. Der Komplettierungszeitraum beruht auf den adjuvanten Daten der HERA- sowie der PHARE-Studie. In der HERA-Studie auch in den 11-Jahres-Daten keine Überlegenheit einer verlängerten Applikation über 2 Jahre gezeigt werden. Eine Applikationsdauer von 6 Monaten zeigte sich zwar insgesamt signifikant unterlegen (2-Jahres-DFS: 91,1 % vs. 93,8 %), kann aber dennoch bei Niedrigrisikopatientinnen und bei kardialen Vorerkrankungen in Betracht gezogen werden [45],[46]. Anhand der Daten der Short-HER-Studie ließ sich beim Vergleich zwischen einer verkürzten 9-wöchigen Trastuzumab-Applikation parallel zu Docetaxel und dem 1-Jahres-Schema eine zwar marginale, aber statistisch signifikante therapeutische Unterlegenheit der kürzeren Applikation darstellen. Im kurzen Arm der Studie wurden jedoch signifikant seltener kardiotoxische Nebenwirkungen beobachtet, sodass auf eine Erhöhung der Kardiotoxizität mit verlängerter Behandlungsdauer geschlossen werden kann [47]. Diese Hypothese konnte in den publizierten Analysen der HERA-Studie ebenfalls bestätigt werden. Innerhalb des 2-jährigen Therapie-Armes kam es signifikant häufiger zu kardiotoxischen Nebenwirkungen [45]. Im PERSEPHONE-Trial konnte hingegen keine Unterlegenheit einer 6-monatigen Applikationsdauer verglichen mit einer einjährigen Applikation nachgewiesen werden. Allerdings zeigten die Subgruppenanalysen einen Nachteil durch die verkürzte Gabe bei östrogenrezeptornegativen Patientinnen, nach neoadjuvanter Chemotherapie oder bei vorheriger Gabe anthrazyklinfreier Schemata. Eine einjährige Gabe ist derzeit daher der Goldstandard [48]. Näheres zum Nebenwirkungsmanagement und der Kardiotoxizität.

Seit 2018 ist auch in Deutschland die adjuvante Applikation bzw. Fortführung von Pertuzumab für Risikopatientinnen mit hormonrezeptornegativer und/oder nodalpositiver Erkrankung zugelassen. Diese Zulassung beruhte auf den Daten der APHINITY-Studie, die eine Verbesserung des krankheitsfreien Überlebens als primären Endpunkt der Studie unter Anwendung der dualen Blockade in der adjutanten Therapie zeigen konnte. Zwar zeigte sich im 2-jährigen Beobachtungszeitraum lediglich eine signifikante absolute Differenz des DFS von 1,7 % zwischen den beiden Therapiearmen (Pertuzumab 92,3 % vs. Placebo 90,6 %; HR 0,81; CI [0,66–1,0]; p = 0,045). In der nodalpositiven Kohorte ließ sich jedoch ein größerer Effekt von 89,9 % zu 86,7 %

($\Delta$ 3,2 %; HR 0,77; CI [0,62–0,96]; p = 0,019) erheben. Statistisch waren die Überlebensdaten der Kontrollgruppe exzellent, sodass eine weitergehende Differenz zwischen den Überlebenskurven mit größerem Beobachtungszeitraum erwartet wird [8].

Handelt es sich um ein primär hormonrezeptor- und HER2-positives Mammakarzinom, so sollte nach Abschluss der zytotoxischen Behandlung eine leitliniengerechte endokrine Therapie initiiert werden. Diese sollte simultan zur weiterführenden zielgerichteten Therapie erfolgen [28],[29]. Näheres zur antihormonellen Therapie siehe auch Kap. 1.3.1.

Bei hormonrezeptorpositiven Hochrisikopatientinnen kann zusätzlich der kürzlich zugelassene orale Tyrosinkinase-Inhibitor Neratinib erwogen werden. Das Präparat kann zur Therapieeskalation ab einem FIGO-Stadium II für ein Jahr oral appliziert werden. Gemäß Zulassung sollte der Beginn innerhalb eines Jahres nach Beendigung der Trastuzumab-Therapie erfolgen. Im Rahmen des ExteNET-Trials konnte eine Verbesserung des krankheitsfreien Überlebens innerhalb von 5 Jahren von 87,7 % auf 90,2 % beobachtet werden [13],[49]. Der Effekt zeigte sich insbesondere in der hormonrezeptorpositiven Subgruppe. Mutmaßlich ist er bedingt durch die Überwindung einer endokrinen Resistenz, wie sie bei HER2-positiven Mammakarzinomen häufig zu beobachten ist. Die Applikation von Neratinib ist jedoch mit einer erhöhten Diarrhoe-

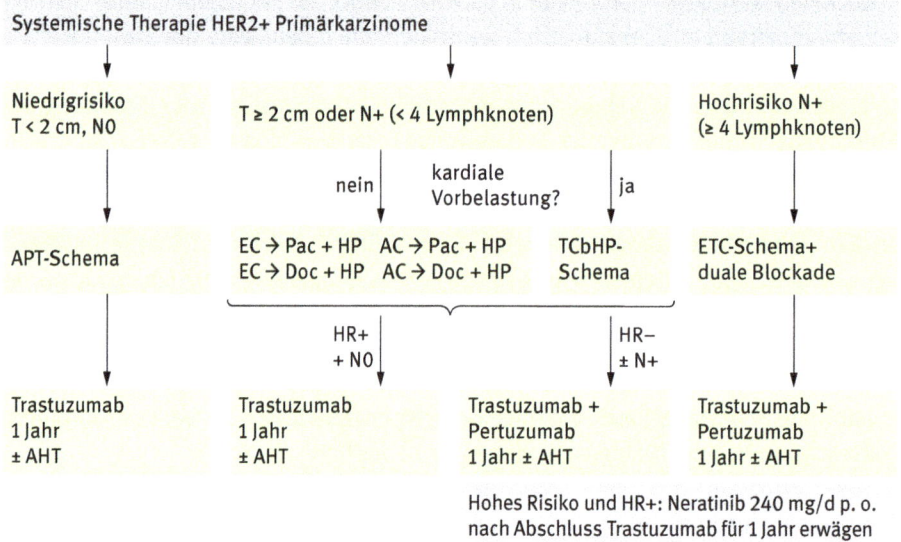

**Abb. 1.7:** Schematische Abbildung möglicher Chemotherapien bei HER2-positiven primären Mammakarzinomen (T = Tumorgröße; N+ = nodalpositiv, N0 = nodalnegativ, HR + = hormonrezeptor-positiv, HR- = hormonrezeptornegativ; EC = Epirubicin und Cyclophosphamid, Pac = Paclitaxel, AC = Doxorubicin und Cyclophosphamid, Doc = Docetaxel, TCbHP = Taxan + Carboplatin + Trastuzumab + Pertuzumab; APT = Paclitaxel + Trastuzumab, ETC = sequentiell Epirubicin, Paclitaxel, Cyclophosphamid, dosisdicht, dosisintensiviert, AHT = antihormonelle Therapie; * Das TCbHP-Schema ist auch bei kardial nicht vorbelasteten Patienten ein geeignetes Schema).

Rate assoziiert (40 % Grad-3-Diarrhoen). Aufgrund dessen sollten Patientinnen unter Neratinib standardmäßig eine Prophylaxe mit beispielsweise Loperamid erhalten. Derzeit ist die Therapie mit Neratinib insbesondere für ausgewählte Hochrisikopatientinnen eine Option zur verlängerten HER2-gerichteten Therapie (s. Abb. 1.7) [49].

### 1.3.3.1 Postneoadjuvante HER2-gerichtete Therapie

Analog der CREATE-X-Studie bei triple-negativen Mammakarzinomen wurde auch bei HER2-positiven Mammakarzinomen ein postneoadjuvantes Therapieregime im Rahmen von Studien evaluiert. In der KATHERINE-Studie (Phase-III-Studie) wurde eine Eskalation der HER2-gerichteten Komplettierungstherapie bei Patientinnen mit einer non-pCR nach neoadjuvanter Chemotherapie untersucht. Patientinnen erhielten im Kontrollarm eine Standardtherapie mit 14 Gaben Trastuzumab und im Interventionsarm 14 Zyklen des Chemotherapie-Antikörper-Konjugats Trastuzumab-Emtansine (TDM-1). Primäre Endpunkte der Studie sind das krankheitsfreie Überleben und das Gesamtüberleben der Patientinnen. Publiziert wurde ein signifikant verlängertes erkrankungsfreies Überleben im TDM-1-Arm. Derzeit ist TDM-1 nur in der Zweitlinientherapie zugelassen [51].

### 1.3.4 Applikationsform Trastuzumab

Der HER2-gerichtete Antiköper Trastuzumab ist als Pulver zur Herstellung einer Infusionslösung zur i.v.-Applikation sowie als Injektionslösung für die subkutane Anwendung erhältlich. Die i.v.-Infusion erfolgt gewichtsadaptiert. Bei der ersten Gabe wird eine Aufsättigung des Präparates benötigt. Subkutan wird eine feste Dosierung von 600 mg appliziert, eine Aufsättigung entfällt (s. Tab. 1.7). Durch die Verwendung von Hyaluronidase kann das für die subkutane Anwendung verhältnismäßig große Volumen von 5 ml in die Subkutanmatrix appliziert werden. Das Enzym spaltet die in der Matrix vorkommende Hyaluronsäure und führt so zur besseren Resorption des Medikaments. Die Wirkung der Hyaluronidase ist nach etwa 24 Stunden aufgehoben und nicht mehr nachweisbar [52].

Mehrere klinische Studien konnten zeigen, dass beide Applikationsformen als äquieffektiv zu bewerten sind. So konnten im HannaH-Trial vergleichbare pCR-Raten bei Verwendung von subkutanem (pCR-Rate 45,4 %) und intravenösem Trastuzumab (pCR-Rate 40,7 %) detektiert werden [33],[53].

Eine Auswertung der Patientenpräferenz zeigte, dass die subkutane Applikation aufgrund der zu erzielenden Zeitersparnis und geringeren Invasivität bevorzugt wird [53],[54].

Tab. 1.7: Schemata und Dosierung zur intravenösen und subkutanen Trastuzumab-Therapie.

| Applikation | Trastuzumab intravenös | | Trastuzumab subkutan |
|---|---|---|---|
| Intervall | 3-wöchentlich | wöchentlich | 3-wöchentlich |
| Aufsättigungsdosis | 8 mg/kg KG | 4 mg/kg KG | entfällt |
| Erhaltungsdosis | 4 mg/kg KG | 2 mg/kg KG | 600 mg |

### 1.3.5 Ausgewählte Nebenwirkungen zielgerichteter Therapien

Patientinnen unter einer laufenden HER2-gerichteten Therapie bedürfen einer eng-
maschigen Überwachung. Insbesondere die Kardiotoxizität und konsekutive Herzinsuffizienz ist eine gefürchtete Nebenwirkung. Vor Beginn einer zielgerichteten
Therapie sind somit eine ausführliche Anamnese, klinische Untersuchung und eine
transthorakale Echokardiografie zum Ausschluss einer vorbestehenden Herzinsuffizienz obligat. Unter laufender Therapie sollten mindestens 12-wöchentlich Verlaufs-
kontrollen der linksventrikulären Ejektionsfraktion erfolgen. Bei klinischer Symptomatik, signifikantem Anstieg der Ruhefrequenz über 15 % des Ausgangsniveaus oder
peripheren Ödemen sollte eine kardiale Funktionsdiagnostik vorgezogen werden
[12],[29].

Pertuzumab und die Tyrosinkinase-Inhibitoren Lapatinib und Neratinib zeigen
eine erhöhte Diarrhoe-Rate bei bis zu 40 % der behandelten Patientinnen. Die Patientinnen sollten daher prophylaktisch eine Bedarfsmedikation mit beispielsweise
Loperamid oder vergleichbaren Substanzen erhalten [13],[23].

### 1.3.6 Biosimilares Trastuzumab

Im letzten Jahrzehnt sind die Therapiekosten für onkologische Patienten durch die
Entwicklung zielgerichteter Therapien deutlich gestiegen. Nach Auslaufen zahlreicher Patente in der Onkologie kamen in den vergangenen Jahren zunehmend biosimi-
lare Therapien auf den Markt. Hierbei handelt es sich um Präparate, die den Molekül-
strukturen des Originalpräparates ähneln, aber nicht, wie bei klassischen Generika,
komplett identische Strukturen aufweisen. Aufgrund dieser Tatsache benötigen bio-
similare Arzneien ein besonderes Zulassungsverfahren und müssen die Gleichwertig-
keit, Sicherheit und Effektivität der Therapie im Vergleich zum originalen Präparat
anhand von klinischen Studien nachweisen. Eine Auswahl von Trastuzumab Bio-
similiars zeigt Tab. 1.8 [55].

**Tab. 1.8:** Auswahl an Biosimilares Trastuzumab.

| Präparatenahme | Firma |
|---|---|
| Trazimera® | Pfizer |
| Kanjinti® | Amgen |
| Ontruzant® | Samsung Bioepis |
| Herzuma® | Celltrion |

## 1.3.7 Ausblick

In der systemischen Therapie HER2-positiver Primärkarzinome konnten in den letzten beiden Jahrzehnten sehr große Fortschritte erreicht werden. Dennoch gilt es, durch eine verbesserte Patientinnenselektion individuelle Therapieansätze zu garantieren und so die Nebenwirkungsrate zu senken. Schon heute profitieren die Patientinnen deutlich durch die Möglichkeiten zur Therapieeskalation und -deeskalation. Weiterentwicklungen der Therapie und Prognose von HER2-positiven Primärkarzinomen sind in den nächsten Jahren und Jahrzehnten zu erwarten.

## Literatur

[1] Slamon D, Clark G, Wong SG, Levin WJ, Ullrich A, McGuire WL. Human breast cancer: Correlation of relapse and survival with amplification of the HER-2/neu oncogene. Science 1987;235:177–82.
[2] Piccart M, Lohrisch C, Di Leo A et al. The predictive value of HER2 in breast cancer. Oncology 2001;61(2):73–82.
[3] Eccles SA. The role of c-erbB-2/HER2/neu in breast cancer progression and metastasis. J Mammary Gland Biol Neoplasia 2001;6:393–406.
[4] Perez EA, Romond EH, Suman VJ et al. Trastuzumab plus adjuvant chemotherapy for humanepidermal growth factor receptor 2–positive breastcancer: planned joint analysis of overall survival from NSABP B-31 and NCCTG N9831. JCO. 2014;32:3744–52.
[5] Slamon D, Eiermann W, Robert N et al. Phase III randomized trial comparing doxorubicin and cyclophosphamide followed by docetaxel (AC→T) with doxorubicin and cyclophosphamide followed by docetaxel and trastuzumab (AC→TH) with docetaxel, carboplatin and trastuzumab (TCH) in HER2 positive early breast cancer patients: BCIRG 006 study. Breast Cancer Res Treat 2005;94(1):S5.
[6] Romond EH, Perez EA, Bryant J et al. Trastuzumab plus adjuvant chemotherapy for operable HER2-positive breast cancer. N Engl J Med 2005;353:1673–84.
[7] Piccart-Gebhart MJ, Procter M, Leyland-Jones B et al. Trastuzumab after adjuvant chemotherapy in HER2-positive breast cancer. N Engl J Med 2005;353:1659–72.
[8] von Minckwitz G, Procter M, de Azambuja E et al. Adjuvant Pertuzumab and Trastuzumab in Early HER2-Positive Breast Cancer. N Engl J Med. 2017;377(2):122–31.
[9] Hortobagyi GN. Overview of treatment results with trastuzumab (Herceptin) in metastatic breast cancer. Semin Oncol 2001;28(18):43–7.

[10] Llombart-Cussac A, Cortés J, Paré L et al. HER2-enriched subtype as a predictor of pathological complete response following trastuzumab and lapatinib without chemotherapy in early-stage HER2-positive breast cancer (PAMELA): an open-label, single-group, multicentre, phase 2 trial. Lancet Oncol. 2017;18(4):545–54.

[11] Gobbini E, Ezzalfani M, Dieras V et al. Time trends of overall survival among metastatic breast cancer patients in the real-life ESME cohort. Eur J Cancer. 2018;96:17–24.

[12] Ganz PA, Romond EH, Cecchini RS et al. Long-term follow-up of cardiac function and quality of life for patients in NSABP Protocol B-31/NRG Oncology: a randomized trial comparing the safety and efficacy of doxorubicin and cyclophosphamide (AC) followed by paclitaxel with AC followed by paclitaxel and trastuzumab in patients with node-positive breast cancer with tumors over-expressing human epidermal growth factor receptor 2. J Clin Oncol 2017; 35:3942–8.

[13] Martin M, Holmes FA, Ejlertsen B. Neratinib after trastuzumab-based adjuvant therapy in HER2-positive breast cancer (ExteNET): 5-year analysis of a randomised, double-blind, placebo-controlled, phase 3 trial. Lancet Oncol. 2017;18(12):1688–700.

[14] Spector NL; Blackwell KL. Understanding the mechanisms behind trastuzumab therapy for human epidermal growth factor receptor 2-positive breast cancer. J Clin Oncol. 2009;27:5838–47.

[15] Ghosh R, Narasanna A, Wang SE, Liu S, Chakrabarty A, Balko JM et al. Trastuzumab has preferential activity against breast cancers driven by HER2 homodimers. Cancer Res. 2011;71:1871–82.

[16] Sanchez-Martinez D, Allende-Vega N, Orecchioni S, Talarico G, Cornillon A, Vo DN et al. Expansion of allogeneic nk cells with efficient antibody-dependent cell cytotoxicity against multiple tumors. Theranostics 2018;8:3856–69.

[17] Di Modica M, Sfondrini L, Regondi V, Varchetta S, Oliviero B, Mariani G et al. Taxanes enhance trastuzumab mediated ADCC on tumor cells through NKG2D-mediated NK cell recognition. Oncotarget 2016;7:255–65.

[18] Pietras RJ, Fendly BM, Chazin VR, Pegram MD, Howell SB, Slamon DJ. Antibody to HER-2/NEU-receptor blocks DNA repair after cisplatin in human breast and ovarian cancer cells. Oncogene 1994;9:1829–38.

[19] Hudis CA. Trastuzumab – mechanism of action and use in clinical practice. N Engl J Med. 2007;357(1):39–51.

[20] Welslau M, Diéras V, Sohn JH et al. Patient-reported outcomes from EMILIA, a randomized phase 3 study of trastuzumab emtansine (T-DM1) versus capecitabine and lapatinib in human epidermal growth factor receptor 2-positive locally advanced or metastatic breast cancer. Cancer. 2014;120(5):642–51.

[21] De Mattos-Arruda L, Cortes J. Use of pertuzumab for the treatment of HER2-positive metastatic breast cancer. Adv. Ther. 2013;30:645–58.

[22] Gianni L, Pienkowski T, Im YH et al. Efficacy and safety of neoadjuvant pertuzumab and trastuzumab in women with locally advanced, inflammatory, or early HER2-positive breast cancer (NeoSphere): a randomised multicentre, open-label, phase 2 trial. Lancet Oncol. 2012;13(1):25–32.

[23] Piccart-Gebhart M et al. Adjuvant Lapatinib and Trastuzumab for Early Human Epidermal Growth Factor Receptor 2 – Positive Breast Cancer: Results From the Randomized Phase III Adjuvant Lapatinib and / or Trastuzumab Treatment Optimization Trial. J Clin Oncol. 2016 ;34(10):1034–42.

[24] Lin NU, Dieraas V, Paul D et al.: Multicenter phase II study of lapatinib in patients with brain metastases from HER2-positive breast cancer. Clin Cancer Res. 2009;15(4):1452–9.

[25] Teplinsky E, MD Jhaveri K. Antibody-Drug Conjugates and T-DM1. Onclive 2014. Verfügbar unter https://www.onclive.com/publications/contemporary-oncology/2014/february-2014/anti-body-drug-conjugates-and-t-dm1; Stand 11/2018.

[26] Morigi C. Highlights from the 15th St Gallen International Breast Cancer Conference 15–18 March, 2017, Vienna: tailored treatments for patients with early breast cancer. Ecancer-medicalscience. 2017;11:732.

[27] Interdisziplinäre S3-Leitlinie für die Früherkennung, Diagnostik, Therapie und Nachsorge des Mammakarzinoms. Langversion 4.1 – September 2018 AWMF-Registernummer: 032-045OL.

[28] Liedtke C, Jackisch C, Thill M et al. AGO Recommendations for the Diagnosis and Treatment of Patients with Early Breast Cancer: Update 2018. Breast Care. 2018;13(3):196–208.

[29] Cardoso F, Senkus E, Costa A et al. 4th ESO-ESMO International Consensus Guidelines for Advanced Breast Cancer (ABC 4). Ann Oncol. 2018;29(8):1634–57.

[30] Swain SM, Baselga J, Kim SB et al. Pertuzumab, trastuzumab, and docetaxel in HER2-positive metastatic breast cancer. N Engl J Med. 2015;372(8):724–34.

[31] Perez EA, Romond EH, Suman VJ et al. Trastuzumab plus adjuvant chemotherapy for human epidermal growth factor receptor 2-positive breast cancer: planned joint analysis of overall survival from NSABP B-31 and NCCTG N9831. J Clin Oncol. 2014;32(33):3744–52.

[32] Romond EH, Jeong JH, Rastogi P et al. Seven-year follow-up assessment of cardiac function in NSABP B-31, a randomized trial comparing doxorubicin and cyclophosphamide followed by paclitaxel (ACP) with ACP plus trastuzumab as adjuvant therapy for patients with node-positive, human epidermal growth factor receptor 2-positive breast cancer. J Clin Oncol. 2012;30(31):3792–9.

[33] Jackisch C, Hegg R, Stroyakovskiy D et al. HannaH phase III randomised study: Association of total pathological complete response with event-free survival in HER2-positive early breast cancer treated with neoadjuvant-adjuvant trastuzumab after 2 years of treatment-free follow-up. Eur J Cancer. 2016;62:62–75.

[34] Schneeweiss A, Chia S, Hickish T et al. Pertuzumab plus trastuzumab in combination with standard neoadjuvant anthracycline-containing and anthracycline-free chemotherapy regimens in patients with HER2-positive early breast cancer: a randomized phase II cardiac safety study (TRYPHAENA). Ann Oncol. 2013;24(9):2278–84.

[35] Gianni L, Eiermann W, Semiglazov V et al. Neoadjuvant and adjuvant trastuzumab in patients with HER2-positive locally advanced breast cancer (NOAH): follow-up of a randomised controlled superiority trial with a parallel HER2-negative cohort. Lancet Oncol. 2014;15(6):640–7.

[36] Swain SM, Ewer MS, Viale G et al. Pertuzumab, trastuzumab, and standard anthracycline- and taxane-based chemotherapy for the neoadjuvant treatment of patients with HER2-positive localized breast cancer (BERENICE): a phase II, open-label, multicenter, multinational cardiac safety study. Ann Oncol. 2018;29(3):646–53.

[37] Schneeweiss A, Moebus V, Tesch H et al. A randomised phase III trial comparing two dose-dense, dose-intensified approaches (EPC and PM(Cb)) for neoadjuvant treatment of patients with high-risk early breast cancer (GeparOcto). Journal of Clinical Oncology 2017: 518.

[38] Untch M, Jackisch C, Schneeweiss A et al. Nab-paclitaxel versus solvent-based paclitaxel in neoadjuvant chemotherapy for early breast cancer (GeparSepto-GBG 69): a randomised, phase 3 trial. Lancet Oncol. 2016 ;17(3):345–56. doi: 10.1016/S1470-2045(15)00542-2.

[39] van Ramshorst MS, van der Voort A, van Werkhoven ED et al. Neoadjuvant chemotherapy with or without anthracyclines in the presence of dual HER2 blockade for HER2-positive breast cancer (TRAIN-2): a multicentre, open-label, randomised, phase 3 trial. Lancet Oncol. 2018: S1470-2045(18)30570–9.

[40] European Medicines Agency, Perjeta (pertuzumab): An overview of Perjeta and why it is authorised in the EU, EMA/377646/2018, verfügbar unter https://www.ema.europa.eu/documents/overview/perjeta-epar-medicine-overview_en.pdf, Stand 11/2018.

[41] Nitz UA, Gluz O, Christgen M, et al. De-escalation strategies in HER2-positive early breast cancer (EBC): final analysis of the WSG-ADAPT HER2 + /HR- phase II trial: efficacy, safety, and

predictive markers for 12 weeks of neoadjuvant dual blockade with trastuzumab and per-tuzumab ± weekly paclitaxel. Ann Oncol. 2017;28(11):2768–72.

[42] Untch M, Muscholl M, Tjulandin S et al. First-line trastuzumab plus epirubicin and cyclophos-phamide therapy in patients with human epidermal growth factor receptor 2-positive me-tastatic breast cancer: cardiac safety and efficacy data from the Herceptin, Cyclophosphamide, and Epirubicin (HERCULES) trial. J Clin Oncol. 2010;28(9):1473–80.

[43] Untch M, Fasching PA, Konecny GE, et al. Pathologic complete response after neoadjuvant chemotherapy plus trastuzumab predicts favorable survival in human epidermal growth factor receptor 2-overexpressing breast cancer: results from the TECHNO trial of the AGO and GBG study groups. J Clin Oncol. 2011;29(25):3351–7.

[44] Tolaney SM, William TB, Guo H., et al. Seven-year (yr) follow-up of adjuvant paclitaxel (T) and trastuzumab (H) (APT trial) for node-negative, HER2-positive breast cancer (BC). Poster Session ASCO 2017 – Breast Cancer – Local/Regional/Adjuvant, Abstract No. 511.

[45] Cameron D, Piccart-Gebhart MJ, Gelber RD et al. Herceptin Adjuvant (HERA) Trial Study Team, 11 years' follow-up of trastuzumab after adjuvant chemotherapy in HER2-positive early breast cancer: final analysis of the HERceptin Adjuvant (HERA) trial. Lancet 2017;389:1195–1205.

[46] Pivot X, Romieu G, Debled M et al. 6 months versus 12 months of adjuvant trastuzumab for patients with HER2-positive early breast cancer (PHARE): a randomised phase 3 trial. Lancet Oncol. 2013;14(8):741–8.

[47] Conte P, Frassoldati A, Bisagni G et al. 9 weeks vs 1 year adjuvant trastuzumab in combination with chemotherapy: final results of the phase III randomized Short-HER study. Ann Oncol. 2018;29(12):2328-2333. doi: 10.1093/annonc/mdy414.

[48] Earl HM, Vallier AL, Dunn J et al. Trastuzumab-associated cardiac events in the Persephone trial. Br J Cancer. 2016;115(12):1462–70.

[49] Sudhan DR, Schwarz LJ, Guerrero-Zotano A et al. Extended adjuvant therapy with neratinib plus fulvestrant blocks ER/HER2 crosstalk and maintains complete responses of ER+ / HER2+ breast cancers: Implications to the ExteNET trial. Clin Cancer Res. 2019;25(2):771–783. doi: 10.1158/1078-0432.CCR-18-1131.

[50] European Medicines Agency, Refusal of the marketing autorisation for nerlynx (neratinib), ver-fügbar unter: http://www.ema.europa.eu/docs/en_GB/document_library/Summary_of_opi-nion_Initial_authorisation/human/004030/WC500244282.pdf. Stand Oktober 2018.

[51] Columbus CG Adjuvant T-DM1 Improves iDFS in Phase III HER2 + Breast Cancer Trial., verfügbar unter https://www.onclive.com/web-exclusives/adjuvant-tdm1-meets-primary-endpoint-for-idfs-in-phase-iii-her2-breast-cancer-trial; Stand 11/2018

[52] Hamizi S, Freyer G, Bakrin N et al. Subcutaneous trastuzumab: development of a new formula-tion for treatment of HER2-positive early breast cancer. Onco Targets Ther. 2013;6:89–94.

[53] Gligorov J, Ataseven B, Verrill M et al. Safety and tolerability of subcutaneous trastuzumab for the adjuvant treatment of human epidermal growth factor receptor 2-positive early breast cancer: SafeHer phase III study's primary analysis of 2573 patients. Eur J Cancer. 2017;82:237–46.

[54] Pivot X, Verma S, Fallowfield L et al. Efficacy and safety of subcutaneous trastuzumab and in-travenous trastuzumab as part of adjuvant therapy for HER2-positive early breast cancer: Final analysis of the randomised, two-cohort PrefHer study. Eur J Cancer. 2017;86:82–90.

[55] Lamanna WC, Holzmann J, Cohen HP, et al. Maintaining consistent quality and clinical perfor-mance of biopharmaceuticals. Expert Opin Biol Ther. 2018 Apr;18(4):369–379.

[56] von Minckwitz G, Huang CS, Mano MS, Loibl S, Mamounas EP, Untch M et al. Trastuzumab Emtansine for Residual Invasive HER2-Positive Breast Cancer. N Engl J Med. 2019 ;380(7):617–628. doi: 10.1056/NEJMoa1814017. Epub 2018 Dec 5.

# 1.4  Therapie des primären Mammakarzinoms/TNBC

Cornelia Kolberg-Liedtke

## 1.4.1  Grundlagen zum TNBC

### 1.4.1.1  Definition des TNBC

Grundlage zum Verständnis der Therapiekonzepte des tripelnegativen Mammakarzinoms (triple negative breast cancer, TNBC) ist die Definition dieses Mammakarzinomsubtyps. Konkret wird das TNBC definiert durch

– die fehlende Expression der Hormonrezeptoren für Östrogen (ER) und Progesteron (PR) sowie
– die fehlende Amplifikation/Überexpression von HER2 [1].

Wichtig ist, dass das TNBC vielmehr eine Ausschlussdiagnose denn eine umschriebene Entität darstellt. Nicht selten wird das TNBC daher als biologische „Verlegenheitsdiagnose" (jedoch mit klinischer Bedeutung) bezeichnet [2].

Dieser Heterogenität wird durch wissenschaftliche Ansätze Rechnung getragen, diee versuchen, (klinisch-relevante) Subgruppen für das TNBC zu definieren. In diesem Kontext stellten Lehmann et al. erstmals 2011 eine Subtypisierung des TNBC vor [3]:

– Basal-like 1 (BL1)
– Basal-like 2 (BL2)
– Immunomodulatory (IM)
– Mesenchymal-like (M)
– Mesenchymal-stem-like (MSL)
– Luminal-Androgen-Receptor-like (LAR)

Diese Unterteilung ist keinesfalls als final anzusehen, sondern stellt einen ersten Versuch einer Gruppierung des TNBC dar. In der Tat hat dieselbe Arbeitsgruppe im Verlauf eine Revision ihrer Einteilung vorgenommen[4]. In dieser werden einige Untergruppen zusammengefasst, so dass nur noch:

– Basal-like 1 (BL1),
– Basal-like 2 (BL2),
– Mesenchymal-like (M),
– Luminal-Androgen-Receptor (LAR)

unterschieden werden. Die klinische Bedeutung dieser Subtypisierung ist bislang nicht gegeben. Allerdings weisen Ergebnisse kleinerer Studien darauf hin, dass sich diese Subgruppen prognostisch und auch hinsichtlich ihres Ansprechens auf (neoadjuvante) Chemotherapie unterscheiden [5]. So zeigt beispielsweise BL2-TNBC die geringste Wahrscheinlichkeit für ein suffizientes Ansprechen auf Chemotherapie und in der Konsequenz auch eine schlechte Prognose per se. Patientinnen mit BL1-

TNBC hingegen weisen eine gute Ansprechwahrscheinlichkeit und eine günstigere Prognose auf. Bei Patientinnen mit LAR-TNBC scheint die Prognose trotz geringerer Chemotherapie-Ansprechwahrscheinlichkeit günstig zu sein. Diese Tumoren zeigen eine den hormonrezeptorpositiven Mammakarzinomen ähnliche Biologie mit einem insgesamt weniger aggressiven Verlauf.

### 1.4.1.2 Prognose des TNBC

Grundsätzlich ist die Prognose von Patientinnen mit TNBC signifikant schlechter ist als die von Patientinnen, bei denen ein nicht tripelnegatives Mammakarzinom diagnostiziert wurde. Verschiedene Faktoren sind hierfür ursächlich: hohe Wachstumsgeschwindigkeit, hohes Metastasierungspotenzial und eine Prävalenz zugunsten prognostisch ungünstiger viszeraler wie pulmonaler, hepatischer und zerebraler Metastasen. Darüber hinaus fehlen – bei Negativität für eine Expression/Amplifikation von ER, PR und HER2 – definitionsgemäß die prädiktiven Faktoren für einen Einsatz endokriner und HER2-gerichteter Therapien. Damit steht außerhalb klinischer Studien lediglich die Chemotherapie als systemische Therapie zur Verfügung. Liegt eine Chemotherapie-Resistenz vor, die beispielsweise anhand eines insuffizienten Ansprechens auf neoadjuvante Chemotherapie bemessen werden kann, ist von einer deutlich schlechteren Prognose im Vergleich zum chemotherapieempfindlichen TNBC (d. h. einer pathologisch-kompletten Remission, pCR) auszugehen (s. Abb. 1.8) [6]. In der Beratung der Patientin mit minimalem Resttumor wichtig ist der Hinweis darauf, dass auch die Größe des Resttumors prognostisch relevant ist: Kleine Resttumore sind prognostisch als vergleichbar günstig wie Tumore mit pCR einzustufen. Symmans et al. untersuchten 219 Patientinnen mit TNBC und quantifizierten die Tumore hinsichtlich ihres Resttumors nach neoadjuvanter Chemotherapie (sog. residual cancer burden) in 4 Kategorien. Dieser Score setzt sich zusammen aus dem größten Bezirk

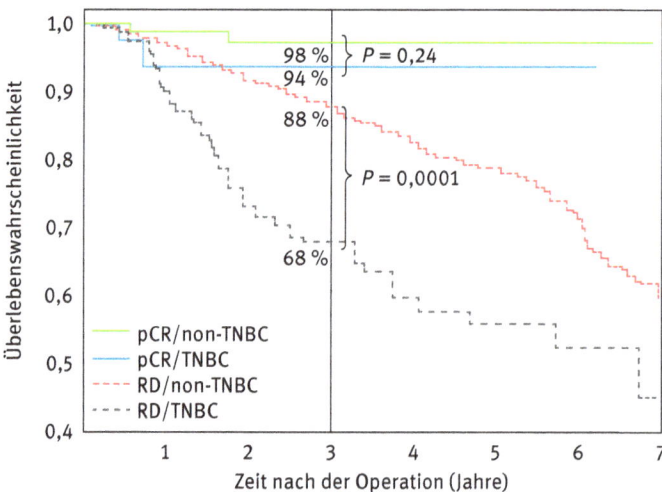

Abb. 1.8: Überlebenswahrscheinlichkeit nach Operation.

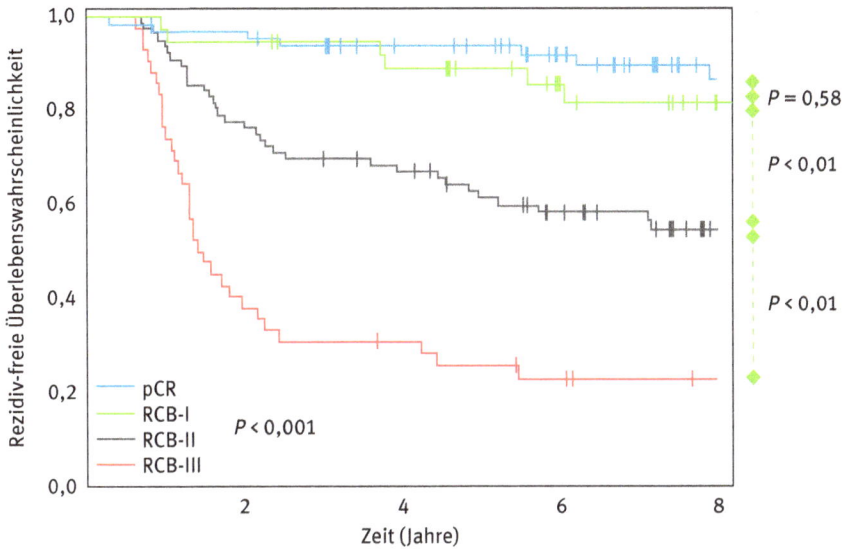

**Abb. 1.9:** Rezidivfreie Überlebensraten.

und der Zellularität des residuellen invasiven Karzinoms sowie der Anzahl befallener residueller Lymphknoten und dem Durchmesser der größten Lymphknotenmetastase. Die Kategorie RCB-0 entspricht hierbei einer pCR, die Kategorien RCB-1, -2 und -3 umfassen Tumore mit minimalem, mittlerem und extensivem Tumorrest. 35 % der Patientinnen mit TNBC zeigten eine pCR (RCB-0) und bei 15 %, 33 % und 17 % wurde eine RCB-1, -2 und-3-Kategorie festgestellt. Dabei zeigte sich eine exzellente (und nicht signifikant differente) Prognose für die Kategorien RCB-0 und RCB-1 mit rezidivfreiem Überlebensraten nach 5 Jahren von 94 % bzw. 89 %. Als signifikant schlechter erwies sich die Prognose in den Kategorien RCB-2 und RCB-3 mit rezidivfreien Überlebenstraten nach 5 Jahren von 62 % bzw. 26 % (s. Abb. 1.9) [7].

## 1.4.1.3 Zusammenhang zum hereditären Mammakarzinom

Klinisch relevant ist der Zusammenhang zwischen dem TNBC und dem hereditären (insbesondere BRCA-1-assoziierten) Mammakarzinom. Insbesondere bei Patientinnen, bei denen eine Mammakarzinomerkrankung vor dem Hintergrund einer *BRCA1*-Mutation entstanden ist, wird typischerweise die Diagnose eines TNBC gestellt. Allerdings ist der Zusammenhang zwischen dem TNBC und dem hereditären Mammakarzinom nicht reziprok, da das TNBC insgesamt deutlich häufiger diagnostiziert wird als ein

BRCA1-assoziiertes Mammakarzinom. Folglich wird zwar bei Patientinnen mit einer Mutation des *BRCA1*-Gens im Falle einer Mammakarzinomerkrankung in der überwiegenden Zahl der Fälle ein TNBC diagnostiziert; allerdings wird nur bei 15–20 % der unselektierten TNBC eine BRCA-Keimbahnmutation (gBRCA-mt; abhängig von Erkrankungsalter und Familienanamnese) diagnostiziert [8],[9],[10]. Klinisch relevant ist dieser Zusammenhang insbesondere vor dem Hintergrund, dass bei der Diagnose eines TNBC unabhängig von der Familienanamnese eine genetische Beratung und ggf. Testung erfolgen sollte. Die Kommission Mamma der Arbeitsgemeinschaft Gynäkologische Onkologie (AGO) empfiehlt die genetische Testung bei Patientinnen mit TNBC und einem Erkrankungsalter ≤ 60 Jahren (www.ago-online.de)

Unabhängig davon entsteht ein signifikanter Anteil der TNBC nicht auf dem Boden einer tatsächlichen *BRCA1*-Mutation, zeigt jedoch biologische, molekulare und pathologische Gemeinsamkeiten mit *BRCA1*-assozierten Mammakarzinomen. Diese Tumoren weisen beispielsweise zu einem beträchtlichen Anteil somatische Mutationen im homologen Rekombinations(HR)-Signalweg auf, die einen dem *BRCA*-mutierten TNBC sehr ähnlichen Phänotyp generieren. Dieser Zusammenhang wird gemeinhin (angelehnt an den korrespondierenden Begriff in der anglo-amerikanischen Literatur) als BRCAness bezeichnet [11]. Verwendet wird hierfür auch der Begriff Defizienz der homologen Rekombination (HRD).

Sowohl TNBC mit als auch solche ohne Keimbahnmutation, jedoch mit BRCAness weisen eine erhöhte Sensitivität für zytotoxische Substanzen auf, so dass mit einer erhöhten pCR-Rate zu rechnen ist [12],[13].

## 1.4.2 Therapie des frühen TNBC

### 1.4.2.1 Grundlagen der Therapie

Beim TNBC fehlen – angesichts Negativität für eine Expression/Amplifikation von ER, PR und HER2 – definitionsgemäß die prädiktiven Faktoren für den Einsatz endokriner und HER2-zielgerichteter Therapien. Infolgedessen besteht bei Patientinnen mit TNBC in der kurativen Situation in der Regel die Indikation zur (neo-)adjuvanten Chemotherapie. Lediglich bei kleineren Tumoren (z. B. im Stadium pT1a) kann in Abhängigkeit von weiteren Faktoren (insbesondere auch Alter und Komorbiditäten) ggf. auf eine Chemotherapie verzichtet werden.

Vor dem Hintergrund, dass das Erreichen einer pathologischen Komplettremission den wichtigsten prognostischen Faktor für Patientinnen mit TNBC darstellt [14],[15],[16], sollte die Indikation zur neoadjuvanten Chemotherapie generell großzügig gestellt werden.

## 1.4.2.2  Optimale Chemotherapie

Analog zu anderen Mammakarzinom-Subgruppen stellt die Kombinationschemotherapie mit Anthrazyklinen und Taxanen die Grundlage der standardmäßigen Chemotherapie von Patientinnen mit TNBC im kurativen Setting dar.

Eine Optimierung der Chemotherapie erfolgt durch:
– Einsatz platinhaltiger Substanzen (klinische Realität)
– Deeskalation der Chemotherapie (im Rahmen klinischer Studien)
– Entwicklung neuer zielgerichteter Substanzen (im Rahmen klinischer Studien).

### Platinhaltige Therapie

Nicht zuletzt vor dem Hintergrund einer höheren genetischen Instabilität der TNBC wurde wiederholt eine besondere Wirksamkeit von Alkylanzien (Platinsalze u. a.) beim TNBC postuliert. Für eine Bewertung der vorliegenden Evidenz hinsichtlich des Einsatzes von Platinanaloga ist es wichtig zu unterscheiden, ob in der jeweiligen Studie
– das Platinsalz (zumeist Carboplatin) zu einem Standard hinzugenommen wurde (i. S. einer Therapieintensivierung) oder ob
– das Platinsalz als Ersatz für eine Substanz des Standardarms mit einem äquipotenten Regime verglichen wurde).

Durch die Hinzunahme von Carboplatin zu einer wöchentlichen Anthrazyklin-Taxan-Chemotherapie konnte in der neoadjuvanten GeparSixto-Studie[16] eine signifikante Verbesserung der pCR-Rate von 36,9 % auf 53,2 % erreicht werden. In einer weiterführenden Analyse konnte zudem gezeigt werden, dass die Erhöhung der pCR-Rate durch Carboplatin auch zu einer signifikanten Verbesserung der krankheitsfreien 3-Jahres-Überlebensrate von 76,1 % vs. 85,8 % bei Patientinnen mit TNBC führte [17]. Auch in der CALGB-40603-Studie resultierte aus der Hinzunahme von Carboplatin (und Bevacizumab) zur Anthrazyklin/Taxan-haltigen Sequenztherapie bei Patientinnen mit TNBC eine signifikante Erhöhung der pCR-Rate von 41 % auf 54 % [18]. Allerdings übersetzte sich diese Differenz nicht in eine signifikante Verbesserung der 3-Jahres-Überlebensrate: Es zeigte sich zwar ein nomineller, jedoch nicht statistisch signifikanter Zusammenhang von 71 % versus 76 %.

In der neoadjuvanten GeparOcto-Studie hingegen wurden zwei hocheffiziente, dosisdichte Regime aus deutschen Studien verglichen [19]: hier wurden 945 Patientinnen mit TNBC, HR-positivem Hochrisiko- oder HER2-positivem Mammakarzinom randomisiert zu
– platinhaltige dosisdichte Therapie (Paclitaxel 80 mg/m$^2$ q1w plus Myocet 20 mg/m$^2$ plus Carboplatin AUC 1,5 (q1w × 18) plus duale HER2-Blockade mit Pertuzumab/Trastuzumab bei HER2-Positivität) vs.
– dosisdichte, dosisintensivierte Therapie (Epirubicin (150 mg/m$^2$, 3 × q2w), Paclitaxel (225 mg/m$^2$, 3 × q2w) und Cyclophosphamid (2500 mg/m$^2$ IV, 3 × q2w)).

Die pCR-Raten wurden mit 47,6 % bzw. 48,3 % angegeben, d. h. die Hinzunahme von Carboplatin im einen Therapiearm war äquieffektiv zur Dosiserhöhung und -verdichtung im anderen Therapiearm. Dabei erwies sich das Toxizitätsspektrum im platinfreien Therapieregime als insgesamt günstiger.

Grundsätzlich scheint in der Therapie des TNBC eine Therapieintensivierung, d. h. eine Intensivierung der Chemotherapie zu einer Erhöhung der Therapieeffizienz zu führen. Unklar ist bislang, ob dies durch spezifischere Substanzen oder durch eine Erhöhung der Therapiedosis/-dichte erreicht wird. Vor diesem Hintergrund wird die Hinzunahme von Carboplatin in der neoadjuvanten Therapie des TNBC von der Kommission Mamma der AGO mit „+" bewertet. Hintergrund hierfür sind das Vorliegen zweier Studien mit Erreichen des primären Studienendpunktes (pCR), Differenzen hinsichtlich des sekundären (Überlebens-)Endpunktes und Bedenken hinsichtlich der Toxizität. Aufgrund des besseren Toxizitätsspektrums wird von der überwiegenden Zahl der Therapeuten ein sequenzielles Regime analog der CALGB-40603 bevorzugt: $12 \times$ Paclitaxel 80 mg/m$^2$ wöchentlich parallel zu 4 x Carboplatin AUC 6 alle 3 Wochen, gefolgt von $4 \times$ AC oder EC (ddAC / ddEC) alle 2 Wochen.

Auch ist nicht abschließend geklärt, ob der Effekt durch Carboplatin abhängig ist vom Vorliegen einer *BRCA*-Mutation bzw. BRCAness. In der GeparSixto-Studie zeigte sich eine verbesserte Wirksamkeit durch Carboplatin sowohl bei Patientinnen mit als auch ohne *BRCA*-Mutation. Aufgrund der Tatsache, dass in der GeparSixto-Studie sowohl ein carboplatinspezifischer Effekt als auch eine Therapieintensivierung generell untersucht wurde, lässt sich ein Effekt abhängig vom BRCA-Status nicht ausschließen. Bislang gilt die Empfehlung hinsichtlich der platinhaltigen Therapie des primären TNBC unabhängig vom BRCA-Status.

### Nab-Paclitaxel

Potenzieller Kandidat für eine Optimierung der Therapie des primären TNBC ist das Taxan Nab-Paclitaxel. Diese Rationale fußt u. a. auf der Tatsache, dass das Protein SPARC (*secreted protein acidic and rich in cysteine*) als potenzieller prädiktiver Biomarker für den Einsatz von Nab-Paclitaxel diskutiert wird, andererseits eine erhöhte SPARC-Expression beim TNBC beschrieben wurde [20],[21],[22]. In der neoadjuvanten GeparSepto-Studie wurde die Wirksamkeit einer 12-wöchigen Therapie mit Paclitaxel (80 mg/m$^2$, Tag 1,8,15, q3w) mit einer 12-wöchigen Therapie mit nab-Paclitaxel 150 mg/m$^2$ (nach Studien-Amendment 125 mg/m$^2$, Tag 1, 8, 15 q3w) verglichen. Es zeigte sich eine signifikante Überlegenheit des nab-Paclitaxel-Arms mit einer pCR-Rate von 38 % vs. 29 %. Die Überlegenheit von Nab-Paclitaxel erwies sich als am meisten ausgeprägt in der Subgruppe der Patientinnen mit TNBC: Es zeigte sich eine signifikante Verdopplung der pCR-Rate durch die Verwendung von nab-Paclitaxel mit 48,2 % versus 25,7 %. Daten zur Nachbeobachtung der Studie zeigen, dass die Verwendung von nab-Paclitaxel im Vergleich zum konventionellen Paclitaxel zu einer signifikanten Verbesserung des DFS nach 4 Jahren führt (84,0 % v 76,3 %). Interessanterweise war in dieser Analyse der Effekt bei Patientinnen mit TNBC und Patientinnen mit HR+-

positivem Mammakarzinom vergleichbar. Hinsichtlich des Gesamtüberlebens zeigte sich kein signifikanter Unterschied (89,7 % vs. 87,2 %).

Bei der Interpretation der Daten sind insbesondere drei Aspekte relevant:

–   Der Hinweis auf die Rate peripherer Grad-3/4-Neuropathien, die erwartungs- gemäß in der Gruppe der Patientinnen mit nab-Paclitaxel signifikant erhöht war (8 % versus 15 %, p < 0,001).

–   Die Tatsache, dass aufgrund der speziellen Formulierung von Nab-Paclitaxel eine höhere absolute Taxan-Dosis appliziert werden konnte und nicht abschließend beantwortet werden kann, inwiefern die höhere Effizienz von Nab-Paclitaxel hie- rauf zurückgeführt werden kann.

–   Der Verweis darauf, dass Nab-Paclitaxel bislang zur Therapie des primären TNBC nicht zugelassen ist.

### Deeskalation der Therapie

Auch wenn das TNBC im Vergleich zu anderen Mammakarzinomen grundsätzlich und durchschnittlich eine schlechtere Prognose aufweist, gilt dies wie bereits gesagt nicht für alle TNBC. Insbesondere im Falle von chemotherapiesensiblen TNBC liegt eine exzellente Prognose vor. Vor diesem Hintergrund erscheint es plausibel, Ansätze zu verfolgen, in denen die systemische Therapie deeskaliert wird.

Diesem Ansatz trägt das tripelnegative Subprotokoll der ADAPT-Studie der West- deutschen Studiengruppe (WSG) Rechnung. In dieser Studie wurde eine 12-wöchige neoadjuvante Chemotherapie mit nab-Paclitaxel und Carboplatin verglichen mit ei- ner 12-wöchigen Therapie mit Nab-Paclitaxel und Gemcitabin. Erstere war mit einer pCR-Rate von 45,9 % (vs. 28,7 %) signifikant überlegen [23].

Des Weiteren bestätigte die ADAPT-TN-Studie den bekannten engen Zusammen- hang zwischen dem Erreichen einer pCR und der Erkrankungsprognose: Es zeigte sich ein 3-Jahres ereignisfreies Überleben von 92 % vs. 71 % für Patientinnen mit bzw. ohne pCR (p < 0.001) sowie ein 3-Jahres-Gesamtüberleben von 99,1 % vs. 81,6 % (p < 0.001). Interessanterweise übersetzte sich der ausgeprägte Effekt von Carboplatin im Ver- gleich zu Gemcitabin hinsichtlich der pCR nicht in einen signifikanten Unterschied hinsichtlich des ereignisfreien (77,6 % vs. 80,8 %) bzw. des Gesamtüberlebens (84,7 % vs. 92,2 %) [24].

Bis dato ist nicht abschließend geklärt, worin die Ursachen für diese vermeintli- chen Diskrepanzen zwischen neoadjuvantem Endpunkt (pCR) und Überlebensend- punkt liegen – mögliche Erklärungsansätze sind die Größe der Studienpopulation sowie die Tatsache, dass eine postneoadjuvante EC-Chemotherapie im Falle einer pCR ggf. unterlassen werden konnte. In der Tat zeigte sich ein Trend hin zu häufiger postneoadjuvanter EC-Therapie im Gemcitabin-Arm.

Eines der wichtigsten Ergebnisse der ADAPT-TN-Studie ist jedoch der Hinweis darauf, dass die pCR-Raten bei Anthrazyklin-freier Chemotherapie hoch und die kon- sekutiven Überlebensraten für ein tripelnegatives Kollektiv insgesamt sehr gut waren.

Zudem zeigte sich, dass insbesondere bei hoher Expression von Immunmarkern eine postneoadjuvante EC-Therapie keinen weiteren Effekt zeigte. Diese Daten bieten die Grundlage für neue Studienkonzepte hinsichtlich einer Therapie-Deeskalation beim TNBC.

### Postneoadjuvante Therapie

Eine Rationale für die Forderung nach Etablierung neoadjuvanter Chemotherapie-konzepte liegt in der (potenziellen) Möglichkeit, Insuffizienzen in der neoadjuvanten Wirksamkeit (d. h. im Fall von Nichterreichen einer pCR) durch eine postneoadjuvante Therapie auszugleichen. Neben dem HER2-positiven Mammakarzinom (s. dort) beginnen sich postneoadjuvante Chemotherapiekonzepte für Patientinnen mit TNBC zu etablieren.

Ein Meilenstein hierfür ist die postneoadjuvante CREATE-X-Studie. In dieser Studie wurden Patientinnen mit Her2-negativem Mammakarzinom nach Nichterreichen einer pCR nach neoadjuvanter Chemotherapie randomisiert zu Capecitabin (1250 mg/ m$^2$, 2 × /d, Tag 1–14/alle 3 Wochen) für 6 oder 8 Zyklen vs. keine weitere Behandlung. Unter den 37 % Patientinnen mit TNBC ergab sich eine Rate für das erkrankungsfreie Überleben von 69,8 % im Capecitabin-Arm vs. 56,1 % in der Kontrollgruppe und 78,8 % versus 70,3 % für das Gesamtüberleben (s. Abb. 1.10) [25].

Diese Ergebnisse sind abzugrenzen von den Ergebnissen der GEICAM/2003-11_CIBOMA/2004–01-Studie. In dieser Studie wurde eine analoge Capecitabin-Therapie durchgeführt, ein Nichtansprechen auf neoadjuvante Therapie war jedoch nicht gefordert. Infolgedessen waren nur knapp 20 % der Patientinnen im neoadjuvanten Setting behandelt worden; die pCR-Rate lag in diesem Fall bei ca. 25 %. Nicht zuletzt aufgrund dieser fehlenden Risikostratifikation zeigte sich keine statistisch signifikante Verbesserung des 5-Jahres-DFS (79,6 % vs. 76,8 %) durch den Einsatz von Capecitabin. Die Autoren konnten zwar einen statistisch signifikanten Unterschied hinsichtlich des krankheitsfreien (82,6 % vs. 72,9 %) und des Gesamtüberlebens (89,5 % vs. 79,6 %) in einer Subgruppenanalyse stratifiziert nach EGFR und CK5/6-Expression belegen, dies ist jedoch bislang nicht klinisch relevant [26].

### 1.4.2.3 Zielgerichtete Therapien beim frühen TNBC

Ein wichtiges wissenschaftliches Ziel besteht in der Entwicklung und Weiterentwicklung neuer zielgerichteter Substanzen für Patientinnen mit tripelnegativem Mammakarzinom. Der Einsatz zielgerichteter Substanzen ist insbesondere in zwei Situationen relevant:

- Zusätzlich bei Patientinnen, die nicht ausreichend von einer (neoadjuvanten) Chemotherapie profitzieren (Therapie-Eskalation).
- Bei Patientinnen mit TNBC und besonders guter Prognose als Ersatz für (einzelne) Chemotherapien (Therapie-Deeskalation).
  Verschiedene Substanzklassen werden diskutiert:
- Antiangiogenese

- Immunologische Substanzen (z. B. sog. Checkpoint-Inhibitoren)
- PARP-Inhibitoren
- Tyrosinkinase-Inhibitoren (insbesondere Inhibitoren des EGFR-Signalwegs)
- mTor-Inhibitoren
- Inhibitoren des Androgen-Rezeptor-Signalings

Viele dieser Substanzen werden in anderen Kapiteln diskutiert. In diesem Kapitel erfolgt daher eine Beschränkung auf die Substanzen, die im Rahmen klinischer Studien beim frühen Mammakarzinom eingesetzt werden/wurden.

**Erkrankungs-freies Überleben bei Patientinnen mit TNBC**

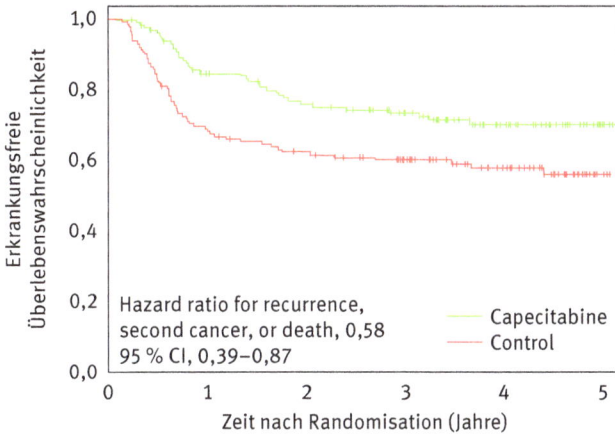

| No. at Risk | | | | | | |
|---|---|---|---|---|---|---|
| Capecitabine | 139 | 109 | 96 | 76 | 42 | 11 |
| Control | 147 | 94 | 84 | 69 | 47 | 6 |

**Gesamtüberleben bei Patientinnen mit TNBC**

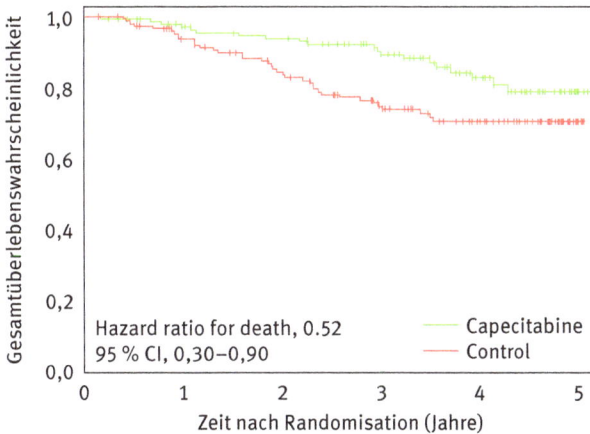

| No. at Risk | | | | | | |
|---|---|---|---|---|---|---|
| Capecitabine | 139 | 124 | 116 | 91 | 50 | 11 |
| Control | 147 | 125 | 108 | 82 | 52 | 9 |

**Abb. 1.10:** Erkrankungsfreies bzw. Gesamtüberleben.

### Antiangiogene Substanzen

Sowohl präklinische als auch translationale Daten legen eine Wirksamkeit von antiangiogenen Substanzen bei Patientinnen mit TNBC nahe. Vor diesem Hintergrund haben sich verschiedene Studien dem Einsatz von Bevacizumab in diesen Indikationen gewidmet. Die Ergebnisse sind jedoch widersprüchlich.

Der Angiogenese-Inhibitor Bevacizumab ist zugelassen zur Erstlinientherapie des metastasierten HER2-negativen Mammakarzinoms in Kombination mit Paclitaxel oder Capecitabin. Seine Rolle in der Therapie des TNBC mit kurativer Intention ist in verschiedenen (neo-)adjuvanten Studien (z.B. Beatrice, GeparQuinto, NSABP-B40) untersucht worden [27]. Diesen Studien gemeinsam ist der Nachweis erhöhter pCR-Raten bei Patientinnen mit TNBC durch den neoadjuvanten Einsatz von Bevacizumab. Allerdings konnte dieser Vorteil nicht regelmäßig in eine Verbesserung der Prognose der Patientinnen übersetzt werden: Während beispielsweise in der NSABP-B40-Studie durch Bevacizumab eine Verbesserung der Prognose erreicht werden konnte [28], führte der Einsatz von Bevacizumab in der Nachbeobachtung der GeparQuinto-Studie sowie der adjuvanten BEATRICE-Studie nicht zu einer verbesserten Prognose [29].

Vor diesem Hintergrund ist der Einsatz von antiangiogenen Therapien derzeit kein Bestandteil der Routinetherapie des TNBC. Nicht zuletzt ist die Zulassung von Bevacizumab beim Mammakarzinom streng auf die metastasierte Situation beschränkt.

### Immunonkologie beim TNBC

Ein zentraler Ansatz zur Unterwanderung von Immunmechanismen durch Tumorzellen sind die sogenannten Immun-Checkpoints. Hierdurch kann die zelluläre Immunantwort gegenüber Tumorzellen abgewehrt und Immuntoleranz induziert werden. Durch die Alteration der Checkpoints und/oder deren Begleitmoleküle können ko-stimulatorische und ko-inhibitorische Signale beeinflusst werden, um somit die Immun-Homöostase in einer Weise zu beeinflussen, dass Anti-Tumor-Effekte generiert werden können [30]. Durch eine Demaskierung der Tumorzellen gegenüber dem Immunsystem können Tumorzellen für das Immunsystem erkennbar und angreifbar gemacht werden. Die Wahrscheinlichkeit dafür, dass eine Therapie wirkt, hängt bei den unterschiedlichen Tumorentitäten maßgeblich von der Mutationsfrequenz ab. Die Tatsache, dass die Mutationsfrequenz insbesondere beim tripelnegativen Mammakarzinom hoch ist, dient als Rationale für den Einsatz dieser Substanzen beim TNBC.

Der Einsatz von Immunonkologika beim TNBC ist bislang klinischen Studien vorbehalten. Der überwiegende Teil der vorliegenden Daten bezieht sich auf das metastasierte (tripelnegative) Mammakarzinom. Unmittelbar klinisch relevant ist die Kombination Atezolizumab plus nab-Paclitaxel beim metastasierten TNBC, die auf der Basis von Ergebnissen einer randomisierten Phase-III-Studie (IMpassion 130) vor der Zulassung in der Erstliniensituation steht. Nach einer medianen Nachbeobachtungszeit von 12,9 Monaten wurde durch die Kombination ein signifikant längeres medianes PFS für die Intent-to-Treat-(ITT)-Population gegenüber der Monotherapie mit nab-Paclitaxel erreicht (7,2 vs. 5,5 Monate). Besonders beeindruckend sind die Ergebnisse der vorläufigen Auswertung zum Gesamtüberleben: Hier zeigte sich in der Subgruppe von Patientinnen mit metastasiertem TNBC mit PD-L1-positiven Immunzellen ein klinisch bedeutsamer Überlebensvorteil von 9,5 Monaten (25,0 vs. 15,5 Monate [31]).

Der PD-L1-Inhibitor Durvalumab wurde in der neoadjuvanten GeparNuevo-Studie untersucht. In der Studie wurden 174 Patientinnen zu einer neoadjuvanten Anthrazyklin-Taxan-Chemotherapie mit Durvalumab 1,5 g i. v. bzw. Placebo alle 4 Wochen randomisiert. Besonders erwähnenswert ist ein vor die 12-wöchige Kombinationstherapie geschaltetes, 2-wöchiges Monotherapie-Fenster, in dem die Studien-Substanz allein bzw. Placebo appliziert wurde (s. Abb. 1.11). Es zeigte sich ein numerischer, jedoch nicht statistisch signifikanter Vorteil zugunsten des Durvalumab-Arms (53,4 %) vs. Placebo (44,2 %). Ein überraschendes Ergebnis ergab sich in der Subgruppe der 117 Patientinnen, die mit dem 2-wöchigen Durvalumab-Monotherapie-Fenster behandelt wurden: Hier zeigte sich ein beinahe signifikanter Unterschied für die pCR (61,0 % vs. 41,4 % [32]).

Bislang ist die biologische Bedeutung des prätherapeutischen Monotherapie-Fensters nicht eindeutig verstanden – ebenso wenig ob das Monotherapie-Fensters tatsächlich Voraussetzung für die Wirksamkeit von Immunonkologika ist. Monotherapie-Fenster sind jedoch Bestandteil der überwiegenden Anzahl der immunonkologischen Studien.

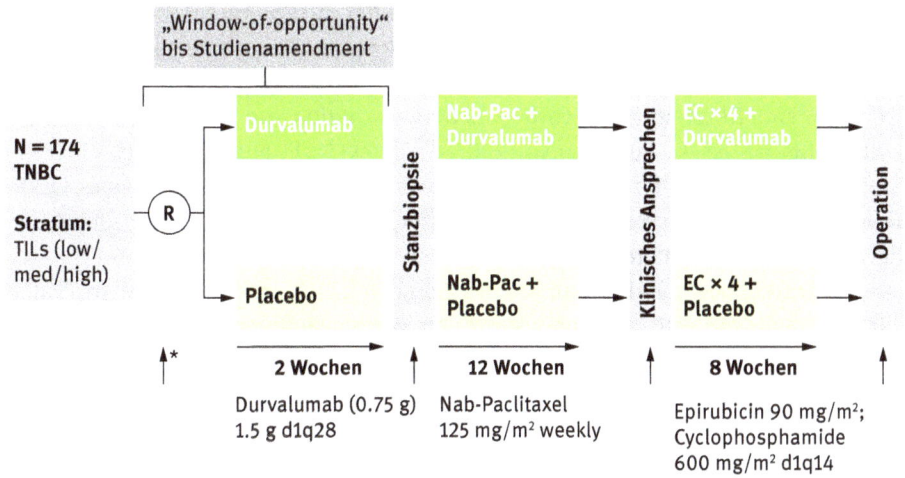

Abb. 1.11: Studiendesign GeparNuevo.

Einige Studien werden derzeit vorbereitet bzw. durchgeführt:

– *GeparDouze (GBG-69):* eine multizentrische, prospektive, randomisierte, doppelblinde Phase–III-Studie unter Verwendung des PD-L1-Inhibitors Atezolizumab (MPDL3280A) oder Placebo in Kombination mit einer neoadjuvanten Chemotherapie bestehend aus Paclitaxel wöchentlich in Kombination mit Carboplatin alle 3 Wochen, gefolgt von Atezolizumab/Placebo in Kombination mit AC/EC beim frühen TNBC.

– *IMpassion-031 (NCT03197935):* eine neoadjuvante, doppelblinde Phase-III-Studie, in der Patientinnen mit TNBC zur neoadjuvanten Therapie mit Atezolizumab versus Placebo randomisiert werden. Hinzu kommt eine Chemotherapie mit nab-Paclitaxel, gefolgt von Doxorubicin/Cyclophosphamid.

– *KEYNOTE-173:* eine Phase 1b1-Studie, in der die Sicherheit und Wirksamkeit von Pembrolizumab in Kombination mit 6 verschiedenen Chemotherapie-Regimen bei Patientinnen mit TNBC untersucht werden.

– *KEYNOTE-522 (NCT03036488):* korrespondierende adjuvante Phase-III-Studie, bei der die Studienintervention (Pembrolizumab versus Placebo) auch adjuvant fortgesetzt wird (ca. 27 Wochen).

### PARP-Inhibitoren beim TNBC

PARP-Inhibitoren sind Hemmstoffe des Enzyms Poly-ADP-Ribose-Polymerase (PARP) und werden eingesetzt, um zu verhindern, dass Krebszellen einen (z.B. h durch Zytostatika induzierten) DNA-Schaden reparieren und so überleben können. PARP repräsentiert somit einen wichtigen Mechanismus der intrazellulären DNA-Reparatur, der u. a. Defekte in der BRCA-vermittelten DNA-Reparatur kompensieren kann.

Es ist davon auszugehen, dass diese Funktion insbesondere dann von Bedeutung ist, wenn eine *BRCA*-Mutation vorliegt bzw. die Funktion von *BRCA* anderweitig beeinträchtigt ist. Ist die Funktion von BRCA1/2 defekt, z. B. auf dem Boden einer genetischen/somatischen BRCA-1/2-Mutation und wird durch den Einsatz eines PARP-Hemmers die Funktion von PARP iatrogen gehemmt, spricht man von dem Phänomen der „synthetischen Letalität".

Die Funktion von PARP-Inhibitoren wird ausführlich im Kap. 2 erläutert. Daten zur Therapie des hereditären metastasierten Mammakarzinoms liegen zunehmend vor und PARP-Inhibitoren stehen kurz vor Zulassung.

Für die Primärtherapie liegen allerdings bisher nur wenige Daten vor. Erwähnenswert sind die Ergebnisse einer kleinen neoadjuvanten Studie zur Monotherapie mit Talazoparib beim hereditären Mammakarzinom. Litton et al. berichteten im Rahmen des ASCO 2018 von den Ergebnissen der Studie, in die 17 Patientinnen mit hereditärem tripelnegativem Mammakarzinom eingeschlossen wurden. Den Patientinnen wurde Talazoparib über einen Zeitraum von 2 Monaten verabreicht, anschließend waren die Tumore bei allen Patientinnen klinisch deutlich verkleinert. Eine pathologische Komplettremission nach 6 Monaten Therapie wurde bei 53 % der Patientinnen festgestellt.

Insgesamt wurde die Behandlung mit Talazoparib gut vertragen. Demzufolge wird die Anwendbarkeit nun in weiteren Studien getestet, um das Tumoransprechen unter Talazoparib-Therapie über einen Zeitraum von 4–6 Monaten beurteilen zu können. Eine Behandlung außerhalb von Studien ist bislang nicht möglich, da Talazoparib noch nicht zugelassen ist.

Auch für das hereditäre TNBC werden/wurden verschiedene Studien im kurativen Setting durchgeführt:

– *Olympia-Studie (NCT02032823):* Patientinnen mit tripelnegativem und Luminal-B-Mammakarzinom in der High-risk-Situation wurden randomisiert zu 2 × 300 mg/d Olaparib für 1 Jahr versus Placebo. Primärer Studienendpunkt ist das invasive erkrankungsfreie Überleben (invasive disease-free recurrence, IDFS).
– *GeparOLA-Studie:* randomisierte Phase-II-Studie zum Vergleich von Paclitaxel/Olaparib versus Paclitaxel/Carboplatin gefolgt von Epirubicin/Cyclophosphamid als neoadjuvante Behandlung von Patienten mit HER2-negativem primärem Brustkrebs mit
– *NCT01074970:* postneoadjuvante Studie unter Verwendung von Rucarib in Kombination mit Cisplatin versus Cisplatin-Monotherapie in einem Kollektiv, das dem der Olympia-Studie vergleichbar ist (Patientinnen mit TNBC oder Luminal-B-Karzinom und nachgewiesener BRCA1/2-Mutation), nach abgeschlossener neoadjuvanter Chemotherapie mit Residualtumoren.

### Antiandrogene Substanzen Therapie beim TNBC

Nicht zuletzt seit der Identifikation/Definition des sog. Luminal-Androgen-Receptor-like (LAR)-Subtyps als einem der tripelnegativen Subtypen gilt es als anerkannt, dass bei einer der Subgruppen des tripelnegativen Mammakarzinoms die Funktion des Androgenrezeptors (AR) eine biologische Funktion besitzt. Vor diesem Hintergrund liegt es nahe, auch eine therapeutische Bedeutung des AR bei einigen tripelnegativen Mammakarzinomen zu postulieren. Zellkulturanalysen belegen zudem eine Wachstumshemmung tripelnegativer Zelllinien nach Behandlung mit dem Antiandrogen Enzalutamid. Erste Daten zur Enzalutamid-Monotherapie beim fortgeschrittenen AR-positiven TNBC liegen vor. 118 Patientinnen wurden behandelt, von denen 78 auswertbar waren. Es zeigte sich nach 16 Wochen Enzalutamid-Therapie ein Ansprechen (stabile Situation oder partielle/komplette Remission, clinical benefit rate [CBR]) von 33 %. Insgesamt war die Therapie gut verträglich, die einzige Grad-3-Nebenwirkung zeigte sich in Bezug auf Fatigue [33].

Insgesamt sind die Daten zur antiandrogenen Therapie vielversprechend – jedoch bislang wenig umfangreich. Infolgedessen existieren in Bezug auf antiandrogene Therapien viele offene Fragen: Es ist beispielsweise nicht bekannt, ab welcher Androgen-Rezeptor-Expression pro Tumorzelle ein Einsatz sinnvoll ist. Andererseits gibt es Patientinnen mit fortgeschrittener und sehr chemotherapieresistenter Erkrankung, bei denen diese Therapie erwogen werden kann – nicht zuletzt vor dem Hintergrund, dass Antiandrogene durch Zulassung bei anderen Entitäten grundsätzlich im Rahmen eines Off-Label-Uses zur Verfügung stehen. Grundsätzlich sollte aber ein Einsatz im Rahmen von Studien vorgezogen werden.

Studien mit klinischen Endpunkten zum Einsatz antiandrogener Therapien rekrutieren derzeit überwiegend in der metastasierten Situation. Studienansätze umfassen beispielsweise den Einsatz in Kombination mit PARP-Inhibitoren [34].

**Fazit für die klinische Arbeit**
- Das tripelnegative Mammakarzinom ist ein grundsätzlich aggressiver Subtyp mit einer im Verhältnis zu anderen Subtypen schlechteren Prognose.
- Die Prognose des TNBC hängt jedoch von verschiedenen Faktoren ab, beispielsweise dem Ansprechen auf Chemotherapie und der Zugehörigkeit zu verschiedenen biologischen Subtypen.
- Die neoadjuvante Chemotherapie ist die Grundlage der systemischen Therapie des frühen TNBC. Diese sollte neben Anthrazyklinen und Taxanen auch Platinanaloga enthalten.
- Der Einsatz von zielgerichteten Substanzen ist bislang auf klinische Studien beschränkt.

## Literatur

[1] Gluz O et al. Triple-negative breast cancer – current status and future directions. Ann Oncol. 2009;20(12):1913–27.

[2] Carey L et al. Triple-negative breast cancer: disease entity or title of convenience? Nat Rev Clin Oncol. 2010;7(12):683–92.

[3] Lehmann et al. Identification of human triple-negative breast cancer subtypes and preclinical models for selection of targeted therapies. J Clin Invest. 2011;121(7):2750–67.

[4] Lehmann et al. Refinement of Triple-Negative Breast Cancer Molecular Subtypes: Implications for Neoadjuvant Chemotherapy Selection. LoS One. 2016;11(6):e0157368.

[5] Masuda H et al. Differential response to neoadjuvant chemotherapy among 7 triple-negative breast cancer molecular subtypes. Clin Cancer Res. 2013;19(19):5533–40.

[6] Liedtke C et al. Response to neoadjuvant therapy and long-term survival in patients with triple-negative breast cancer. J Clin Oncol. 2008;26(8):1275–81.

[7] Symmans WF et al. Long-Term Prognostic Risk After Neoadjuvant Chemotherapy Associated With Residual Cancer Burden and Breast Cancer Subtype. J Clin Oncol. 2017;35(10):1049–1060.

[8] Hahnen E et al. Germline Mutation Status, Pathological Complete Response, and Disease-free Survival in Triple-Negative Breast Cancer: Secondary Analysis of the GeparSixto Randomized Clinical Trial. JAMA Oncol 2017;3 (10):1378–85.

[9] Couch FJ, Hart SN, Sharma P et al. Inherited mutations in 17 breast cancer susceptibility genes among a large triple-negative breast cancer cohort unselected for family history of breast cancer. J Clin Oncol 2015;33(4):304–11.

[10] Fasching PA, Loibl S, Hu C et al. BRCA1/2 Mutations and Bevacizumab in the Neoadjuvant Treatment of Breast Cancer: Response and Prognosis Results in Patients With Triple-Negative Breast Cancer From the GeparQuinto Study. J Clin Oncol 2018;36(22): 2281–87.

[11] Turner N, Tutt A, Ashworth A. Hallmarks of ‚BRCAness‘ in sporadic cancers. Nat Rev Cancer 2004;4:814–9.

[12] Telli ML et al. Homologous Recombination Deficiency (HRD) Score Predicts Response to Platinum-Containing Neoadjuvant Chemotherapy in Patients with Triple-Negative Breast Cancer. Clin Cancer Res 2016;22 (15): 3764–73.

[13] Loibl S, Weber KE, Timms KM et al. Survival analysis of carboplatin added to an anthracycline/ taxane-based neoadjuvant chemotherapy and HRD score as predictor of response – final results from GeparSixto. Ann Oncol. 2018;29(12):2341–7.

[14] Cortazar P, Zhang L, Untch M et al. Meta-analysis Results from the Collaborative Trials in Neo-adjuvant Breast Cancer (CTNeoBC). Cancer Res 2012;72:93 s.

[15] Liedtke C, Mazouni C, Hess KR et al. Response to neoadjuvant therapy and long-term survival in patients with triple-negative breast cancer. J Clin Oncol 2008;26:1275–81.

[16] von Minckwitz G, Schneeweiss A, Loibl S et al. Neoadjuvant carboplatin in patients with triple-negative and HER2-positive early breast cancer (GeparSixto; GBG 66): a randomised phase 2 trial. Lancet Oncol 2014;15:747–56.

[17] Loibl S et al. Survival analysis of carboplatin added to an anthracycline/taxane-based neo-adjuvant chemotherapy and HRD score as predictor of response-final results from GeparSixto. Ann Oncol. 2018;29: 2341–47.

[18] Sikov WM, Berry DA, Perou CM et al. Impact of the Addition of Carboplatin and/or Bevacizumab to Neoadjuvant Once-per-Week Paclitaxel Followed by Dose-Dense Doxorubicin and Cyclo-phosphamide on Pathologic Complete Response Rates in Stage II to III Triple-Negative Breast Cancer: CALGB 40603 (Alliance). J Clin Oncol 2015;33(1):13–21.

[19] Schneeweiss et al. Intense dose-dense epirubicin, paclitaxel, cyclophosphamide versus weekly paclitaxel, liposomal doxorubicin (plus carboplatin in triple-negative breast cancer) for neo-adjuvant treatment of high-risk early breast cancer (GeparOcto-GBG 84): A randomised phase III trial. Eur J Cancer. 2019;106:181–92.

[20] Yardley DA, Daniel B, Inhorn RC et al. SPARC microenvironment signature (SMS) analysis of a phase II trial of neoadjuvant gemcitabine (G), epirubicin (E), and nab-paclitaxel (nab-P) in locally advanced breast cancer (LABC). J Clin Oncol 2010;28:10574.

[21] Yardley DA, Raefsky E, Castillo R et al. Results of a multicenter pilot study of weekly nab pacli-taxel, carboplatin with bevacizumab and trastuzumab as neoadjuvant therapy in HER2 + locally advanced breast cancer with SPARC correlatives. J Clin Oncol. 2009;27:527.

[22] Von Hoff DD, Ramanathan RK, Borad MJ et al. Gemcitabine plus nab-paclitaxel is an ac-tive regimen in patients with advanced pancreatic cancer: a phase I/II trial. J Clin Oncol. 2011;29(34):4548–54.

[23] Gluz O et al. Comparison of Neoadjuvant Nab-Paclitaxel + Carboplatin vs Nab-Paclitaxel + Gem-citabine in Triple-Negative Breast Cancer: Randomized WSG-ADAPT-TN Trial Results. J Natl Cancer Inst. 2018;110(6):628–37.

[24] Gluz et al. No survival benefit of chemotherapy escalation in patients with pCR and "high-im-mune" triple-negative early breast cancer in the neoadjuvant WSG-ADAPT-TN trial. SABCS 2018

[25] Masuda N et al. Adjuvant Capecitabine for Breast Cancer after Preoperative Chemotherapy. N Engl J Med. 2017;376(22):2147–59.

[26] Lluch A, Barrios CH, Torrecillas L et al. Phase III Trial of Adjuvant Capecitabine After Stan-dard Neo-/Adjuvant Chemotherapy in Patients With Early Triple-Negative Breast Cancer (GEICAM/2003-11_CIBOMA/2004-01). J Clin Oncol. 2020;38(3):203–213.

[27] Gerber B, Loibl S, Eidtmann H et al. Neoadjuvant bevacizumab and anthracycline-taxane-based chemotherapy in 678 triple-negative primary breast cancers; results from the geparquinto study (GBG 44). Ann Oncol. 2013;24(12):2978–84.

[28] Bear HD et al. Neoadjuvant plus adjuvant bevacizumab in early breast cancer (NSABP B-40 [NRG Oncology]): secondary outcomes of a phase 3, randomised controlled trial. Lancet Oncol. 2015 ;16(9):1037–48.

[29] von Minckwitz G, Loibl S, Untch M et al. Survival after neoadjuvant chemotherapy with or without bevacizumab or everolimus for HER2-negative primary breast cancer (GBG 44-Ge-parQuinto)dagger. Ann Oncol 25:2363–72, 2014; Cameron D, Brown J, Dent R, et al: Adjuvant

bevacizumab-containing therapy in triple-negative breast cancer (BEATRICE): primary results of a randomised, phase 3 trial. Lancet Oncol 2013;14:933–42.

[30] Bedognetti D, Maccalli C, Bader SB, Marincola FM, Seliger B. Checkpoint Inhibitors and Their Application in Breast Cancer. Breast care 2016;11(2):108–15.

[31] Schmid et al. Atezolizumab and Nab-Paclitaxel in Advanced Triple-Negative Breast Cancer. N Engl J Med. 2018 ;379(22):2108–21.

[32] Loibl et al. A randomised phase II study investigating durvalumab in addition to an anthracy-cline taxane-based neoadjuvant therapy in early triple negative breast cancer – clinical results and biomarker analysis of GeparNuevo study. Ann Oncol. 2019 ;pii: mdz158. doi: 10.1093/annonc/mdz158

[33] Traina et al. Enzalutamide for the Treatment of Androgen Receptor-Expressing Triple-Negative Breast Cancer. J Clin Oncol. 2018;36(9):884–90.

[34] Sang M et al. Effect of AR antagonist combined with PARP1 inhibitor on sporadic triple-negative breast cancer bearing AR expression and methylation-mediated BRCA1 dysfunction. Biomed Pharmacother. 2019;111:169–77.

# 2 Therapie des metastasierten Mammakarzinoms

## 2.1 Tumorbiologie des metastasierten Mammakarzinoms (inkl. MRD/CTC)

Tanja Fehm

### 2.1.1 Inzidenz und Prognose des metastasierten Mammakarzinoms in Abhängigkeit von der Tumorbiologie

Trotz des zunehmenden Fortschritts in der Therapie des primären Mammakarzinoms entwickeln bis zu 30 % der Patientinnen mit Mammakarzinom Fernmetastasen. Das metastasierte Mammakarzinom gilt trotz der heute zur Verfügung stehenden therapeutischen Optionen per definitionem nicht als heilbar, sondern als chronische Erkrankung. Das mittlere Überleben metastasierter Patientinnen beträgt 18 bis 24 Monate, abhängig u. a. von der Tumorbiologie (molekularer Subtyp) sowie der Metastasenlokalisation. In den letzten Jahren werden allerdings auch zunehmend metastasierte Patientinnen beobachtet, die unter zielgerichteten Therapien (z. B. duale Blockade mit Trastuzumab / Pertuzumab) eine Langzeitremission erreichen. Weitere relevante prognostische Faktoren sind:

–   Molekularer Subtyp (Luminal- versus HER2-Subtyp/tripel-negativ)
–   Performance-Status
–   Metastasenlokalisation (Knochen versus viszerale Metastasen)
–   Rezidivfreies Intervall > 2 Jahre
–   Zirkulierende Tumorzellen

Die Wahrscheinlichkeit für eine Fernmetastasierung hängt vor allem vom molekularen Subtyp ab. Die höchste Wahrscheinlichkeit für eine Fernmetastasierung weisen Patientinnen mit einem tripelnegativen Mammakarzinom auf. Hingegen ist die Inzidenz der Metastasierung bei Patientinnen mit einem Luminal-A-Primärtumor am geringsten [1]. Die häufigste Lokalisation der Fernmetastasen ist der Knochen gefolgt von Lunge und Leber. Der Anteil hepatischer, pulmonaler sowie zerebraler Metastasierungen ist bei Patientinnen mit einem Primarius vom HER2-Subtyp in Vergleich zu den anderen Subtypen jedoch erhöht [2].

https://doi.org/10.1515/9783110580662-002

### 2.1.2 Allgemeine Therapiekonzepte beim metastasierten Mammakarzinom in Abhängigkeit von der Tumorbiologie

Die wichtigsten Therapieprinzipien in der nicht kurativen Situation sind neben der möglichen Verlängerung des Überlebens vor allem die Erhaltung einer guten Lebensqualität und Autonomie der Patientin sowie die Kontrolle von Symptomen. Die Wahl der Therapie beim metastasierten Mammakarzinom richtet sich vor allem nach dem molekularen Subtyp (Tab. 2.1) und wird entsprechend in den nachfolgenden Abschnitten erläutert.

Da sich die Tumorbiologie im Krankheitsverlauf ändern kann, wird eine Biopsie der Metastase in nationalen und internationalen Leitlinien empfohlen. Änderungen des Hormonrezeptorstatus sind in 20–30 % aller Fälle beschrieben. Meist werden hormonrezeptorpositive Tumore hormonrezeptornegativ. Änderungen des HER2-Status treten mit ca. 10 % insgesamt seltener auf. Die Veränderung der Tumorbiologie lässt sich durch den Therapiedruck und die entsprechende Selektion von Tumorklonen erklären. Zusätzlich kommen natürlich auch neu aufgetretene Mutationen im Rahmen der Tumorprogression infrage.

In den letzten Jahren hat neben der Bestimmung der tumorbiologischen Faktoren die molekulargenetische Analyse von Metastasen zunehmend an Bedeutung gewonnen. Grundlage ist die Annahme, dass die Krebserkrankung – in diesem Fall das Mammakarzinom – durch genetische Mutationen bedingt ist. Diese führen zu gestörten Signaltransduktionswegen bzw. -netzwerken und letztendlich zur Tumorentstehung. Die Identifikation dieser Mutationen durch z. B. Next-Generation-Sequencing erlaubt eine therapeutische Nutzung („personalisierte Medizin").

Die Zahl der genomischen Faktoren, die bei der Wahl der palliativen Therapie beim metastasierten Mammakarzinom eine Rolle spielen, ist bislang limitiert. Hierzu zählen u. a. Mutationen des Östrogen- oder HER2-Rezeptors sowie *PIK3CA*-Mutationen. Mittlerweile gibt es auch kommerzielle Gen-Panels mit entsprechenden Analyseplattformen (z. B. GPS cancer, Foundation one oder Molecular Health), die eine umfangreiche molekulare Charakterisierung des Tumors erlauben. Optimal ist, dass

**Tab. 2.1:** Therapiekonzepte beim metastasierten Mammakarzinom, angelehnt an den aktuellen Therapieempfehlungen der AGO Mamma [3].

| Molekularer Subtyp | Therapiekonzept |
| --- | --- |
| Luminal (ohne viszerale Krise) | Endokrinbasierte Therapie |
| Luminal (mit viszeraler Krise) | Chemotherapie ± Bevacizumab |
| HER2-Subtyp | Chemotherapie mit HER2-zielgerichteter Therapie |
| Tripel-negativ | Experimentelle Studien Chemotherapie ± Bevacizumab |

dafür infrage kommende Patientinnen in einem molekularen Tumorboard vorgestellt und in entsprechende Studienkonzepte oder -netzwerke (z. B. Basket-Trials) eingebunden werden, da der therapeutische Stellenwert der molekular ausgerichteten Therapie bisher nicht genügend validiert ist.

Hiervon zu trennen sind die nachgewiesenen Mutationen der Gene *BRCA1* und *BRCA2* in der Keimbahn von Mammakarzinom-Patientinnen. Für solche Patientinnen mit einem hereditären Mammakarzinom hat sich eine Therapie mit PARP-Inhibitoren (z. B. Olaparib, Talazoparib) als effizient erwiesen, weshalb sie als Therapieoption verfügbar ist.

Die größte Herausforderung bei der Behandlung des metastasierten Mammakarzinoms stellt seine große Heterogenität innerhalb einer, aber auch zwischen verschiedenen Metastasen dar, die z. B. in der unterschiedlichen Expression bekannter prädiktiver Marker (ER, PR oder HER2) variieren. Darüber hinaus findet durch die Therapie eine Selektion von (therapieresistenten) Tumorzell-Klonen oder im longitudinalen Verlauf De-novo-Mutationen in primär sensitiven Zellen statt, die zu einer möglichen Therapieresistenz führt. Ein kontinuierliches Therapiemonitoring, das auch die Änderung der Tumorbiologie berücksichtigt, ist aus diesem Grund zur Optimierung der Therapie essenziell. Aus diesem Grund hat in den letzten Jahren zunehmend die sog. Liquid Biopsy an Bedeutung gewonnen. Unter Liquid Biopsy wird die Bestimmung therapierelevanter Marker u. a. über die Analyse frei zirkulierender DNA (ctDNA) oder zirkulierender Tumorzellen (CTC) verstanden. Diese ermöglicht zu jedem Zeitpunkt der Therapie eine Erhebung des Status quo der therapierelevanten Marker bzw. des Mutationsprofils. Therapeutische Konsequenzen sollten allerdings derzeit ebenfalls nur im Rahmen von Studien gezogen werden.

In der Behandlung des metastasierten Mammakarzinoms wurden in den letzten Jahren deutliche Fortschritte erzielt. Zugrunde liegt vor allem das bessere Verständnis der Metastasierungskaskade. Aus diesem Grund soll im Nachfolgenden ein kurzer Überblick über die Tumorbiologie der Metastasierung gegeben werden.

### 2.1.3 Tumorbiologische Grundlagen der Metastasierung

Die Metastasierung (von griech. „metastasis" = Umstellung, Wanderung) beschreibt einen komplexen mehrstufigen Prozess („Metastasierungskaskade"), bei dem Tumorzellen den Primärtumor verlassen und über die Blutzirkulation in distante Organe, z. B. Lunge, Leber oder Knochen, gelangen, um dort Metastasen zu bilden. Die Metastasierungskaskade ist insgesamt höchst ineffizient. Basierend auf Tiermodellen überlebt nur ein äußerst geringer Prozentsatz von ca. 1 % der zirkulierenden Tumorzellen (CTC) in der Blutzirkulation. Letztendlich besitzen nur etwa 0,01 % dieser Zellen überhaupt das Potenzial, Metastasen in peripheren Organen zu bilden [4]. Dies bestätigt auch die Beobachtung, dass nur ca. 50 % aller primären Mammakarzinom-Patientinnen mit Nachweis zirkulierender oder disseminierter Tumorzellen (DTCs) tatsächlich eine Fernmetastasierung im weiteren Verlauf entwickeln. Derzeit werden translational große Anstrengungen unternommen, CTCs und DTCs als Surrogatmarker für eine minimale Resterkrankung (MRD) zu isolieren und entsprechend zu charakterisieren, um die molekularen Mechanismen der Metastasierung besser zu verstehen.

Darüber hinaus trägt das Tumormikroenvironment entscheidend zur Entwicklung von Fernmetastasen bei. Paget veröffentlichte erstmals im Jahre 1889 seine „Seed and Soil"-Hypothese [5]. Diese besagt, dass die Bildung von Metastasen auf der Interaktion von Tumorzellen („seed") und einem günstigen Mikromilieu („soil") beruht. Nur dort, wo die Tumorzelle ideale Bedingungen vorfindet, ist die Entstehung von Metastasen möglich.

### 2.1.3.1 Tumorprogression

Derzeit werden zwei Modelle zur Tumorprogression bzw. Metastasenentstehung diskutiert – das Modell der linearen Tumorprogression und Metastasierung sowie das Modell der parallelen Progression von Primärtumor und Metastasen (s. Abb. 2.1). Beide Modelle werden durch entsprechende klinische Daten unterstützt.

Das **lineare Progressionsmodell** impliziert, dass die Metastasierung ein spätes Ereignis in der Tumorevolution darstellt (s. Abb. 2.1). Die Voraussetzung für eine Progression des Tumors ist eine Anzahl klinisch relevanter Mutationen, die zur Aktivierung von Onkogenen und zur Inaktivierung von Tumorsuppressorgenen führen und durch diesen linearen Selektionsprozess somit Tumorzellen befähigen, den Primärtumor zu verlassen und in den peripheren Organen Metastasen zu bilden. Da die Tumormasse während der Tumorevolution zunimmt, korreliert die Fähigkeit zur Metastasierung mit der Tumorgröße des Primärtumors und damit mit dessen Malignität, reflektiert durch die Anzahl der genetischen Aberrationen. Die nachgewiesene Korrelation zwischen Tumorgröße und Dauer des metastasenfreien Überlebens [6] unterstützt diese Hypothese. Ebenso lassen sich häufig ähnliche Genexpressionsmuster im Primärtumor und korrespondierende Metastase nachweisen. Klinisch relevant bei diesem Modell ist der Aspekt, dass kleine Tumoren nur eine geringe Metastasierungswahrscheinlichkeit haben und demzufolge die Früherkennung im Rahmen des Mammografie-Screenings ausschlaggebend für die Reduktion der Brustkrebsmortalität ist.

Im Gegensatz dazu steht das **Modell der parallelen Tumorprogression** (s. Abb. 2.1). Es beruht auf der Hypothese, dass die Dissemination von Zellen des Primärtumors bereits in Frühstadien der Pathogenese des Mammakarzinoms erfolgt und die Entstehung bzw. das Wachstum von Fernmetastasen parallel zum Wachstum des Primarius verläuft [7]. Das Mammakarzinom muss somit von Anfang an als eine systemische Erkrankung verstanden und deshalb auch in den Frühstadien systemisch behandelt werden. Die Malignität und damit das metastatische Potenzial der Tumorzellen korreliert demnach nicht mit der longitudinalen Entwicklung des Primärtumors. Persistierende Tumorzellen an sekundären Lokalisationen entwickeln sich un-

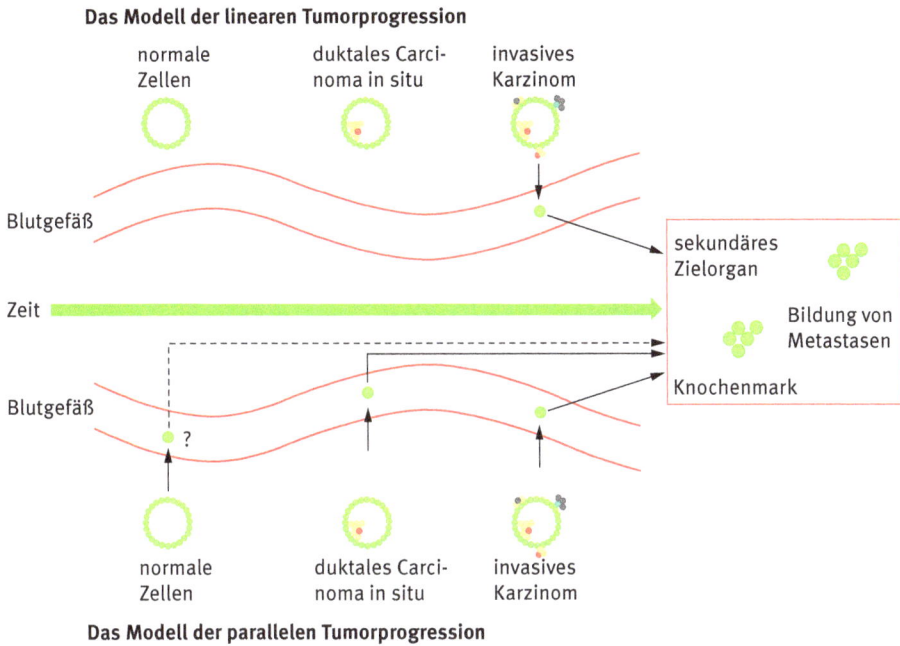

**Abb. 2.1:** Schematische Darstellung der Modelle zur linearen und parallelen Tumorprogression.

abhängig vom Primärtumor. Untermauert wird dieses Modell durch Tierexperimente, in denen DTCs bereits in den nicht invasiven Frühstadien der atypischen duktalen Hyperplasie sowie dem duktalen In-situ-Karzinom (DCIS) nachgewiesen werden konnten [8]. Darüber hinaus können Primärtumor und Metastase sich hinsichtlich ihrer Tumorbiologie komplett unterscheiden. Die therapeutische Konsequenz ist – basierend auf diesem Modell –, dass adjuvante Therapiekonzepte sich am Phänotyp der minimalen Resterkrankung und nicht am Primärtumor orientieren sollten, um die Wahrscheinlichkeit einer Metastasierung zu minimieren [9]. Aufgrund der geringen Nachweisrate von CTCs im Blut zum Zeitpunkt der Erstdiagnose fehlen entsprechende klinische Studien, um diesen Ansatz zu verfolgen.

## 2.1.3.2 Invasion und Intravasation

Wie bereits diskutiert, ist der entscheidende Schritt in der Metastasierungskaskade das Verlassen des Primärtumors und die anschließende Intravasation der Tumorzellen. Hierzu ist der Verlust der Zell-Zell-Adhäsion notwendig, der durch einen Prozess in Gang gesetzt wird, der während der Embryonalentwicklung aktiv ist – die epithelial-mesenchymale Transition (EMT). Diese wird über Transkriptionsfaktoren wie SNAIL, TWIST, ZEB1 und ZEB2 vermittelt [10]. Die EMT unterdrückt die Expression epithelialer Adhäsionsmoleküle (z. B. E-Cadherin, EpCAM, MUC1, Zytokeratine) und führt zur Heraufregulation mesenchymaler Proteine (z. B. N-Cadherin und Vimentin) in der Tumorzelle [11],[12]. Als Ergebnis wird das Zytoskelett umstrukturiert, Zell-Zell- und Zell-ECM-Kontakte gehen verloren, die betroffenen Zellen verlieren ihre Polarität und die Zellmigration wird gefördert. Unterstützt wird dieser Vorgang durch verschiedene Mediatoren wie Zelladhäsions-Moleküle (z. B. E-Cadherin), Integrine, Proteasen (z. B. Matrix-Metallproteinasen) sowie Wachstumsfaktoren (z. B. VEGF, EGF, CSF-1) [13],[14],[15]. Im Interstitium interagieren Tumorzellen mit den dort befindlichen Stromazellen (z. B. Fibroblasten, Adipozyten, mesenchymale Stammzellen, Makrophagen) [16], die durch freigesetzte Mediatoren wie Wnt, TGF–β und FGF das invasive Verhalten der Tumorzellen verstärken können [17]. Das Tumormikroenvironment (soil) spielt somit eine entscheidende Rolle für die Entstehung von Metastasen.

### 2.1.3.3 Zirkulation

Im nächsten Schritt dringen Tumorzellen in das Blutgefäß- bzw. Lymphsystem ein. Neu gebildete Blutgefäße im Tumor zeichnen sich häufig durch besonders instabile, durchlässige Gefäßwände aus, da deren Endothelzellen unorganisierte Zellverbindungen eingehen [18]. Sie ermöglichen einen unkomplizierten Eintritt in die Blutzirkulation. Tumorzellen zirkulieren als Einzelzellen, an Thrombozyten aggregiert sowie als Cluster [19]. Während der Zirkulation sind CTCs zahlreichen lebensfeindlichen Einflüssen, z. B. hohen Scherkräften im Kapillarsystem, sowie der Immunabwehr ausgesetzt, weshalb die meisten durch Apoptose zugrunde gehen. Nur ca. 1 % der CTCs kann in der Blutzirkulation überleben.

### 2.1.3.4 Extravasation

In der Phase der Extravasation müssen die CTCs in der Lage sein, das Blutgefäßsystem zu verlassen, sich im Kapillarbett entsprechender Organe bzw. Lymphknoten einzunisten („Homing") sowie in sekundäre Zielorgane einzuwandern. Die geringere Fließgeschwindigkeit der CTCs im Kapillarbett erleichtert die Anlagerung an das Gefäßendothel [20]. Bei der Adhäsion und Extravasation spielen verschiedene Adhäsionsmoleküle (z. B. N-Cadherin, E-Selektin), chemotaktische Signale durch Integrine sowie lokale Entzündungsprozesse eine zentrale Rolle [21],[22]. Inwiefern CTCs, die eine EMT durchlaufen haben, nach Extravasation den umgekehrten Vorgang der mesenchymal-epithelialen Transition (MET) durchlaufen und sich dadurch erneut an Zellverbände anlagern, ist Gegenstand aktueller Forschung [23]. CTCs, die das Blutgefäßsystem verlassen und im Knochenmark oder anderen Organen eine neue Nische („metastatic niche") gefunden haben, werden als DTCs bezeichnet. Dort können sie entweder einen Ruhezustand einnehmen („Dormancy"), Mikrometastasen bilden (< 2 mm) oder zu detektierbaren Makrometastasen (> 2 mm) proliferieren [24] und sekundär in weitere Organe streuen.

### 2.1.4 Bedeutung der zirkulierenden Tumorzellen für die Metastasierung

Die minimale Resterkrankung als Ausgangspunkt einer Fernmetastasierung kann mittlerweile routinemäßig nachgewiesen werden. Werden Tumorzellen im Blut detektiert, bezeichnet man diese als zirkulierende Tumorzellen (CTCs). Beim Nachweis im Lymphknoten, Knochenmark oder sonstigen Organen als disseminierte Tumorzellen (DTCs).

In der Primärsituation kann bei ca. 10–20 % aller Patientinnen eine minimale Resterkrankung detektiert werden [25]. Der Nachweis von CTCs und DTCs ist in dieser Situation mit einer schlechteren Prognose assoziiert. CTCs und DTCs unterscheiden sich häufig bezüglich des Phänotyps vom Primärtumor. Dennoch kann sich die Wahl der adjuvanten Therapie derzeit aufgrund der fehlenden Studienlage nicht an der Tumorbiologie der DTCs/CTCs orientieren. In der metastasierten Situation können bei 40–80 % der Patientinnen CTCs detektiert werden. Die prognostische Relevanz der CTCs in dieser Situation ist ebenfalls belegt. In den Empfehlungen der AGO-Kommission Mamma wird gegenwärtig deshalb ein CTC-Nachweis als mögliche Option zur Prognoseabschätzung mit der Empfehlung „ + „ bewertet [3]. Die prognostische Relevanz der CTCs ist vom molekularen Subtyp des Primärtumors unabhängig [26].

Evidenz für den Einsatz von CTCs zum Therapie-Monitoring ergibt sich aus einer Studie der Arbeitsgruppe um Cristofanilli et al., in der Patientinnen eine besonders ungünstige Prognose besaßen, wenn CTCs unter einer laufenden Erstlinientherapie persistierten [27],[28]. Auch die amerikanischen Studie SWOG (Southwest Oncology Group) S0500 bestätigte den prognostischen Wert des Nachweises sowie der Persistenz von CTCs unter Chemotherapie. Der frühe Wechsel auf eine andere Chemotherapie bei Tumorzellpersistenz brachte jedoch keinen Vorteil für die Patientinnen [29]. Innovative Therapieansätze, z. B. CDK 4/6-I oder Checkpoint-Inhibitoren, erscheinen hier vielversprechend.

Bei Auftreten einer Metastasierung wird die erneute Bestimmung therapierelevanter Marker, z. B. HER2, ER und PR, empfohlen. Da jedoch in der metastasierten Situation eine Biopsie der Metastasen nicht immer möglich ist, könnte unter der Annahme, dass CTCs den Phänotyp der Zellen mit dem Potenzial der hämatogenen Disseminierung/Metastasierung widerspiegeln, möglicherweise durch deren Charakterisierung eine Optimierung von Therapien erfolgen. Die Indikationsstellung für den Einsatz zielgerichteter Therapien auf Basis einer CTC-Charakterisierung ist derzeit ebenfalls Grundlage klinischer Studien und deshalb bislang nicht als klinischer Standard anzusehen.

Die Erforschung der Tumorbiologie bei der Metastasierung des Mammakarzinoms stellt die Grundlage für die Entwicklung personalisierter Therapiemöglichkeiten dar – sowohl um in der primären Situation die Metastasierung zu inhibieren, als auch um in der metastasierten Situation das weitere Fortschreiten der Erkrankung aufzuhalten. Bedingt durch die Heterogenität von Tumoren und Metastasen sowie die Entstehung von Therapieresistenzen im Rahmen der klonalen Selektion ist die

Biopsie der Metastase von großer klinischer Relevanz, jedoch nicht immer möglich. Die Liquid Biopsy wird aus diesem Grund immer mehr Bedeutung gewinnen.

## Literatur

[1] Kennecke H, Yerushalmi R, Woods R, et al. Metastatic behavior of breast cancer subtypes. J Clin Oncol. 2010;28(20):3271–7.

[2] Kimbung S, Loman N, Hedenfalk I. Clinical and molecular complexity of breast cancer metastases. Semin Cancer Biol. 2015;35:85–95.

[3] AGO Breast Committee. Diagnosis and Treatment of Patients with Primary and Metastatic Breast Cancer. Recommendations 2018. www.ago-online.de.

[4] Chambers AF, Groom AC, MacDonald IC. Dissemination and growth of cancer cells in metastatic sites. Nature Reviews Cancer. 2002;2:563.

[5] Paget S. The distribution of secondary growths in cancer of the breast. 1889. Cancer Metastasis Rev. 1989;8(2):98–101.

[6] van Maaren MC, de Munck L, Jobsen JJ et al. Breast-conserving therapy versus mastectomy in T1-2N2 stage breast cancer: a population-based study on 10-year overall, relative, and distant metastasis-free survival in 3071 patients. Breast Cancer Res. Treat. 2016;160(3):511–21.

[7] Klein CA. Parallel progression of primary tumours and metastases. Nat. Rev. Cancer. 2009;9:302.

[8] Hüsemann Y, Geigl J, Schubert F, et al. Systemic spread is an early step in breast cancer. Cancer Cell. 2008;13(1):58–68.

[9] Hosseini H, Obradović MMS, Hoffmann M, et al. Early dissemination seeds metastasis in breast cancer. Nature. 2016:10.1038/nature20785.

[10] Thiery JP, Sleeman JP. Complex networks orchestrate epithelial-mesenchymal transitions. Nat Rev Mol Cell Biol. 2006;7(2):131–42.

[11] Lamouille S, Xu J, Derynck R. Molecular mechanisms of epithelial-mesenchymal transition. Nat Rev Mol Cell Biol. 2014;15(3):178–96.

[12] Sigurdsson V, Hilmarsdottir B, Sigmundsdottir H, et al. Endothelial induced EMT in breast epithelial cells with stem cell properties. PLoS One. 2011;6(9):e23833.

[13] Deryugina EI, Quigley JP. Tumor angiogenesis: MMP-mediated induction of intravasation- and metastasis-sustaining neovasculature. Matrix Biol. 2015;44–46:94–112.

[14] Friedl P, Wolf K. Tumour-cell invasion and migration: diversity and escape mechanisms. Nat Rev Cancer. 2003;3(5):362–74.

[15] Thiery JP, Acloque H, Huang RY, Nieto MA. Epithelial-mesenchymal transitions in development and disease. Cell. 2009;139(5):871–90.

[16] Robinson BD, Sica GL, Liu YF, et al. Tumor microenvironment of metastasis in human breast carcinoma: a potential prognostic marker linked to hematogenous dissemination. Clin Cancer Res. 2009;15(7):2433–41.

[17] Aman A, Piotrowski T. Wnt/beta-catenin and Fgf signaling control collective cell migration by restricting chemokine receptor expression. Dev Cell. 2008;15(5):749–61.

[18] Hashizume H, Baluk P, Morikawa S, et al. Openings between defective endothelial cells explain tumor vessel leakiness. Am J Pathol. 2000;156(4):1363–80.

[19] Lou XL, Sun J, Gong SQ, Yu XF, Gong R, Deng H. Interaction between circulating cancer cells and platelets: clinical implication. Chin J Cancer Res. 2015;27(5):450–60.

[20] Ito S, Nakanishi H, Ikehara Y, et al. Real-time observation of micrometastasis formation in the living mouse liver using a green fluorescent protein gene-tagged rat tongue carcinoma cell line. Int J Cancer. 2001;93(2):212–7.

[21] Reymond N, d'Água BB, Ridley AJ. Crossing the endothelial barrier during metastasis. Nat Rev Cancer. 2013;13(12):858–70.
[22] Miles FL, Pruitt FL, van Golen KL, Cooper CR. Stepping out of the flow: capillary extravasation in cancer metastasis. Clin Exp Metastasis. 2008;25(4):305–24.
[23] Tam WL, Weinberg RA. The epigenetics of epithelial-mesenchymal plasticity in cancer. Nat Med. 2013;19(11):1438–49.
[24] Kang Y, Pantel K. Tumor cell dissemination: emerging biological insights from animal models and cancer patients. Cancer Cell. 2013;23(5):573–81.
[25] Janni WJ, Rack B, Terstappen LW, et al. Pooled Analysis of the Prognostic Relevance of Circulating Tumor Cells in Primary Breast Cancer. Clin Cancer Res. 2016;22(10):2583–93.
[26] Wallwiener M, Hartkopf AD, Baccelli I, et al. The prognostic impact of circulating tumor cells in subtypes of metastatic breast cancer. Breast Cancer Res Treat. 2013;137(2):503–10.
[27] Cristofanilli M, Budd GT, Ellis MJ, et al. Circulating tumor cells, disease progression, and survival in metastatic breast cancer. N Engl J Med. 2004;351(8):781–91.
[28] Cristofanilli M, Hayes DF, Budd GT et al. Circulating tumor cells: a novel prognostic factor for newly diagnosed metastatic breast cancer. J Clin Oncol. 2005;23(7):1420–30.
[29] Smerage JB, Barlow WE, Hortobagyi GN, et al. Circulating tumor cells and response to chemotherapy in metastatic breast cancer: SWOG S0500. J Clin Oncol. 2014;32(31):3483–9.

## 2.2  Metastasiertes hormonrezeptorpositives Mammakarzinom

Nadia Harbeck

### 2.2.1  Einführung: Herausforderungen und Therapiestrategien

Das im Krankheitsverlauf metastasierte Mammakarzinom (MBC) ist heute eine viel schwieriger zu behandelnde Erkrankung als noch vor einigen Jahren. In einer Analyse von mehr als 60 000 Patientinnen, die zwischen 1978 und 2013 mit einem primären Mammakarzinom im Stadium M0 in der Region des Tumorzentrums München behandelt worden waren, und von fast 12000 Patientinnen mit metastasierter Erkrankung konnte gezeigt werden, dass sich das Überleben nach Ersterkrankung deutlich verbessert hat (Erhöhung des relativen 5-Jahres-Überleben im Beobachtungszeitraum von 80,3 % auf 93,6 %; HR 0,54; p < 0,0001). Die erfolgreiche Systemtherapie bei Ersterkrankung führte zu einer Verschiebung im Metastasierungsmuster mit einer Verdopplung der Rate von Leber- und ZNS-Metastasen und einer Halbierung der Knochenmetastasen im Beobachtungszeitraum. Der Anteil der Lungenmetastasen hat sich hingegen kaum verändert. Während sich der Zeitraum von Erstdiagnose bis zur Metastasierung verlängert hat (HR 0,75; p < 0,0001), hat sich das Überleben nach Metastasierung diesen epidemiologischen Registerdaten zufolge verkürzt (HR 1,36; p < 0,0001) [13].

Das metastasierte Mammakarzinom ist mit den heute zur Verfügung stehenden Möglichkeiten eine nicht heilbare Erkrankung. Die Therapieziele sind daher neben der Verlängerung des Überlebens vor allem Kontrolle von Symptomen und der möglichst langfristige Erhalt einer guten Lebensqualität. Die Therapiekonzepte richten sich nach dem molekularen Subtyp [30] bzw. der Annäherung daran mittels Immun-histochemie für ER, PR und HER2 [12]. Idealerweise erfolgt bei der ersten Fernmeta-stasierung eine Biopsie mit erneuter Bestimmung der Tumorbiologie. Dies wird von nationalen und internationalen Leitlinien empfohlen [1]. Diese Bestimmung von ER, PR und HER2 ist auch an Knochenstanzen prinzipiell möglich – aufgrund der hier notwendigen aufwendigen Präparate-Aufarbeitung sollte die technische Machbarkeit im Vorfeld mit dem Pathologen besprochen werden [5].

Neben der Tumorbiologie spielen Vortherapie, Dynamik der Erkrankung und Patientenwunsch eine entscheidende Rolle bei der Festlegung des Therapiekonzepts.

## 2.2.2 HER2-positives hormonrezeptorpositives MBC

Bei HER2-positiver (HER2+) hormonrezeptorpositiver (HR+) metastasierter Erkran-kung steht die sequenzielle Anti-HER2-Therapie im Vordergrund. Nach Absetzen der Chemotherapie kann neben der weiteren Antikörpertherapie auch eine endokrine Er-haltungstherapie durchgeführt werden. Bei postmenopausalen Patientinnen ist auch die Gabe eines Aromatasehemmers kombiniert mit Trastuzumab oder Lapatinib zuge-lassen. Diese Therapieoption ist aufgrund des eindeutigen Überlebensvorteils durch eine taxanhaltige Chemotherapie mit dualer HER2-Blockade nur in Einzelfällen, z. B. bei sehr langsamer Progression, nicht-viszeralen Metastasen oder Kontraindikatio-nen gegen eine Chemotherapie, sinnvoll (s. Kap. 2.4).

## 2.2.3 BRCA-Mutation

Beim hormonrezeptorpositiven Mammakarzinom sind v. a. *BRCA2*-Mutationen zu finden, die Häufigkeit beträgt etwa 5 % in einem unselektierten Patientenkollektiv ohne familiäres Risiko. Aufgrund der Phase-III-Daten zu Olaparib und Talazoparib ist ein PARP-Inhibitor auch bei HR+ MBC indiziert, wenn eine g*BRCA*-Mutation vorliegt (s. Kap. 2.3).

## 2.2.4 Endokrinbasierte Sequenztherapie

Bei hormonrezeptorpositiver HER2-Erkrankung und einer klinischen Situation, die es erlaubt, zumindest 2–3 Monate auf ein Therapieansprechen zu warten, ist eine endokrinbasierte Therapie erste Wahl. Lediglich bei einer lebensbedrohlichen Er-krankungssituation und der damit verbundenen Notwendigkeit eines raschen An-sprechens ist auch bei endokrinempfindlicher Erkrankung zunächst ist eine Che-motherapie indiziert (s. Abb. 2.2). Die Chemotherapie unterscheidet sich nicht von der bei anderen MBC-Subtypen (s. Kap. 2.3). Bei gutem Ansprechen auf die Chemo-

**Tumorbiologie HR+ HER2-**
Symptome/Metastasenlokalisation*/gBRCA Status$

| | |
|---|---|
| langsames Fortschreiten der Erkrankung | lebensbedrohliche Situation: rasches Therapieansprechen erforderlich |
| **endokrin-basierte Therapiesequenz**$ | **Chemotherapie** |
| **AI/Fulvestrant + CDK 4/6 Inhibitor** in Einzelfällen: endokrine Monotherapie | Erstlinie: ± Bevacizumab sequentielle Monochemotherapie |
| **Exemestan + Everolimus** falls noch nicht verabreicht: CDK 4/6i + AI/Fulvestrant ggf. endokrine Monotherapie | **je nach klinischer Situation** (Ansprechen/Krankheitsdynamik/ Patientenwunsch/Vortherapie) |

$prämenopausal + GnRH
*Knochenmetastasen: + Bisphosphonate/Denosumab
$gBRCA Mutation: PARP-Inhibitor

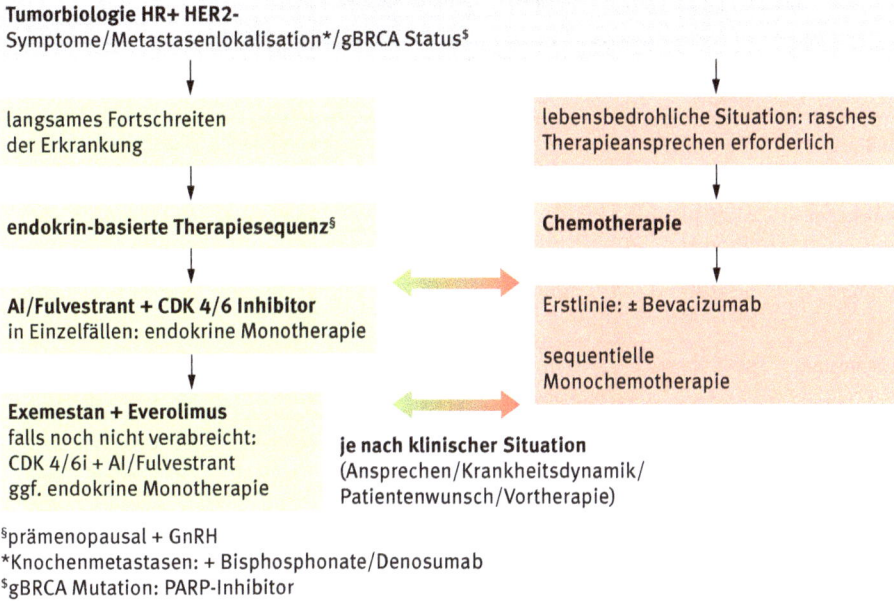

**Abb. 2.2:**  Therapiestrategie beim metastasierten hormonrezeptorpositiven HER2-Mammakarzinom.

therapie und Stabilisierung der klinischen Situation kann im Verlauf eine endokrine Erhaltungstherapie eingesetzt werden. Die Therapie der Wahl bei hormonrezeptorpositivem HER2-MBC ist die sequenzielle endokrinbasierte Therapie mit idealerweise mehreren Therapielinien. Die einzelnen Therapieschritte können dauerhaft gegeben werden, solange sie verträglich und wirksam sind. Erst wenn die endokrinbasierten Therapiemöglichkeiten ausgeschöpft sind oder wenn die Erkrankung rasch fortschreitet und symptomatisch ist, sollte auf eine Chemotherapie gewechselt werden. Dieses Kapitel fokussiert auf die sequenzielle endokrinbasierte Therapie. Zu Einzelheiten bezüglich Chemotherapie bzw. speziellen Subtypen (z. B. HER2+, *gBRCA*-Mutation) wird auf die entsprechenden Kapitel verwiesen.

## 2.2.5  Endokrine Therapie

Neben den bereits bei der Ersterkrankung verfügbaren Substanzen wie Tamoxifen oder Aromatasehemmer (AI; nicht-steroidal, steroidal), ist der Östrogenrezeptor-Downregulator (SERD) Fulvestrant eine weitere Therapieoption für die endokrine Therapie in der metastasierten Situation (s. Tab. 2.1). Auch hochdosierte Gestagene, z. B. Methroxprogesteronacetat (MPA) sind wirksam, sie sind jedoch aufgrund ihrer limitierten Wirksamkeit [19] und der Nebenwirkungen nicht mehr als Substanzen erster Wahl anzusehen. Die endokrinen Therapien werden kontinuierlich ohne Pau-

Tab. 2.2: Substanzen zur endokrin-basierten Therapie beim HR+ MBC.

| Substanz | Substanz-klasse | Dosierung | Dosis-reduk-tion | Einnahme | Einsatz |
|---|---|---|---|---|---|
| Tamoxifen | Antiöstrogen | 20 mg/d | nein | kontinuier-lich | Monotherapie oder Kombination (s. u.) |
| Anastrozol | nicht-stero-idaler AI | 1 mg/d | nein | kontinuier-lich | Monotherapie oder Kombination (s. u.) |
| Letrozol | nicht-stero-idaler AI | 2,5 mg/d | nein | kontinuier-lich | Monotherapie oder Kombination (s. u.) |
| Exemestan | steroidaler AI | 25 mg/d | nein | kontinuier-lich | Monotherapie oder Kombination (s. u.) |
| Fulvestrant | SERD | 2x250 mg/ Monat (loading dose d14) | nein | kontinuier-lich | Monotherapie oder Kombination (s. u.) |
| Goserelin bzw. Leu-prorelin | GnRH-Analo-gon | monatlich/3-monatlich | nein | kontinuier-lich | MBC Prämenopause: bei jedem endokrin-basierten Therapie-schritt |
| Methroxypro-gesteronace-tat (MPA) | Gestagen | 1000 mg/d | bis 300 mg | kontinuier-lich | Monotherapie |
| Palbociclib | CDK-4/6-Inhibitor | 125 mg/d | 100–75 mg | 3 Wochen dann 1 Woche Pause | Kombination mit AI oder Fulvestrant |
| Ribociclib | CDK-4/6-Inhibitor | 600 mg/d | 400–200 mg /d | 3 Wochen dann 1 Woche Pause | Kombination mit AI oder Fulvestrant |
| Abemaciclib | CDK-4/6-Inhibitor | 150 mg 2x/d | 100–50 mg 2x/d | kontinuier-lich | Kombination mit AI oder Fulvestrant (FDA-Zulassung für Mono-therapie) |
| Everolimus | mTOR-Inhi-bitor | 10 mg | 5 mg/d | kontinuier-lich | mit Exemestan (Kom-bination mit Tamoxi-fen oder Fulvestrant evidenzbasiert) |

se verabreicht, eine Dosisreduktion ist für Tamoxifen, AI oder Fulvestrant nicht vorgesehen. Prinzipiell kann auch bei einer weiterhin endokrinsensitiven Erkrankung [5] nach früherem Ansprechen von mehr als 6 Monaten in der metastasierten Situation bzw. > 1 Jahr Abstand zur Vortherapie in der adjuvanten Situation auch ein endokriner Therapieschritt wiederholt werden (re-challenge). Dies gilt nicht für zielgerichtete Therapien und sollte in Anbetracht der Vielfalt der endokrinbasierten Therapieoptionen Einzelfällen mit einem indolenten Krankheitsverlauf bzw. aufgrund von Komorbiditäten fehlenden Therapiealternativen vorbehalten bleiben.

Die Sequenz der endokrinbasierten Therapie richtet sich nach Vortherapien und Verträglichkeit. Prinzipiell können die verfügbaren Substanzen als Monotherapien oder in Kombination mit zielgerichteten Therapien wie CDK-4/6- oder mTOR-Inhibitor sequenziell gegeben werden, solange die Erkrankung dadurch stabil gehalten werden kann. Eine Kombination von endokriner Therapie mit Chemotherapie ist nicht zu empfehlen, da das Überleben dadurch nicht verbessert wird [24], aber zusätzliche Toxizitäten entstehen können.

Bei prämenopausalen Patientinnen erfolgt bei allen endokrinbasierten Therapieschritten zusätzlich eine ovarielle Suppression mittels GnRH-Analoga oder alternativ die Adenexektomie beidseits [1]. Auch Tamoxifen wird bei MBC mit ovarieller Suppression verabreicht, da die Kombination Tamoxifen + GNRH in einer älteren Metaanalyse wirksamer war als GNRH alleine [16].

Bei postmenopausalen Patientinnen ist ein Aromataseinhibitor (AI) wirksamer als Tamoxifen [20] und dadurch die bevorzugte Erstlinientherapie. Anastrozol und Letrozol sind nicht-steroidale AI, Exemestan ist ein nicht-steroidaler Aromatasehemmer. Der Wechsel von einem nicht-steroidalen AI auf Exemestan (bzw. umgekehrt) gilt als eigener Therapieschritt.

Die Wirksamkeit von Fulvestrant, einem selektiven Östrogenrezeptor-Downregulator (SERD), ist dosisabhängig. Aufgrund ihrer überlegenen Wirksamkeit [8] ist die monatliche 500 mg Dosis mit einer 2-wöchentlichen Gabe als Aufsättigungsphase im ersten Monat der aktuelle Standard. In der Erstlinientherapie ist Fulvestrant$_{500}$ einem Aromatasehemmer hinsichtlich des progressionsfreien Überlebens (median 16,6 vs. 13,8 Monate; HR 0,80; 95 % 0,64–0,99; p = 0,049), nicht aber hinsichtlich des Gesamtüberlebens überlegen [21]. Die Kombination der niedrigen Fulvestrant$_{250}$-Dosis mit einem Aromatasehemmer ist der alleinigen Aromatasehemmer-Therapie hinsichtlich des Gesamtüberlebens überlegen (medianes OS 49,8 vs. 42,0 Monate; HR 0,82; 95 % KI 0,69–0,98; p = 0,03) [18]. Aufgrund der überlegenen Wirksamkeit v. a. bei endokrin nicht vorbehandelten Patientinnen, der nicht mehr gebräuchlichen niedrigen Fulvestrant-Dosis und nicht zuletzt der neuen zielgerichteten endokrinbasierten Kombinationstherapie sind diese Studienergebnisse jedoch für den Alltag in Deutschland kaum relevant.

### 2.2.6 Erstlinientherapie

In mehreren Phase-III-Studien konnte in den letzten Jahren gezeigt werden, dass die Kombination von endokriner und zielgerichteter Therapie (CDK4/6- bzw. mTOR-Inhibition) wirksamer ist als die alleinige endokrine Therapie. Die Kombinationstherapien verlängern das progressionsfreie Überleben, erste Daten weisen auch auf einen Vorteil hinsichtlich des Gesamtüberlebens hin.

Alle drei CDK4/6-Inhibitoren (Palbociclib, Ribociclib und Abemaciclib) sind in Deutschland bereits in der Kombination mit endokriner Therapie zugelassen. Palbociclib und Ribociclib werden in einem intermittierenden Zyklus aus 3 Wochen Therapie und 1 Woche Pause gegeben, Abemaciclib wird kontinuierlich verabreicht. In den USA ist Abemaciclib auch als Monotherapie zugelassen, da sich in einer Studie bei extensiv vorbehandelten Patientinnen eine Ansprechrate von etwa 20 % für die Monosubstanz gezeigt hatte [7]. Präklinische Daten deuten darauf hin, dass Abemaciclib die Blut-Hirn-Schranke überwindet – weitere klinische Daten müssen abgewartet werden, bevor hieraus eine Therapieempfehlung abgeleitet werden kann. Zusammenfassend unterscheiden sich die verschiedenen CDK4/6-Inhibitoren basierend auf den bislang vorliegenden Daten nicht wesentlich in ihrer Wirksamkeit, sondern vor allem in Einnahme, Dosisanpassung, Nebenwirkungsspektrum und unter Therapie erforderlichen Überwachungsmaßnahmen (s. Tab. 2.2, Tab. 2.5).

In allen vier vorliegenden Phase-III-Studien zur Erstlinientherapie zeigte sich ein deutlicher Vorteil für die Kombination von AI mit einem CDK4/6-Inhibitor hinsichtlich einer deutlichen Verlängerung des PFS mit der Hazard Ratio (HR) von etwa 0,5 (s. Tab. 2.2). MONALEESA-7 zeigt dies erstmals auch in einer Phase-III-Studie ausschließlich für prä-/perimenopausale Patientinnen, wobei hier zusätzlich zur endokrinen Therapie (Tamoxifen bzw. AI) ein GnRH-Analogon gegeben wurde. Darüber hinaus war in der MONALEESA 7 auch das Gesamtüberleben mit einer HR von 0,71 signifikant verbessert [32]. Da in MONALEESA-7 unter Tamoxifen eine Verlängerung der QTc-Zeit beobachtet wurde und diese seltene Nebenwirkung auch bei Ribociclib auftreten kann [26], sollte Ribociclib nur mit einem AI oder mit Fulvestrant kombiniert werden.

Die schwerwiegendste Nebenwirkung bei Palbociclib und Ribociclib ist die Neutropenie, während bei Abemaciclib gastrointestinale Nebenwirkungen im Vordergrund stehen (s. Tab. 2.2 und Tab. 2.3). Bei Neutropenie ist ein G-CSF-Gabe nicht erforderlich, hier reicht die Therapiepause und ggf. im Verlauf eine Dosisreduktion analog der Fachinformation. Beim Neustart eines Zyklus sollte die Neutrophilenzahl ≤ 1000/mm³ liegen. Die bisher vorliegenden Daten zeigen in der Erstlinie eine vergleichbare bzw. überlegene Lebensqualität unter der CDK4/6-Hemmung im Vergleich zum Kontrollarm. Zu einem Wechsel der Substanzen nach Progression liegen bislang keine Daten vor.

Ob ein CDK4/6-Inhibitor bereits in der ersten Therapielinie oder erst nach endokriner Vorbehandlung eingesetzt wird, muss in der konkreten Behandlungssituation entschieden werden (Tab. 2.4). Aufgrund der substanziellen Verlängerung des PFS muss die Patientin jedoch auch bei Entscheidung für eine rein endokrine Therapie in der Erstlinie über die aktuelle Datenlage informiert werden.

**Tab. 2.3:** Phase-III-Studien zur Erstlinientherapie mit endokriner + zielgerichteter Therapie beim hormonrezeptorpositiven HER2-MBC ([9],[14],[26],[23],[8]).

| Phase-III-Studie | PALOMA 2 (n = 666) | MONALEESA 2 (n = 668) | MONALEESA 7 (n = 672) | MONALEESA3 (n = 367: Sub-gruppe Erstlinie) | MONARCH 3 (n = 493) |
|---|---|---|---|---|---|
| CDK 4/6i | Palbociclib | Ribociclib | Ribociclib | Ribociclib | Abemaciclib |
| Endokrine Therapie | Letrozol | Letrozol | GnRH plus Tamoxifen oder nsAI | Fulvestrant | Anastrozol/ Letrozol |
| PFS (Monate) | 24,8 vs. 14,5 | 25,3 vs. 16,0 | 23,8 vs. 13 | n. r. vs. 18,3 | n. r. vs. 14,7 |
| HR (PFS) | 0,58 | 0,57 | 0,55 | 0,58 | 0,54 |
| Häufigste G3/4 Neben-wirkungen | Neutropenie, Leukopenie, Anämie, Fatigue | Neutropenie, Erbrechen, Rü-ckenschmer-zen, Fatigue | Neutropenie, Leukopenie, Anämie | Neutropenie, Leukopenie, Anämie | Diarrhoe, Neutropenie, Leukopenie, Anämie |

PFS = progressionsfreies Überleben; n. r. = nicht erreicht

**Tab. 2.4:** Phase-III-Studien zur endokrinbasierten Therapie nach endokriner Vorbehandlung ([27],[23],[24],[3]).

| Phase-III-Studie | PALOMA 3 (n = 521) | MONALEESA 3 (n = 345: Subgruppe der Patientinnen in der zweiten oder weiteren Linie) | MONARCH 2 (n = 669) | BOLERO 2 (n = 724) |
|---|---|---|---|---|
| CDK 4/6i | Palbociclib | Ribociclib | Abemaciclib | Everolimus |
| Endokrine Therapie | Fulvestrant | Fulvestrant | Fulvestrant | Exemestan |
| PFS (Monate) | 11,2 vs. 4,6 | 14,6 vs. 9,1 | 16,4 vs. 9,3 | 10,6 vs. 4,1 |
| HR (PFS) | 0,50 | 0,57 | 0,553 | 0,43 |
| Häufigste G3/4 Nebenwirkungen | Neutropenie, Leu-kopenie, Anämie | Neutropenie, Leuko-penie, Anämie | Diarrhoe, Neu-tropenie, Leuko-penie, Anämie, Übelkeit, Fatigue | Stomatitis, Anä-mie, Dyspnoe, Hyperglykämie, Fatigue, Pneu-monitis |

PFS = progressionsfreies Überleben; n. r. = nicht erreicht

**Tab. 2.5:** Monitoring-Hinweise zur Therapie mit den verschiedenen CDK4/6-Inhibitoren (gemäß Fachinformationen, siehe Legende).

| Palbociclib[1] | Zyklus 1 | | Zyklus 2 | | Zyklus ≥ 3 | | |
|---|---|---|---|---|---|---|---|
| | Tag 1 | Tag 15 | Tag 1 | Tag 15 | Tag 1 | | |
| großes Blutbild | √ | √ | √ | √ | √ | | falls klinisch indiziert |

| Ribociclib[2] | Zyklus 1 | | Zyklus 2 | | Zyklus 3–6 | | |
|---|---|---|---|---|---|---|---|
| | Tag1 | Tag 14 | Tag 1 | Tag 14 | Tag 1 | Tag 14 | |
| großes Blutbild, Leberfunktionstests | √ | √ | √ | √ | √ | | falls klinisch indiziert |
| Elektrolyte | √ (vor Therapie) | | | √ | √ | | |
| EKG für QTc | √ (vor Therapie) | √ | √ | | | | |

| Abemaciclib[3] | Monat 1 | | Monat 2 | | Monat 3–4 | Monat > 4 | |
|---|---|---|---|---|---|---|---|
| | Tag 1 | Tag 14 | Tag 1 | Tag 14 | Tag 1 | | |
| großes Blutbild, Leberfunktionstests | √ | √ | √ | √ | √ | | falls klinisch indiziert |

1 Palbociclib EU Summary of Product Characteristics, November 2016; 2 Ribociclib EU Summary of Product Characteristics, August 2017; 3 Abemaciclib US Prescribing Information, September 2017.

## 2.2.7 Therapie nach endokriner Vorbehandlung

Nach endokriner Vorbehandlung zeigte sich ebenfalls eine deutliche Überlegenheit von endokriner Therapie (Fulvestrant) und einem CDK4/6-Inhibitor gegenüber der endokrinen Therapie allein. Sowohl in die PALOMA-3- [6] wie auch in die MONARCH-2-Studie [24] wurden prämenopausale Patientinnen bei gleichzeitiger Unterdrückung der ovariellen Funktion eingeschlossen. In der MONALEESA-3-Studie (Fulvestrant + Ribociclib) konnten Patientinnen mit oder ohne endokrine Vortherapie in der metastasierten Situation teilnehmen. Hier zeigte sich kein Unterschied in der Effektgröße (therapienaiv: HR 0,58; 95 % KI 0,42–0,80; mit Vorbehandlung: 0,57; 95 % KI 0,43–0,74) [23]. Diese Tatsache weist darauf hin, dass CDK4/6-Inhibitoren anders als Everolimus, einem mTOR-Inhibitor, nicht ausschließlich eine endokrine Resistenz überwinden, sondern v. a. die Wirksamkeit der endokrinen Therapie verstärken.

In der PALOMA-3-Studie zeigte sich nach einer medianen Nachbeobachtungszeit von 44,8 Monaten ein um 6,9 Monate längeres Gesamtüberleben im Fulvestrant + Palbociclib-Arm gegenüber den alleine mit Fulvestrant behandelten Patientinnen (34,9 vs. 28 Monate; HR 0,81; 95 % KI 0,64–1,03; p = 0,09). Dieser Unterschied ist statistisch nicht signifikant, entspricht jedoch numerisch dem PFS-Vorteil. Bei Patientinnen, die auf die vorherige endokrine Therapie angesprochen hatten, betrug der Unterschied zwischen den Therapiearmen 10 Monate (HR 0,72; 95 % KI 0,55–0,94). Im Verlauf hatten 16 % der Patientinnen im Placebo-Arm einen CDK4/6-Inhibitor (cross-over) erhalten. Die mediane Zeit bis zur nachfolgenden Chemotherapie betrug im Palbociclib-Arm 17,6 Monate verglichen mit 8,8 Monate im Placebo-Arm. Einen klinischen Hinweis auf einen Rebound-Effekt nach Absetzen des CDK4/6-Inhibitors gibt es bislang nicht. Die mediane Dauer der nachfolgenden Therapie war in beiden Studienarmen gleich [28]. Weitere Gesamtüberlebensdaten aus den anderen Phase-III-Studien mit einem CDK4/6-Inhibitor werden in den nächsten 1–2 Jahren erwartet. Aktuelle Daten zeigen für die MONALEESA 3 und die MONARCH 2, die weiter oben beschrieben sind, einen signifikanten Vorteil im Gesamtüberleben, mit einer HR von 0,72 (95 % KI 0,57–0,92) und 0,76 (95 % KI 0,61–0,95), siehe auch Tabelle 2.6.

Der mTOR-Inhibitor Everolimus ist eine weitere Therapieoption nach endokriner Vorbehandlung. Nach Versagen einer Therapie mit einem nicht-steroidalen Aromatasehemmer verlängert die Gabe von Exemestan kombiniert mit dem Everolimus das progressionsfreie Überleben signifikant und klinisch relevant (medianes PFS 10,6 vs. 4,1 Monate) [3]. Ein Gesamtüberlebensvorteil konnte nicht nachgewiesen werden. Aufgrund der BOLER2-Studie besteht eine Zulassung für Everolimus mit Exemestan. Klinische Wirksamkeitsdaten liegen jedoch auch für Everolimus in Kombination mit Tamoxifen [2] oder auch mit Fulvestrant vor [17]. Der numerisch ähnliche PFS-Vorteil von etwa 6 Monaten nach endokriner Vortherapie in allen drei Studien zu Everolimus in Kombination mit endokriner Therapie unterstreicht die Wirksamkeit von Everolimus zur Überwindung endokriner Resistenz. Aufgrund seines Toxizitätsprofils (u. a. Mukositis, Rash, Hyperglykämie, Pneumonitis) sollte unter Everolimustherapie ein proaktives Nebenwirkungsmanagement erfolgen. So kann z. B. eine dexamethasonhaltige Mundspülung die orale Mukositis-Rate im Vergleich zur Zulassungsstudie deutlich verringern (≤ Grad 2, 2 %) [22].

Tab. 2.6: Progressionsfreies Überleben und Gesamtüberleben der publizierten Phase III Studien mit einem CDK4/6 Inhibitor in der ersten und zweiten Therapielinie.

| Studie | n | HR PFS (95% CI) | HR OS (95% CI) | Referenz |
|---|---|---|---|---|
| PALOMA-3 | 521 | 0,42 (0,32–0,56) | 0,81 (0,64–1,03) | [31] |
| MONALEESA-7 | 672 | 0,55 (0,44–0,69) | 0,71 (0,54–0,95) | [32] |
| MONALEESA-3 | 726 | 0,59 (0,48–0,73) | 0,72 (0,57–0,92) | [33] |
| MONARCH-2 | 669 | 0,55 (0,45–0,68) | 0,76 (0,61–0,95) | [34] |

Für die Gabe eines CDK4/6- oder mTOR-Inhibitors über eine Therapielinie hinaus (treatment beyond progression) besteht keine Evidenz. Ebenso gibt es keine eindeutig überlegene optimale Sequenz für die endokrinbasierte Therapie, solange kein Gesamtüberlebensvorteil für einen bestimmten endokrinbasierten Therapieschritt nachgewiesen wurde. Die Therapieentscheidung im Einzelfall berücksichtigt daher neben Patientenwunsch und Wirksamkeit auch das Nebenwirkungsspektrum und die Akzeptanz der erforderlichen Monitoring-Untersuchungen durch die Patientin.

### 2.2.8 Biomarker und neue endokrin-basierte Therapieansätze

Außer einem positiven Hormonrezeptorstatus (ER und PR) gibt es aktuell keine Biomarker, die die Wahl einer bestimmten endokrinbasierten Therapie beim MBC beeinflussen.

Bei Patientinnen mit Aromatasehemmer-Vorbehandlung entwickeln sich im Verlauf in 25–40 % ESR1-Mutationen, die eine ligandenunabhängige ER-Aktivierung verursachen. Bei einem substanziellen Anteil (ca. 30–50 %) handelt es sich um polyklonale Mutationen. In der SoFEA-Studie (Study of Faslodex versus Exemestane with or without Arimidex) konnte erstmals in einer retrospektiven Analyse nachgewiesen werden, dass die Wirkung eines AI bei Vorliegen einer ESR1-Mutation eingeschränkt ist. Da eine ESR1-Mutation für die Wirkung von Fulvestrant keine Rolle spielt, ist bei Vorliegen einer ESR1-Mutation Fulvestrant einem AI überlegen (HR für PFS 0,52; 95 % KI 0,30–0,92; p = 0,02). Die Wirkung eines CDK4/6-Inhibitors wird in der Kombination mit Fulvestrant durch Vorliegen einer ESR1-Mutation nicht beeinträchtigt [10]. Da sich diese Datenlage verdichtet, sollte nach adjuvanter AI-Therapie und Wunsch nach erneuter alleiniger AI-Behandlung in der Erstlinie eine ESR1Mutationsanalyse (liquid biopsy) erwogen werden.

In der metastasierten Situation sind Veränderungen des AKT/PI3K/PTEN-Signalwegs verglichen mit dem Primärtumor häufig zu finden [4]. Mehrere Phase-III-Studien haben bereits den Einsatz eines PI3K-Inhibitors beim hormonrezeptorpositivenHER2-MBC untersucht, ohne dass jedoch eine für den klinischen Einsatz geeignete Substanz identifiziert worden wäre. Während die Kombination eines PI3K-Inhibitors mit endokriner Therapie das PFS gegenüber endokriner Therapie alleine z. T. geringfügig verbessern konnte, waren diese Substanzen zu toxisch in Anbetracht der nur geringen zusätzlichen Wirksamkeit. Der alpha-spezifische PI3K-Inhibitor Alpelisb (300 mg/d) zeigte bisher die beste Wirksamkeit. In der SOLAR-1-Studie zeigte sich bei Nachweis einer *PIK3CA*-Mutation eine deutliche und klinisch relevante Risikoreduktion für ein PFS-Ereignis (HR 0,55; 95 % KI 0,39–0,79). Bei Tumoren ohne Mutation war kein signifikanter PFS-Vorteil für Alpelisib zu erkennen (HR 0,80; 95 % KI 0,60–1,06), so dass es sich bei der *PIK3CA*-Mutation um einen prädiktiven Faktor für die Alpelisib-Therapie handelt. In Übereinstimmung mit dem blockierten Signalweg sind Hyperglykämie (37 % Nüchternblutzucker > 250 mg/dL) und Rash (13 %) die häufigsten Grad-3/4-Toxizitäten bei Alpelisibtherapie [15]. Die Gesamtüberlebensdaten sind bislang nicht aussagekräftig, eine Zulassung liegt derzeit nicht vor.

AKT-Inhibitoren (z. B. Capivasertib, Ipatasertib) befinden sich aktuell in der klinischen Phase-III-Prüfung. Erste Ergebnisse beim hormonrezeptorpositiven MBC sind nicht sehr vielversprechend [29].

## Literatur

[1] AGO-Kommission "Mamma". Empfehlungen 2019 für die Behandlung des primären und des metastasierten Mammakarzinoms: www.ago-online.de

[2] Bachelot T, Bourgier C, Cropet C, Ray-Coquard I, Ferrero JM, Freyer G, et al. Randomized phase II trial of everolimus in combination with tamoxifen in patients with hormone receptor-positive, human epidermal growth factor receptor 2-negative metastatic breast cancer with prior exposure to aromatase inhibitors: a GINECO study. J Clin Oncol. 2012;30(22):2718–24.

[3] Baselga J, Campone M, Piccart M, Burris HA, Rugo HS, Sahmoud T, et al. Everolimus in postmenopausal hormone-receptor-positive advanced breast cancer. N Engl J Med. 2012;366(6):520–9.

[4] Bertucci F, Finetti P, Guille A, Adélaïde J, Garnier S, Carbuccia N, et al. Comparative genomic analysis of primary tumors and metastases in breast cancer. Oncotarget. 2016;7(19):27208–19.

[5] Cardoso F, Costa A, Senkus E, Aapro M, André F, Barrios CH et al. 3 rd ESO-ESMO International Consensus Guidelines for Advanced Breast Cancer (ABC 3). Ann Oncol. 2017;28(12):3111.

[6] Cristofanilli M, Turner NC, Bondarenko I, Ro J, Im SA, Masuda N, et al. Fulvestrant plus palbociclib versus fulvestrant plus placebo for treatment of hormone-receptor-positive, HER2-negative metastatic breast cancer that progressed on previous endocrine therapy (PALOMA-3): final analysis of the multicentre, double-blind, phase 3 randomised controlled trial. Lancet Oncol 2016;17(4):425–439 (Update at SABS 2016: Turner et al, P4-22-06).

[7] Dickler MN, Tolaney SM, Rugo HS, Cortés J, Diéras V, Patt D, et al. MONARCH 1, A Phase II Study of Abemaciclib, a CDK4 and CDK6 Inhibitor, as a Single Agent, in Patients with Refractory HR + / HER2-Metastatic Breast Cancer. Clin Cancer Res. 2017 ;23(17):5218–24.

[8] Di Leo A, Jerusalem G, Torres R, Verhoeven D, Pendergrass K, Malorni L, et al. First-line vs second-line fulvestrant for hormone receptor-positive advanced breast cancer: A post-hoc analysis of the CONFIRM study. Breast. 2018;38:144–9.

[9] Finn RS, Martin M, Rugo HS, Jones S, Im SA, Gelmon K, et al. Palbociclib and Letrozole in Advanced Breast Cancer. N Engl J Med. 2016;375(20):1925–36.

[10] Fribbens C, O'Leary B, Kilburn L, Hrebien S, Garcia-Murillas I, Beaney M, et al. Plasma ESR1 Mutations and the Treatment of Estrogen Receptor-Positive Advanced Breast Cancer. J Clin Oncol. 2016;34(25):2961–8.

[11] Goetz MP, Toi M, Campone M, Sohn J, Paluch-Shimon S, Huober J, et al. MONARCH 3: Abemaciclib As Initial Therapy for Advanced Breast Cancer. J Clin Oncol. 2017;35(32):3638–46.

[12] Harbeck N, Gnant M. Breast cancer. Lancet. 2017;389(10074):1134–50.

[13] Hölzel D, Eckel R, Bauerfeind I, Baier B, Beck T, Braun M et al. Improved systemic treatment for early breast cancer improves cure rates, modifies metastatic pattern and shortens post-metastatic survival: 35-year results from the Munich Cancer Registry. J Cancer Res Clin Oncol. 2017;143(9):1701–12.

[14] Hortobagyi GN, Stemmer SM, Burris HA, Yap YS, Sonke GS, Paluch-Shimon S et al. Ribociclib as First-Line Therapy for HR-Positive, Advanced Breast Cancer. N Engl J Med. 2016;375(18):1738–48. Update at ASCO 2017 (JCO 35, 2017: #1038).

[15] Juric D, Ciruelos E, Rubovszky G, Campone M, Loibl S, Rugo HS et al. Alpelisib + fulvestrant for advanced breast cancer: Subgroup analyses from the phase III SOLAR-1 trial. SABCS 2018: GS3-08.

[16] Klijn JG, Blamey RW, Boccardo F, Tominaga T, Duchateau L, Sylvester R. Combined Hormone Agents Trialists' Group and the European Organization for Research and Treatment of Cancer. Combined tamoxifen and luteinizing hormone-releasing hormone (LHRH) agonist versus LHRH agonist alone in premenopausal advanced breast cancer: a meta-analysis of four randomized trials. J Clin Oncol. 2001;19(2):343–53.

[17] Kornblum N, Zhao F, Manola J, Klein P, Ramaswamy B, Brufsky A et al. Randomized Phase II Trial of Fulvestrant Plus Everolimus or Placebo in Postmenopausal Women With Hormone Receptor-Positive, Human Epidermal Growth Factor Receptor 2-Negative Metastatic Breast Cancer Resistant to Aromatase Inhibitor Therapy: Results of PrE0102. J Clin Oncol. 2018;36(16):1556–63.

[18] Mehta RS, Barlow WE, Albain KS, Vandenberg TA, Dakhil SR, Tirumali NR et al. Overall Survival with Fulvestrant plus Anastrozole in Metastatic Breast Cancer. N Engl J Med. 2019;380(13):1226–34.

[19] Miller KD, Althouse SK, Nabell L, Rugo H, Carey L, Kimmick G et al. A phase II study of medroxyprogesterone acetate in patients with hormone receptor negative metastatic breast cancer: translational breast cancer research consortium trial 007. Breast Cancer Res Treat. 2014;148(1):99–106.

[20] Mouridsen H, Gershanovich M, Sun Y, Perez-Carrion R, Boni C, Monnier A et al. Phase III study of letrozole versus tamoxifen as first-line therapy of advanced breast cancer in postmenopausal women: analysis of survival and update of efficacy from the International Letrozole Breast Cancer Group. J Clin Oncol. 2003;21(11):2101–9.

[21] Robertson JFR, Bondarenko IM, Trishkina E, Dvorkin M, Panasci L, Manikhas A et al. Fulvestrant 500 mg versus anastrozole 1 mg for hormone receptor-positive advanced breast cancer (FALCON): an international, randomised, double-blind, phase 3 trial. Lancet. 2016;388(10063):2997–3005.

[22] Rugo HS, Seneviratne L, Beck JT, Glaspy JA, Peguero JA, Pluard TJ et al. Prevention of everolimus-related stomatitis in women with hormone receptor-positive, HER2-negative metastatic breast cancer using dexamethasone mouthwash (SWISH): a single-arm, phase 2 trial. Lancet Oncol. 2017;18(5):654–62.

[23] Slamon DJ, Neven P, Chia S, Fasching PA, De Laurentiis M, Im SA et al. Phase III Randomized Study of Ribociclib and Fulvestrant in Hormone Receptor-Positive, Human Epidermal Growth Factor Receptor 2-Negative Advanced Breast Cancer: MONALEESA-3. J Clin Oncol. 2018;36(24):2465–72.

[24] Sledge GW Jr, Hu P, Falkson G, Tormey D, Abeloff M. Comparison of chemotherapy with chemohormonal therapy as first-line therapy for metastatic, hormone-sensitive breast cancer: An Eastern Cooperative Oncology Group study. J Clin Oncol. 2000;18(2):262–6.

[25] Sledge GW Jr, Toi M, Neven P, Sohn J, Inoue K, Pivot X et al. MONARCH 2: Abemaciclib in Combination With Fulvestrant in Women With HR + /HER2- Advanced Breast Cancer Who Had Progressed While Receiving Endocrine Therapy. J Clin Oncol. 2017;35(25):2875–84.

[26] Tripathy D, Im SA, Colleoni M, Franke F, Bardia A, Harbeck N et al. Ribociclib plus endocrine therapy for premenopausal women with hormone-receptor-positive, advanced breast cancer (MONALEESA-7): a randomised phase 3 trial. Lancet Oncol. 2018;19(7):904–15. doi: 10.1016/S1470-2045(18)30292-4.

[27] Turner NC, André F, Cristofanilli M, Verma S, Iwata H, Loi S et al. Treatment postprogression in women with endocrine-resistant HR + /HER2- advanced breast cancer who received palbociclib plus fulvestrant in PALOMA-3 SABCS 2016: P4-22-06.

[28] Turner NC, Slamon DJ, Ro J, Bondarenko I, Im SA, Masuda N et al. Overall Survival with Palboci-
     clib and Fulvestrant in Advanced Breast Cancer. N Engl J Med. 2018;379(20):1926–36.
[29] Turner NC, Alarcón E, Armstrong AC, Philco M, López Chuken YA, Sablin MP et al. BEECH: A
     dose-finding run-in followed by a randomised phase 2 study assessing the efficacy of AKT
     inhibitor capivasertib (AZD5363) combined with paclitaxel in patients with oestrogen receptor-
     positive advanced or metastatic breast cancer, and in a PIK3CA mutant sub-population. Ann
     Oncol. 2019; 30(5):774–80.
[30] Perou CM1, Sørlie T, Eisen MB et al. Molecular portraits of human breast tumours. Nature.
     2000;406(6797):747–52.
[31] Turner NC, Slamon DJ, Ro J. Overall Survival with Palbociclib and Fulvestrant in Advanced Breast
     Cancer. N Engl J Med. 2018;379:1926–1936.
[32] Im SA, Lu YS, Bardia A. Overall Survival with Ribociclib plus Endocrine Therapy in Breast
     Cancer. N Engl J Med. 2019;381:307–316.
[33] Slamon DJ, Neven P, Chia S. Overall Survival Results from the Phase 3 MONALEESA-3 Study of
     Fulvestrant ± Ribociclib in Postmenopausal Patients With HR+/HER2– Advanced Breast Cancer.
     Ann Oncol. 2019;30 05:v851–v934.
[34] Sledge GW, jr., Toi M, Neven P. The Effect of Abemaciclib Plus Fulvestrant on Overall Survival
     in Hormone Receptor-Positive, ERBB2-Negative Breast Cancer That Progressed on Endo-
     crine Therapy-MONARCH 2: A Randomized Clinical Trial. JAMA Oncol. 2019 doi: 10.1001/
     jamaoncol.2019.4782

## 2.3 Therapie des metastasierten Mammakarzinoms: TNBC

Holger Bronger

### 2.3.1 Vorbemerkungen zum metastasierten TNBC

Das triple-negative Mammakarzinom (TNBC) ist definiert durch die fehlende Überexpression des Östrogenrezeptors α (ER), des Progesteronrezeptors (PR) sowie des
HER2-Rezeptors. Tumoren, die den ERα nur schwach exprimieren (1–9 % aller Tumorzellen), fallen streng genommen nicht in diese Definition, verhalten sich aber biologisch sehr ähnlich.

Das TNBC macht nur etwa 10–20 % aller Mammakarzinome aus, ist jedoch ursächlich für etwa 25 % aller Todesfälle. Obwohl es vergleichsweise chemosensibel ist
und in der Neoadjuvanz mittlerweile pCR-Raten bis zu 60 % aufweist, zeigen die Patientinnen ohne pCR ein unverändert schlechtes 5-Jahres krankheitsfreies Überleben
von unter 60 %. Das TNBC metastasiert vor allem in den ersten 2–5 Jahren, in diesem
Zeitraum liegt die Metastasierungswahrscheinlichkeit etwa 2,5- bis 4fach höher als
bei den Nicht-TNBC-Karzinomen, die teilweise bis zu 10 Jahre und mehr zur Metastasierung benötigen.

Erschwerend kommt hinzu, dass das metastasierte TNBC mit der schlechtesten
Prognose aller Subgruppen des Mammakarzinoms einhergeht: etwa 9 Monate Gesamtüberleben nach Metastasendiagnose beim TNBC im Vergleich zu 22 Monaten in
der Gesamtgruppe [1]. Darüber hinaus betrifft das TNBC häufiger als andere Subtypen

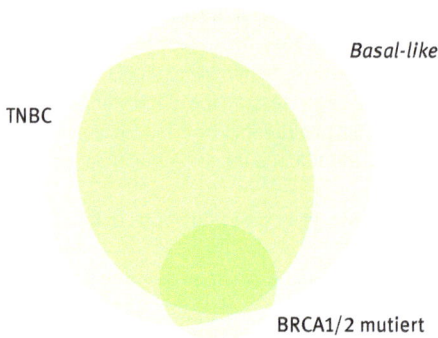

Basal-like

TNBC

BRCA1/2 mutiert

Abb. 2.3: Venn-Diagramm zur Illustration der Überschneidungen von TNBC (über die Rezeptor-expression definiert), basal-like breast cancer, und BRCA1/2-mutiertem Mammakarzinom [6].

junge Frauen und metastasiert vor allem viszeral (Lunge, Leber, Hirn) und weniger in die Knochen, Lymphknoten oder Weichteile. Dies alles macht das metastasierte TNBC aktuell zur größten Herausforderung für die Systemtherapie beim Mammakarzinom.

In der Vergangenheit sind verschiedene molekulare Subtypisierungen des TNBC beschrieben worden, die zwar alle eine prognostische, jedoch eine bestenfalls mäßige prädiktive Potenz aufwiesen [2],[3] (s. Abb. 2.3). Vor dem Hintergrund der jüngsten Entwicklungen im Bereich der PARP- und Immuncheckpoint-Inhibition wird die Einteilung nach *BRCA*-Mutationsstatus und PD-L1-Expression vermutlich die größte klinische Bedeutung in naher Zukunft haben. Weitere Einteilungen etwa nach Androgenrezeptorstatus oder Mutationen im PI3K/Akt-Signalweg werden möglicherweise eine Bedeutung erlangen, wenn entsprechende zielgerichtete Therapien etabliert sind [4],[5].

Diese Heterogenität und die Tatsache, dass wichtige Rezeptoren (z. B. ERα und HER2) fehlen, gegen die es gut wirksame zielgerichtete Therapien gibt, machen die Etablierung TNBC-spezifischer zielgerichteter Therapien bislang sehr schwierig. Daher stellen die klassischen Chemotherapeutika nach wie vor die Eckpfeiler der Systemtherapie beim mTNBC dar. Lediglich die PARP-Inhibitoren zur Therapie der BRCA-mutierten TNBC scheinen bislang eine effektive zielgerichtete Therapie darzustellen. Jedoch befinden sich aktuell weitere vielversprechende Substanzen (wie verschiedene Immuntherapien oder der konjugierte TROP2-Antikörper Sacituzumab-Govitecan) in der klinischen Erprobung.

## 2.3.2 Allgemeine Therapieprinzipien

Wie beim metastasierten Mammakarzinom generell müssen die obersten Therapieziele auch beim mTNBC neben der Lebenszeitverlängerung der möglichst lange Erhalt einer guten Lebensqualität und eine suffiziente Symptomkontrolle sein. Diese Therapieziele sind nicht immer in Übereinstimmung zu bringen und müssen daher mit der Patientin und möglicherweise auch den Angehörigen ausführlich besprochen werden.

Gerade, weil beim TNBC fast ausschließlich Chemotherapeutika eingesetzt werden, deren Nebenwirkungsprofil in der Regel ausgeprägter ist als beispielsweise bei der endokrinen oder anti-HER2-Therapie, müssen dadurch bedingte Einschränkungen der Lebensqualität auch in Anbetracht der mäßigen Ansprechraten stärker gewichtet werden. Toleriert die Patientin eine Alopezie? Welche Funktionen dürfen im Alltag nicht beeinträchtigt werden? Solche Fragen gilt es mit der Patientin zu besprechen. Dabei sind Monotherapien den Polychemotherapien vorzuziehen, da sich bei nur mäßig verbessertem Ansprechen die Nebenwirkungen addieren [7]. Monotherapien sind mit einer deutlich besseren Lebensqualität vereinbar, und der Überlebensvorteil einer Polychemotherapie ist nicht eindeutig belegt. Eine solche kann jedoch infrage kommen, wenn ein hoher Remissionsdruck besteht, etwa bei einer lebensbedrohlichen hepatischen oder pulmonalen Metastasierung. Selbstverständlich müssen auch Allgemeinzustand und Alter der Patientin berücksichtigt werden, auch wenn Letzteres für sich alleine kein Grund zu Über- oder Untertherapie sein sollte.

Bei symptomatischer Erkrankung sollte immer auch an lokoregionäre Therapiemöglichkeiten gedacht werden, z. B. an eine Bestrahlung, Elektrochemotherapie oder Operation. Ebenso sinnvoll ist gerade vor dem Hintergrund der schlechten Prognose des mTNBC eine frühzeitige Anbindung an einen palliativmedizinischen Dienst nach ausführlicher Besprechung mit der Patientin. Studien belegen, dass dies nicht nur eine bessere Versorgung gewährleistet, sondern tatsächlich auch einen Lebenszeitgewinn erbringen kann.

Die Stagingintervalle sollten etwa 2–3 Monate, also alle 2–4 Therapiezyklen betragen, können bei langanhaltend gutem Ansprechen aber auch weiter ausgedehnt werden. Kürzere Intervalle können etwa bei einer viszeralen Krise sinnvoll sein, um raschere Therapieanpassungen zu ermöglichen. Tumormarkerbestimmungen können die Entscheidungsfindung unterstützen.

(Re-)Biopsien aus Metastasen sind sinnvoll, um die aktuelle Tumorbiologie zu ermitteln (Hormonrezeptor- und HER2-Status) und mögliche Kombinationspartner oder Erhaltungsmöglichkeiten nach Chemotherapie aufzuzeigen. Die Umstellung auf eine alleinige zielgerichtete endokrine oder anti-HER2-Therapie allein aufgrund eines Biologiewechsels ist jedoch kritisch, da Fehlbestimmungen der Tumorbiologie vorkommen können und andere, möglicherweise weiterhin triple-negative Herde bei einer zielgerichteten Monotherapie untertherapiert wären. Die Häufigkeit einer Konversion eines TNBC zu einem Nicht-TNBC liegt unter 10 % [8].

Gerade auch im Hinblick auf die zu erwartende Zulassung der ersten PARP-Inhibitoren beim BRCA-mutierten metastasierten TNBC sollte jede Patientin mit einem mTNBC eine (Keimbahn-)BRCA-Testung erhalten (s.a. Kap. 2.3.8).

### 2.3.3 Therapiesequenz beim metastasierten TNBC

Eine klare Therapiesequenz lässt sich beim mTNBC schwer festlegen (s. Abb. 2.4). Zwar gelten Anthrazykline und Taxane als die wirksamsten Substanzen, jedoch liegen die Ansprechraten aller Chemotherapeutika bei lediglich 10–35 % mit einem progressionsfreien Überleben (PFS) von nur etwa 3–6 Monaten in der Erstlinientherapie. Hinzu kommt, dass viele mTNBCs mittlerweile in der (Neo-)Adjuvanz mit einem Taxan, einem Anthrazyklin, vielfach auch mit Carboplatin und ggf. sogar Capecitabin vorbehandelt sind. Insbesondere bei einem krankheitsfreien Intervall von über einem Jahr können diese Chemotherapeutika jedoch reinduziert werden, auch vor dem Hintergrund der eingeschränkten sonstigen Therapieoptionen.

Das progressionsfreie Überleben (PFS) kann durch Hinzunahme des anti-VEGF-Antikörpers Bevacizumab in der Erstlinie um etwa 3 Monate verlängert werden (s. Kap. 2.3.7), ist jedoch nur in Kombination mit Paclitaxel und – bei Kontraindikationen gegen Taxane und Anthrazykline – mit Capecitabin zugelassen.

In den nachfolgenden Linien gelten neben Capecitabin auch Eribulin und Vinorelbin als Therapeutika der Wahl [9]. Carboplatin ist mittlerweile eine Option beim Anthrazyklin-vorbehandelten TNBC, da es bei einer den Taxanen vergleichbaren Wirkung eine bessere Verträglichkeit zeigt. Dies gilt unabhängig vom BRCA-Status, wobei beim *BRCA*-mutierten TNBC der PARP-Inhibitor vorzuziehen ist.

Vor dem Hintergrund der insgesamt unbefriedigenden Behandlungsmöglichkeiten sollte an einen Studieneinschluss gedacht werden, nicht erst bei wiederholt chemoresistenter Tumorerkrankung. Insbesondere bei jüngeren Patientinnen ist in diesem Zusammenhang ein Einschluss in ein sog. Molekulares Tumorboard denkbar, in dem auf der Basis von Tumorsequenzierungen mögliche experimentelle Therapieoptionen angeboten werden können.

### 2.3.4 Anthrazykline

Anthrazykline zählen neben den Taxanen zu den effektivsten Zytostatika in der Therapie des Mammakarzinoms, so auch beim mTNBC. Beide Substanzgruppen sind daher die Chemotherapeutika der ersten Wahl, sollten sie nicht in kurzem Abstand bereits in der (Neo-)Adjuvanz gegeben worden sein.

Epirubicin und Doxorubicin zeigen dabei vergleichbare Wirksamkeit, wobei die kumulative Dosis aufgrund der Kardiotoxizität 900 mg/m$^2$ für Epirubicin und 450–550 mg/m$^2$ für Doxorubicin beträgt. Diese Limitierung kann durch die Verwendung der beiden liposomalen Doxorubicine Myocet® (unpegyliert, ULD) und Caelyx® (pegyliert, PLD) umgangen werden. Beide Substanzen zeigen im Vergleich zu klassischem Doxorubicin bei identischer Wirksamkeit einen deutlich besseren therapeutischen Index, insbesondere eine geringere Kardio- und Hämatotoxizität und weniger Alopezie [10, 11]. Dosislimitierend beim PLD können hingegen die Stomatitis (bis 25 %)

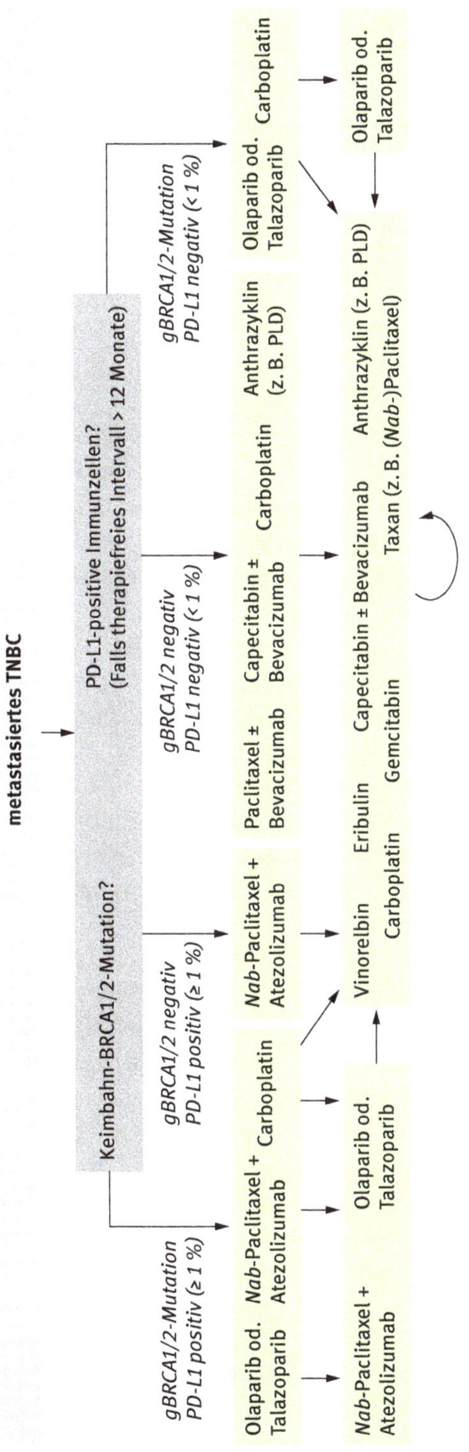

**metastasiertes TNBC**

Keimbahn-BRCA1/2-Mutation?

**gBRCA1/2-Mutation**
**PD-L1 positiv (≥ 1 %)**

Olaparib od.  Nab-Paclitaxel + Carboplatin
Talazoparib  Atezolizumab

Nab-Paclitaxel +
Atezolizumab

Olaparib od.
Talazoparib

**gBRCA1/2 negativ**
**PD-L1 positiv (≥ 1 %)**

Nab-Paclitaxel +
Atezolizumab

Vinorelbin

Carboplatin

Eribulin

Gemcitabin

**PD-L1-positive Immunzellen?**
**(Falls therapiefreies Intervall > 12 Monate)**

**gBRCA1/2 negativ**
**PD-L1 negativ (< 1 %)**

Paclitaxel ±     Capecitabin ±
Bevacizumab     Bevacizumab

Carboplatin

Capecitabin ± Bevacizumab

Anthrazyklin (z. B. PLD)

Taxan (z. B. (Nab-)Paclitaxel)

**gBRCA1/2-Mutation**
**PD-L1 negativ (< 1 %)**

Olaparib od.  Carboplatin
Talazoparib

Anthrazyklin
(z. B. PLD)

Olaparib od.
Talazoparib

**Abb. 2.4:**  Ein möglicher Therapiealgorithmus für das metastasierte TNBC. Zu beachten ist, dass die meisten Therapiesequenzen auf klinischer Erfahrung und nicht auf ausreichenden Studiendaten basieren (Stand: Oktober 2019). Auch wenn Talazoparib vergleichbare Studienergebnisse wie Olaparib zeigt, ist es bislang noch nicht in Deutschland zugelassen. Alternativen sind jeweils innerhalb eines Kastens aufgeführt. Polychemotherapien, wie sie in besonderen Situationen (z. B. bei hohem Remissionsdruck) indiziert sein können, sind der Übersichtlichkeit halber nicht dargestellt.

und das Hand-Fuß-Syndrom (bis 48 %) sein [12]. Leider fehlen Effektivitätsdaten zur mTNBC-Subgruppe.

Zugelassen ist ULD beim metastasierten Mammakarzinom zur Erstlinienbehandlung in Kombination mit Cyclophosphamid und PLD generell beim metastasierten Mammakarzinom und erhöhtem kardialen Risiko. Die klinische Erfahrung zeigt, dass die Zeit bis zum Ansprechen auf die liposomalen Doxorubicine etwas länger ist, so dass bei hohem Remissionsdruck das klassische Epirubicin mono (q7) eine gute Alternative, auch meist ohne Alopezie, darstellt.

## 2.3.5 Taxane

Taxane gehören mit Remissionsraten bis über 40 % in der Erstlinientherapie zu den wirksamsten Substanzen auch beim mTNBC. Ein häufiges Problem ist jedoch wie auch bei den Anthrazyklinen die stattgehabte Anwendung in der (Neo-)Adjuvanz, die die Wirkung einer erneuten Gabe empfindlich senken kann [13].

Im dreiwöchigen Schema werden Docetaxel mit $100 \, mg/m^2$ und Paclitaxel mit $175 \, mg/m^2$ intravenös appliziert. Aufgrund des günstigeren Nebenwirkungsprofils, insbesondere hinsichtlich Hämato- und Neurotoxizität, wird mittlerweile der wöchentlichen Paclitaxelgabe ($80 \, mg/m^2$) der Vorzug gegeben, die sich in prospektiv-randomisierten Studien als mindestens gleich wirksam erwies [14]. Die Hinzunahme von Bevacizumab zum wöchentlichen Paclitaxel in der Erstlinientherapie führte auch beim mTNBC zu einer signifikanten Verlängerung des PFS (s. Kap. 2.3.7). Neben allergischen Reaktionen, die eine Prämedikation mit Steroiden und Anithistaminika notwendig machen, zählen Alopezie, Stomatitis (insbes. Docetaxel), Neuropathie (insbes. Paclitaxel), Hämatotoxizitäten und Nagelveränderungen zu den charakteristischen Nebenwirkungen.

Nab-Paclitaxel ist ein in Albumin-Nanopartikel verpacktes Paclitaxel, das eine bessere Löslichkeit sowie eine verbesserte Endothelpassage als die Muttersubstanz besitzt. Es wird ein deutlich geringeres Auftreten allergischer Reaktionen sowie eine geringere Hämatotoxizität beobachtet, die Neuropathie-Rate scheint gleich zu sein.

Im direkten Vergleich zum dreiwöchigen Paclitaxel beim metastasierten Mammakarzinom zeigte das dreiwöchige Nab-Paclitaxel ($260 \, mg/m^2$) eine höhere Ansprechrate (33 vs. 19 %, p = 0,001) sowie ein verlängertes PFS (23 vs. 17 Wochen, p = 0,006), wobei etwa 40 % der Patientinnen in der Erstlinie therapiert worden waren [15]. Leider fehlen Subgruppenanalysen oder prospektive Studien zum mTNBC, wie sie für die Neoadjuvanz verfügbar sind [16]. In der Kombination mit Bevacizumab war Nab-Paclitaxel beim mTNBC äquieffektiv zur Paclitaxel-Bevacizumab-Kombination, allerdings überraschenderweise mit höherer Toxizität sowohl hämatologisch als auch nicht-hämatologisch [17]. Nab-Paclitaxel kann sowohl wöchentlich ($125 \, mg/m^2$) als auch dreiwöchentlich gegeben werden [18], scheint bei älteren Patientinnen sogar effektiver zu sein [19]. Da die immunsuppressive Kortikosteroidgabe nicht notwendig ist, bietet sich Nab-Paclitaxel als Partner für Immuntherapien an (s. Kap. 2.3.9).

## 2.3.6 Platinsalze

Insbesondere beim triple-negativen Mammakarzinom scheinen Platinverbindungen einen Vorteil zu bringen, was sich nicht zuletzt an den Daten aus der Neoadjuvanz zeigen lässt [20, 21]. Die tumorbiologische Ursache ist nicht restlos geklärt, allerdings könnten die in diesem Subtyp häufiger anzutreffenden Defekte in der homologen Rekombination bzw. der DNA-Reparatur synergistisch mit der Platin-vermittelten DNA-Vernetzung wirken [22]. Eine Cochrane-Analyse bescheinigt entsprechend einen statistisch signifikanten Überlebensvorteil beim metastasierten TNBC durch Platinverbindungen im Vergleich zu anderen Subtypen (HR 0,85, 95 % KI 0,78–0,93) [23]. Aufgrund der unterschiedlichen Studiendesigns lassen sich Metaanalysen, die durchaus sogar Vorteile im Gesamtüberleben demonstrieren, nur sehr vorsichtig interpretieren [24, 25].

Mittlerweile liegen jedoch auch prospektive Studienergebnisse vor, die die Rationale für eine Verwendung in der Erstlinientherapie aufzeigen. Die TNT-Phase-III-Studie verglich eine Carboplatin-Monotherapie mit einer Taxan-Therapie (Docetaxel). In der Intention-to-treat-Population (n = 376) zeigte sich kein Unterschied im Ansprechen (31,4 % vs 34,0 %, p = 0,66), ebenso nicht beim progressionsfreien Überleben, jedoch eine verbesserte Verträglichkeit [26]. In der Subpopulation mit *BRCA1/2*-Keimbahnmutationen (gBRCA$^{mut}$, n = 43) hingegen zeigte Carboplatin ein signifikant höheres Ansprechen (68 % vs. 33,3 %, p = 0,03) sowie eine Verlängerung des PFS (6,8 vs. 4,4 Monate, p = 0,04). Das Gesamtüberleben unterschied sich nicht, wobei in 56 % der Patientinnen nach Docetaxel ein Crossover zu Carboplatin durchgeführt worden war. In den Nicht-basal-like-Subtypen (PAM50) scheint das Taxan besser zu wirken. Es scheint daher sinnvoll zu sein, eine Keimbahn-Testung auf *BRCA1/2*-Mutationen mit der Patientin zu besprechen, da diese die Indikation zu einer platinhaltigen Erstlinientherapie darstellen können.

Auch wenn generell Monotherapien bevorzugt werden sollten, werden mit Carboplatin-haltigen Kombinationen noch höhere Ansprechraten erreicht: die tnAcity-Studie (Phase II) verglich die drei Kombinationen Carboplatin/nab-Paclitaxel, Gemcitabin/nab-Paclitaxel und Carboplatin/Gemcitabin in der Erstlinientherapie des TNBC [27]. Hier zeigte sich ein signifikanter Vorteil für die Carboplatin/nab-Paclitaxel-Kombination hinsichtlich der Ansprechrate (73 % vs. 39 % vs. 44 %) und des PFS (8,3 vs. 5,5 vs. 6,0 Monate, p = 0,02). Das Gesamtüberleben war nominell 4 Monate länger, jedoch nur grenzwertig signifikant (16,8 vs. 12,1 vs. 12,6 Monate). Der *gBRCA*$^{mut}$-Status war kein Stratifizierungsmerkmal in dieser Studie.

Carboplatin stellt daher bei insgesamt guter Verträglichkeit eine gute Therapieoption beim metastasierten TNBC dar, bei *gBRCA*$^{mut}$-Patientinnen in der Erstlinientherapie zeigt es sich dem Taxan sogar überlegen. Allerdings fehlt der direkte Vergleich mit der Paclitaxel/Bevacizumab-Kombination, die in der E2100-Studie bei gleichem PFS im Kontrollarm (Taxan mono) eine noch größere Verbesserung gezeigt hatte (s. Kap. 2.3.7). Zukünftige Studien werden außerdem zeigen müssen, inwieweit Carboplatin gegen Immuncheckpoint- oder die wesentlich besser verträglichen PARP-Inhibitoren in der Erstlinientherapie bestehen kann.

### 2.3.7 Weitere zytostatische Substanzen: Capecitabin, Eribulin, Gemcitabin, Vinorelbin

Neben Anthrazyklinen und Taxanen sind weitere zytostatische Substanzen unterschiedlich effektiv bei vertretbarem therapeutischem Index beim mTNBC. Sie stellen somit bei limitierten Therapieoptionen echte Alternativen dar. Allerdings liegen nur wenige Effektivitätsdaten speziell für das TNBC vor.

**Capecitabin** ist eine oral verfügbare Prodrug, die zu 5-FU metabolisiert und so aktiviert werden kann. Das diesen Schritt katalysierende Enzym Thymidinphosphorylase ist im Mammakarzinom stärker exprimiert als in anderen Geweben, so dass hierdurch eine gewisse Tumorzellselektivität der Substanz zu erwarten ist. Capecitabin ist bei Patientinnen mit metastasiertem Mammakarzinom zugelassen, die auf eine Taxan- oder Anthrazyklintherapie nicht angesprochen haben bzw. für eine solche nicht infrage kommen. In der Erstlinientherapie, wobei hier keine spezifischen Daten zum TNBC vorliegen, wurden Ansprechraten bis 30 % und ein PFS zwischen drei und acht Monaten beschrieben [28, 29]. Nach Anthrazyklinversagen zeigte es sich einer dreiwöchigen Paclitaxelgabe äquieffektiv [30]. Die charakteristischste Nebenwirkung, die palmar-plantare Erythrodysästhesie (Hand-Fuß-Syndrom) tritt im Grad 3/4 in bis zu 26 % aller Patientinnen auf [28]. Weniger häufig finden sich Diarrhoen, Übelkeit/Erbrechen, Stomatitiden oder Fatique. Aufgrund der geringeren Hämatotoxizität als vergleichbare Substanzen eignet es sich bei guter Verträglichkeit und geringer kumulativer Toxizität auch zur Langzeiteinnahme [31]. Eine Alopezie wird in der Regel nicht beobachtet. Durch Hinzunahme von Bevacizumab konnte das PFS in der Erstlinientherapie um etwa 3 Monate verlängert werden (s. Kap. 2.3.7).

Das Spindelgift **Eribulin** ist ebenfalls als Zytostatikum der zweiten Wahl beim metastasierten Mammakarzinom zugelassen, kann also ab der zweiten Linie eingesetzt werden, wobei ein Anthrazyklin und ein Taxan Teil der vorangegangenen adjuvanten oder metastasierten Therapie gewesen sein sollte. Grundlage hierfür lieferten zwei Phase-III-Studie, deren gepoolte Daten insbesondere beim TNBC sowohl einen Vorteil hinsichtlich PFS (HR 0,77, KI 0,60–0,97, 2,8 vs 2,5 Mo, p = 0,028) als auch OS (HR 0,72, KI 0,57–0,90, 12,4 vs 8,1 Mo, p = 0,005) zeigten [32]. Die wichtigsten Nebenwirkungen sind neben der Hämatotoxizität (Neutropenie, Anämie) Fatigue, Muskelschmerzen, Übelkeit sowie eine periphere Neuropathie [33].

**Gemcitabin** bzw. sein aktiver Metabolit Gemcitabindiphosphat hemmt als Pyrimidinanalogon die DNA-Synthese und zeigt als Monotherapie eine gewisse, wenn auch vergleichsweise unbefriedigende Aktivität beim metastasierten Mammakarzinom [28]. In Kombination insbesondere mit Platinsalzen wurden beim mTNBC allerdings Ansprechraten bis zu 44 % und ein PFS bis zu 8 Monaten beobachtet, wenngleich sie einer Taxan/Platin-Kombination unterlegen war [27, 34].

Das Vincaalkaloid **Vinorelbin** zeigt in der Erstlinientherapie des metastasierten Mammakarzinoms Ansprechraten bis zu 45 %, wobei Daten zur mTNCB-Subgruppe nicht vorliegen [35]. Es ist bei mBC-Patientinnen zugelassen, die auf Anthrazyklin- oder Taxantherapie nicht angesprochen haben bzw. für eine solche nicht infrage kommen. Als orales oder intravenöses Zytostatikum hat es einen vergleichsweise guten therapeutischen Index, insbesondere bei Patientinnen mit eingeschränkter Leberfunktion. Die wichtigsten Nebenwirkungen umfassen Neutropenien, Anämien, Neurotoxizitäten, Stomatitiden sowie eine in der Regel leichte Alopezie.

In einer retrospektiven Analyse wurde den hier genannten vier Substanzen eine vergleichbare Wirksamkeit beim mTNBC bescheinigt [36], möglicherweise mit einer leichten Überlegenheit zugunsten des Eribulins im direkten Vergleich [37].

### 2.3.8 Bevacizumab

Bevacizumab ist ein humanisierter monoklonaler Antikörper gegen den Vascular Endothelial Growth Factor (VEGF), dessen Wirkmechanismus vermutlich hauptsächlich in der Verhinderung einer suffizienten Neovaskularisation liegt, von der jedes Tumorwachstum ab etwa 2 mm abhängig ist. Obwohl die antiangionenetische Therapie letztendlich nicht die in sie gesetzten Erwartungen erfüllen konnte, wird bei gutem therapeutischen Index ein Vorteil beim progressionsfreien und – zumindest in retrospektiven Analysen – auch beim Gesamtüberleben erreicht, so auch beim TNBC.

Bevacizumab ist beim metastasierten HER2-negativen Mammakarzinom als Erstlinientherapie in Kombination mit Paclitaxel oder, bei Kontraindikationen gegen Taxane oder Anthrazykline, in Kombination mit Capecitabin zugelassen. Grundlage für diese Indikationen waren die Ergebnisse der E2100- und der RIBBON-1-Studie.

In der E2100-Studie wurde Paclitaxel in der Erstlinientherapie des metastasierten Mammakarzinoms mit oder ohne Bevacizumab eingesetzt [38]. Insgesamt wurde das mediane progressionsfreie Überleben (PFS) durch den anti-VEGF-Antikörper von 5,9 auf 11,8 Monate erhöht (HR 0,60, p < 0,001), unabhängig von Metastasierungsmuster und -last, Alter und Vorbehandlung. Insbesondere in der TNBC-Subgruppe zeigte sich eine beinahe Verdoppelung des medianen PFS von 4,6 auf 8,8 Monate (HR 0,53, 95 % KI 0,40–0,70). Das Gesamtüberleben von etwa 26 Monaten blieb hingegen unverändert. In einer französischen Real-World-Studie, die retrospektiv mehr als 2100 Patientinnen untersuchte, die in der Erstlinie mit Paclitaxel ± Bevacizumab behandelt worden waren, zeigte sich eine Verlängerung des Gesamtüberlebens von 19,8 auf 27,7 Monate in der Gesamtpopulation (HR 0,67, KI 0,60–0,75) [39]. Im TNBC-Sub-kollektiv (n = 993) bestätigte sich der Überlebensvorteil für die Bevacizumab-Kohorte sowohl beim PFS (HR 0,69, KI 0,56–0,83) als auch beim OS (HR 0,67, KI 0,56–0,80).

Die Kombinationsmöglichkeit von Bevacizumab und Capecitabin wurde in der RIBBON-1-Studie geprüft [40]. Durch den Antikörper verbesserte sich die Ansprech-rate von 23,6 % auf 35,4 % (p < 0,01) und das PFS in der Gesamtkohorte von 5,7 auf 8,6 Monate (HR 0,69, CI 0,56–0,84, p < 0,001). Beim TNBC war dieser Überlebensvor-teil jedoch nur grenzwertig signifikant (HR 0,72; CI 0,49–1,06), allerdings war nur etwa ein Viertel der Patientinnen (n = 137) dieser Gruppe zuzuordnen und damit ver-mutlich zu wenig, um signifikante Effekte abzubilden. Wie auch in der E2100-Studie zeigte sich keine Verbesserung bezüglich des Gesamtüberlebens.

Beide Kombinationsmöglichkeiten wurden in der Phase-III-TURANDOT-Studie direkt verglichen [41, 42]: Obwohl sich hier die progressionsfreien Intervalle der bei-den vorangegangenen Studien in erstaunlicher Weise zugunsten der Taxankombina-tion reproduzieren ließen (Paclitaxel/Bev: 11,0 Monate, Capecitabin/Bev: 8,1 Monate, HR 1,36; 95 % KI 1,09–1,68, p = 0,005), wirkte sich dies nicht auf ein verändertes Ge-samtüberleben aus. Beim TNBC schien dieser Trend noch etwas ausgeprägter zu sein. Dennoch kann auch vor dem Hintergrund dieser Daten die Kombination Capecitabin/ Bevacizumab aufgrund ihres günstigen therapeutischen Indexes in der Erstlinien-therapie erwogen werden.

Auch in der Zweitlinientherapie nach Bevacizumab-freier Vortherapie zeigte die Hinzunahme von Bevacizumab zur Chemotherapie (Taxan, Gemcitabin, Vinorelbin oder Capecitabin) in der mTNBC-Subgruppe eine Verbesserung des Ansprechens (41 % vs. 18 %), des PFS um 3,3 Monate und grenzwertig signifikant auch des OS um immerhin 5 Monate (p = 0,0534) [43].

Die IMELDA-Studie (Phase III) untersuchte die Effektivität einer Capecitabin/ Bevacizumab-Kombination verglichen mit Bevacizumab als Erhaltungstherapie nach einer Docetaxel/Bevacizumab-Erstlinientherapie, unter der die Patientinnen stabil geblieben waren oder auf die sie angesprochen hatten. In der mTNBC-Subgruppe verbesserte sich das PFS durch die Capecitabin-Kombination signifikant von 3,6 auf 7,6 Monate. Auch das Gesamtüberleben verbesserte sich mit einer Risikoreduktion um 53 % (HR 0,47) [44].

Die wesentlichen Grad-3/4-Nebenwirkungen, die bei den oben beschriebenen Therapieregimen durch die Hinzunahme von Bevacizumab vermehrt zu erwarten sind, sind arterielle Hypertonie (bis 15 %), Proteinurie (bis 4 %), Fatique (bis 10 %) und Infektionen (bis 9 %). Eine insgesamt seltene, aber schwere Komplikation stellen gastrointestinale Perforationen (bis 2 %) dar. Insbesondere der Abstand von sechs Wochen vor und nach einer Operation sollte eingehalten werden.

Insgesamt bleibt jedoch abzuwarten, welchen Stellenwert Bevacizumab insbe-sondere unter denen in die Erstlinie drängenden Immuntherapien zukünftig haben wird.

### 2.3.9 PARP-Inhibitoren

Inhibitoren der Poly(ADP-ribose)-Polymerase 1 (PARP) sind oral verfügbare Medikamente, die insbesondere in *BRCA*-mutierten Tumorzellen die DNA-Reparatur stören und dadurch die Apoptose von Tumorzellen fördern [45]. Darüber hinaus zeigen neueste präklinische Arbeiten, dass PARP-Inhibitoren auch über eine Aktivierung des Immunsystems funktionieren [46]. Die Häufigkeit von Mutationen in den beiden *BRCA1*- und *BRCA2*-Genen liegt beim TNBC etwa bei knapp 10 % und somit deutlich höher als in den anderen rezeptordefinierten Subtypen [57].

Für die beiden PARP-Inhibitoren Olaparib und Talazoparib liegen bereits Phase-III-Studien vor, die ihren Einsatz beim *BRCA*-mutierten metastasierten HER2-negativen Mammakarzinom rechtfertigen.

In die OlympiAD-Studie wurden Patientinnen mit metastasiertem HER2-negativem Mammakarzinom eingeschlossen, die maximal in der Drittlinientherapie ihrer metastasierten Erkrankung bereits mit einem Anthrazyklin und einem Taxan behandelt worden waren [47]. Etwa die Hälfte der Patientinnen hatte ein TNBC. Die Patientinnen wurden randomisiert entweder mit 300 mg Olaparib (Tabletten) zweimal täglich oder einer Chemotherapie nach Wahl (Capecitabin, Eribulin oder Vinorelbin) behandelt, etwa 30 % waren Erstlinienpatientinnen. In der Gesamtkohorte verbesserte sich das mediane PFS von 4,2 auf 7,0 Monate (HR 0,58, KI 0,43–0,80, p < 0,001), wobei der Effekt in der TNBC-Subgruppe etwas ausgeprägter war (HR 0,43, KI 0,29–0,63). Ein signifikanter Unterschied im Gesamtüberleben zeigte sich für die Subgruppe der Erstlinienpatientinnen (HR 0,51, KI 0,29–0,90) [48]. Im Olaparib-Arm wurden etwas häufiger Anämien Grad 2 oder höher beobachtet (16,1 vs 4,4 %), während Neutropenien erwartungsgemäß deutlich häufiger in der Chemotherapie-Kohorte auftraten (9,3 vs 26,4 %). Die Lebensqualität und die Zeit bis zur Verschlechterung der Lebensqualität waren im Olaparib-Arm besser.

Die Phase-III-EMBRACA-Studie erbrachte bei ähnlichem Studiendesign fast identische Ergebnisse für den PARP-Inhibitor Talazoparib [49]. Auch hier wurde bei maximal drei Chemotherapielinien in der metastasierten Situation randomisiert und 1 mg Talazoparib täglich gegen eine Monochemotherapie der Wahl (Capecitacin, Gemcitabin, Vinorelbin oder Eribulin) verglichen. Das PFS verbesserte sich in der Gesamtpopulation von 5,6 auf 8,6 Monate (HR 0,54, KI 0,41–0,71), wobei der Effekt in allen untersuchten Subgruppen zu sehen war, so auch beim TNBC (HR 0,60, KI 0,41–0,87). Wenngleich nur grenzwertig signifikant, aber auch bislang nicht final ausgewertet, zeichnete sich der Vorteil auch beim Gesamtüberleben ab (22,3 vs. 19,5 Monate, HR 0,76, KI 0,54–1,06, p = 0,105). Die mediane Zeit bis zu einer klinisch bedeutungsvollen Verschlechterung der Lebensqualität war auch in dieser Studie unter Gabe des PARP-Inhibitors deutlich länger als unter den Chemotherapien (24,3 vs. 6,3 Monate, HR 0,38, KI 0,26–0,55) [50]. Im Gegensatz zum Olaparib scheint die Hämatotoxizität (Anämie, Thrombozytopenie) beim Talazoparib etwas höher zu sein, die nicht-hämatologischen Nebenwirkungen sind in etwa vergleichbar.

Somit stellen PARP-Inhibitoren beim *BRCA1/2*-mutierten metastasierten TNBC eine Therapiealternative zu klassischen Chemotherapien dar. Dabei ist die bessere Lebensqualität die entscheidende Rationale, da sich das Gesamtüberleben bislang nicht signifikant verbessern ließ.

Im April 2019 erfolgte die Zulassung des PARP-Hemmers Olaparib für die Behandlung des metastasierten Mammakarzinoms. Olaparib kann nun zur Behandlung von *BRCA*-Keimbahnmutationsträgerinnen mit lokal fortgeschrittenem oder metastasiertem, HER2-negativem Mammakarzinom eingesetzt werden. In dieser Indikation wird Olaparib als Monotherapie angewendet. Die Patienten sollten zuvor mit einem Anthrazyklin und einem Taxan im (neo)adjuvanten oder metastasierten Setting behandelt worden sein, wenn keine medizinischen Gründe dagegengesprochen haben.

## 2.3.10 Immuntherapien

Obwohl die Wirkung vieler klassischer Chemotherapien auch in der Verbesserung der antitumoralen Immunantwort begründet liegt, sind spezifische Immuntherapien beim TNBC bislang nicht in der Routine etabliert. Die Hoffnung bei der Immuntherapie liegt einerseits in einer dauerhaften Stabilisierung der Erkrankung, wie sie beispielsweise beim malignen Melanom erzielt werden kann, andererseits in einer echten personalisierten Medizin, etwa wenn Immunzellen gegen spezifische Antigene des entsprechenden Tumors aktiviert werden.

Am weitesten fortgeschritten ist die klinische Testung der sog. Immuncheckpoint-Inhibitoren. Immuncheckpoints sind Rezeptor-Liganden-Paare, die die Aktivierung von Immunzellen blockieren und die Immunantwort gegen den Tumor auf diese Art unterdrücken können. Beim Mammakarzinom wird gegenwärtig vor allem das PD-1/PD-L1-System untersucht. Die Ansprechraten sind insgesamt niedrig, liegen beim Gesamtkollektiv bei wenigen Prozent, steigen beim TNBC allerdings auf 25 % und mehr an. Das TNBC scheint also tatsächlich der immunogenste der klassischen rezeptordefinierten Subtypen zu sein. Diese Studien zeigen darüber hinaus, dass Patientinnen, die ein gutes Ansprechen auf eine Checkpoint-Inhibition aufweisen, auch mit einer langen Progressionsfreiheit rechnen können [51]. Weiterhin zeigt sich, dass das Ansprechen in der Erstlinie deutlich besser ist als in späteren Therapielinien.

Diese Erkenntnisse fanden Eingang in die IMpassion130-Studie, einer doppelblinden, randomisierten Phase-III-Studie, die den zusätzlichen Nutzen des anti-PD-L1-Antikörpers Atezolizumab (840 mg alle 2 Wochen) unter Chemotherapie mit Nab-Paclitaxel (100 mg/m$^2$ d1, 8, 15 q28) in der Erstlinientherapie des metastasierten TNBC untersucht hat [52]. Eingeschlossen wurden TNBC-Patientinnen, die ein therapiefreies Intervall von mindestens 12 Monaten aufwiesen. Im Rahmen der Stratifizierung wurde die PD-L1-Expression auf den tumorinfiltrierenden Immunzellen bestimmt (Cut-off für „PD-L1 IC + " bei Tumoren mit einer PD-L1-Expression in ≥ 1 % aller Immunzellen). Während sich bei den nach dieser Definition PD-L1-negativen

Tumoren weder ein Vorteil hinsichtlich des PFS (5,6 Monate in beiden Armen) noch des Gesamtüberlebens (18,9 vs. 18,4 Monate, HR 1,02, KI 0,79–1,31) zeigte, verlängerte sich in der PD-L1-positiven Subgruppe (44 %) das PFS von 5,0 auf 7,5 Monate (HR 0,62, KI 0,49–0,78, p < 0,0001) und das Gesamtüberleben von 18 auf 25 Monate (HR 0,71, KI 0,54-0,93) [53]. Dieser Effekt war unabhängig vom *BRCA1/2*-Mutationsstatus.

Die klassischen Nebenwirkungen einer Chemotherapie, die in der IMpassion130-Studie in der Atezolizumab-Gruppe signifikant (d. h. > 5 %) häufiger waren als in der Kontrollgruppe, waren Übelkeit, Husten, Neutropenien und Infektionen. Schwerwiegendere (Grad 3/4) immunbezogene Nebenwirkungen, wie sie bei Checkpoint-Inhibitoren zu erwarten sind, lagen bei 8 % in der Atezolizumab-Gruppe verglichen mit 4 % in der Placebogruppe (v. a. Hepatitis). Bemerkenswert ist eine mit knapp 18 % häufig beobachtete Grad-1/2-Hypothyreose im Atezolizumab-Arm. Da die Checkpoint-Inhibitoren für den Senologen eine neue Substanzklasse darstellen, sollten die Therapieführung und das Nebenwirkungsmanagement unbedingt interdisziplinär angegangen werden [54].

Aktuelle Bestrebungen, die Immuncheckpoint-Therapie beim TNBC zu verbessern, betreffen einerseits die Verbesserung der Prädiktion durch geeignete Biomarker, andererseits die Kombination mit Substanzen, die die Immunogenität des Tumors erhöhen können. Beispiele hierfür sind klassische Chemotherapeutika wie Platinsalze, Anthrazykline und Cyclophosphamid (z. B. TONIC-Trial [58], Kok et al., ASCO 2018, PARP-Inhibitoren [55] oder CDK4/6-Inhibitoren [56]).

## Literatur

[1] Lobbezoo DJ, et al. Prognosis of metastatic breast cancer subtypes: the hormone receptor/HER2-positive subtype is associated with the most favorable outcome. Breast Cancer Res Treat. 2013;141(3): 507–14.

[2] Lehmann BD, et al. Identification of human triple-negative breast cancer subtypes and preclinical models for selection of targeted therapies. J Clin Invest. 2011;121(7): 2750–67.

[3] Perou CM, et al. Molecular portraits of human breast tumours. Nature. 2000;406(6797): 747–52.

[4] Hubalek M, Czech T, Muller H. Biological Subtypes of triple-negative Breast Cancer. Breast Care. 2017;12(1): 8–14.

[5] Lee A, Djamgoz MBA. Triple negative breast cancer: Emerging therapeutic modalities and novel combination therapies. Cancer Treat Rev. 2018;62: 110–22.

[6] Garrido-Castro AC, Lin NU, Polyak K. Insights into Molecular Classifications of Triple-Negative Breast Cancer: Improving Patient Selection for Treatment. Cancer Discov. 2019;9(2): 176–98.

[7] Cardoso F, et al. International guidelines for management of metastatic breast cancer: combination vs sequential single-agent chemotherapy. J Natl Cancer Inst. 2009;101(17): 1174–81.

[8] Liedtke C, et al. Prognostic impact of discordance between triple-receptor measurements in primary and recurrent breast cancer. Ann Oncol. 2009;20(12): 1953–8.

[9] Cardoso F et al. 4th ESO-ESMO International Consensus Guidelines for Advanced Breast Cancer (ABC 4)dagger. Ann Oncol. 2018;29(8): 1634–57.

[10] Harris L, et al. Liposome-encapsulated doxorubicin compared with conventional doxorubicin in a randomized multicenter trial as first-line therapy of metastatic breast carcinoma. Cancer. 2002;94(1): 25–36.

[11] O'Brien ME, et al. Reduced cardiotoxicity and comparable efficacy in a phase III trial of pegylated liposomal doxorubicin HCl (CAELYX/Doxil) versus conventional doxorubicin for first-line treatment of metastatic breast cancer. Ann Oncol. 2004;15(3): 440–9.

[12] Lorusso D, et al. Pegylated liposomal doxorubicin-related palmar-plantar erythrodysesthesia ('hand-foot' syndrome). Ann Oncol. 2007;18(7): 1159–64.

[13] Mustacchi G, De Laurentiis M. The role of taxanes in triple-negative breast cancer: literature review. Drug Des Devel Ther. 2015;9: 4303–18.

[14] Mauri D, et al. Overall survival benefit for weekly vs. three-weekly taxanes regimens in advanced breast cancer: A meta-analysis. Cancer Treat Rev. 2010;36(1): 69–74.

[15] Gradishar WJ, et al. Phase III trial of nanoparticle albumin-bound paclitaxel compared with polyethylated castor oil-based paclitaxel in women with breast cancer. J Clin Oncol. 2005;23(31): 7794–803.

[16] Untch M, et al. Nab-paclitaxel versus solvent-based paclitaxel in neoadjuvant chemotherapy for early breast cancer (GeparSepto-GBG 69): a randomised, phase 3 trial. Lancet Oncol. 2016;17(3): 345–56.

[17] Rugo HS, et al. Randomized Phase III Trial of Paclitaxel Once Per Week Compared With Nanoparticle Albumin-Bound Nab-Paclitaxel Once Per Week or Ixabepilone With Bevacizumab As First-Line Chemotherapy for Locally Recurrent or Metastatic Breast Cancer: CALGB 40502/NCCTG N063H (Alliance). J Clin Oncol. 2015;33(21): 2361–9.

[18] Gradishar WJ, et al. Significantly longer progression-free survival with nab-paclitaxel compared with docetaxel as first-line therapy for metastatic breast cancer. J Clin Oncol. 2009;27(22): 3611–9.

[19] Aapro M, et al. Weekly nab-paclitaxel is safe and effective in > / = 65 years old patients with metastatic breast cancer: a post-hoc analysis. Breast. 2011;20(5): 468–74.

[20] von Minckwitz G, et al. Neoadjuvant carboplatin in patients with triple-negative and HER2-positive early breast cancer (GeparSixto; GBG 66): a randomised phase 2 trial. Lancet Oncol. 2014;15(7): 747–56.

[21] Sikov WM, et al. Impact of the addition of carboplatin and/or bevacizumab to neoadjuvant once-per-week paclitaxel followed by dose-dense doxorubicin and cyclophosphamide on pathologic complete response rates in stage II to III triple-negative breast cancer: CALGB 40603 (Alliance). J Clin Oncol. 2015;33(1): 13–21.

[22] The Cancer Genome Atlas Research Network. Comprehensive molecular portraits of human breast tumours. Nature. 2012;490(7418): 61–70.

[23] Egger SJ, et al. Platinum-containing regimens for metastatic breast cancer. Cochrane Database Syst Rev. 2017;6: CD003374.

[24] Kaya V, et al. Effectiveness of Platinum-Based Treatment for Triple Negative Metastatic Breast Cancer: a Meta-Analysis. Asian Pac J Cancer Prev. 2018;19(5): 1169–73.

[25] Zhang J, et al. Chemotherapy of metastatic triple negative breast cancer: Experience of using platinum-based chemotherapy. Oncotarget. 2015;6(40): 43135–43.

[26] Tutt A, et al. Carboplatin in BRCA1/2-mutated and triple-negative breast cancer BRCAness subgroups: the TNT Trial. Nat Med. 2018;24(5): 628–37.

[27] Yardley DA, et al. nab-Paclitaxel plus carboplatin or gemcitabine versus gemcitabine plus carboplatin as first-line treatment of patients with triple-negative metastatic breast cancer: results from the tnAcity trial. Ann Oncol. 2018;29(8): 1763–70.

[28] O'Shaughnessy JA, et al. Capecitabine monotherapy: review of studies in first-line HER-2-negative metastatic breast cancer. Oncologist. 2012;17(4): 476–84.

[29] Oostendorp LJ, et al. Efficacy and safety of palliative chemotherapy for patients with advanced breast cancer pretreated with anthracyclines and taxanes: a systematic review. Lancet Oncol. 2011;12(11): 1053–61.

[30] Talbot DC, et al. Randomised, phase II trial comparing oral capecitabine (Xeloda) with paclitaxel in patients with metastatic/advanced breast cancer pretreated with anthracyclines. Br J Cancer. 2002;86(9): 1367–72.

[31] Wang Y, et al. Efficacy and toxicity of capecitabine-based chemotherapy in patients with metastatic or advanced breast cancer: results from ten randomized trials. Curr Med Res Opin. 2012;28(12): 1911–9.

[32] Pivot X, et al. Pooled analyses of eribulin in metastatic breast cancer patients with at least one prior chemotherapy. Ann Oncol. 2016;27(8): 1525–31.

[33] Voutsadakis IA. A systematic review and pooled analysis of retrospective series of eribulin in metastatic breast cancer. Anticancer Drugs. 2017;28(5): 557–64.

[34] Hu XC, et al. Cisplatin plus gemcitabine versus paclitaxel plus gemcitabine as first-line therapy for metastatic triple-negative breast cancer (CBCSG006): a randomised, open-label, multi-centre, phase 3 trial. Lancet Oncol. 2015;16(4): 436–46.

[35] Aapro M., Finek J. Oral vinorelbine in metastatic breast cancer: a review of current clinical trial results. Cancer Treat Rev. 2012;38(2): 120–6.

[36] Dranitsaris G, et al. Comparative effectiveness analysis of monotherapy with cytotoxic agents in triple-negative metastatic breast cancer in a community setting. Clin Ther 2015;37(1): 134–44.

[37] Twelves C, et al. Subgroup Analyses from a Phase 3, Open-Label, Randomized Study of Eribulin Mesylate Versus Capecitabine in Pretreated Patients with Advanced or Metastatic Breast Cancer. Breast Cancer (Auckl). 2016;10: 77–84.

[38] Miller K, et al. Paclitaxel plus bevacizumab versus paclitaxel alone for metastatic breast cancer. N Engl J Med. 2007;357(26): 2666–76.

[39] Delaloge S, et al. Paclitaxel plus bevacizumab or paclitaxel as first-line treatment for HER2-negative metastatic breast cancer in a multicenter national observational study. Ann Oncol. 2016;27(9): 1725–32.

[40] Robert, N. J., et al., RIBBON-1: randomized, double-blind, placebo-controlled, phase III trial of chemotherapy with or without bevacizumab for first-line treatment of human epidermal growth factor receptor 2-negative, locally recurrent or metastatic breast cancer. J Clin Oncol, 2011. 29(10): p. 1252–60.

[41] Zielinski C, et al. Bevacizumab plus paclitaxel versus bevacizumab plus capecitabine as first-line treatment for HER2-negative metastatic breast cancer (TURANDOT): primary endpoint results of a randomised, open-label, non-inferiority, phase 3 trial. Lancet Oncol. 2016;17(9): 1230–9.

[42] Lang I, et al. Bevacizumab plus paclitaxel versus bevacizumab plus capecitabine as first-line treatment for HER2-negative metastatic breast cancer: interim efficacy results of the rando-mised, open-label, non-inferiority, phase 3 TURANDOT trial. Lancet Oncol. 2013;14(2): 125–33.

[43] Brufsky A, et al. Second-line bevacizumab-containing therapy in patients with triple-negative breast cancer: subgroup analysis of the RIBBON-2 trial. Breast Cancer Res Treat. 2012;133(3): 1067–75.

[44] Gligorov J, et al. Maintenance capecitabine and bevacizumab versus bevacizumab alone after initial first-line bevacizumab and docetaxel for patients with HER2-negative metastatic breast cancer (IMELDA): a randomised, open-label, phase 3 trial. Lancet Oncol. 2014;15(12): 1351–60.

[45] Scott CL, Swisher EM, Kaufmann SH. Poly (ADP-ribose) polymerase inhibitors: recent advances and future development. J Clin Oncol. 2015;33(12): 1397–406.

[46] Shen J, et al. PARPi triggers the STING-dependent immune response and enhances the therapeutic efficacy of immune checkpoint blockade independent of BRCAness. Cancer Res. 2019; 79(2):311–9.
[47] Robson M, et al. Olaparib for Metastatic Breast Cancer in Patients with a Germline BRCA Mutation. N Engl J Med. 2017;377(6): 523–33.
[48] Robson ME, et al. OlympiAD final overall survival and tolerability results: Olaparib versus chemotherapy treatment of physician's choice in patients with a germline BRCA mutation and HER2-negative metastatic breast cancer. Ann Oncol. 2019;30(4):558–66.
[49] Litton JK, et al. Talazoparib in Patients with Advanced Breast Cancer and a Germline BRCA Mutation. N Engl J Med. 2018;379(8): 753–63.
[50] Ettl J, et al. Quality of life with talazoparib versus physician's choice of chemotherapy in patients with advanced breast cancer and germline BRCA1/2 mutation: patient-reported outcomes from the EMBRACA phase III trial. Ann Oncol. 2018;29(9): 1939–47.
[51] Emens LA, et al. Long-term Clinical Outcomes and Biomarker Analyses of Atezolizumab Therapy for Patients With Metastatic Triple-Negative Breast Cancer: A Phase 1 Study. JAMA Oncol. 2019; 5(1):74–82.
[52] Schmid P, et al. Atezolizumab and Nab-Paclitaxel in Advanced Triple-Negative Breast Cancer. N Engl J Med. 2018;379(22): 2108–21.
[53] Emens LA. IMpassion130: Efficacy in immune biomarker subgroups from the global, randomized, double-blind, placebo-controlled, Phase III study of Atezolizumab + nab-Paclitaxel in patients with treatment-naïve, locally advanced or metastatic triple-negative breast cancer. SABCS 2018.
[54] Gunderson CC, Matulonis U, Moore KN. Management of the toxicities of common targeted therapeutics for gynecologic cancers. Gynecol Oncol. 2018;148(3): 591–600.
[55] Jiao S, et al. PARP Inhibitor Upregulates PD-L1 Expression and Enhances Cancer-Associated Immunosuppression. Clin Cancer Res 2017;23(14): 3711–20.
[56] Goel S, et al. CDK4/6 inhibition triggers anti-tumour immunity. Nature. 2017;548(7668): 471–5.
[57] Fasching PA, et al. Breast cancer in young women: do BRCA1 or BRCA2 mutations matter. Lancet 2018;19:150–151.
[58] Voorwerk L, et al. Immune induction strategies in metastatic triple-negative breast cancer to enhance the sensitivity to PD-1 blockade: the TONIC trial. Nature Med 2019;25:920–928.

## 2.4 Therapie des HER2-positiven metastasierten Mammakarzinoms

Cornelia Kolberg-Liedtke, Christian Jackisch, Hans-Christian Kolberg

### 2.4.1 Einleitung

Das HER2-positive Mammakarzinom ist definiert durch eine Überexpression/Amplifikation des HER2/neu-Onkogens. Dies bedeutet eine aggressive Mammakarzinom-Subform mit schnellem Wachstumsmuster, hoher Invasivität und einer Tendenz zu prognostisch ungünstigen viszeralen und insbesondere zerebralen Metastasen.

Bereits 1987 konnten Slamon et al. nachweisen, dass sich diese Eigenschaften in eine schlechtere Erkrankungsprognose übersetzen: Anhand der Daten von 189 Patientinnen mit HER2-positivem Mammakarzinom konnten die Autoren eine Assozia-tion mit ungünstigen Erkrankungsparametern sowie eine Korrelation mit verkürzter Zeit bis zum Rezidiv und geringerer Gesamtüberlebenswahrscheinlichkeit belegen [1]. Vor diesem Hintergrund wurde eine kausale Bedeutung der HER2-Überexpression für die aggressive Biologie dieses Subtyps angenommen, die den Grundstein für die Entwicklung anti-HER2-gerichteter Therapiekonzepte legte. Die Inhibition des HER2-Signalwegs soll eine Kontrolle der Tumorerkrankung ermöglichen.

Vor diesem Hintergrund wurde Trastuzumab entwickelt, der erste gegen HER2 gerichtete monoklonale humanisierte Antikörper. Nach ersten Phase-II-Daten beim metastasierten Mammakarzinom mit HER2-Überexpression [2] wurden 2001 die kor-respondierten Phase-III-Daten vorgestellt. Die Ergebnisse von Slamon et al. leiteten einen Paradigmenwechsel in der Therapie des HER2-positiven Mammakarzinoms ein. Aufgrund der Daten von 469 Patientinnen mit metastasiertem, HER2-positivem Mammakarzinom, die zu einer Standardchemotherapie alleine oder in Kombination mit Trastuzumab randomisiert wurden, konnte der Therapiestandard anhaltend ver-ändert werden. Patientinnen ohne vorangegangene Chemotherapie erhielten eine Chemotherapie bestehend aus Anthrazyklin und Cyclophosphamid, Patientinnen mit vorangegangener anthrazyklinhaltiger (adjuvanter) Chemotherapie erhielten Paclitaxel. Mit dem Einsatz von Trastuzumab konnten eine Verlängerung der me-dianen Zeit bis zur Erkrankungsprogression (TTP, 7,4 vs. 4,6 Monate; $P < 0,001$), eine höhere Ansprechrate (50 % vs. 32 %, $P < 0,001$), eine verlängerte mediane Dauer des Ansprechens (9,1 vs. 6,1 Monate; $P < 0,001$) sowie ein verlängertes medianes Gesamt-überleben (25,1 vs. 20,3 Monate; $P = 0,01$) erreicht werden. Die relevanteste Neben-wirkung waren bisher nicht bekannte kardiale Dysfunktionen. Diese traten in den Schweregraden III–IV der New York Heart Association zu 27 % bei Anwendung von Anthrazyklinen und Trastuzumab, 8 % bei Anthrazyklinen alleine und 13 % bei Ver-wendung von Paclitaxel und Trastuzumab auf [3].

Mittlerweile gehört der Einsatz von Trastuzumab in verschiedenen Kombinatio-nen zum Standard in der Therapie des HER2-positiven Mammakarzinoms. Dies hat dazu geführt, dass die Prognose des HER2-positiven Mammakarzinoms sich deutlich verbessert hat und in der Konsequenz besser ist als die Prognose anderer Mammakar-zinomsubtypen: Dawood et al. untersuchten Daten von 118 Patientinnen mit HER2-positivem Mammakarzinom ohne Trastuzumab-Therapie, 191 Patientinnen mit HER2-positivem Mammakarzinom mit Trastuzumab-Therapie und 1782 Patientinnen mit HER2-negativer Erkrankung. Es zeigten sich 1-Jahres-Überlebensraten von 75,1 % (95 % CI 72,9–77,2 %), 86,6 % (95 % CI 80,8–90,8 %) und 70,2 % (95 % CI 60,3–78,1 %) [4].

Neben der Kombination aus Trastuzumab und Paclitaxel, das lange Zeit für viele Patientinnen den Erstlinienstandard darstellte, haben auch verschiedene andere Chemotherapeutika in der Kombination mit Trastuzumab Wirksamkeit bewiesen. In der HERNATA-Studie beispielsweise wurden Docetaxel und Vinorelbin als Monoche-motherapien in Kombination mit Trastuzumab verglichen und zeigten Äquieffizienz bei besserem Nebenwirkungsspektrum bei Kombination mit Vinorelbin [5].

Mit der Einführung von Trastuzumab als Erstlinienstandard in der Therapie des HER2-positiven metastasierten Mammakarzinoms stellte sich die Frage nach dem optimalen Vorgehen bei Progress unter Trastuzumab. Dieser Fragestellung widmete sich die Treatment-beyond-progression(TBP)-Studie der German Breast Group (GBG). In dieser Studie wurden 156 Patientinnen mit HER2-positivem Mammakarzinom und Progress unter Trastuzumab-Therapie randomisiert zu einer Fortführung der Trastuzumab-Therapie bei Umstellung der Chemotherapie auf Capecitabin vs. Beendigung der Trastuzumab-Therapie und alleinige Umstellung auf Capecitabin. Es zeigte sich eine mediane Zeit bis zur Progression von 8,2 vs. 5,6 Monaten (P = 0,0338). Das Gesamtüberleben lag bei 25,5 vs. 20,4 Monaten. Damit legte sich TBP-Studie den Grundstein für das Therapie-Dogma, dass bei einer HER2-positiven metastasierten Mammakarzinomerkrankung stets eine antiHER2-zielgerichtete Therapie mitgeführt werden soll [6].

## 2.4.2 State-of-the-Art in der Therapie des HER2-positiven metastasierten Mammakarzinoms

### Bestätigung HER2-Status in der Metastase

Voraussetzung für eine adäquate Therapie des HER2-positiven Mammakarzinoms ist eine sichere Bestimmung des HER2-Status. Dies ist insbesondere vor dem Hintergrund wichtig, dass Diskordanzen in der Tumorbiologie zwischen Primarius und Metastase beschrieben wurden. In einer Metaanalyse von Yeung wurden 47 Studien zur Rezeptor-Diskordanz zwischen Primarius und Metastase zusammengefasst. Es zeigten sich mediane Diskordanzraten für ER, PR und HER von 14 % (Variationsbreite 0–67 %), 21 % (Variationsbreite 0–62 %) und 10 % (Variationsbreite 0–44 %). Dabei kam es häufiger zum „Verlust" (9,17 %) als zum „Gewinn" der Rezeptorexpression (4,51 %) [7].

Einer Rezeptordiskordanz können verschiedene biologische Phänomene zugrunde liegen. Neben Tumorheterogenität, Tumorzellplastizität und Therapieeffekten können auch methodische Aspekte ursächlich sein. Auch ist nicht systematisch untersucht, inwiefern sich „Wechsel" des Rezeptorstatus auf die Therapie der Erkrankung auswirken (sollen). Bislang gibt es keine prospektiven Studien, die beispielsweise eine therapeutische Ausrichtung am Rezeptorstatus der Metastase vs. am Primarius als Grundlage der Therapieentscheidung in der metastasierten Situation miteinander verglichen haben.

Grundsätzlich gilt daher:

– Wie bei allen medizinischen Tests sollte eine Biopsie der Metastase nur dann durchgeführt werden, wenn aus der Bestätigung/Widerlegung des Rezeptorstatus eine therapeutische Konsequenz gezogen werden soll – und man sich der eventuellen Konsequenzen und deren Machbarkeit im Vorhinein bewusst ist.

– Eine Biopsie sollte insbesondere dann erwogen werden, wenn eine „De-novo"-Expression von HER2 möglich erscheint. Im Gegensatz dazu ist die therapeutische

Konsequenz eines „Verlusts" der HER2-Überexpression/-Amplifikation weniger klar.

– Bei der Bewertung der therapeutischen Konsequenz sollte stets eine Plausibilitätskontrolle durchgeführt und der Rezeptorstatus mit dem klinischen Verlauf und der klinischen Präsentation korreliert werden.

– Eine Biopsie der Metastase sollte insbesondere bei klinisch untypischem Verlauf erwogen werden.

**Standard in der Erstlinientherapie: duale Blockade mit Trastuzumab/Pertuzumab**

Neben Trastuzumab stellt Pertuzumab eine weitere Substanz dar, die in den HER2-Wirkmechanismus eingreift und an die extrazelluläre Domäne des HER2neu-Rezeptors bindet: Pertuzumab verhindert, dass der Rezeptor mit anderen HER-Rezeptoren wie EGFR/HER1, HER3 und HER4 dimerisiert (Hemmung der sog. Heterodimerisierung, s. Abb. 2.5). Zudem wird vermutet, dass Pertuzumab auch als Mediator für antikörperabhängige zellvermittelte Zytotoxizität (engl. antibody dependent cellular cytotoxicity, ADCC) wirken könnte.

Die CLEOPATRA-Studie setzte Trastuzumab und Pertuzumab in Kombination ein und definierte so den aktuell gültigen Erstlinienstandard in der Therapie des HER2-positiven metastasierten Mammakarzinoms. In der Studie wurden Patientinnen mit HER2-positivem Mammakarzinom randomisiert zu einer Kombination aus Docetaxel, Trastuzumab und Pertuzumab vs. Docetaxel in Kombination mit Trastuzumab und Placebo. In der finalen Überlebensanalyse zeigte sich nicht nur eine Überlegenheit zugunsten des Pertuzumab-Arms (Verbesserung des medianen PFS um 6,3 Monate), sondern auch eine signifikante Verbesserung des Gesamtüberlebens: 56,5 Monate im Pertuzumab-Arm und bei 40,8 Monate im Placebo-Arm (HR 0,68; 95 % CI, 0,56–0,84;

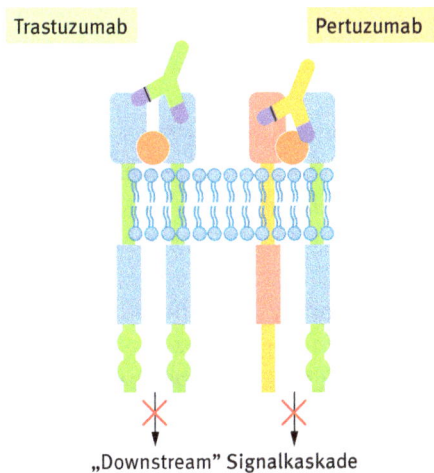

Abb. 2.5: Wirkmechanismus von Pertuzumab.

P < 0,001). Relevante Toxizitäten waren weitestgehend auf den Zeitraum der Docetaxel-Therapie beschränkt [8].

In der Konsequenz erfolgte die Zulassung von Pertuzumab in Kombination mit Trastuzumab und Docetaxel in der Erstlinientherapie des metastasierten HER2-positiven Mammakarzinoms. Dies stellt bis heute den Standard in dieser Situation dar. Wichtig ist, darauf hinzuweisen, dass die Zulassung von Pertuzumab a) streng genommen auf die Kombination mit Docetaxel und b) auf die Erstliniensituation beschränkt ist. Der Einsatz von anderen Chemotherapeutika (insbesondere Paclitaxel wöchentlich mit Hinblick auf einen günstigeren therapeutischen Index) stellt streng genommen einen Off-Label-Use dar.

Zur Kombination mit anderen Chemotherapien liegen indes durchaus prospektive Daten vor:
- Die PERUSE-Studie, in der die duale HER2-Blockade auch mit Paclitaxel und Nab-Paclitaxel erfolgreich kombiniert wurde [9].
- Die VELVET-Studie, in der die duale Blockade in Kombination mit Vinorelbin eingesetzt wurde [10].

Ein Nachteil hinsichtlich des Einsatzes der dualen HER2-Blockade in Kombination mit einer Chemotherapie sind die langen Infusionszeiten der drei Komponenten, wenn diese nacheinander appliziert werden.

In der VELVET-Studie (Kohorte 2) wurde die Sicherheit einer gemeinsamen Infusion beider Antikörper (aus einem Infusionsbeutel) untersucht. Es zeigte sich ein äquivalentes Toxizitäts- und Effizienzspektrum verglichen mit der Infusion beider Komponenten nacheinander. Es ist daher davon auszugehen, dass eine simultane Infusion ohne Bedenken erfolgen kann [11]. In der Klinik hat sich dieses Vorgehen jedoch nicht durchgesetzt. Eine Erklärung hierfür ist in der Tatsache zu sehen, dass Trastuzumab auch als subkutan-bioverfügbare Substanz zur Verfügung steht. Die Applikationsdauer beträgt hier nur 3–5 Minuten [12]. In Entwicklung befindet sich derzeit eine subkutane Formulierung von kombiniertem Trastuzumab und Pertuzumab [13].

### Standard der Zweitlinientherapie: Trastuzumab-DM1

Trastuzumab-DM1 zählt zur Gruppe der Antikörper-Drug-Konjugate (engl. antibody-drug-conjugate, ADC). Bei dieser Substanzgruppe sind Chemotherapie-Moleküle über einen sogenannten Linker an einen Antikörper gekoppelt. Im Fall von T-DM1 sind dies drei Moleküle der Substanz DM1/Emtansin, die an Trastuzumab gekoppelt sind (s. Abb. 2.6).

Kadcyla® ist als Monotherapie bei Erwachsenen mit HER2-positivem, nicht operablem, lokal fortgeschrittenem oder metastasierendem Mammakarzinom, die zuvor Herceptin und ein Taxan einzeln oder in Kombination erhalten haben, vorgesehen. Gemäß der Indikation sollten die behandelten Frauen

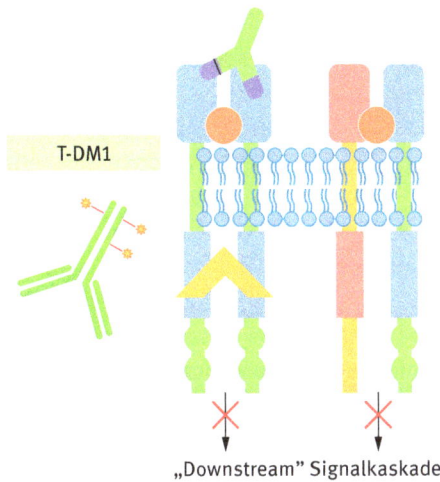

"Downstream" Signalkaskade    Abb. 2.6: Wirkmechanismus von T-DM1.

a. entweder bereits eine Behandlung des lokal fortgeschrittenen oder metastasie-
renden Tumors erhalten haben (d. h. T-DM1 wird hier in der zweiten Linie eingesetzt) oder

b. einen Rückfall der Erkrankung während oder innerhalb von sechs Monaten nach
einer adjuvanten Therapie erlitten haben (d. h. Erstlinientherapie beim frühen
Rezidiv).

Grundlage der Zulassung ist die EMILIA-Studie. In dieser Phase-III-Studie wurden
991 Patientinnen randomisiert zu

– Trastuzumab-DM1 (3,6 mg/kg i. v. q3w) oder
– Capecitabine (1000 mg/m$^2$ plus Lapatinib 1250 mg p. o. 2x/d, Tag 1–21).

Es zeigte sich eine signifikante Verbesserung des progressionsfreien und insbesondere des Gesamtüberlebens (29,9 Monate vs. 25,9 Monate, HR 0,75). Dabei erwies sich
das Nebenwirkungsspektrum unter T-DM1 als günstiger im Vergleich zu Capecitabin
und Lapatinib [14]. Dies bedeutet, dass T-DM1 in den beiden genannten Indikationen
als derzeitiger Therapiestandard zu betrachten ist.

In der offenen Phase-III-Studie TH3RESA wurden Patientinnen nach Vorbehandlung mit Trastuzumab/Lapatinib und einem Taxan randomisiert zu T-DM1 oder einer
Therapie nach Wahl des behandelnden Arztes. Auch in dieser Studie erwies sich der
T-DM1-Arm als überlegen. Es zeigte sich eine signifikante Zunahme des Gesamtüberlebens mit 22,7 Monaten vs. 15,8 Monaten. Auch hinsichtlich des Toxizitätsspektrums
zeigte sich eine Überlegenheit des T-DM1-Arms. Diese Daten bestätigen die Ergebnisse
der EMILIA-Studie und legen den Stellenwert als Zweitlinienstandard fest [15].

Im Zusammenhang mit diesen Daten sollte auf die MARIANNE-Studie hingewiesen werden. In dieser Studie wurde der ehemalige Erstlinienstandard (Trastuzumab

und Taxan) verglichen mit T-DM1 und Placebo vs. T-DM1 und Pertuzumab. Ziel dieser Studie war die Definition eines potenziellen neuen Erstlinienstandards. Insgesamt wurden 1095 Patientinnen in diese Phase-III-Studie eingeschlossen. Sowohl der T-DM1-Arm als auch der Arm mit der Kombination T-DM1 und Pertuzumab erwies sich gegenüber dem Trastuzumab-Taxan-Arm als nicht unterlegen, jedoch auch nicht als überlegen. Die MARIANNE-Studie bestätigt damit einerseits die Evidenz dahingehend, dass chemotherapiefreie Regime gegenüber einer chemotherapiehaltigen Therapie als äquieffizient einzustufen sind. Dabei war das Nebenwirkungsspektrum der beiden T-DM1-Arme geringer als jenes des taxanhaltigen Arms. Andererseits ist die MARIANNE-Studie nur eingeschränkt beurteilbar vor dem Hintergrund, dass der aktuelle Erstlinienstandard (Taxan in Kombination mit Trastuzumab und Pertuzumab) in der Studie nicht untersucht wurde [16].

### Weitere Therapielinien

Die hohe Wirksamkeit der T-DM1-Therapie hat dazu geführt, dass der ehemalige Zweitlinienstandard (Lapatinib/Capecitabin) in die dritte Therapielinie verschoben wurde.

Lapatinib blockiert intrazellulär Tyrosinkinasen, die mit dem HER2-Rezeptor assoziiert sind (s. Abb. 2.7). Grundlage für den Einsatz dieser Kombination ist eine Phase-III-Studie, in die Patientinnen eingeschlossen wurden, die in der metastasierten Situation einen Progress erlitten hatten und bei denen eine Vortherapie mit Anthrazyklinen, Taxanen und Trastuzumab erfolgt war. Randomisiert wurden Patientinnen zu

– Lapatinib (1250 mg/Tag) in Kombination mit Capecitabine (2000 mg/m2 Körperoberfläche, Tag 1–14, alle 21 Tage) vs.
– Capecitabin alleine (2500 mg/m$^2$ Körperoberfläche, Tag 1–14, alle 21 Tage)

Diese orale Kombinationstherapie zeigte eine signifikante Verlängerung der Zeit bis zur Erkrankungsprogression von 4,4 vs. 8,4 Monaten durch die Addition von Lapa-

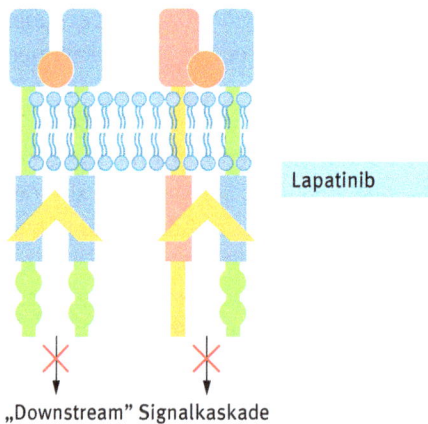

„Downstream" Signalkaskade

Abb. 2.7: Wirkmechanismus von Lapatinib.

tinib. Typische Nebenwirkung unter Lapatinib war eine (in den meisten Fällen beherrschbare) Diarrhoe. Schwerwiegende Nebenwirkungen traten nicht auf [17].

Neben der Zulassung in Kombination mit Capecitabin ist Lapatinib auch zugelassen als:

– chemotherapiefreie Kombination mit Trastuzumab (duale Blockade) beim hormonrezeptornegativen HER2-positiven Mammakarzinom [18]
– chemotherapiefreie endokrine Kombination mit Letrozol beim hormonrezeptorpositiven Mammakarzinom [19].

Daten einer aktuellen Phase-III-Studie legen nahe, dass durch die Kombination der dualen Blockade (Trastuzumab/Lapatinib) mit Aromatasehemmern möglichweise noch höhere Ansprech- und Kontrollraten zu erreichen sind [20]. Diese Kombination ist jedoch nicht zugelassen und wird angesichts neuer vielversprechender Therapieansätze einen nur geringen klinischen Stellenwert in der Therapie des metastasierten HER2-positiven Mammakarzinoms erlangen. Insbesondere bei triple-positiven MBC (ER$^+$, PR$^+$ und HER2$^+$) kann diese Kombination empfohlen werden.

### 2.4.3 Biosimilars in der Therapie des HER2-positiven metastasierten Mammakarzinoms

In den letzten Jahren ist eine neue Wirkstoffgruppe entwickelt worden: die biosimilaren Antikörper, kurz Biosimilars genannt. Diese ersetzen in einigen Indikationen (z.B. in der Rheumatologie und der Onkologie) bereits die als Originatoren bezeichneten ursprünglich zugelassenen therapeutischen Antikörper, die die Behandlungsansätze vor allem in der Onkologie revolutioniert haben, deren Patente mittlerweile abgelaufen sind.

Therapeutische Antikörper sind biologische Arzneimittel, die in einem komplexen biotechnologischen Prozess in lebenden, gentechnisch veränderten Mikroorganismen oder Zellen produziert werden, Zelleigenschaften des Tumors erkennen und dort gezielt wirksam werden. Häufig werden sie zusammen mit Chemotherapien eingesetzt, aber auch der alleinige Einsatz ist möglich.

Die Definitionen der Aufsichtsbehörden für ein Biosimilar sind sehr ähnlich, aufgrund der Relevanz für Deutschland wird hier die Definition der European Medicine Agency (EMA) aufgeführt, die fordert, dass ein Biosimilar „dem Referenzmedikament sehr ähnlich ist ...es könnte geringfügige Unterschiede geben verglichen mit dem Referenzprodukt, diese sind allerdings nicht klinisch relevant ...bezüglich der Qualität, Sicherheit und Wirksamkeit" [21]. Hieraus erklärt sich bereits, dass die neuen Wirkstoffe Biosimilars heißen und nicht etwa Bioidenticals. Sie sind dem Referenzprodukt ähnlich, aber nicht identisch, müssen aber die gleiche klinische Wirksamkeit besitzen. Die Entwicklung eines Biosimilars ist sehr aufwendig und keinesfalls mit dem Prozess der Entwicklung eines Generikums zu vergleichen oder zu verwechseln.

Da vom Originalpräparat nach Ablauf des Patentschutzes ausschließlich die Aminosäuresequenz bekannt ist, muss bei der Entwicklung eines Biosimilars der gesamte Herstellungsprozess mit einer Methode, die als Reversed Engineering bezeichnet wird, rückwärts nachvollzogen werden, bis tatsächlich ein bioäquivalenter Antikörper produziert werden kann. Dieser muss in dann zahlreichen präklinischen Untersuchungen zeigen, dass er die gleichen pharmakologischen Eigenschaften besitzt wie das Original. Im nächsten Schritt wird an gesunden Probanden überprüft, dass sich das Biosimilar auch im menschlichen Körper genauso verhält wie der zugrundeliegende originale Antikörper. Im letzten Schritt wird die Wirksamkeit bezüglich der Tumorerkrankung in einer klinischen Phase-III-Studie mit dem Originalantikörper verglichen. Wenn die Wirksamkeit in Bezug auf eine ausgewählte Erkrankung vorher definierte Grenzen nach oben und unten nicht überschreitet, gilt der Nachweis erbracht, dass es sich um ein Biosimilar handelt. Ist das Biosimilar deutlich wirksamer als das Original, spricht man von einem Biobetter und damit von einem völlig neuen Medikament, das nicht über den verkürzten Zulassungsprozess für Biosimilars zugelassen werden kann. Dass das Biosimilar nicht deutlich weniger wirksam sein darf, versteht sich von selbst. In diesen Studien wird auch großes Augenmerk auf Nebenwirkungen und Immuneigenschaften gelegt, die sich selbstverständlich ebenfalls nicht deutlich vom Original unterscheiden dürfen. Ein sehr wichtiger Aspekt bei der Zulassung von Biosimilars ist die Extrapolation. Dies bedeutet, dass die Zulassungsbehörden das Biosimilar nicht nur für die untersuchte Indikation, sondern auch für andere Indikationen zulassen können, für die der Originalantikörper zugelassen ist, wenn der Wirkmechanismus derselbe ist [22].

Die fünf in Deutschland zugelassenen Biosimilars von Trastuzumab sowie ihre Hersteller und die Endpunkte der Phase-III-Studien, die zur Zulassung geführt haben, sind in Tab. 2.7 aufgeführt. Wie dort dargestellt, unterscheiden sich die in den Phase-III-Studien gewählten Endpunkte und nur zwei Studien haben das Ansprechen in der metastasierten Situation als primären Endpunkt untersucht. Dem Konzept der Extrapolation folgend, sind alle fünf Trastuzumab-Biosimilars sowohl für die Therapie in der neoadjuvanten, adjuvanten und metastasierten Situation des HER2neu-positiven Mammakarzinoms sowie in der Therapie des HER2neu-positiven Magenkarzinoms zugelassen. Damit stehen Alternativen für das Referenzprodukt Trastuzumab, das die Therapie des HER2neu-positiven Mammakarzinoms revolutioniert hat, zur Verfügung, die bis zu 30 % günstiger als das Originalpräparat sind. Dadurch ergibt sich in entwickelten Regionen wie in Deutschland eine deutliche Kostenentlastung im Gesundheitswesen, da Antikörper sehr effektive, aber leider auch sehr teure Medikamente sind. Noch wichtiger ist dieser Preisunterschied in weniger entwickelten Ländern, in denen oft die modernen Antikörper den Onkologen zwar bekannt sind, ihr Einsatz aufgrund der hohen Kosten in der klinischen Routine allerdings schlicht unmöglich ist. Somit können Biosimilars in diesen Regionen überhaupt erst den Zugang zu diesen modernen Therapieformen ermöglichen.

Tab. 2.7: In Deutschland zugelassene Trastuzumab-Biosimilars, Indikationen und Endpunkte der Zulassungsstudien [6],[27],[28],[30]).

| Biosimilar | Hersteller | Indikation/Endpunkt |
|---|---|---|
| ABP 980 (Kanjinti) | Amgen | EBC/pCR (Brust und LK) |
| MYL-1401O (Ogivri) | Mylan/Biocon | MBC/ORR |
| SB3 (Ontruzant) | Samsung Bioepis | EBC/pCR (Brust) |
| CT-P6 (Herzuma) | Celltrion | EBC/pCR (Brust und LK) |
| PF-05280014 (Trazimera) | Pfizer | MBC/ORR |

EBC: early breast cancer, MBC: metastatic breast cancer, pCR: pathologic complete remission, ORR: objective response rate

### 2.4.4 Ausblick: neue Therapieoptionen des HER2 positiven metastasierten Mammakarzinom in klinischen Studien

Kürzlich wurden Daten vorgestellt, die das Potenzial haben, die Therapie des HER2-positiven metastasierten Mammakarzinoms in den höheren Therapielinien zu verändern. Auch wenn das vorliegende Kapitel vor allem den State-of-the-Art abbilden soll, werden zwei dieser Optionen vorgestellt, da sie mit hoher Wahrscheinlichkeit bereits in Kürze im Therapiealltag angekommen sein werden.

Weiter oben in diesem Kapitel wird die Kombination von Lapatinib und Capecitabine als Therapie in der dritten Linie besprochen. Dieser Standard ist nun mit der Kombination des Tyrosinkinaseinhibitors Neratinib und Capecitabine in einer großen Phase-III-Studie, der NALA-Studie, verglichen worden. Die 621 Patientinnen in der NALA-Studie hatten bereits zwei oder mehr Therapielinien mit HER2neu-vermittelten Substanzen erhalten. Patientinnen, die die Kombination von Neratinib und Capecitabine erhalten hatten, hatten im Vergleich zu den mit Lapatinib und Capecitabine behandelten Patientinnen ein um 24 % geringeres Risiko, einen Progress zu erleiden oder zu versterben. Während die Rate an therapieassoziierten unerwünschten Ereignissen insgesamt in beiden Therapiearmen ähnlich war, war die Rate an Grad-3-Diarrhoe in der Neratinib-Gruppe mit 24,4 % fast doppelt so hoch wie in der Lapatinib-Gruppe mit 12,5 %. Allerdings brachen Patientinnen unter Lapatinib mit 14,5 % die Therapie häufiger wegen Nebenwirkungen ab als Patientinnen unter Neratinib mit 10,9 %. Ein sehr interessanter Aspekt, der in der NALA-Studie beobachtet wurde, war ein signifikanter Unterschied in der Zeit bis zu einer Intervention wegen symptomatischer ZNS-Erkrankung zugunsten der mit Neratinib und Capecitabine behandelten Patientinnen (kumulative Inzidenz 22,8 vs. 29,2 %). Diese Daten haben bei bis auf die Diarrhoe vergleichbarer Toxizität und höherer Effektivität das Potenzial, einen neuen Standard in der dritten Therapielinie des HER2neu-positiven mBC zu definieren [23].

Eine weitere Substanz, die voraussichtlich in Kürze die Behandlung des HER2neu-positiven metastasierten Mammakarzinoms erweitern wird, ist Trastuzumab Deruxtecan, ein Antibody-Drug-Konjugat aus Trastuzumab und dem Topoisomerase-Inhibitor Exatecan. In einer Phase-I-Studie wurden Patientinnen mit metastasierter Erkrankung behandelt, bei denen eine HER2neu-Expression nachgewiesen wurde, die bei einem Teil der Patientinnen nur bei 1 + oder 2 + lag (sog. „low-expresser"). Die Daten zu diesen Patientinnen sind ebenfalls vielversprechend, werden an dieser Stelle jedoch nicht weiter ausgeführt. 118 Patientinnen hatten eine nach klassischen Kriterien (3 + oder ISH-positiv) HER2neu-positive Erkrankung und waren bereits mit T-DM1 vorbehandelt. 59,5 % der Patientinnen zeigten ein bestätigtes Ansprechen auf Trastuzumab Deruxtecan und damit in dieser Therapielinie eine unerwartet hohe Effektivität der Substanz. Die Rate der schweren Nebenwirkungen lag bei 19 % und umfasste im Wesentlichen hämatotoxische Ereignisse. Obwohl auch nicht-hämatologische Toxizitäten (vor allem interstitielle Lungenerkrankungen) auftraten, erreichten diese selten Grad 3 [24]. Diese vielversprechenden Ergebnisse haben dazu geführt, dass Trastuzumab Deruxtecan bereits 2017 den „Breakthrough Designation"-Status durch die FDA zugesprochen bekam, der zu einer beschleunigten Zulassung führen kann.

## 2.4.5 Zusammenfassung

- Durch neue wirksame Therapien ist die Prognose des HER2-positiven metastasierten Mammakarzinoms beständig besser geworden.
- Grundlage der Therapie sind gegen den HER2-Rezeptor zielgerichtete Substanzen. Eine Sicherung der HER2-Status durch Biopsie der Metastase sollte großzügig, jedoch immer mit Blick auf die therapeutische Konsequenz erfolgen.
- Insbesondere in den frühen Therapielinien stehen standardisierte Therapiesequenzen zur Verfügung [25]. Dennoch sollten diese Sequenzen zugunsten individualisierter Therapieansätze in jedem Einzelfall interdisziplinär hinterfragt werden (s. Abb. 2.8). Wichtig sind dabei Faktoren wie beispielsweise Tumorlast, Symptomatik und Alter.
- Neue Therapiekonzepte widmen sich sowohl der Therapieeskalation durch Einsatz neuer wirksamer Substanzen als auch der -deeskalation, z.B. durch chemotherapiefreie Konzepte.
- Bereits jetzt sind die reine duale Therapie bei HR-negativen Patientinnen und die Kombinationen mit endokrinen Therapien bei HR-positiven Patientinnen (durch den Einsatz von Lapatinib) individuell möglich.
- Trastuzumab kann sowohl intravenös als auch subkutan appliziert werden.

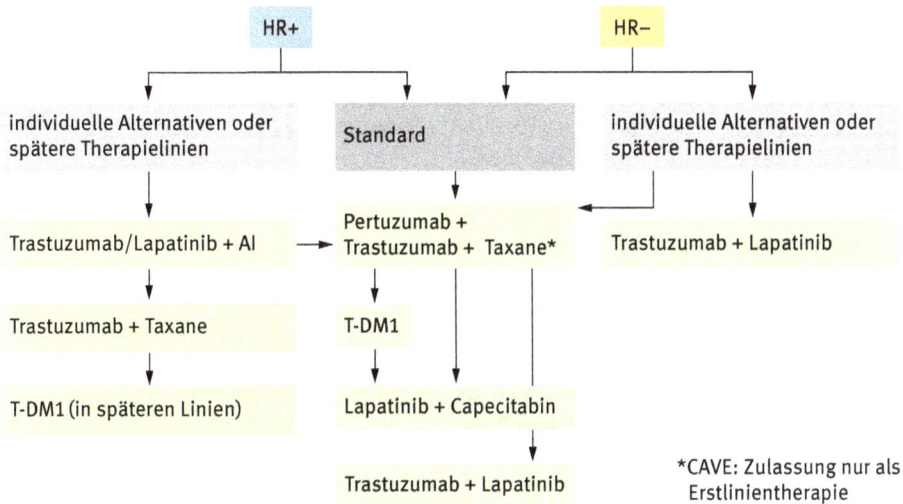

Abb. 2.8: Übersicht über die möglichen Therapiesequenzen.

## Literatur

[1] Slamon DJ, Clark GM, Wong SG, Levin WJ, Ullrich A, McGuire WL. Human breast cancer: correlation of relapse and survival with amplification of the HER-2/neu oncogene. Science. 1987;235(4785):177–82.

[2] Pegram MD, Lipton A, Hayes DF, Weber BL, Baselga JM, Tripathy D, et al. Phase II study of receptor-enhanced chemosensitivity using recombinant humanized anti-p185HER2/neu mono-clonal antibody plus cisplatin in patients with HER2/neu-overexpressing metastatic breast cancer refractory to chemotherapy treatment. J Clin Oncol. 1998;16(8):2659–71.

[3] Slamon DJ, Leyland-Jones B, Shak S, Fuchs H, Paton V, Bajamonde A, et al. Use of chemothe-rapy plus a monoclonal antibody against HER2 for metastatic breast cancer that overexpresses HER2. N Engl J Med. 2001;344(11):783–92.

[4] Dawood S, et al. Prognosis of women with metastatic breast cancer by HER2 status and trastu-zumab treatment: an institutional-based review. J Clin Oncol. 2010;28(1):92–8.

[5] Andersson M, Lidbrink E, Bjerre K, et al. Phase III randomized study comparing docetaxel plus trastuzumab with vinorelbine plus trastuzumab as first-line therapy of metastatic or locally ad-vanced human epidermal growth factor receptor 2-positive breast cancer: the HERNATA study. J Clin Oncol. 2011;29(3):264–71.

[6] von Minckwitz G, du Bois A, Schmidt M, et al. Trastuzumab beyond progression in human epidermal growth factor receptor 2-positive advanced breast cancer: a german breast group 26/breast international group 03–05 study. Randomized controlled trial. J Clin Oncol. 2009;27(12):1999–2006.

[7] Yeung C, Hilton J, Clemons M, Mazzarello S, Hutton B, Haggar F, et al. Estrogen, progesterone, and HER2/neu receptor discordance between primary and metastatic breast tumours-a review. Cancer Metastasis Rev. 2016;35(3):427–37.

[8] Swain SM, Baselga J, Kim SB, Ro J, Semiglazov V, Campone M, et al. Pertuzumab, trastuzumab, and docetaxel in HER2-positive metastatic breast cancer. N Engl J Med. 2015;372(8):724–34.

[9] Bachelot T, Ciruelos E, Schneeweiss A, Puglisi F, Peretz-Yablonski T, Bondarenko I, et al. Preliminary safety and efficacy of first-line pertuzumab combined with trastuzumab and taxane

therapy for HER2-positive locally recurrent or metastatic breast cancer (PERUSE). Ann Oncol. 2019;30(5):766–73.

[10] Perez EA, López-Vega JM, Petit T, Zamagni C, Easton V, Kamber J, et al. Safety and efficacy of vinorelbine in combination with pertuzumab and trastuzumab for first-line treatment of patients with HER2-positive locally advanced or metastatic breast cancer: VELVET Cohort 1 final results. Breast Cancer Res. 2016;18(1):126.

[11] Andersson M, López-Vega JM, Petit T, Zamagni C, Easton V, Kamber J, et al. Efficacy and Safety of Pertuzumab and Trastuzumab Administered in a Single Infusion Bag, Followed by Vinorel-bine: VELVET Cohort 2 Final Results. Oncologist. 2017;22(10):1160–1168.

[12] Jackisch C, Hegg R, Stroyakovskiy D, Ahn JS, Melichar B, Chen SC, et al. HannaH phase III randomised study: Association of total pathological complete response with event-free survival in HER2-positive early breast cancer treated with neoadjuvant-adjuvant trastuzumab after 2 years of treatment-free follow-up. Eur J Cancer. 2016;62:62–75.

[13] Kirschbrown WP, Wynne C, Kågedal M, Wada R, Li H, Wang B, et al. Development of a Sub-cutaneous Fixed-Dose Combination of Pertuzumab and Trastuzumab: Results From the Phase Ib Dose-Finding Study. J Clin Pharmacol. 2019;59(5):702–16.

[14] Diéras V, Miles D, Verma S, Pegram M, Welslau M, Baselga J, et al. Trastuzumab emtansine versus capecitabine plus lapatinib in patients with previously treated HER2-positive advanced breast cancer (EMILIA): a descriptive analysis of final overall survival results from a rando-mised, open-label, phase 3 trial. Lancet Oncol. 2017;18(6):732–42.

[15] Krop IE, Kim SB, Martin AG, LoRusso PM, Ferrero JM, Badovinac-Crnjevic T, et al. Trastu-zumab emtansine versus treatment of physician's choice in patients with previously treated HER2-positive metastatic breast cancer (TH3RESA): final overall survival results from a randomised open-label phase 3 trial. Lancet Oncol. 2017;18(6):743–754. doi: 10.1016/S1470-2045(17)30313-3.

[16] Perez EA, Barrios C, Eiermann W, Toi M, Im YH, Conte P, et al. Trastuzumab Emtansine With or Without Pertuzumab Versus Trastuzumab Plus Taxane for Human Epidermal Growth Factor Receptor 2-Positive, Advanced Breast Cancer: Primary Results From the Phase III MARIANNE Study. J Clin Oncol. 2017;35(2):141–8.

[17] Geyer CE, Forster J, Lindquist D, Chan S, Romieu CG, Pienkowski T, et al. Lapatinib plus capecitabine for HER2-positive advanced breast cancer. Randomized controlled trial. N Engl J Med. 2006;355(26):2733–43.

[18] Blackwell KL, Burstein HJ, Storniolo AM, Rugo HS, Sledge G, Aktan G, et al. Overall survival benefit with lapatinib in combination with trastuzumab for patients with human epidermal growth factor receptor 2-positive metastatic breast cancer: final results from the EGF104900 Study. Randomized controlled trial. J Clin Oncol. 2012;30(21):2585–92.

[19] Johnston S, Pippen J Jr, Pivot X, Lichinitser M, Sadeghi S, Dieras V, et al. Lapatinib combined with letrozole versus letrozole and placebo as first-line therapy for postmenopausal hormone receptor-positive metastatic breast cancer. J Clin Oncol. 2009 ;27(33):5538–46.

[20] Johnston SRD, Hegg R, Im SA, Park IH, Burdaeva O, Kurteva G, et al. Phase III, Randomized Study of Dual Human Epidermal Growth Factor Receptor 2 (HER2) Blockade With Lapatinib Plus Trastuzumab in Combination With an Aromatase Inhibitor in Postmenopausal Women With HER2-Positive, Hormone Receptor-Positive Metastatic Breast Cancer: ALTERNATIVE. J Clin Oncol. 2018;36(8):741–8.

[21] The European medicines Agency. Biosimilar medicines (2017). www.ema.europa.eu/ema/index.jsp?curl=pages/medicines/general/general_content_001832.jsp.Google Scholar, Zugriff am 05.05.2017

[22] Thill M, Thatcher N, Hanes V, Lyman GH. Biosimilars: what the oncologist should know. Future Oncol. 2019;15(10):1147–65.

[23] Saura C, Oliveira M, Feng Y-H, et al. Neratinib + capecitabine versus lapatinib + capecitabine in patients with HER2 + metastatic breast cancer previously treated with ≥ 2 HER2-directed regimens: Findings from the multinational, randomized, phase III NALA trial. J Clin Oncol. 2019;37 suppl: abstr 1002.

[24] Tamura K, Tsurutani J, Takahashi S. Trastuzumab deruxtecan (DS-8201a) in patients with advanced HER2-positive breast cancer previously treated with trastuzumab emtansine: a dose-expansion, phase 1 study. Lancet Oncol. 2019;20(6):816–26.

[25] Giordano SH, Temin S, Chandarlapaty S, Crews JR, Esteva FJ, Kirshner JJ, et al. Systemic Therapy for Patients With Advanced Human Epidermal Growth Factor Receptor 2-Positive Breast Cancer: ASCO Clinical Practice Guideline Update. J Clin Oncol. 2018;36(26):2736–40.

[26] von Minckwitz G, Colleoni M, Kolberg H-C, et al. Efficacy and safety of ABP 980 compared with reference trastuzumab in women with HER2-positive early breast cancer (LILAC study): a randomised, double-blind, phase 3 trial. Lancet Oncol. 2018; 19:987–98.

[27] Rugo HS, Barve A, Waller CF, et al. Effect of a proposed trastuzumab biosimilar compared with trastuzumab on overall response rate in patients with ERBB2 (HER2)-positive metastatic breast cancer: a randomized clinical trial. JAMA. 2017; 317:37–47.

[28] Pivot XB, Bondarenko I, Dvorkin M, et al. Phase III, randomized, double-blind study comparing the efficacy, safety, and immunogenicity of SB3 (trastuzumab biosimilar) and reference trastuzumab in patients treated with neoadjuvant therapy for human epidermal growth factor receptor 2-positive early breast cancer. J Clin Oncol. 2018; 36:968–74.

[29] Stebbing J, Baranau Y, Baryash V, et al. CT-P6 compared with reference trastuzumab for HER2-positive breast cancer: a randomised, double-blind, active-controlled, phase 3 equivalence trial. Lancet Oncol. 2017; 18:917–28.

[30] Pegram MD, Bondarenko I, Zorzetto MMC et al. PF-05280014 (a trastuzumab biosimilar) plus paclitaxel compared with reference trastuzumab plus paclitaxel for HER2-positive metastatic breast cancer: a randomized, double-blind study. Br J Cancer 2019; 120:172–82.

# 3 Hereditäres Mammakarzinom

Dorothee Speiser

Durch den immensen Forschungsfortschritt der letzten Jahrzehnte wird das Thema Tumorgenetik vor allem im Kontext von Mammakarzinomen immer bedeutsamer. Genetische Mutationen sind bei 5–10 % aller Mammakarzinome und bis zu 30 % aller Ovarialkarzinome ursächlich für die Erkrankung. Nicht zuletzt durch den medialen „Jolie-Effekt" der vergangenen Jahre ist das Thema einer breiten Öffentlichkeit bekannt geworden und wird dadurch auch zunehmend von Patientinnen nachgefragt.

Die betroffenen Gene sind an der DNA-Reparatur beteiligt und regulieren die homologe Rekombination. Die homologe Rekombination ist ein Steuerungsmechanismus der Zelle, der bei DNA-Doppelstrangbrüchen die DNA-Reparatur ermöglicht. Gleichzeitig wird durch diesen Prozess im Bedarfsfall die Apoptose induziert und somit auch die Zellteilung reguliert. Die klinisch bislang bedeutsamsten Hochrisikogene sind *BRCA1* und *BRCA2* (breast cancer gene 1 und 2). Sie wurden 1994 und 1995 erstmals beschrieben und liegen auf den langen Armen von Chromosom 17 (*BRCA1*, 17q21) respektive von Chromosom 13 (*BRCA2*, 13q12) [1],[2]. Eine Mutation in einem dieser Gene kommt zahlenmäßig am häufigsten vor. Bei einer Mutation wird die eigentlich schützende Funktion der im Normalzustand als Tumorsuppressorgene fungierenden Gene ad absurdum geführt und umgekehrt – es werden neoplastische Prozesse vor allem im Bereich der Mammae und Ovarien, aber auch im Magen-Darm-Trakt, der Haut oder im Blut initiiert. Die Betonung von Mammae und Ovarien wird mit Interaktionen an hormonellen Pathways erklärt, deren Hintergründe bislang nicht abschließend geklärt sind [3].

Zu diesen bekannten Hochrisikogenen kamen in den letzten Jahren mehrere moderate und Low-risk-Gene hinzu. Die wichtigsten sind *ATM, CDH1, CHEK2, PALB2, RAD51C, RAD51D, BRIP1* und *TP53*. Vor allem dem *PALB2*- und dem *TP53*-Mutationen werden mit höheren Erkrankungsrisiken assoziiert. Bei einer genetischen Analyse mit der Fragestellung nach erblicher Komponente bei Häufung von Mammakarzinomen und/oder triple-negativer Tumorbiologie routinemäßig zehn Gene untersucht, die im TruRisk©-Panel zusammengefasst werden. Auch eine Mutation in einem moderaten Risikogen kann mit einem Risikoanstieg für die Entwicklung von Mamma- und/oder Ovarialkarzinomen vergesellschaftet sein, allerdings fällt dieser häufig wesentlich geringer als bei einer Hochrisikogenmutation aus. Auch ist die Penetranz von moderaten und Low-risk-Mutationen deutlich geringer als bei Hochrisikomutationen. Allerdings müssen Ratsuchende aufgeklärt werden, dass die möglicherweise assoziierten Tumorrisiken, die mit moderaten Risikomutationen einhergehen können, erhöht sein und Organe betreffen können, die nicht unmittelbar im thematischen Fokus von Patientin und behandelndem Arzt stehen.

In Deutschland gibt es das Konsortium Familiärer Brust- und Eierstockkrebs, dem mittlerweile 18 universitäre Zentren und viele kooperierende zertifizierte Brustzen-

https://doi.org/10.1515/9783110580662-003

tren und gynäkologische Tumorzentren angehören. Hier werden Ratsuchende und Patientinnen leitliniengerecht nach ständig aktuell überarbeitenden Verfahrens-anweisungen beraten und behandelt. Die meisten Krankenkassen unterstützen diese spezialisierte Versorgung von Hochrisikopatientinnen im Rahmen des § 140 SGB V (Integrierte Versorgung).

Ob einer Ratsuchenden oder Patientin eine Beratung in einem Zentrum für Fami-liären Brust- und Eierstockkrebs angeboten werden sollte, hängt von der familiären Situation ab. Sind eines oder mehr der entsprechenden Einschlusskriterien erfüllt, liegt die empirische Mutationswahrscheinlichkeit (Wahrscheinlichkeit, dass eine genetische Veränderung vorliegt) über 10 %:

–   ≥ 2 Mammakarzinome, eins vor dem 51. Lebensjahr
–   ≥ 3 Mammakarzinome unabhängig vom Alter
–   ≥ 1 Mammakarzinom vor dem 36. Lebensjahr
–   eine Frau beidseitig erkrankt, erstmals vor dem 51. Lebensjahr
–   Mamma- und Ovarialkarzinom im Stammbaum
–   männliche und weibliche Verwandte mit Mammakarzinom
–   zwei oder mehr Frauen mit Ovarialkarzinom
–   ein männliches Mammakarzinom im Stammbaum
–   neu: ein TNBC < 50. Lebensjahr
–   neu: singuläres Ovarialkarzinom < 80. Lebensjahr

Damit besteht die Indikation zur Beratung und ggf. auch zur genetischen Testung. Zu den bereits länger bestehenden Kriterien sind kürzlich zwei weitere Kriterien hin-zugekommen. Bereits ein singuläres Ovarialkarzinom vor dem 79. Lebensjahr in der Familie sowie ein TNBC vor dem 50. Lebensjahr berechtigt zur Aufnahme in das von den Krankenkassen unterstützte Programm der Konsortialzentren für Familiären Brust- und Eierstockkrebs.

Ratsuchende und Patientinnen werden dort nicht-direktiv interdisziplinär gynä-kologisch-genetisch beraten. Die Beratungen und die sich daraus ableitenden Ana-lyseschritte unterliegen dem Gendiagnostikgesetz („Gendiagnostikgesetz vom 31. Juli 2009 [BGBl. I S. 2529, 3672], das durch Artikel 4 Abs. 17 des Gesetzes vom 18. Juli 2016 [BGBl. I S. 1666] geändert worden ist").

Eine Mutation in den Hochrisikogenen *BRCA1* oder *BRCA2* geht mit einem Le-benszeitrisiko, an Brustkrebs zu erkranken, von bis zu 67 % einher. Gleichzeit ist das Risiko, im Laufe des Lebens an Eierstockkrebs zu erkranken, auf bis zu 45 % erhöht. Diese Angaben sind abhängig vom aktuellen Alter der Ratsuchenden sowie ihrer Familienanamnese und können somit individuell stark schwanken [4],[5],[6]. Im Ver-gleich liegen die Lebenszeitrisiken für Frauen ohne genetische Veränderung bei ca. 12,5 %, eine Mammakarzinom-Erkrankung zu erleiden, und bei ca. 1,4 %, im Laufe ihres Lebens an Eierstockkrebs zu erkranken (Quelle Krebsdaten.de, letzte Abfrage am 27.08.2018).

Mutationen in den moderaten Risikogenen gehen insgesamt mit geringeren Lebenszeiterkrankungsrisiken einher. Diese schwanken jedoch individuell je nach betroffenem Gen, Alter und Familienanamnese. Genetische und epigenetische Modifizierungen scheinen bei der unterschiedlichen Ausprägung der Penetranz (tatsächliches Auftreten der Erkrankung im Falle einer Keimbahnmutation) sogar innerhalb von Familien eine entscheidende Rolle zu spielen [7],[8]. Entscheidend für die Beratung ist es somit, den Ratsuchenden nicht nur Lebenszeitrisiken zu vermitteln, sondern vor allem individuelle und altersspezifische Risiken zu erläutern. Die Berechnung dieser individuellen Risiken kann mittels des webbasierten Risikokalkulationsprogramms BOADICEA erfolgen. BOADICEA, ein Akronym, das für "Breast and Ovarian Analysis of Disease Incidence and Carrier Estimation Algorithm" steht, ist ein Computerprogramm, das komplexe Segregationsanalysen zur genaueren Risikoanalyse nutzt. So werden aus Daten von zuletzt 2785 Familien mit unterschiedlich betroffenen Familienmitgliedern Risikodaten bezüglich Brust- und Eierstockkrebsrisiko altersadaptiert und in Abhängigkeit vom *BRCA1/2*-Mutationsstatus ermittelt [9]. Nur mit diesem Wissen werden die Ratsuchenden in die Lage versetzt, fundierte und präferenzsensitive Entscheidungen hinsichtlich präventiver Maßnahmen zu treffen. Bei bereits erkrankten Patientinnen muss zugleich das Risiko der bestehenden und einer kontralateralen Erkrankung mit in die Überlegungen einfließen. Die entscheidenden Kriterien neben dem Mutations- und Erkrankungsstatus sind das Alter der Ratsuchenden und bei bereits erkrankten Frauen die Risikokonstellation der aktuellen Erkrankung. So haben Patientinnen mit *BRCA1/2*-Mutation, die vor dem 40. Lebensjahr an einem Mammakarzinom erkranken, eine 50 %ige Wahrscheinlichkeit für eine zweite kontralaterale Erkrankung; dieses Risiko liegt für Patientinnen, die nach dem 50. Lebensjahr erkrankt sind, bei nur noch 10 % [10]. Patientinnen, die zwar ein statistisch erhöhtes Risiko haben, bei denen aber keine Mutation gefunden werden konnte, haben im Vergleich zu Frauen, die an einem sporadischen Mammakarzinom erkrankt sind, kein erhöhtes kontralaterales Erkrankungsrisiko [11].

Im Beratungsgespräch werden den Ratsuchenden die unterschiedlichen Möglichkeiten der Prävention dargestellt. Zum einen haben Ratsuchende mit erhöhtem Risiko die Möglichkeit, am intensivierten Früherkennungsprogramm des Konsortiums teilzunehmen. Hier werden nach Alter und Risikokonstellation stratifiziert unterschiedliche Untersuchungsalgorithmen von auf familiären Brustkrebs spezialisierten Radiologen in halbjährlichen und jährlichen Abständen durchgeführt (s. Tab. 3.1) [12]. Vergleichbar valide Früherkennungsprogramme für Eierstockkrebs existieren bislang nicht. Daher wird Mutationsträgerinnen ebenfalls auf Art der Mutation und das Alter abgestimmt häufiger zu einer prophylaktischen Adnexektomie geraten. Auch prophylaktische beidseitige Mastektomien sind möglich und in bestimmten Fällen sehr sinnvoll. Eine vorherige Risikostratifizierung entsprechend der oben genannten Kriterien ist aber obligat.

Tab. 3.1: Intensiviertes Früherkennungsprogramm der Konsortialzentren.

| Risikogruppe 1 | Risikogruppe 2 | Risikogruppe 3 |
|---|---|---|
| Mutation in Hochrisikogenen, Überwachung bis zum 70. Lebensjahr oder ACR 1 | Mutation in moderatem Risikogen, Überwachung bis zum 70. Lebensjahr oder ACR 1 | Heterozygotenrisiko ≥ 20 % und/oder Lebenszeiterkrankungsrisiko ≥ 30 % |
| klin. Brustuntersuchung ab 25. Lebensjahr jährlich | klin. Brustuntersuchung ab 30. Lebensjahr jährlich | klin. Brustuntersuchung 30–50 Jahre jährlich |
| Mammasonografie ab 25. Lebensjahr jährlich | Mammasonografie ab 30. Lebensjahr jährlich | Mammasonografie 30–50 Jahre jährlich |
| Mammografie ab 40. Lebensjahr ggf. alle 1–2 Jahre | Mammografie ab 40. Lebensjahr ggf. alle 1–2 Jahre | Mammografie 40–50 Jahre alle 1–2 Jahre |
| Mamma-MRT ab 25. Lebensjahr jährlich | Mamma-MRT ab 30. Lebensjahr jährlich | Mamma-MRT 30 – 50 Jahre jährlich danach Mammografiescreening |

## Literatur

[1] Miki Y, Swensen J, Shattuck-Eidens D, Futreal PA, Harshman K, Tavtigian S, et al. A strong candidate for the breast and ovarian cancer susceptibility gene BRCA1. Science. 1994;266(5182):66–71.

[2] Wooster R, Bignell G, Lancaster J, Swift S, Seal S, Mangion J, et al. Identification of the breast cancer susceptibility gene BRCA2. Nature. 1995;378(6559):789–92.

[3] Roy R, Chun J, Powell SN. BRCA1 and BRCA2: different roles in a common pathway of genome protection. Nat Rev Cancer. 2011;12(1):68–78.

[4] Antoniou A, Pharoah PD, Narod S, Risch HA, Eyfjord JE, Hopper JL, et al. Average risks of breast and ovarian cancer associated with BRCA1 or BRCA2 mutations detected in case Series unselected for family history: a combined analysis of 22 studies. Am J Hum Genet. 2003;72(5):1117–30.

[5] Mavaddat N, Barrowdale D, Andrulis IL, Domchek SM, Eccles D, et al. Pathology of breast and ovarian cancers among BRCA1 and BRCA2 mutation carriers: results from the Consortium of Investigators of Modifiers of BRCA1/2 (CIMBA). Cancer Epidemiol Biomarkers Prev. 2012;21(1):134–47.

[6] Kuchenbaecker KB, Hopper JL, Barnes DR, Phillips KA, Mooij TM, Roos-Blom MJ, Jervis S et al. Risks of Breast, Ovarian, and Contralateral Breast Cancer for BRCA1 and BRCA2 Mutation Carriers. JAMA.2017;317(23):2402–2416. doi:10.1001/jama.2017.7112

[7] Byrnes GB, Southey MC, Hopper JL. Are the so-called low penetrance breast cancer genes, ATM, BRIP1, PALB2 and CHEK2, high risk for women with strong family histories? Breast Cancer Res. 2008;10(3):208.

[8] Rebbeck TR, Mitra N, Wan F, Sinilnikova OM, Healey S, McGuffog L, et al. Association of type and location of BRCA1 and BRCA2 mutations with risk of breast and ovarian cancer. JAMA. 2015 ;313(13):1347–61.

[9]   Antoniou AC, Pharoah PP, Smith P, Easton DF. The BOADICEA model of genetic susceptibility to breast and ovarian cancer. Br J Cancer. 2004;91(8):1580–90.

[10]  Graeser MK, Engel C, Rhiem K, Gadzicki D, Bick U, Kast K, Froster UG, et al. Contralateral breast cancer risk in BRCA1 and BRCA2 mutation carriers. J Clin Oncol. 2009;27(35):5887–92.

[11]  Rhiem K, Engel C, Graeser M, Zachariae S, Kast K, Kiechle M, et al. The risk of contralateral breast cancer in patients from BRCA1/2 negative high risk families as compared to patients from BRCA1 or BRCA2 positive families: a retrospective cohort study. The risk of contralateral breast cancer in patients from BRCA1/2 negative high risk families as compared to patients from BRCA1 or BRCA2 positive families: a retrospective cohort study. Breast Cancer Res. 2012;14(6):R156.

[12]  Bick U. Intensified surveillance for early detection of breast cancer in high-risk patients. Breast Care (Basel). 2015;10(1):13–20.

# 4 Supportivtherapie

## 4.1 Einleitung/Grundlagen

Anja Petzel

Der Begriff Supportivtherapie fasst unterstützende Maßnahmen zusammen, die die Verträglichkeit und Sicherheit einer onkologischen Therapie (hier zytostatische Therapie) optimieren. Sie dient der Prävention und Behandlung krebstherapiebedingter Komplikationen und Nebenwirkungen. Dabei steht die Lebensqualität der Patientin im Mittelpunkt, aber auch die Vermeidung von Dosisreduktion oder Therapieabbruch. Darunter fällt das Management von physischen und psychischen Symptomen oder Nebenwirkungen, die während des gesamten Behandlungsprozesses von Diagnosestellung bis zur Nachsorge auftreten können [1],[2].

Die seit Februar 2018 veröffentlichte Patienten-Leitlinie unterstützt den behandelnden Arzt, den Patientinnen die oft komplexe Supportivtherapie zu erläutern und damit neben dem Verständnis auch die Compliance zu steigern [3].

Um in der Routine Nebenwirkungen systematisch zu beurteilen und zu dokumentieren, stehen verschiedene Scores zur Verfügung, wobei sich die Unterscheidung zwischen **Akuttoxizität** (WHO, NCI-CTCAE) und **Langzeittoxizität** (Sekundärerkrankung nach Tumortherapie; ICPC, ICD-GM) etabliert hat (s. Tab. 4.1, Tab. 4.2) [4].

Tab. 4.1: Akuttoxizität nach WHO oder NCI-CTC (nach Ago-online [4]).

| Grad | Notwendige Informationen |
| --- | --- |
| 0 keine | Beteiligte Organe |
| 1 mild | Art der Toxizität |
| 2 mäßig | Zeitintervall nach Behandlung |
| 3 ausgeprägt | Effekt auf den Allgemeinstatus |
| 4 lebensbedrohlich | Behandlungsnotwendigkeit |
| 5 therapiebedingter Tod | Erreichen einer Verbesserung |

Die akute Toxizität sollte nach jedem Therapiezyklus abgefragt und dokumentiert werden (Evidenzlevel 5 D AGO-Empfehlungsgrad + +)

https://doi.org/10.1515/9783110580662-004

**Tab. 4.2:** Einteilung der Schweregrade bei Akuttoxizitäten nach ago-online [4].

| Grad 1 | Mild, asymptomatisch oder wenig symptomatisch; lediglich klinische oder diagnostische Beobachtung; eine Intervention ist nicht indiziert. |
|---|---|
| Grad 2 | Mäßig, minimale, lokale oder nicht-invasive Intervention notwendig; Beeinträchtigung des täglichen Lebens (wie Einkauf, Essenszubereitung etc. (limiting age-appropriate instrumental ADL). |
| Grad 3 | Schwerwiegend oder medizinisch signifikant, aber nicht akut lebensbedrohlich; Klinikaufenthalt oder Verlängerung des Klinikaufenthalts; physisch „außer Gefecht gesetzt" (limiting self care ADL). |
| Grad 4 | Lebensbedrohliche Folgen; eine Intervention ist dringend notwendig. |
| Grad 5 | Nebenwirkungsbedingter Tod |

ADL: Activities of Daily Living

## 4.2 Blut- und Lymphgefäßsystem

Anja Petzel

### 4.2.1 Hämatopoese – Einleitung

Unter Hämatopoese wird der Prozess der Bluterneuerung verstanden. Unterschieden wird die Bildung der 3 Hauptblutzellarten: Erythrozyten (Erythrozytopoese: Dauer 5–9 Tage), Leukozyten (Granulozytopoese und Monozytopoese) und Thrombozyten (Thrombozytopoese). Diese Zellen werden im roten Knochenmark gebildet und zirkulieren mit einer begrenzten Lebensdauer im Körper, so dass sie fortwährend ersetzt werden müssen (Abb. 4.1, s. Tab. 4.3; Ausnahme: einige Lymphozyten). Da es sich um schnell teilende Zellen handelt, ist ihre Bildung unter einer zytostatischen Therapie

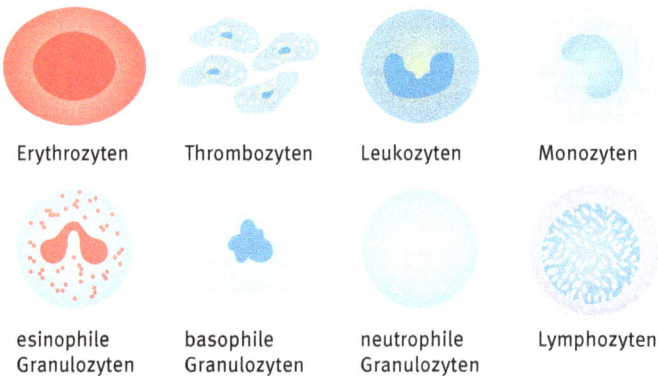

Erythrozyten  Thrombozyten  Leukozyten  Monozyten

esinophile Granulozyten  basophile Granulozyten  neutrophile Granulozyten  Lymphozyten

**Abb. 4.1:** Die wichtigsten Blutzellen.

häufig gestört, wobei je nach Substanz einzelne oder alle drei Zellarten betroffen sind [5].

**Tab. 4.3:** Lebensdauer der verschiedenen Blutzellen.

| Blutzelle | Lebensdauer |
| --- | --- |
| Erythrozyt | 120 Tage |
| Neutrophiler Granulozyt | 1–4 Tage |
| Basophiler Granulozyt | 7 Tage |
| Monozyt | 1–3 Tage |
| Thrombozyt | 5–12 Tage |

## 4.2.2 (Tumortherapie induzierte) Anämie

### 4.2.2.1 Definition
Tritt eine Störung der Erythropoese auf, kommt es konsekutiv zur Anämie. Im Durchschnitt wird bei 75 % aller Patientinnen unter Tumortherapie eine Anämie diagnostiziert, am häufigsten bei gynäkologischen Tumoren (77 %) [6].

Anämie (Blutarmut) beschreibt die Verminderung der Erythrozyten im Blut. Dies drückt sich laborchemisch durch eine erniedrigte Konzentration von Hämoglobin (Hb) und/oder Hämatokrit (Hkt) im peripheren Blut aus. Referenzwerte sind alters- und geschlechtsabhängig definiert und variieren je nach Bestimmung in den verschiedenen Laboren (hier nach WHO [7]):
– Nichtschwangere Frauen: Hb norm > 12 g/dl (> 7,45 mmol/l)
– Männer: Hb norm > 13 g/dl (> 8,07 mmol/l)

Die symptomatische Anämie bei Krebspatientinnen (Tumoranämie, Anämie bei chronischer Erkrankung, ACD) wird von der tumortherapieinduzierten Anämie (durch Chemotherapie, neue Substanzen, Radiotherapie, Radiochemotherapie) unterschieden [1],[8]. Die ACD entsteht ohne therapeutische Einflüsse durch das aktivierte Immunsystem, wobei es sich vor allem um zytokinvermittelte Störungen handelt (TNF-α, IL-1α und β, IL-6, Interferon-γ). Diese beeinflussen den Eisenstoffwechsel, die Bildung der Erythrozyten, deren Lebensdauer sowie das Ansprechen auf Erythropoetin. Die ACD betrifft bei Diagnose solider Tumoren ohne Therapie ca. 30–50 % der Patientinnen (abhängig von Tumortyp und Stadium) [1],[8]. Tumortherapieinduziert tritt bei bis zu 80 % der Patientinnen eine Anämie auf.

Klinisch zeigen die Betroffenen diverse Symptome der mangelhaften Sauerstoffversorgung wie Müdigkeit, Schwindel, Leistungsminderung, Muskelschwäche, Konzentrationsstörungen und Kopfschmerzen. Im Untersuchungsbefund können Hypotension, Tachykardie, Dyspnoe oder Tachypnoe sowie Ikterus, Blässe von Haut und Schleimhäuten und eine Splenomegalie auffallen.

Häufig sind die Patientinnen bei langsam auftretender Anämie im Alltag an diese gut angepasst, so dass sie ohne gezielte Anamnese leicht übersehen werden kann [1],[4]

### 4.2.2.2 Anämie-Diagnostik

Bei Anämie aufgrund einer chronischen Erkrankung können folgende Parameter erhöht bzw. erniedrigt sein: Ferritin, freie Transferrin-Eisenbindungskapazität, BSG, Fibrinogen, CRP, Haptoglobin, Zinkprotoporphyrin (ZPP), löslicher Transferrin-Rezeptor im Serum (sTfR), Erythropoetin (EPO) im Serum, Transferrinsättigung, Hämoglobin, Hämatokrit.

Auch bei laufender Tumortherapie sollten zusätzliche Ursachen der Anämie abgeklärt werden, da differenzialdiagnostisch auch ein absoluter und/oder funktioneller Eisenmangel, Vitamin-B12- und Folsäuremangel, Blutungen, Hämolyse, eine Nierenfunktionsstörung, hämatologische Systemerkrankung oder andere internistische Erkrankungen (Infektion, chronisch entzündliche Erkrankung) ursächlich oder begleitend vorliegen können. Gegebenenfalls ist auch eine weiterführende apparative Diagnostik zu erwägen, beispielsweise eine Skelettszintigrafie zum Ausschluss ossärer Metastasen bzw. einer Knochenmarksinfiltration [1].

Neben der klinischen Untersuchung sind die in Tab. 4.4 aufgeführten Laborparameter bei der Anämiediagnostik hilfreich.

**Tab. 4.4:** Basisdiagnostik und ergänzende Untersuchungen bei tumorbedingter Anämie (angelehnt an [1]).

| Basisdiagnostik | Ergänzende Diagnostik |
|---|---|
| Blutbild mit Hb, Hkt, MCV, MCH quantitative Retikulozytenzahl Differentialblutbild | Erythropoetin-Spiegel hypochrome Erythrozyten |
| *Eisenstatus:* Ferritin, Transferrin, Transferrinsättigung | Retikulozytenhämoglobin (CHr) Zinkprotoporphyrin (ZPP) löslicher Transferrinrezeptor (sTfR) |
| Holo-Trans-Cobalamin (Vitamin B12) Folsäure | |
| *Entzündungsparameter:* BSG, Fibrinogen, CRP, LDH | *Hämolyseparameter:* LDH, Haptoglobin, Coombs-Test |
| *Routinelabor mit Leber- und Nierenfunktionsparametern:* Bilirubin, Transaminasen, Albumin, Kreatinin | *Blutungsdiagnostik:* Thromboplastinzeit (Quick, INR) Stuhl auf Blut (Hämocult), Urinstatus |

Der Umfang der Diagnostik sollte sich am klinischen Bild und der therapeutischen Konsequenz orientieren.

**Ferritin.** Das Ferritin im Serum repräsentiert die Menge des im Körper gespeicherten Eisens.

Cave: Gleichzeitig ist es ein Akute-Phase-Protein, es kann bei Infektion oder Malignomen erhöht sein, auch wenn ein Eisenmangel vorliegt (Ferritinkonzentration 25–50 µg/l trotz Eisenmangelsituation).

Bei Ferritinwerten > 100 µg/l liegt nie ein Eisenmangel vor.

**Referenzwerte:** Frauen (> 16. Lj) 15–150 µg/l, Männer (> 16. Lj) 30–400 µg/l Halbwertszeit ≈10 Minuten.

**Transferrin:** Transportprotein für Fe2+ für den Austausch zwischen Enterozyten, Speicherkompartimenten und Erythroblasten

Cave: Kann als Akute-Phase-Protein erniedrigt sein, auch ohne Eisenmangel.

**Referenzwert:** 200–400 mg/dl.

**Transferrinsättigung (TFS):** Liegt die Transferrinsättigung bei < 20 %, steht nicht genug Eisen für die Erythropoese zur Verfügung, bei einer Sättigung > 50 % liegt eine Eisenüberladung vor.

Cave: Normalerweise sind 20–45 % gesättigt, sofern keine Akute-Phase-Reaktion vorliegt (diese supprimiert die Transferrinsynthese).

**Referenzwert:** Erwachsene > 15 %, Kinder > 10 %, Senioren > 8 % → < 20 % entspricht Eisenmangel.

**Löslicher Transferrinrezeptor (sTfR):** Indikator für die Eisenversorgung der Erythropoese. Er wird bei Eisenmangel hochreguliert und ist unbeeinflusst durch eine Akute-Phase-Reaktion (Tumor, Entzündung, Infektion).

**Referenzwert:** 0,76 – 1,76 mg/dl.

Weitere **unabhängige Parameter des Eisenstoffwechsels:** Zinkprotoporphyrin (ZPP Norm: ≤ 40 µmol/mol Häm), hypochrome Erythrozyten (Norm: < 2,5 %) oder das Retikulozytenhämoglobin (Norm: ≥ 26 pg).

**Serumeisen:** Das Eisen im Serum ist einem zirkadianen Rhythmus unterworfen und auch bei der ACD erniedrigt. Seine Bestimmung ist daher für die Diagnostik des Eisenmangels obsolet. Im Blutbild zeigt sich bei Eisenmangel eine hypochrome (MCH < 28 pg), mikrozytäre (MCV < 80 fl) Anämie. [18, 20]

### 4.2.2.3 Therapie der tumortherapiebedingten Anämie

Eine Therapie ist nur bei klinischen Beschwerden indiziert (s. o.), die individuelle Anämietoleranz ist sehr variabel. Generell stehen 3 Therapieoptionen zur Verfügung:

1. Erytrhopoesestimulierende Agenzien (ESA)
2. Eisensubstitution
3. Transfusion von Erythrozytenkonzentraten (EKs)

## a) Erythropoesestimulierende Agenzien (ESA)

Die Anwendung von ESA sollte einer strengen Indikation folgen und ist nur bei chemotherapieinduzierter Anämie empfohlen. Zugelassen sind ESA bei Hämoglobinwerten ≤ 10 g/dl (≤ 6,2 mmol/l), um den Hb-Wert auf maximal 12 g/dl (7,5 mmol/l) anzuheben [10, 11, 12].

Eine ausführliche Aufklärung der Patientinnen über die Therapieoptionen und spezifischen Vorteile (Steigerung der Lebensqualität und Verminderung der Transfusionsfrequenz mit Reduktion transfusionsbedingter Risiken) und Nachteile (Risikoerhöhung für Thrombembolien, Bluthochdruck, schwere arzneimittelinduzierte Hautreaktionen [13]) sollte stets erfolgen, um eine gut informierte Entscheidung zu ermöglichen.

Bei asymptomatischen Patientinnen ist der Einsatz von ESA nicht empfohlen. In einer großen Metaanalyse von 4615 Tumorpatienten zeigte sich kein negativer Einfluss auf das Gesamtüberleben oder eine zu erwartende Tumorprogression, die Datenanalyse ist allerdings bislang unzureichend für eine fundierte Bewertung [14].

Aufgrund fehlender vergleichender Studien mit patientenrelevanten Endpunkten ist zum aktuellen Zeitpunkt keine Aussage zu therapierelevanten Unterschieden zwischen Biosimilars und Originalpräparaten möglich. CERA (continuous erythropoietin receptor activator, *Mircera*®) wird zur Behandlung der chemotherapieassoziierten Anämie nicht empfohlen, da er nur für die Therapie der symptomatischen Anämie bei chronischer Niereninsuffizienz zugelassen ist [1].

## Anwendung

Bei Absinken des Hb-Werts ≤ 10 g/dl und symptomatischer Patientin erfolgt nach ausführlicher Aufklärung der Patientin die Gabe von ESA. Eine prophylaktische Thrombembolieprophylaxe mit einem niedermolekularen Heparin sollte begleitend gewichtsadaptiert erwogen werden. Es stehen mit Epoetin α/β/ζ/θ (kurzwirksam) und Darbepoetin (langwirksam) zwei äquieffektive Substanzen zur Verfügung.

Die Dosierungen unterscheiden sich je nach Präparat und Anwendungsintervall, Details finden sich in der jeweiligen Fachinformation (s. Tab. 4.5).

Management nach Initiierung einer ESA-Therapie [1],[4],[15],[16]:

– Hb-Messung wöchentlich
– Dosisreduktion bei Hb-Anstieg > 1 g/dl innerhalb von 2 Wochen
– Dosissteigerung bei Hb-Anstieg < 1 g/dl innerhalb von 4–6 Wochen
– Effektivitätsbeurteilung nach 6–9 Wochen (Hinweise für Ansprechen: Hb-Anstieg > 1 g/dl zum Ausgangs-Hb, Retikulozyten > 40.000/μl)
– Fortsetzen bis Ziel-Hb von 12 g/dl erreicht ist
– Fortführen der ESA-Therapie bis ca. 4 Wochen nach Ende der Chemotherapie
– Abbruch bei ausbleibendem Hb-Anstieg nach spätestens 9 Wochen (dann ggf. Knochenmarks-Biopsie zum Ausschluss einer Knochenmarksinfiltration)
– Bei Funktionellem Eisenmangel (FID, Transferrinsättigung < 20 %) ggf. begleitend zu ESA i. v. Eisengabe

**Tab. 4.5:** Übersicht der verschiedenen ESA-Präparate und Dosierungsempfehlung (Anwendungsempfehlung gemäß Fachinformationen der Hersteller zur Behandlung chemotherapieinduzierter Anämie in der Anfangsphase; s. c. Applikation).

| Epo-Derivat | Präparatename | Hersteller | Anwendung Anfangsphase |
|---|---|---|---|
| **kurzwirksam** | | | |
| Epoetin α (alpha) | Erypo® | JANSSEN-CILAG GmbH | 150 I. E./kgKG s. c. 3x pro Woche oder<br>450 I. E./kgKG s. c. 1x pro Woche<br>------------------------------<br>*40.000 I. E. s. c. 1x pro Woche oder<br>*80.0000 I. E. s. c. alle 2 Wochen oder<br>*120.000 I. E. s. c. alle 3 Wochen<br>*Nach AGO Mamma 2019, Slide 340 |
| Biosimilars zu Erypo® | Abseamed® | Medice Arzneimittel Pütter GmbH & Co. KG | 150 I. E. /kgKG s. c. 3x pro Woche oder<br>450 I. E. /kgKG s. c. 1x pro Woche |
| | Binocrit® | Sandoz Pharmaceuticals AG | |
| | Epoetin alfa HEXAL® | HEXAL AG | |
| Epoetin β (beta) | NeoRecormon® | Roche Pharma AG | 30.000 I. E. s. c. 1x pro Woche (entspricht ca. 450 I. E. /kgKG pro Woche) |
| | (Mircera®) | Roche Pharma AG | nicht empfohlen bei chemotherapieinduzierter Anämie |
| Epoetin ζ (zeta) | Ritacrit® (Biosimilar) | Pfizer Pharma PFE GmbH | 150 I. E. /kgKG s. c. 3x pro Woche oder<br>450 I. E. /kgKG s. c. 1x pro Woche |
| | Silapo® (Biosimilar) | STADA Arzneimittel AG | 150 I. E. /kgKG s. c. 3x pro Woche oder<br>450 I. E. /kgKG s. c. 1x pro Woche |
| Epoetin θ (theta) | Eporatio® | Ratiopharm GmbH | 20 I. E. /kgKG s. c. 3x pro Woche |
| | (Biopoin®) | Teva GmbH | Nachfolgeprodukt →Eporatio® |
| **langwirksam** | | | |
| Darbepoetin α | Aranesp® | Amgen GmbH | 150 µg (2,25 µg/kgKG) s. c. 1x pro Woche oder<br>500 µg (6,75 µg /kgKG) s. c. alle 3 Wochen |

## b) Eisensubstitution

Die Prävalenz für einen Eisenmangel beträgt bei Tumorpatienten 30–60 % und bei etwa 25 % aller Tumorpatienten ist die Ursache der Anämie ein latenter oder manifester und/oder funktioneller Eisenmangel [17]. Jeder Eisenmangel, der das Stadium der eisendefizitären Erythropoese erreicht hat, stelltt eine Indikation zur Eisengabe dar.

In Abhängigkeit vom Schweregrad werden **3 Stadien** unterschieden (s. Abb. 4.2) [1],[18]:

**1. Speichereisenmangel:** Eine negative Eisenbilanz führt zunächst nur zum Speichereisenmangel, ohne die Erythropoese zu beeinflussen. Das Ferritin sinkt. Frauen < 15 µg/l; Männer < 20 µg/l.

**2. funktioneller Eisenmangel:** Hierbei ist die Versorgung der erythropoetischen Vorstufen mit Eisen unzureichend, der Hämoglobinwert liegt jedoch noch im Normbereich. Es resultiert eine erniedrigte Transferrinsättigung (TSAT) < 20 % Ferritin > 30–80 µg/l. Gegebenenfalls lassen sich Transferrinrezeptor (sTfR), Zinkprotoporphyrin (ZPP), hypochrome Erythrozyten oder Retikulozytenhämoglobin nachweisen.

**3. absoluter Eisenmangel:** Fällt der Hämoglobinwert unter den Normwert liegt ein absoluter Eisenmangel vor. Hb erniedrigt bei Frauen < 12 g/dl, bei Männern < 13 g/dl, Transferrinsättigung weiterhin < 20 %. Bei Patienten mit Tumorerkrankung liegt das Serum-Ferritin < 100 µg/l (bei Gesunden < 30 µg/l).

## Eisenstoffwechsel

Die Eisenresorption im Darm wird über die Verfügbarkeit von Sauerstoff im Gewebe gesteuert. An der apikalen, darmseitigen Membran wird Hämeisen über einen Hämtransporter (Hem-Carrier-Protein HCP-1) resorbiert und intrazellulär durch eine Hämoxygenase als $Fe2+$ freigesetzt. Nicht-Häm-Eisen ($Fe3+$) wird für die Resorption zunächst zu $Fe2+$ reduziert (Ferri-Reduktase bzw. Zytochrom B) und über einen weiteren Transporter (DMT1 = divalent metal transporter) aufgenommen. Reduktionsmittel (z. B. Vitamin C) verbessern die Resorbierbarkeit des Eisens aus dem Darm.

An der basolateralen, blutseitigen Membran schleust Ferroportin $Fe2+$ aus der Zelle, das dann durch die Ferroxidase Hephästin zu $Fe3+$ oxidiert und in dieser Form von Transferrin im Kreislauf transportiert wird. Sind die Eisenreserven normal und die Blutbildung intakt, wird das Ferroportin durch hohe Hepcidinspiegel (Bildung in der Leber) heruntergeregelt. So wird das resorbierte Eisen nicht ans Blut abgegeben, sondern verbleibt in der Mukosa und wird über Epithelverlust wieder entfernt (Mukosablock, „Eisenbremse"). Besteht hingegen ein Eisenmangel bzw. Hypoxie, stellt die Leber die Hepcidinproduktion ein, der Hepcidinspiegel im Blut nimmt ab, die Aktivität von Ferroportin steigt, Eisen gelangt in den Körper und wird an das rote Knochenmark weitergeleitet, wo es der Blutbildung zur Verfügung steht (s. Abb. 4.3) [19].

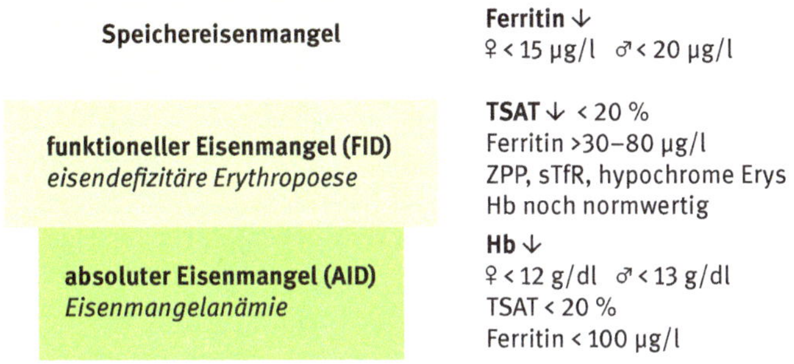

**Speichereisenmangel**

**Ferritin ↓**
♀ < 15 µg/l   ♂ < 20 µg/l

**funktioneller Eisenmangel (FID)**
*eisendefizitäre Erythropoese*

**TSAT ↓ < 20 %**
Ferritin >30–80 µg/l
ZPP, sTfR, hypochrome Erys
Hb noch normwertig

**absoluter Eisenmangel (AID)**
*Eisenmangelanämie*

**Hb ↓**
♀ < 12 g/dl   ♂ < 13 g/dl
TSAT < 20 %
Ferritin < 100 µg/l

**Abb. 4.2:** Die
3 Schweregrade des
Eisenmangels (adaptiert nach [20]).

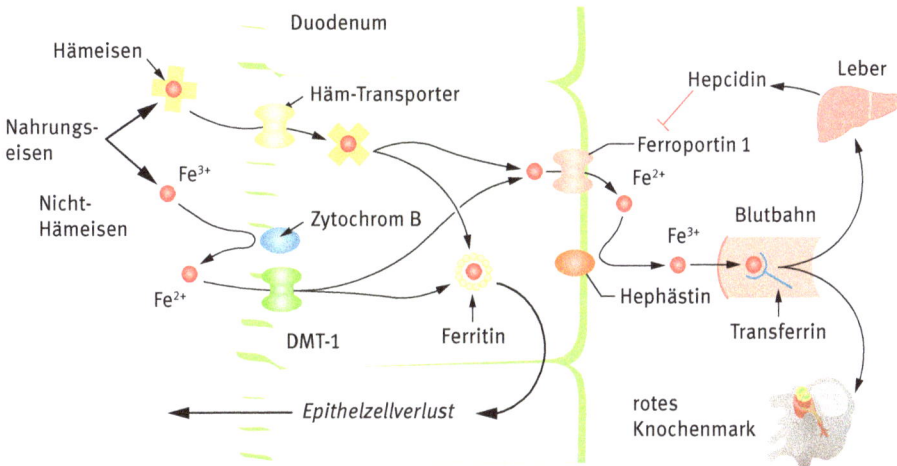

**Abb. 4.3:** Regulation der Eisenresorption. Quelle: http://physiologie.cc/XI.6.htm; Nach einer Vorlage in Kumar / Abbas / Fausto / Aster, Robbin and Cotran's Pathological Basis of Disease, 8th ed. Saunders / Elsevier 2010.

## Therapie/Eisensubstitution

Liegt ein funktioneller Eisenmangel vor (Ferritin ≤ 80 µg/l und Transferrinsättigung < 20 %), sollte eine intravenöse Eisentherapie in Kombination mit ESA erwogen werden, um einen Hb-Anstieg zu erzielen. Ziel ist eine Transferrin-Sättigung um 35 %. Zum Einfluss auf das Gesamtüberleben kann jedoch keine sichere Aussage getroffen werden, da dies als Endpunkt in den entsprechenden Studien nicht untersucht wurde [1],[18],[20].

**Cave:** Bei einem Ferritin > 100 µg/l und einer Transferrinsättigung von > 50 % sollte kein Eisen infundiert werden.

Die vorliegende Evidenz aus den RCTs ist aufgrund methodischer Mängel nicht ausreichend, um eine Empfehlung für oder gegen eine alleinige i. v.-Eisentherapie ohne ESA auszusprechen [1],[21].

Risiken der i.v.-Eisentherapie sind vor allem allergische Reaktionen (selten $\geq 1/10.000$, $< 1/1.000$), Eisenüberladung (sehr selten) sowie bei zu schneller Applikation eine Flush-Symptomatik durch freies Eisen bei Überforderung der Transferrin-Bindungskapazität. Eine Nachbeobachtungszeit von 30 min nach Infusion wird empfohlen.

Für die intravenöse Substitution stehen verschiedene Präparate zur Verfügung, bei denen es sich um kolloidal gelöste Nanopartikel handelt, die aus einem polymeren Eisen(III)-haltigen Kern und aus einer Kohlenhydrathülle bestehen. Auf diesen Kohlenhydratanteil sind die gefürchteten allergischen Reaktionen zurückzuführen. Besonders problematisch sind in diesem Zusammenhang die dextranhaltigen Eisenkomplexe, weshalb dextranfreie Präparate angewandt werden sollten (Tab. 4.6) [20],[22],[23].

Einige Studien berichten auch von einem positiven Effekt der oralen Eisensubstitution in Kombination mit ESA [24],[25]. Dies steht dem Verständnis der Pathophysiologie des Eisenstoffwechsels entgegen, demzufolge bei aktivem Tumor und/oder aktiviertem Immunsystem durch erhöhtes Hepcidin Ferroportin blockiert wird. Dadurch wird die Eisenfreisetzung aus den Enterozyten ins Blut verhindert, was gegen eine orale Gabe spricht. Dies wiederum stützt Daten zweier anderer Studien, die festgestellt haben, dass i. v.-Eisen der oralen Substitution überlegen ist [26],[27].

Generell muss bei der oralen Substitution darauf geachtet werden, dass nur ca. 5–10 % der Dosis aufgenommen werden. Die Anfangsdosis der peroralen Eisensubstitution beträgt 50–100 mg Fe2+ pro Tag.

Unter den zahlreichen Präparaten sollten diejenigen bevorzugt werden, die zweiwertiges Eisen enthalten. Die Einnahme sollte vorzugsweise nüchtern, mindestens ½–1 Stunde vor oder nach dem Essen erfolgen und als Tagesdosis (nicht gesplittet) eingenommen werden.

**Tab. 4.6:** Zugelassene dextranfreie i.v.-Eisenkomplexe in Deutschland [20].

| Komplex | Fe3+-Glukonat | Fe3+-Saccharose | Fe3+-Carboxymaltose |
|---|---|---|---|
| maximale Tagesdosis | 64,2 mg | 200 mg | 1000 mg |
| Verdünnungsmedium | 0,9 % NaCl | 0,9 % NaCl | 0,9 % NaCl |
| Verdünnungsmenge | 100–250 ml | maximal 200 ml | maximal 250 ml |
| Applikationszeit | 20–30 min | 30 min | 15 min |
| Präparat | Ferrlicit® | Venofer® | Ferinject® |

Neben der geringen Resorption besteht ein weiteres Problem der oralen Präparate in der schlechten Verträglichkeit, wobei gastrointestinale Beschwerden, Übelkeit und Obstipation im Vordergrund stehen [20].

### c) Transfusion von Erythrozytenkonzentraten

Das therapeutische Ziel der Transfusion von Erythrozytenkonzentraten (EK) ist die Vermeidung einer manifesten anämischen Hypoxie [28]. Es liegen je nach Quelle verschiedene Grenzwerte vor, bei deren Unterschreitung eine Transfusion als indiziert angesehen wird. Bis in die 1980er-Jahre wurde allgemein eine Transfusion bereits bei Unterschreiten eines Hb-Werts von 10 g/dl empfohlen [29].

Es wird zwischen akuter und chronischer Anämie unterschieden, wobei die tumortherapieinduzierte Anämie zu den chronischen Formen zählt.

Zunächst sollten nach diagnostischer Abklärung der Anämie die alternativen Behandlungsmethoden ausgeschöpft werden (s. o.). Außerdem ist ein iatrogener Blutverlust durch übermäßige Labordiagnostik zu vermeiden.

Die Hämoglobinkonzentration allein ist kein adäquates Maß des $O_2$-Angebots, auch der Hämatokritwert gibt bei Hypovolämie den Erythrozytenmangel nicht korrekt wieder. Daher müssen in die Entscheidungsfindung immer auch die individuelle Kompensationsfähigkeit sowie vorliegende Risikofaktoren der Patientin miteinfließen (s. Tab. 4.7).

Aspekte der Lebensqualität, z.B. Verminderung von Fatique, Schwindel oder Dyspnoe, müssen gegen Risiken der in der Regel bei chronischer Anämie multipel erforderlichen Transfusionen abgewogen werden. Einen guten Überblick über die Li-

**Tab. 4.7:** Indikation zur EK-Gabe in Abhängigkeit vom Hb-Wert und individuellen Faktoren. Risikofaktoren (RF): KHK, Herzinsuffizienz, zerebrovaskuläre Insuffizienz; Zeichen der Hypoxie: Tachykardie, Hypotension, EKG-Ischämie, Laktatazidose (adaptiert nach [1], Tab. 11, Seite 60).

| Hämoglobinwert in g/dl (mmol/l) | Indikation zur EK-Gabe |
|---|---|
| Hb < 6 g/dl (< 3,7 mmol/l) | JA<br>NEIN im Einzelfall auch niedrigere Hb-Werte ohne Transfusion tolerabel |
| Hb 6–8 g/dl (> 3,7–5,0 mmol/l) | JA Kompensation eingeschränkt, Vorliegen von RF<br>JA bei Zeichen von Hypoxie<br>NEIN, wenn gut kompensiert ohne RF, keine Hypoxiezeichen |
| Hb 8–10 g/dl (5,0–6,2 mmol/l) | NEIN<br>JA bei Hypoxiezeichen (strenge Indikationsstellung) |
| Hb > 10 g/dl (> 6,2 mmol/l) | NEIN |

teratur bietet die aktuelle Version der „Querschnitts-Leitlinie der Bundes-Ärzte-Kammer (BÄK) zur Therapie mit Blutkomponenten und Plasmaderivaten", die aus dem Jahr 2014 vorliegt [28].

Vor jeder Transfusion sollte die Patientin über mögliche Risiken und Folgen ausführlich aufgeklärt werden, eine nachträgliche Sicherungsaufklärung ist nur bei intraoperativer Gabe oder Notfalltransfusionen zulässig. Neben dem Risiko der Eisen- und/oder Volumenüberladung bei wiederholter EK-Gabe besteht das Risiko für hämolytische oder immunologische Transfusionsreaktionen, Übertragung von Infektionserkrankungen (HIV, HCV, HBV, andere) sowie Alloimmunisierung. Ob die Gabe von Erythrozytenkonzentraten möglicherweise auch das Risiko für Thromboembolien, Nierenversagen, langfristige Immunsuppression oder gar die Mortalität erhöht, wird kontrovers diskutiert, und ist anhand der vorliegenden Literatur nicht sicher zu klären [1],[28],[30],[31],[32],[33]. Daher ist weiterhin ein restriktiver Umgang angezeigt.

In Deutschland besteht nach wie vor eine starke Präferenz für die Transfusion von Erythrozytenkonzentraten als Anämietherapie im Vergleich zu den europäischen Nachbarn. Mit 57 transfundierten EKs/1000 Einwohner liegt Deutschland beim Blutprodukteverbrauch an der Spitze (im Vergleich: Niederlande 34 EKs /1000 EW, Großbritannien 36 EKs/1000 EW, Norwegen 42 EKs /1000 EW [34].

Die generelle Empfehlung, immer nur ein EK und nur in Ausnahmen zwei EKs zu transfundieren, resultiert aus Studien mit intensivierter Überwachung der Patientinnen und kurzen Kontrollintervallen der Blutwerte.

Es sollte grundsätzlich die Reduktion der Transfusionshäufigkeit gemäß dem Leitsatz „Choosing wisely" angestrebt werden und das Ziel sollte sein, die minimale Anzahl von Einheiten zu transfundieren, die erforderlich sind, die Symptome zu lindern oder die Patientinnen in einen „sicheren" Hb-Bereich zu bringen (s. Tab. 4.7: Ziel-Hb 7–8 g/dl bei stabilen, stationären Patientinnen ohne Risikofaktoren) [37].

### 4.2.3 (Tumortherapie induzierte) Neutropenie

#### Definition
Der Begriff Neutropenie bezeichnet eine reduzierte Anzahl der neutrophilen Granulozyten im Blut, wobei sich die Grenzwerte auf die absolute Granulozytenzahl (ANC) beziehen:
- CTCAE-Grad 1: $> 1500/\mu l$
- CTCAE-Grad 2: $< 1500/\mu l$ bzw. $< 1,5 \times 10^9/l \, (= nl)$
- CTCAE-Grad 3: $< 1000/\mu l$ bzw. $< 1,0 \times 10^9/l \, (= nl)$
- CTCAE-Grad 4: $< 500/\mu l$ bzw. $< 0,5 \times 10^9/l \, (= nl)$

(Common Terminology Criteria for Adverse Events (CTCAE); Version 5.0; 2017)

Die **febrile Neutropenie** ist definiert als Vorliegen einer Neutropenie mit Fieber (s. Tab. 4.8) [1],[4].

Tab. 4.8: Febrile Neutropenie.

| Neutropenie | plus | Orale Körpertemperatur |
|---|---|---|
| < 500/µl Neutrophile (nach CTC V4 < 1000/µl) | | > 38,5° C einmalig |
| oder | plus | oder |
| Leukopenie < 1000/µl Gesamtleukozyten | | > 38,0° C 2 x gemessen in 2 Std. |

Infektionen gehören zu den häufigsten therapiebedingten Todesursachen bei Krebspatientinnen, dabei wirken sich vor allem die mit der febrilen Neutropenie (FN) assoziierten Infektionen auf die Morbidität und Mortalität aus (Gesamtmortalität 9,5 % bei FN-bedingter Hospitalisierung) [38].

Die prophylaktische Gabe von granulozytenstimulierenden Faktoren (G-CSF) bei bestimmten Risikokonstellationen ist empfohlen, da die Schwere und Dauer der Neutropenie direkt mit dem Auftreten einer febrilen Neutropenie und einer damit einhergehenden Infektion korreliert.

Durch den prophylaktischen Einsatz von G-CSF lassen sich Dauer und Schwere der Neutropenie reduzieren [39] und das Hospitalisierungsrisiko senken (mittlerer Krankenhausaufenthalt 11,5 Tage) [40]. Die (infektionsbedingte) Sterblichkeit [41] wird wie auch die Sterblichkeit aufgrund der Primärerkrankung gesenkt, da durch Einhalten der Dosisintensität und der -intervalle die Wirksamkeit der Krebstherapie gesichert wird [42],[43],[44]. Die Tab. 4.9 zeigt eine Übersicht über gängige Chemotherapie-Regime und das entsprechende FN-Risiko.

Bei Planung einer Chemotherapie muss das Gesamtrisiko für das Auftreten einer febrilen Neutropenie eingeschätzt werden. Dabei spielen neben dem Chemotherapie-Regime auch individuelle patientenspezifische Faktoren eine wichtige Rolle. Die folgenden Empfehlungen zur GCSF-Prophylaxe orientieren sich an der deutschen S3-Leitlinie sowie an den Empfehlungen der EORTC (s. Tab. 4.10).

Die individuellen Faktoren sind bei uneinheitlicher Datenlage nicht eindeutig zu benennen und differieren in den Empfehlungen der verschiedenen Gesellschaften teilweise. Folgende Faktoren, vor allem in Kombination, stellen wahrscheinlich eine Risikoerhöhung für die febrile Neutropenie dar (s. Tab. 4.11).

Die individuelle FN-Risiko muss vor jeder erneuten Gabe reevaluiert werden, da sich während der Therapie einzelne Faktoren ändern können [1]. Wann eine G-CSF-Gabe empfohlen ist, zeigt Tab. 4.11.

Es wird zwischen (1) Primärprophylaxe und (2) Sekundärprophylaxe unterschieden:

1. Beginn der G-CSF-Gabe im ersten Zyklus 24–72h nach erster Applikation
2. Beginn der G-CSF-Gabe, wenn im vorherigen Zyklus eine febrile Neutropenie auftrat oder es zu einer Zyklusverschiebung von > 7 Tagen kam.

Tab. 4.9: Übersicht über gängige Chemotherapie-Regime und das entsprechende FN-Risiko (adaptiert nach [45]).

| Chemo-Regime | Wirkstoffe | FN-Risiko (%) | FN-Kategorie |
|---|---|---|---|
| AC → T | Doxorubicin, Cyclophosphamid → Docetaxel | 5–25 % | > 20 % |
| T → AC | Docetaxel → Doxorubicin, Cyclophosphamid | 40 % | > 20 % |
| Paclitaxel → AC | Paclitaxel → Doxorubicin, Cyclophosphamid | 33–48 % | > 20 % |
| D / T | Doxorubicin/Docetaxel | 21–32 % | > 20 % |
| | Doxorubicin / Paclitaxel | 21–24 % | > 20 % |
| TAC | Docetaxel, Doxorubicin, Cyclophosphamid | n/a | > 20 % |
| A → T → C (dd) | Doxorubicin → Docetaxel →Cyclophosphamid | n/a | > 20 %, da dosisdicht |
| A → C → T (dd) | Doxorubicin → Cyclophosphamid → Docetaxel | n/a | > 20 %, da dosisdicht |
| ETC (dd) | Epirubicin, Docetaxel, Cyclophosphamid | 10 – 20 % | > 20 %, da dosisdicht |
| AC | Doxorubicin / Docetaxel | 16–17 % | 10–20 % |
| T | Docetaxel | 14 % | 10–20 % |
| CEF | Cyclophosphamid, Epirubicin, Fluorouracil | 11 % | 10–20 % |
| C / Mitoxantron | Cyclophosphamid, Mitoxantron | 15 % | 10–20 % |
| | Doxorubicin / Vinorelbin | 13 % | 10–20 % |
| | Capecitabin / Docetaxel | 3 % | 10–20 % |
| A → Paclitaxel → C | Doxorubicin → Paclitaxel → Cyclophosphamid | 5 % | < 10 % |
| A / C → Paclitaxel | Doxorubicin / Cyclophosphamid → Paclitaxel | n/a | < 10 % |

**Tab. 4.10:** Empfehlungen zur GCSF-Prophylaxe, orientiert an der deutschen S3-Leitlinie sowie an den Empfehlungen der EORTC (adaptiert nach [1],[4],[45]).

| Risiko der febrilen Neutropenie S3-Leitlinie | G-CSF-Empfehlung der S3-Leitlinie | G-CSF- Empfehlung EORTC-Leitlinie | Risiko der febrilen Neutropenie EORTC-Leitlinie |
| --- | --- | --- | --- |
| < 40 % | G-CSF | G-CSF | hoch ≥ 20 % |
| > 20–40 % | G-CSF | | |
| 10–20 % mit individuellen RF | G-CSF | G-CSF | intermediär 10–20 % mit individuellen RF |
| 10–20 % ohne individuellen RF | kein G-CSF | kein G-CSF | intermediär 10–20 % ohne individuellen RF |
| < 10 % | kein G-CSF | kein G-CSF | niedrig < 10 % |

**Tab. 4.11:** Individuelle Risikofaktoren, die das Risiko für eine febrile Neutropenie erhöhen können (adaptiert nach EORTC 2010 [55] and ASCO 2015 G-CSF Guideline based FN risk Assessment, NCCN 2015 [56]).

| Hohes Risiko | Alter > 65 Jahre |
| --- | --- |
| Erhöhtes Risiko (Evidenz-Niveau I/II) | fortgeschrittene Erkrankung<br>FN in der Vorgeschichte<br>stattgehabte Chemotherapie<br>keine Antibiotika-Prophylaxe, kein Einsatz von G-CSF |
| Andere Faktoren (Evidenz-Niveau III/IV) | schlechter körperlicher Zustand (Karnofsky-Index niedrig, ECOG hoch)<br>schlechter Ernährungszustand<br>weibliches Geschlecht<br>Laborparameter (Anämie < 12 g/dl, Lymphozytopenie < 700 /µl, Hypalbuminämie, Hyperbilirubinämie)<br>Leber-, Nieren- oder kardiovaskuläre Erkrankung (z. B. COPD, Herzinsuffizienz NYHA III-IV, HIV, Autoimmunerkrankungen) |

Bei alleiniger Strahlentherapie oder Neutropenie unter CDK4/6-Inhibitoren ist die G-CSF-Gabe nicht empfohlen, ebenso wenig bei einmaliger afebriler Neutropenie [1].

### Granulozyten-Kolonie stimulierende Faktoren (G-CSF)

Der Granulozyten-Kolonie-stimulierende Faktor ist ein Peptidhormon, das unter anderem bei Entzündungen ausgeschüttet wird, um die vermehrte Bildung von Granulozyten anzuregen. Bei den pharmazeutisch hergestellten G-CSF wird zwischen lang- und kurzwirksamen Präparaten unterschieden, sie erhöhen in Kombination mit dem endogenen G-CSF die Proliferationsrate um das Dreifache und reduzieren gleichzeitig die Dauer der Differenzierung.

Das langwirksame Peptid ist doppelt so groß wie das kurzwirksame und wirkt aufgrund der verminderten renalen Clearance länger, da es selbstregulierend nur neutrophilenvermittelt abgebaut wird. Die Halbwertszeit erhöht sich dadurch im Vergleich zu den kurzwirksamen von 3,5 h auf 42 h und muss zwischen zwei Chemoapplikationen nur einmalig gegeben werden. Kurz- und langwirksame G-CSF haben die gleiche biologische Aktivität und binden an den gleichen Rezeptor [46],[47].

### Anwendung/Management

Kurzwirksame G-CSF wie Filgrastim oder Lenograstim werden frühestens 24 h nach Chemogabe s. c. appliziert und 1x täglich fortgesetzt bis maximal 48 h vor nächster Chemotherapie. Zur Gewichtsadaptation werden sie in verschiedenen Dosierungen angeboten.

Langwirksame G-CSF wie Pegfilgrastim oder Lipegfilgrastim werden einmalig pro Zyklus nach frühstens 24 h s. c. verabreicht und sind vor allem für dosisdichte Regime mit Therapieabständen von 2 Wochen geeignet. Die Dosierung ist gewichtsunabhängig. Alle rekombinanten G-CSF, bis auf Granocyte® (Lenograstim), müssen gekühlt aufbewahrt werden (s. Tab. 4.12) [47].

**Tab. 4.12:** Übersicht über die in Deutschland verfügbaren kurz- und langwirksamen G-CSF-Präparate.

| Kurzwirksam | Täglich |
|---|---|
| Filgrastim | Neupogen® (Amgen) |
| | Filgrastim HEXAL® (Hexal) |
| | Zarzio® (Sandoz) |
| | Ratiograstim® (Ratiopharm) |
| | Tevagrastim® (Teva) |
| | Nivestim TM® (Hospira) |
| | Grastofil® (Apotex) |
| | Accofil® (Apotex) |
| Lenograstim-glykosilierter G-CSF | Granocyte® (Chugai) |
| **Langwirksam** | **1x pro Zyklus** |
| Pegfilgrastim – pegyliertes Filgrastim | Neulasta® (Amgen) |
| Lipegfilgrastim – pegyliertes Filgrastim über einen Kohlenhydrat-Linker | Lonquex® (Teva) |

Maßnahmen bei afrebriler Neutropenie:
- Differenzialblutbild + Temperaturkontrolle
- keine routinemäßige G-CSF-Gabe
- kein generelle antibiotische/antimykotische Prophylaxe
- Patienteninformation: 3x täglich Temperatur messen, bei > 38° C sofortige Vorstellung in Klinik, Meiden infektiöser Personen, zu Hause bleiben
- ggf. Dosisreduktion erwägen bei schwerer (< 100/µl) oder prolongierter (< 500/µl für > 5–7 d) Neutropenie

– Sekundärprophylaxe ab nächstem Zyklus erwägen bei resultierender Zyklusverschiebung

Management bei Auftreten einer febrilen Neutropenie [4] [48]:
– klinische Untersuchung und Anamnese (Inspektion i. v.-Zugänge, OP-Gebiet, Venen/Thrombosezeichen, Schleimhäute, Miktion und Defäkation, Lunge)
– Labor: Differenzialblutbild, CRP, Kreatin, Transaminasen, Elektrolyte, Gerinnung, Urin-Stix, Urinkultur
– Blutkulturen (2 Sets, ergo 2x aerob, 2x anaerob, ggf. + Abnahme aus Port/ZVK)
– bei Diarrhoe Stuhlkulturen
– Bildgebung Lungen: mindestens Röntgen-Thorax
– gynäkologische Untersuchung bei entsprechenden Beschwerden
– Abdomensonografie bei entsprechenden Beschwerden
– bakterielle/mykologische Abstriche je nach Beschwerdebild (Mund/Rachen/Wunden/i. v.-Zugänge)
– Einteilung in Low-risk- oder High-risk-Patientinnen (MASCC-Kriterien)
– stationäre Aufnahme (Einzelzimmer, Umkehrisolierung)
– sofortige empirische antibiotische Therapie beginnen, Regime abhängig von low-risk oder high risk Situation (unabhängig vom Erregernachweis, dieser gelingt nur in 30–50 %; s. Tab. 4.14)

Die **MASCC-Kriterien** (Tab. 4.13) können hilfreich sein, eine Einteilung in Low-risk- und High-Risk-Patientinnen zur Kalkulation der antibiotischen Therapie bei febriler Neutropenie vorzunehmen [49].

**Tab. 4.13:** MASCC-Kriterien.

| MASCC-Kriterien | Gewichtung |
| --- | --- |
| Keine oder milde Symptome der febrilen Neutropenie (1) | 5 |
| moderate Symptome der febrilen Neutropenie (1) | 3 |
| Keine Hypotonie (systolischer Blutdruck > 90 mmHg) | 5 |
| Keine chronische obstruktive Lungenerkrankung | 4 |
| Solider Tumor oder hämatologische Malignität ohne vorhergehende Pilzinfektion | 4 |
| Keine Dehydrierung, welche parenterale Flüssigkeitszufuhr bedarf | 3 |
| Ambulanter erworbenes Fieber | 3 |
| Alter < 60 Jahre | 2 |
| Ein Wert ≥ 21 identifiziert einen Niedrig-Risiko-Patientinnen | |

(1) die Punkte bezüglich der Symptome der febrilen Neutropenie werden nicht kumulativ gewertet; der maximale theoretische Wert liegt dementsprechend bei 26

Tab. 4.14: Empfehlungen zur empirischen antibiotischen Therapie bei febriler Neutropenie in Abhängigkeit von der Situation [48],[49]. Empirische Antibiotikatherapien unterliegen einem infektionsbiologisch bedingten Wechsel und bedürfen der beständigen fachkundigen Anpassung (AGIHO und DGHO geben aktuelle Hinweise).

| Antibiotische Therapie bei Low-risk-FN | Antibiotische Therapie bei High-risk-FN |
|---|---|
| Amoxicillin/Clavulansäure 2–3x/d p. o. (875 mg/125 mg – Augmentan®) bei Penicillinallergie: Clindamycin 3x 600 mg/d p. o. plus Ciprofloxacin 2x 750 mg/d p.o (Ciprobay®) | Piperacillin/Tazobactam 3 × 4/0,5 g/d i. v. (Tazobac®) |
| oder | oder |
| Piperacillin/Tazobactam 3 × 4/0,5 g/d i. v. (Tazobac®) falls i. v.-Gabe nötig | Imipenem/Cilastatin 4x 500 mg/d i. v. (Zienam®) |
| | ggf. in Kombination mit Gentamicin 3–5 mg/kg KG i. v./d bei schwerer Infektion |
| | oder |
| | ggf. in Kombination mit Vancomycin 2x 1000 mg i. v./d bei V. a. katheterbedingte Infektion, V. a. resistente Keime oder Kokken im Blut |

**Cave:** Die mittlere Zeit bis zur Entfieberung liegt bei 2 Tagen (low risk) bzw. 5–7 Tagen (high risk), daher Umsetzung der antibiotischen Therapie nicht vor 3 Tagen persistierenden Fiebers, es sei denn, es ist nach Erregernachweis eine resistenzgerechte Gabe möglich oder die klinische Situation der Patientin verschlechtert sich merklich.

Weiteres Procedere nach stationärer Aufnahme:
- täglich Differenzialblutbild und CRP, alle 3 Tage Kreatinin
- 5 × tgl. Temperatur, 3 × tgl. RR und Puls
- täglich Visite und Re-Evaluation der klinischen Situation/Symptome
- bei persistierendem Fieber Wiederholung der Blutkulturen alle 48 h
- therapeutische G-CSF-Gabe nur bei protrahierter Neutropenie und ggf. schwerer systemischer Infektion bis ANC > 1000/µl
- Sekundärprophylaxe beim nächsten Zyklus, ggf. Dosisreduktion

## 4.2.4  (Tumortherapie induzierte) Thrombozytopenie

### Definition

Die Thrombozytopenie ist als ein Abfall der Blutplättchen unter 150.000/µl definiert. Sie tritt chemotherapieinduziert isoliert oder im Rahmen einer Panzytopenie auf. Vor allem platinhaltige Kombinationsregime (z. B. Carboplatin/Caelyx®, Carboplatin/ Gembcitabin, Cisplatin/Gemcitabin, TCbH-Taxotere/Carbo/Herceptin) und T-DM1 (Kadcyla®) bergen ein erhöhtes Thrombozytopenie-Risiko.

Klinische Zeichen einer erhöhten Blutungsneigung können Petechien, Schleimhautblutungen, vermehrte Hämatome, Menorrhagien, Epistaxis oder Zahnfleischbluten sein. Bei ausgeprägter Thrombozytopenie besteht die Gefahr einer gastrointestinalen oder intrazerebralen Blutung (Tab. 4.15).

Management bei therapieinduzierter Thrombozytopenie [51],[52]:
- Therapiepause
- regelmäßige Blutbildkontrollen (täglich bei Werten < 30.000/µl)
- ggf. Thrombo-Exakt-Testung im Spezialmedium, ggf. Thrombozyten-Funktionstest
- klinische Untersuchung (Haut und Schleimhäute, U-Stix, Neurologie)
- Patientenaufklärung über das erhöhte Blutungsrisiko, Verhaltensweisen und Vorgehen bei Blutungen (ärztliche Vorstellung, ggf. Rettungsstelle, kein ASS)
- stationäre Überwachung ist bei < 25.000/µl (Grad 4), auch asymptomatischer Patientinnen, empfohlen
- Thrombozytentransfusion (Transfusionsaufklärung!) bei < 10.000/µl mit oder ohne Symptome indiziert, sonst nur bei Symptomatik

**Tab. 4.15:** Einteilung der Thrombozytopenie (nach CTC 4.03) und korrespondierende Blutungsneigung [50].

| | Grad 1 | Grad 2 | Grad 3 | Grad 4 |
|---|---|---|---|---|
| Thrombozyten-zahl (pro µl) | 149.999–75.000 | 74.999–50.000 | 49.999–25.000 | < 25.000 |
| Blutungsneigung | > 100.000 keine verstärkte Blutungsneigung | < 100.000 verstärkte Blutung bei Verletzung | < 50.000 vermehrt Hämatome bei Mikrotraumen, diskrete petechiale Blutungen an prädisponierten Körperpartien | < 30.000 zunehmend Spontan-blutungen, Petechien am ganzen Körper, Haut- und Schleimhaut-blutungen, Gefahr zerebraler und intestinaler Blutungen |

> **Cave:** Nach TK-Gabe fällt die Thrombozytenkonzentration nach wenigen Stunden wieder ab, daher nur bei Symptomatik oder hohem Blutungsrisiko indiziert. Zeitgleich besteht bei Gabe von Thrombozytenkonzentraten auch immer das Risiko für eine immunologische Sensibilisierung und idiopathische Thrombozytopenie [50].

Invasive Diagnostik mit geringem Blutungsrisiko (Leberstanze, Endoskopie) kann bei Werten > 50.000/μl ohne erhöhtes Blutungsrisiko durchgeführt werden, vorausgesetzt die Thrombozytenfunktion ist unauffällig. Bei Werten von 20.000–50.000 sollte ggf. präoperativ eine Thrombozytentransfusion erfolgen [53],[54]. Bei persistierender Thrombozytopenie, trotz Therapiepause oder Thrombozytentransfusion, sollte eine weitere differenzialdiagnostische Abklärung erfolgen.

Unterschieden werden generell:
- *Thrombozytenbildungsstörung* (z. B. chemotherapieassoziiert oder bei infiltrativen oder hypoplastischen Knochenmarkerkrankungen/Knochenmarkkarzinose)
- *Verteilungsstörung* (z. B. bei Hypersplenismus, Blutung)
- *beschleunigter Abbau aufgrund verschiedener Antikörper* (z. B. bei Immunthrombozytopenie (ITP primär, sekundär), thrombotisch thrombozytopenische Purpura (TTP), heparininduzierte Thrombozytopenie (HIT II) [50, 54]

Zusammengefasst lassen sich die meisten hämatopoetischen Nebenwirkungen, die tumortherapieinduziert auftreten, gut beherrschen. Bei umsichtiger Entscheidung für ein Therapieregime unter Berücksichtigung der individuellen Risikofaktoren und Kompensationsfähigkeit der Patientinnen und rechtzeitigem Einsatz von Supportiva ist nur gelegentlich eine Dosisreduktion oder längere Therapiepause erforderlich.

Die Tab. 4.16 gibt einen Überblick über die Häufigkeiten hämatopoetischer Nebenwirkungen in Abhängigkeit von der eingesetzten Substanz.

**Tab. 4.16:** Substanzspezifische Nebenwirkungsrisiken auf das Blut- und Lymphgefäßsystems (adaptiert nach [4]).

| Substanz | Risiko Akuttoxizität (Blut, Lymphsystem) |
|---|---|
| Alkylantien | |
| Cyclophosphamid | 5 |
| Antimetabolite | |
| Methotrexat | 4 |
| 5-Fluorouracil | 5 |
| Capecitabin | 4 |
| Gemcitabin | 5 |

Tab. 4.16: (fortgesetzt) Substanzspezifische Nebenwirkungsrisiken auf das Blut- und Lymphgefäßsystems (adaptiert nach [4]).

| Substanz | Risiko Akuttoxizität (Blut, Lymphsystem) |
| --- | --- |
| Platin-Komplexe | |
| Cisplatin | 5 |
| Carboplatin | 5 |
| Antrhrazykline/Anthrachinone | |
| Epi-/Doxorubicin | 5 |
| Liposomales Doxorubicin | 5 |
| PEG-liposomomales Doxorubicin | 4 |
| Mitoxantron | 5 |
| Taxane | |
| Paclitaxel | 5 |
| Nab-Paclitaxel | 5 |
| Docetaxel | 5 |
| Andere Spindelgifte | |
| Vinorelbin IV (PO) | (5) |
| Eribulin | 4 |
| SERM | |
| Tamoxifen | 4 |
| Aromataseinhibitoren (AI) | |
| Anastrozol | - |
| Exemestan | 4 |
| Letrozol | 3 |
| SERD | |
| Fulvestrant | 3 |

Die Liste und Graduierung der Nebenwirkungen ist nach MedDRA*-Terminologie und den folgenden
Häufigkeitskategorien dargestellt: „3" gelegentlich (≥ 1/1.000 bis < 1/100); „4" häufig (≥ 1/100
bis < 1/10); „5" sehr häufig (≥ 1/10); „-" nicht bekannt (Häufigkeit auf Grundlage der verfügbaren
Daten nicht abschätzbar)
*MedDRA: Medical Dictionary for Regulatory Activities

## Literatur

[1] AWMF: S3-Leitlinie Supportive Therapie bei onkologischen PatientInnen. Langversion 1.1 – April 2017. https://www.awmf.org/uploads/tx_szleitlinien/032-054OLl_S3_Supportiv_2017-05.pdf

[2] https://mascc.memberclicks.net/

[3] https://www.krebshilfe.de/fileadmin/Downloads/PDFs/Leitlinien/Patientenleitlinie_Supportive_Therapie.pdf

[4] AGO Breast Committee. Diagnosis and Treatment of Patients with Primary and Metastatic Breast Cancer. Recommendations 2019. https://www.ago-online.de/fileadmin/downloads/leitlinien/mamma/2019-03/DE/Alle_aktuellen_Empfehlungen_2019.pdf

[5] Benninghoff A, Drenckhahn D. Anatomie – Makroskopische Anatomie, Histologie, Embryologie, Zellbiologie, Band 2. 16. Auflage. München: Elsevier Urban & Fischer, 2004:pp 17–40.

[6] Ludwig H, Van Belle S, Barrett-Lee P, Birgegard G, Bokemeyer C, Gascon P, Kosmidis P, et al. The European Cancer Anaemia Survey (ECAS): a large, multinational, prospective survey defining the prevalence, incidence, and treatment of anaemia in cancer patients. Eur J Cancer 2004;40(15): 2293–306.

[7] Haemoglobin concentrations for the diagnosis of anaemia and assessment of severity. https://www.who.int/vmnis/indicators/haemoglobin.pdf, Zugriff am 01.05.2019.

[8] Weiss G, Goodnough LT. Anemia of chronic disease. N Engl J Med 2005;352(10): 1011–23.

[9] Schiffer CA, Anderson KC, Bennet CL, et al. Platelet transfusion for patients with cancer: clinical practice guidelines of the American Society of Clinical Oncology. J Clin Oncol 2001; 19: 1519–38.

[10] Tonia T, Mettler A, Robert N, Schwarzer G, Seidenfeld J, Weingart O, et al. Erythropoietin or darbepoetin for patients with cancer. Cochrane Database Syst Rev 2012;12: CD003407.

[11] Moebus V, Jackisch C, Schneeweiss A, Huober J, Lueck HJ, du Bois A, et al. Adding epoetin alfa to intense dose-dense adjuvant chemotherapy for breast cancer: randomized clinical trial. J Natl Cancer Inst 2013; 105(14): 1018–26.

[12] Nitz U, Gluz O, Zuna I, Oberhoff C, Reimer T, Schumacher C, et al. Final results from the prospective phase III WSG-ARA trial: impact of adjuvant darbepoetin alfa on event-free survival in early breast cancer. Ann Oncol 2014;25(1): 75–80.

[13] Rote Hand Brief vom 29.09.2017: https://www.akdae.de/Arzneimittelsicherheit/RHB/Archiv/2017/20170929.pdf, Zugriff am 01.05.2019.

[14] Glaspy J, Crawford J, Vansteenkiste J et al. Erythropoiesis-stimulating agents in oncology: a study-level meta-analysis of survival and other safety outcomes. Br J Cancer 2010; 102:301–15.

[15] https://fachkreise.amgen.de/x_download.php?t=f&n=1&id=109, Zugriff am 01.05.2019.

[16] https://www.hexal.biz/praeparate/dokumente/fi/51011930_spc_it.pdf, Zugriff am 01.05.2019.

[17] Ludwig H, Muldur E, Endler G, Hubl W. Prevalence of iron deficiency across different tumors and its association with poor performance status, disease status and anemia. Ann Oncol. 2013;24(7): 1886–92.

[18] Thomas DW, Hinchliffe RF, Briggs C, Macdougall IC, Littlewood T, Cavill I. Guideline for the laboratory diagnosis of functional iron deficiency. Br J Haematol. 2013;161(5): 639–48.

[19] http://physiologie.cc/XI.6.htm, Zugriff am 01.05.2019.

[20] https://www.onkopedia.com/de/onkopedia/guidelines/eisenmangel-und-eisenmangelanaemie/@@view/html/index.html, Zugriff am 01.05.2019.

[21] Hedenus M, Karlsson T, Ludwig H, Rzychon B, Felder M, Roubert B,Birgegard G. Intravenous iron alone resolves anemia in patients with functional iron deficiency and lymphoid malignancies undergoing chemotherapy. Med Oncol 2014;31(12): 302.

[22] Bailie GR. Efficacy and safety of ferric carboxymaltose in correcting iron-deficiency anemia: a review of randomized controlled trials across different indications. Arzneimittelforschung 60:386–98, 2010. DOI:10.1055/s-0031-1296303.

[23] Neiser S, Rentsch D, Dippon U, Kappler A, Weidler PG, Gottlicher J, et al. Physico-chemical properties of the new generation IV iron preparations ferumoxytol, iron isomaltoside 1000 and ferric carboxymaltose. Biometals 2015;28(4): 615–35.

[24] Maccio A, Madeddu C, Gramignano G, Mulas C, Sanna E,. Mantovani G. Efficacy and safety of oral lactoferrin supplementation in combination with rHuEPO-beta for the treatment of anemia in advanced cancer patients undergoing chemotherapy: open-label, randomized controlled study. Oncologist 2010;15(8): 894–902.

[25] Steensma DP, Sloan JA, Dakhil SR, Dalton R., Kahanic SP, Prager DJ, et al. Phase III, randomized study of the effects of parenteral iron, oral iron, or no iron supplementation on the erythropoietic response to darbepoetin alfa for patients with chemotherapy-associated anemia. J Clin Oncol 2011;29(1): 97–105.

[26] Auerbach M, Ballard H, Trout JR, McIlwain M, Ackerman A, Bahrain H, et al. Intravenous iron optimizes the response to recombinant human erythropoietin in cancer patients with chemotherapy-related anemia: a multicenter, open-label, randomized trial. J Clin Oncol 2004;22(7): 1301–7.

[27] Henry DH, Dahl NV, Auerbach M, Tchekmedyian S,Laufman LR. Intravenous ferric gluconate significantly improves response to epoetin alfa versus oral iron or no iron in anemic patients with cancer receiving chemotherapy. Oncologist 2007;12(2): 231–42.

[28] Bundesärztekammer: Querschnitts-Leitlinien zur Therapie mit Blutkomponenten und Plasmaderivaten. 4. Auflage. Kön: Deutscher Ärzte-Verlag 2009. http://www.bundesärztekammer.de/fileadmin/user_upload/downloads/QLL_Haemotherapie_2014.pdf

[29] McFarland JG. Perioperative blood transfusions: indications and options. Chest 1999;115(5 Suppl): 113S-121S.

[30] Carson JL, Strair R. Transfusion strategies in hematologic and nonhematologic disease." Hematology Am Soc Hematol Educ Program 2014(1): 548–52.

[31] Holst LB, Petersen MW, Haase N, Perner A, Wetterslev J. Restrictive versus liberal transfusion strategy for red blood cell transfusion: systematic review of randomised trials with meta-analysis and trial sequential analysis. BMJ 2015;350: h1354.

[32] Shah A, Stanworth SJ, McKechnieS. Evidence and triggers for the transfusion of blood and blood products. Anaesthesia 2015;70 Suppl 1: 10–19, e13-15.

[33] Salpeter SR, Buckley J. S, Chatterjee S. Impact of more restrictive blood transfusion strategies on clinical outcomes: a meta-analysis and systematic review. Am J Med 2014;127(2): 124–131 e123.

[34] Meybohm P, Zacharowski K, Müller M. Perioperatives Patientenblut-Management. Blutsparende Therapie der Anämie. Dtsch Arztebl 2015; 112: A-626–8.

[35] Berger MD, Gerber B, Arn K, Senn O, Schanz U, Stussi G. Significant reductionof red blood cell transfusion requirements by changing from a double-unit to a single-unit transfusion policy in patients receiving intensive chemotherapy or stem cell transplantation. Haematologica 2012;97(1): 116–22.

[36] Yerrabothala S, Desrosiers KP, Szczepiorkowski ZM, Dunbar NM. Significant reduction in red blood cell transfusions in a general hospital after successful implementation of a restrictive transfusion policy supported by prospective computerized order auditing. Transfusion 2014;54: 2640–45.

[37] Hicks LK, Bering H., Carson KR, Kleinerman J, Kukreti V, Ma A, et al. The ASH Choosing Wisely(R) campaign: five hematologic tests and treatments to question. Blood 2013;122(24): 3879–83.

[38] Kuderer NM, Dale DC, Crawford J,. Cosler LE, Lyman GH Mortality, morbidity, and cost associated with febrile neutropenia in adult cancer patients. Cancer 2006;106(10): 2258–66.

[39]  Crawford J, Ozer H, Stoller R, Johnson D, Lyman G, Tabbara I, et al. Reduction by granulocyte colony-stimulating factor of fever and neutropenia induced by chemotherapy in patients with small-cell lung cancer. N Engl J Med 1991;325(3): 164–70.

[40]  Weycker D, Hackett J, Edelsberg JS, Oster G, Glass AG. Are shorter courses of filgrastim prophylaxis associated with increased risk of hospitalization? Ann Pharmacother. 2006;40(3):402–7.

[41]  Kuderer NM, Dale DC, Crawford J, Lyman GH. Impact of primary prophylaxis with granulocyte colony-stimulating factor on febrile neutropenia and mortality in adult cancer patients receiving chemotherapy: a systematic review. J Clin Oncol. 2007;25(21):3158–67.

[42]  Chirivella I, Bermejo B, Insa A, Pérez-Fidalgo A, Magro A, Rosello S, et al. Optimal delivery of anthracycline-based chemotherapy in the adjuvant setting improves outcome of breast cancer patients. Breast Cancer Res Treat. 2009;114(3):479–84.

[43]  Trillet-Lenoir V, Green J, Manegold C, Von Pawel J, Gatzemeier U, Lebeau B, et al. Recombinant granulocyte colony stimulating factor reduces the infectious complications of cytotoxic chemotherapy. Eur J Cancer. 1993;29 A(3):319–24.

[44]  Berghmans T, Paesmans M, Lafitte JJ, Mascaux C, Meert AP, Jacquy C, et al. Therapeutic use of granulocyte and granulocyte macrophage colony-stimulating factors in febrile neutropenic cancer patients. A systematic review of the literature with meta-analysis. Support Care Cancer 2002;10(3): 181–8.

[45]  Aapro MS, Bohlius J, Cameron DA et al. 2010 update of EORTC guidelines for the use of granulocyte-colony stimulating factor to reduce the incidence of chemotherapy-induced febrile neutropenia in adult patients with lymphoproliferative disorders and solid tumours. Eur J Cancer 2011;47(1):8–32.

[46]  Molineux G. The design and development of pegfilgrastim (PEG-rmetHuG-CSF, Neulasta). Curr Pharm Des. 2004;10(11):1235–44.

[47]  Welte K, Gabrilove J, Bronchud MH, Platzer E, Morstyn G. Filgrastim (r-metHuG-CSF): the first 10 years. Blood.1996;88(6):1907–29.

[48]  https://www.onkopedia.com/de/onkopedia/guidelines/fieber-unbekannter-genese-fuo-bei-neutropenischen-patienten/@@guideline/html/index.html, Zugriff am 01.05.2019

[49]  Heinz WJ, Buchheidt D, Christopeit M, von Lilienfeld-Toal M, Cornely OA, Einsele H, et al. Diagnosis and empirical treatment of fever of unknown origin (FUO) in adult neutropenic patients: guidelines of the Infectious Diseases Working Party (AGIHO) of the German Society of Hematology and Medical Oncology (DGHO). Ann Hematol. 2017;96(11):1775–1792.

[50]  Slichter SJ. Relationship between platelet count and bleeding risk in thrombocytopenic patients. Transfus Med Rev 2004; 18: 153–67.

[51]  https://www.onkopedia.com/de/onkopedia/guidelines/thrombozytentransfusion/@@view/htmlindex.html

[52]  Friedmann AM, Sengul H, Lehmann H, Schwartz C, Goodman S. Do basic laboratoy test of nclinical observations predict bleeding in thrombocytopenic oncology patients? A re-evaluation of prophylactic platelet transfusions. Transfus Med Rev 2002; 16: 34–45.

[53]  Greinacher A, Kiefel V, Klüter H, Kroll H, Pötzsch B, Riess H. Empfehlung zur Thrombozyten-transfusion der Thrombozyten-Arbeitsgruppe der DGTI, GTH und DGHO. Transfus Med Hemother. 2006; 33: 528–43.

[54]  Wandt H, Schäfer-Eckart K, Greinacher A. Platelet transfusion in hematology, oncology and surgery. Dtsch Arztebl Int 2014; 111:809–15.DOI: 10.3238/artzebl.2014.0809.

[55]  Aapro MS et al. 2010 update of EORTC guidelines for the use of granulocyte-colony stimulating factor to reduce the incidence of chemotherapy-induced febrile neutropenia in adult patients with lymphoproliferative disorders and solid tumours. Eur J Cancer 2011;47(1):8–32. doi: 10.1016/j.ejca.2010.10.013. Epub 2010.

[56]  Smith TJ. Recommendations for the Use of WBC Growth Factors: American Society of Clinical Oncology Clinical Practice Guideline Update. J Clin Oncol 2015;33:3199–3212.

## 4.3 Nicht-hämatologische Toxizitäten

Malgorzata Banys-Paluchowski, Beate Rautenberg

### 4.3.1 Urologische Toxizität

#### 4.3.1.1 Hämorrhagische Zystitis

Die hämorrhagische Zystitis stellt eine typische Nebenwirkung der hochdosierten Therapie mit **Cyclophosphamid** und **Ifosfamid** dar. Sie entsteht durch Bildung der urotoxischen Metabolite Acrolein und 4-Hydroxy-Cyclophosphamid und kann zur Blasentamponade sowie zu Ulzerationen des Urothels bis hin zur Nekrose führen. Als Spätfolge kann eine ausgeprägte Blasenfibrose mit Notwendigkeit einer Zystektomie entstehen. Deutlich seltener tritt diese Nebenwirkung unter anderen Zytostatika wie Doxorubicin auf. Als zusätzliche Risikofaktoren gelten eine gleichzeitige oder stattgehabte Strahlentherapie im Beckenbereich und Harnwegserkrankungen in der Anamnese.

Bei jeder Ifosfamidgabe sowie bei Cyclophosphamiddosierung > 10 mg/kg KG bzw. bei Patientinnen mit Risikofaktoren wird die Prophylaxe mit **Mesna** (Uromitexan®) empfohlen. Mesna inaktiviert die urotoxischen Derivate der beiden Zytostatika nichtenzymatisch und senkt das Risiko einer akuten und chronischen Urothelschädigung. In der Regel wird die erste Gabe von Mesna intravenös, die zwei Folgegaben oral oder – bei starker Übelkeit oder Wunsch der Patientin – i. v. verabreicht (s. Tab. 4.17). Bei Ifosfamid-Dauerinfusion wird Mesna kontinuierlich gegeben. Zusätzlich zur Mesna-Prophylaxe soll auf eine ausreichende Flüssigkeitszufuhr (3 Liter pro Tag) geachtet werden.

**Tab. 4.17:** Dosierung der uroprotektiven Therapie bei Bolustherapie mit Oxazaphosphorinen (Cyclophosphamid, Ifosfamid).

| Zeitpunkt | 0 h = Beginn der Therapie mit Cyclophosphamid/ Ifosfamid | 2 h (oral) oder 4 h (i. v.) | 6 h (oral) oder 8 h (i. v.) |
|---|---|---|---|
| Mesna – Dosierung und Verabreichung | 20 % der Dosis von Cyclophosphamid/ Ifosfamid i. v. | 40 % oral oder 20 % i. v. | 40 % oral oder 20 % i. v. |
| Beispieldosierung bei Cyclophosphamid 1000 mg i. v. | 200 mg i. v. | 400 mg oral oder 200 mg i. v. | 400 mg oral oder 200 mg i. v. |

### 4.3.1.2 Nephrotoxizität

Als besonders nephrotoxisch gelten Cisplatin, Ifosfamid und hochdosiertes Methotrexat. Zudem muss bei mehreren Zytostatika, die hauptsächlich renal eliminiert werden, eine Dosisanpassung im Falle einer vorbestehenden Einschränkung der Nierenfunktion vorgenommen werden.

Im Rahmen der Nephrotoxizität kann es zum Anstieg der Retentionsparameter (Kreatinin-, Harnstoff- und Harnsäurewerte im Blut), zur Abnahme der glomerulären Filtrationsrate sowie zu Proteinurie und Elektrolytentgleisung mit entsprechender Symptomatik kommen. Patienten mit folgenden Risikofaktoren haben ein höheres Risiko für die Entwicklung von Nierenversagen:

- weibliches Geschlecht
- höheres Alter
- Hypertonus
- Diabetes mellitus
- eingeschränkte Herzfunktion
- Dehydrierung
- Komedikation mit anderen nephrotoxischen Substanzen (**Cave:** Aminoglykoside, NSAR, Ciclosporin A, Aciclovir)

Als wichtigste prophylaktische Maßnahmen während der Therapie mit nephrotoxischen Zytostatika kommen ausreichende Hydrierung, forcierte Diurese und Elektrolytgabe zum Einsatz. Das Ziel ist die Urinausscheidung von mindestens 80–100 ml/h in den ersten 24 h der Therapie. Zur Hydrierung wird entweder eine 0,9 %ige NaCl-Lösung oder eine 1:1-Mischung aus 0,9 %-NaCl und 5 %-Glukose verwendet (z. B. 1000 ml vor und 1000–2000 ml nach der Cisplatininfusion). Insbesondere bei höherer Cisplatindosierung ($> 60$ mg/m$^2$ KOF) wird die Gabe von Diuretika (z. B. 20 mg Furosemid oral oder i. v. oder Mannitol; z. B. 250 ml einer 20 %igen Mannitollösung) und Elektrolyten (z. B. 20 mmol Kaliumchlorid und 2 g Magnesiumsulfat in 1000 ml 0,9 % NaCl) empfohlen.

Bei Ifosfamid-induzierter Nephrotoxizität kommt es zur Schädigung der glomerulären und tubulären Nierenfunktion bis hin zur Entwicklung des Fanconi-Syndroms mit verstärktem Phosphat- und Bikarbonatverlust. Neben den oben erwähnten Maßnahmen wird in einigen Zentren parallel zur Ifosfamidinfusion Bikarbonat verabreicht (z. B. 250 ml 8,4 % Natriumbikarbonat i. v. über 8 h).

## 4.3.2 Neurologische Toxizität

### 4.3.2.1 Störungen des peripheren Nervensystems

Die periphere Neuropathie (PNP), auch als chemotherapieinduzierte periphere Neuropathie (CIPN) bezeichnet, führt meist zu sensorischen Symptomen (Hypästhesien, Parästhesien, neuropathischer Schmerz, Beeinträchtigung der Tiefensensibilität). Motorische Ausfälle (Krämpfe, Paresen) treten seltener auf (Tab. 4.18). Vor Gabe eines potenziell neurotoxischen Zytostatikums (insb. Taxane, Cisplatin, Eribulin) soll der neurologische Status untersucht werden. Zusätzlich wird vor jedem Zyklus eine gezielte Anamnese erhoben. Die Symptomatik bildet sich nach Beendigung der Chemotherapie in den meisten Fällen zurück, jedoch häufig eher langsam. Nach platinhaltiger Therapie kann es allerdings zunächst zur Verschlechterung der Beschwerden kommen („Coasting-Phänomen").

Als Risikofaktoren gelten:
- vorbestehende PNP
- Diabetes mellitus
- Substanzabusus, insb. Alkohol
- Kollagenose
- Hypothyreose
- Niereninsuffizienz
- Vitaminmangel (insb. B1, B6, B12)
- hereditäre Neuropathie, Charcot-Marie-Tooth-Genmutation
- HIV-Infektion
- Adipositas, Immobilität

**Tab. 4.18:** PNP – mögliche prophylaktische und therapeutische Maßnahmen [1],[2].

| Prophylaxe | Therapie |
|---|---|
| Funktionstraining<br>Kompressionstherapie während der Taxanapplikation (Kompressionshandschuhe, -strümpfe) | Funktionstraining / Bewegungstherapie (Koordinationstraining, Balanceübungen, sensomotorische Übungen, Vibrationstraining)<br>Duloxetin bei Schmerzen (Off-Label-Use)<br>Menthol 1 % lokal<br>Capsaicin/Lidocain lokal<br>Baclofen/Amitryptylin/Ketamin-Creme<br>Opioide zur Analgesie<br>*Venlafaxin*<br>*Amitryptylin*<br>*Gabapentin / Pregabalin*<br>*Palmitoylethanolamid (PEA) topisch oder p. o.* |

Empfehlungen der Kommission Mamma der Arbeitsgemeinschaft Gynäkologische Onkologie (Version 2019, www.ago-online.de):
*kursiv*: +/- (individuelle Entscheidung); nicht kursiv: + (empfohlen)

### 4.3.2.2 Störungen des zentralen Nervensystems

Patientinnen berichten nicht selten auch Jahre nach einer abgeschlossenen Chemotherapie von einer anhaltenden **kognitiven Beeinträchtigung** („Chemo-Brain"). Diese umfasst u. a. Wortfindungsstörungen, Gedächtnislücken, Konzentrationsschwäche und verringerte räumliche Orientierung. Auch unter endokriner Therapie werden kognitive Störungen beobachtet. Als Behandlungsmöglichkeiten stehen Verhaltenstherapie und ein Therapieversuch mit Methylphenidaten zur Verfügung.

Akute und chronische **Enzephalopathien** sind eine seltene, aber schwerwiegende Nebenwirkung der zytostatischen Therapie (insb. Ifosfamid und hochdosiertes Methotrexat). Die akute Form führt innerhalb weniger Tage zu Verhaltensanomalien, die von psychomotorischen Erregungszuständen mit Verwirrtheit und Unruhe bis hin zu Bewusstseinstrübungen und Koma reichen können. Auch Halluzinationen und epileptische Anfälle sind möglich. Neben der antikonvulsiven Therapie bei Krämpfen und Dexamethason bei Hirndruckzeichen wird die Gabe von Methylenblau (50 mg i. v. 3–6 × tgl.) bei Ifosfamid sowie Folsäure und Dextromethorphan (1–2 mg/kg KG p. o.) bei Methotrexat diskutiert. Die chronische Enzephalopathie tritt Monate bis Jahre nach der Therapie auf und kann einem demenziellen Syndrom ähneln. Als Risikofaktor gilt eine stattgehabte Hirnradiatio.

Intrathekale Therapie (Methotrexat, Cytarabin) bei Leptomeningeosis carcinomatosa kann zur **Myelopathie** bis hin zur aufsteigenden Querschnittmyelitis führen. Begünstigend wirken sich höheres Alter und ZNS-Radiatio aus. Eine wirksame Therapie ist nicht bekannt, die Prognose ist schlecht.

**Ototoxizität** mit Tinnitus und Hörverlust im Hochfrequenzbereich (4000–8000 Hz) tritt insbesondere unter Cisplatin, seltener unter Carboplatin auf. Die Symptome werden bei bis zu 31 % der Patientinnen nach Einzeldosis Cisplatin 50 mg/m$^2$ beobachtet. Cisplatin soll daher bei Patientinnen mit vorbestehender Hörschädigung vermieden werden. Eine HNO-ärztliche Vorstellung mit Audiometrie vor Einleitung der Therapie kann sinnvoll sein. **Cave:** Eine gleichzeitige Gabe von hörschädigenden Medikamenten (Aminoglykoside, Vancomycin, Chinin, Salicylate, aber auch Furosemid) kann die Toxizität verstärken.

### 4.3.3 Hauttoxizität

### 4.3.3.1 Alopezie

Der chemotherapieinduzierte Haarausfall ist eine der emotional stark beeinträchtigenden Nebenwirkungen (s. Tab. 4.19). Die Angst vor der äußerlich sichtbaren Stigmatisierung wird häufig als Grund für die Ablehnung der Chemotherapie angegeben. Der Haarausfall tritt meist wenige Wochen nach Therapiebeginn auf und kann neben der Kopfbehaarung auch Augenbrauen, Wimpern und die Schambehaarung betreffen. Wichtig sind die Aufklärung und rechtzeitige Rezeptierung einer Perücke.

Tab. 4.19: Alopezierisiko unter medikamentöser Tumortherapie.

| Häufig | Gelegentlich | Selten |
|---|---|---|
| Doxorubicin | 5-FU | Carboplatin |
| Epirubicin | Bleomycin | Cisplatin |
| Cyclophosphamid | Gemcitabin | Capecitabin |
| Ifosfamid | Mitomycin C | Mitoxantron |
| Docetaxel | Thiotepa | Methotrexat |
| Paclitaxel | Vinblastin | Trastuzumab-Emtansin |
| Topotecan | Vincristin | |
| Vinorelbin | Bevacizumab | |
| | Everolimus | |

Bei der Dokumentation der Alopezie im Rahmen von Studien wird – anders als bei den meisten Nebenwirkungen – nur Grad 1 ($< 50\%$ der Haare betroffen) und Grad 2 ($> 50\%$) vergeben (Common Terminology Criteria for Adverse Events Version 5.0), in den älteren Studien wurde aber häufig die WHO-Skala verwendet (Grad 1–4) [3].

Die Kopfhautkühlung („scalp cooling") stellt die einzige evidenzbasierte **Prophylaxe** der Alopezie dar. Vor Beginn der Chemotherapieapplikation wird die Kopfhaut mit Hilfe einer Kühlkappe auf 5 Grad gekühlt, je nach Art und Dosis des Zytostatikums bleibt nach der Therapie die Temperatur für weitere 1–3 Stunden niedrig. Die wichtigsten Nebenwirkungen sind Kopfschmerzen und Kältegefühl. Eine mögliche Erhöhung des Risikos für eine Kopfhautmetastasierung wurde intensiv diskutiert; der Zusammenhang erscheint aufgrund der sehr niedrigen berichteten Häufigkeit der Kopfhautmetastasen unwahrscheinlich.

### 4.3.3.2 Hand-Fuß-Syndrom

Auch als palmar-plantare Erythrodysästhesie oder akrales Erythem bezeichnet, tritt das Hand-Fuß-Syndrom (HFS) typischerweise unter Therapie mit Capecitabin, 5-FU, (liposomalem) Doxorubicin, Sorafenib, Sunitinib und seltener unter Taxanen auf. Die Symptomatik umfasst scharf begrenzte Rötung mit Ödem, Missempfindungen und brennende Schmerzen bis hin zu Blasenbildung und Ulzeration. In ausgeprägten Fällen können neben Fußsohle und Handfläche auch Hand- und Fußrücken, Leisten, Axillae und Gesäßfalte betroffen sein. Nach Absetzen der Therapie bilden sich die Beschwerden meist innerhalb von Wochen zurück, bleibende Schäden wie Schuppung oder persistierende Dysästhesie sind selten.

Als **Prophylaxe** werden folgende Maßnahmen empfohlen:
–   Urea-Creme 5–10 % mehrfach täglich
–   Inspektion der Hände/Füße und dermatologische Therapie vorbestehender Erkrankungen (Mykosen, Intertrigo, Hyperkeratosen)
–   Vermeidung von Hitze, Reibung, Druck, Kontakt mit Reinigungsmittel

- keine eng anliegende Kleidung, gut angepasstes Schuhwerk ohne Druckstellen
- zeitweiliges Hochlagern der Beine
- Kühlung der Hände/Füße während der Docetaxel-Infusion (diese schützt auch vor Nagelveränderungen)

Zur **Therapie** des HFS werden topische Glukokortikoide der Klasse II und III empfohlen. Hydrokolloidverbände für die Füße können ebenfalls hilfreich sein. Zusätzlich kann bei ausgeprägter Symptomatik eine Dosisreduktion des Zytostatikums bzw. die Verlängerung der Therapieintervalle erfolgen [2].

### 4.3.3.3 Nagelveränderungen

Nagelveränderungen treten häufig unter Taxanen und EGFR-Inhibitoren auf und reichen von schmerzlosen Farbveränderungen über Ablösung vom Nagelbett (Onycholyse) bis hin zu Brüchigkeit und Sekundärinfektion mit ausgeprägten Schmerzen und Einschränkung der Alltagsaktivitäten. Unter einer Taxantherapie wird zur **Prophylaxe** eine gute Nagelpflege (Urea-Creme, gerade geschnittene, nicht zu kurze Nägel), Vermeidung eines längeren Kontakts mit Wasser, Verzicht auf acetonhaltige Nagellackentferner, Vermeiden mechanischer Belastung und Kühlung der Hände/ Füße während der Doxetaxel-Infusion empfohlen. Zudem sollen Finger- und Fußnägel regelmäßig inspiziert werden. Bei Auftreten von Nagelkomplikationen wird eine dermatologische Vorstellung empfohlen.

### 4.3.4 Kardiovaskuläre Toxizität

Das Spektrum der kardiovaskulären Nebenwirkungen onkologischer Therapien reicht von Herzinsuffizienz über koronare Herzkrankheit, Herzklappenerkrankungen, Arrhythmien, Thromboembolien bis zur arteriellen und pulmonalen Hypertonie. Sehr umfassende Empfehlungen zum Monitoring und Management dieser Toxizitäten wurden von der European Society of Cardiology (www.escardio.org) und in deutscher Version von der Deutschen Gesellschaft für Kardiologie (www.dgk.org) veröffentlicht [4],[5].

Die **Herzinsuffizienz** ist als mögliche Langzeitfolge der onkologischen Therapie (insb. Anthrazykline und HER2-zielgerichtete Substanzen, seltener Cyclophosphamid, Ifosfamid, Cisplatin, Taxane und Bevacizumab) von großer Bedeutung. Eine interdisziplinäre Zusammenarbeit im Rahmen einer Herzinsuffizienz- bzw. kardioonkologischen Sprechstunde muss etabliert sein. In der empfohlenen Dosis weisen Doxorubicin und Epirubicin eine äquivalente Kardiotoxizität auf; als maximale kumulative Dosis gilt meist 450–500 mg/m² Doxorubicin und 900–1000 mg/m² Epirubicin [1]. Die liposomalen Anthrazykline (Caelyx®, Myocet®) sind deutlich weniger kardiotoxisch.

Risikofaktoren für die Entwicklung von Herzinsuffizienz unter bzw. nach onkologischen Therapien:
–   Kumulativdosis des Anthrazyklins
–   begleitende Therapie mit Alkylantien (z. B. Cyclophosphamid, Ifosfamid, Platinsalze), Antimikrotubuli-Substanzen (Taxane, Vincaalkaloide), Immuntherapien oder zielgerichteten Substanzen
–   weibliches Geschlecht
–   Alter < 18 J. oder > 65 J. für Anthrazykline bzw. > 50 J. für Trastuzumab
–   begleitende oder stattgehabte thorakale/mediastinale Bestrahlung
–   Niereninsuffizienz bzw. -versagen
–   arterielle Hypertonie
–   bestehende Herzkrankheiten mit erhöhter Belastung der Herzwand
–   genetische Faktoren
–   Adipositas
–   Diabetes mellitus
–   Hypercholesterinämie
–   Nikotinabusus

Die Nebenwirkungen können sich unter Anthrazyklintherapie sowohl akut als auch verzögert manifestieren:
–   frühe Ereignisse (Soforttyp): Sinustachykardie, unspezifische ST-Veränderungen, Tachyarrhythmien, AV- bzw. Schenkelblock; selten klinisch relevant; i. d. R. keine Indikation zum Therapieabbruch
–   späte Ereignisse (chronisch-progressiv): dosisabhängig; Beginn im Laufe der Therapie bis Jahre nach Ende der Behandlung; Symptome der dekompensierten Herzinsuffizienz: Dyspnoe, Ödeme, Kardiomegalie; zunächst meist asymptomatische Verschlechterung der LVEF → gute Prognose bei frühzeitiger Diagnosestellung und Anbindung an die Kardiologie zur medikamentösen Behandlung!

**Vor Beginn der Therapie** mit potenziell kardiotoxischen Substanzen wird das individuelle kardiovaskuläre Risiko anamnestisch beurteilt. Bei Patientinnen mit erhöhtem Risiko sowie obligat vor Behandlung mit Anthrazyklinen und HER2-zielgerichteten Substanzen wird die linksventrikuläre Funktion bildgebend untersucht (routinemäßig mittels Echokardiografie, seltener nuklearmedizinisch mittels MUGA) und ein EKG durchgeführt. Bei Auffälligkeiten wird eine interdisziplinäre kardioonkologische Betreuung mit ggf. Anpassung der onkologischen Therapie sowie der Überwachungsintervalle und Einleitung der Herzinsuffizienztherapie empfohlen. Zur weiteren Abklärung kann auch Kardio-MR eingesetzt werden.
   **Während der Anthrazyklin-Therapie** wird eine Reevaluation der LVEF nach Erreichen der Kumulativdosis von 200–240 mg/m$^2$ Doxorubicin bzw. 285–340 mg/m$^2$ Epirubicin sowie nach Ende der Therapie empfohlen. Bei Patientinnen mit hohem Ausgangsrisiko kann zusätzlich eine regelmäßige Bestimmung von Herz-Biomarkern

LVEF-Abfall im Vergleich
zur Ausgangsuntersuchung

LVEF ≥ 50 %                    LVEF < 50 %

| LVEF-Abfall um ≤ 20 %-Punkte | LVEF-Abfall um > 20 %-Punkte | LVEF-Abfall um < 10 %-Punkte | LVEF-Abfall um ≥ 10 %-Punkte |

Fortführung der Therapie | Fortführung der Therapie und LVEF-Kontrolle in 3 Wochen | Therapiepause und LVEF-Kontrolle in 3 Wochen

| nicht bestätigt (LVEF-Abfall ≤ 20 % und LVEF ≥ 50 %) | LVEF-Abfall > 20 % und LVEF ≥ 50 % oder LVEF-Abfall < 10 % und LVEF < 50 % | Befund bestätigt (LVEF-Abfall ≥ 10 % und LVEF < 50 %) | nicht bestätigt (LVEF-Abfall < 10 % oder LVEF ≥ 50 %) |

| Fortführung der Therapie | Fortführung der Therapie und LVEF-Kontrolle in 3 Wochen | Absetzen der Therapie | Wiederaufnahme der Therapie |

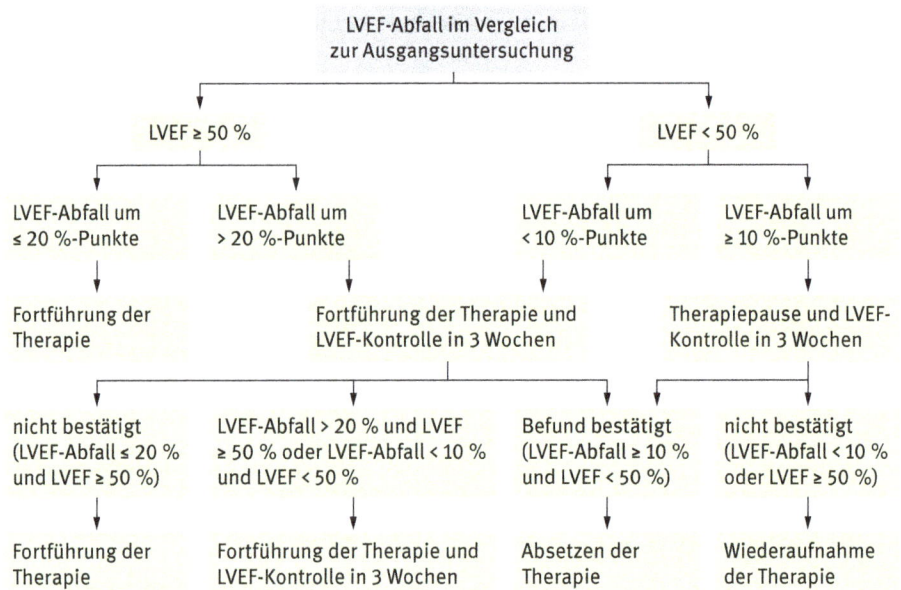

**Abb. 4.4:** Überwachung der Herzfunktion unter Therapie mit HER2-zielgerichteten Substanzen – Algorithmus entsprechend den Empfehlungen der Kommission Mamma der Arbeitsgemeinschaft Gynäkologische Onkologie (Version 2019, www.ago-online.de) [1].

(Troponin, natriuretisches Peptid) in Betracht gezogen werden. **Während der Therapie mit HER2-zielgerichteten Substanzen** wird eine Untersuchung der LVEF alle 3 Monate sowie nach Abschluss der Behandlung empfohlen. Als untere Normgrenze gilt der echokardiografisch bestimmte Wert von 50 %. Im Gegensatz zur Anthrazyklin-induzierten Herzinsuffizienz ist die Verschlechterung der Herzfunktion durch zielgerichtete Therapie häufig reversibel. Abb. 4.4 zeigt das empfohlene Vorgehen bei einem LVEF-Abfall unter 50 %. Von einer simultanen Gabe von HER2-zielgerichteten Substanzen und Anthrazyklinen wird aufgrund der Toxizitätssteigerung dringend abgeraten.

**In der Nachsorge** empfehlen die European Society of Cardiology und die Deutsche Gesellschaft für Kardiologie ein regelmäßiges Überwachen der Herzfunktion bei Patientinnen, die einen therapiebedingten reversiblen LVEF-Abfall erlitten haben, und bei denen, die mit hohen kumulativen Dosen einer potentiell kardiotoxischen Therapie behandelt wurden. Zudem sollen Patientinnen über ihr erhöhtes kardiovaskuläres Risiko aufgeklärt werden und Unterstützung zur entsprechenden Änderung ihrer Lebensgewohnheiten erhalten.

**Eine koronare Herzkrankheit** bis hin zum **Myokardinfarkt** kann durch Endothelschädigung, Gefäßspasmen und akute arterielle Thrombosen unter onkologischer Therapie verursacht werden (insb. 5-FU, Capecitabin, Gemcitabin, Cisplatin, Bevacizumab). Eine stattgehabte Bestrahlung des Mediastinums erhöht ebenfalls das

Tab. 4.20: Onkologische Medikamente mit erhöhtem Risiko für Arrhythmien.

| | |
|---|---|
| **Bradykardie** | Capecitabin, Cisplatin, Cyclophosphamid, Doxorubicin, Epirubicin, 5-FU, Ifosfamid, Methotrexat, Mitoxantron, Paclitaxel |
| **Sinustachykardie** | Anthrazykline |
| **AV-Block** | Anthrazykline, Cyclophosphamid, 5-FU, Mitoxantron, Taxane |
| **Supraventrikuläre und ventrikuläre Tachykardie, Kammerflimmern** | Cisplatin, Cyclophosphamid, Ifosfamid, Capecitabin, 5-FU, Gemcitabin, Methotrexat, Doxorubicin, Paclitaxel |
| **Vorhofflimmern** | Cisplatin, Cyclophosphamid, Ifosfamid, Anthrazykline, Capecitabin, 5-FU, Gemcitabin, Tyrosinkinasehemmer, Taxane, Vincaalkaloide |
| **Leitungsstörungen** | Anthrazykline, Cisplatin, 5-FU, Taxane |
| **Plötzlicher Herztod** | Anthrazykline (sehr selten), 5-FU |
| **QT-Zeitverlängerung und Torsade de points** | Doxorubicin, Epirubicin, Tyrosinkinasehemmer (Lapatinib), Ribociclib, Eribulin, 5-FU, Capecitabin |

Risiko. Die European Society of Cardiology empfiehlt regelmäßige EKG-Kontrollen unter 5-FU und Capecitabin [4].

In der Tab. 4.20 sind potenzielle Auslöser von **Herzrhythmusstörungen** zusammengefasst. Vor Einleitung einer Therapie muss die Komedikation sorgfältig geprüft werden, um mögliche Interaktionen auszuschließen (insb. QT-Zeitverlängerung).

## 4.3.5 Paravasate

Der Austritt des Zytostatikums aus einem Gefäß in das umgebende Gewebe kann zu schwerwiegenden Komplikationen bis hin zu Gewebsnekrose, Ulzeration und bei Schädigung der Nerven bzw. Muskulatur zum vollständigen Funktionsverlust der betroffenen Extremität führen. Die Inzidenz der Paravasate wird in der Literatur mit 0,1–6,5 % angegeben. Als Differenzialdiagnosen kommen Thrombophlebitis, Hypersensitivitätsreaktionen, das Recall-Phänomen und die Fotosensibilisierung in Betracht. Der Umfang der Schädigung hängt von der Art der Substanz ab (Tab. 4.21) [2].

Häufig treten sofort nach der Paravasation brennende oder stechende Schmerzen mit lokaler Schwellung oder Rötung auf. Stunden später folgt ein Ödem mit Zunahme der Schmerzen und der Rötung, nach wenigen Tagen kommt es zur Induration von Gewebe in Folge einer Thrombosierung der Kapillaren. Erst nach Wochen bzw. Monaten kommen die Ulzerationen zum Stillstand.

Tab. 4.21: Einteilung der wichtigsten tumoraktiven Substanzen nach ihrem Schädigungsmuster.

| Vesikans | Irritans | Non vesikans |
|---|---|---|
| Gewebenekrotisierend | lokale Entzündungsreaktion ohne Nekrose | keine lokalen Reaktionen |
| Cisplatin > 0,4 mg/ml | Carboplatin | Bevacizumab |
| Docetaxel | Cisplatin > 0,4 mg/ml | Bleomycin |
| Doxorubicin | Cyclophosphamid | Eribulin |
| Epirubicin | Doxorubicin liposomal | 5-FU |
| Mitomycin C | Etoposid | Methotrexat |
| Mitoxantron | Gemcitabin | Topotecan |
| Nab-Paclitaxel | Ifosfamid | Trastuzumab |
| Paclitaxel | Irinotecan | |
| Trabectidin | Trastuzumab-Emtansin | |
| Vinblastin | Treosulfan | |
| Vincristin | | |
| Vinorelbin | | |

Folgende patientinnenbezogene Risikofaktoren begünstigen das Auftreten einer Paravasation:
- fragile, sklerosierte Gefäße, generalisierte Gefäßerkrankungen, Thrombophlebitis
- Veränderungen der venösen Blutzirkulation, z. B. bei Leberzirrhose
- veränderte Lymphdrainage, z. B. nach der Axilladissektion
- vorbestehende Polyneuropathie
- Adipositas

Durch die Implantation eines zentralen Portkathetersystems kann das Risiko der Paravasation gesenkt werden (s. Tab. 4.22). Im Falle eines Paravasats ist jedoch bei zentralen Kathetern mit einer ausgeprägten Gewebeschädigung zu rechnen, da die Thoraxwand samt Pleura bzw. das Mediastinum betroffen sein können.

Jede onkologische Einheit muss ein Paravasat-Notfallset vorrätig haben, das regelmäßig auf Vollständigkeit und Haltbarkeitsdatum seiner Bestandteile überprüft wird:
- Vollständige Wirkstoffliste mit Einteilung nach Schädigungsmuster (Vesikans/Irritans/Non vesikans)
- Anleitung Vorgehen bei Paravasaten
- Dokumentationsbogen
- Einmalspritzen (1 bis 10 ml)
- Flexülen
- Einmalkanülen (21 G)
- (sterile) Handschuhe
- sterile Kompressen/Tupfer

**Tab. 4.22:** Paravasation – prophylaktische und therapeutische Maßnahmen (entsprechend der S3-Leitlinie Supportive Therapie bei onkologischen Patienten Version 1.1) [2].

| Prophylaxe der Paravasation | Therapie des Paravasats |
| --- | --- |
| Zentrales Portsystem<br>Aufklärung der Patientin über mögliche Symptome (Schmerzen, Rötung, Schwellung)<br>Punktion und Verabreichung ausschließlich durch erfahrenes, geschultes Personal<br>Korrekte Punktionstechnik: möglichst in der Unterarmmitte, flexible Kanülen (keine Stahlkanülen!), keine mehrfachen Punktionen derselben Vene<br>Sichere Fixierung des Zugangs mit Einsicht auf die Punktionsstelle<br>Lagekontrolle bei peripheren Zugängen: Blutaspiration, Spülung, bei zentralvenösen Kathetern: radiologische Kontrolle nach Anlage<br>Regelmäßige Sichtkontrolle des Zugangs<br>Keine Applikation gegen einen Widerstand, bei zentralen Portsystemen ggf. radiologische Kontrolle der Durchgängigkeit bei Widerstand<br>Spülung nach Ende der Applikation<br>Bei mehreren zu applizierenden Substanzen wird zuerst das Vesikans verabreicht<br>Besonderheiten bei nekrotisierenden Substanzen: keine Applikation über einen Perfusor, keine Dauerinfusion über einen peripheren Zugang; bei Bolusinjektion soll möglichst ein Y-Stück verwendet werden | **Das Paravasat muss immer umgehend richtig versorgt werden, da eine zeitliche Verzögerung das Ausmaß der Schädigung erheblich verschlechtern kann.**<br>1. Kanüle/Portnadel belassen<br>2. Laufende Infusion sofort beenden<br>3. Paravasat-Notfallset besorgen<br>4. Handschuhe anziehen<br>5. Keinen Druck auf die betroffene Stelle ausüben<br>6. Mit einer 10 ml Spritze so viel wie möglich des Paravasats aspirieren<br>7. Kanüle/Portnadel entfernen<br>8. Betroffene Extremität ruhigstellen und hochlagern<br>9. Analgesie applizieren, falls erforderlich<br>10. ggf. trockene Kälte oder Wärme applizieren – je nach Substanz:<br>Vinorelbin, Vincristin, Vinblastin → trockene Wärme<br>Anthrazykline, Cisplatin, Mitoxantron, Mitomycin C → trockene Kälte<br>11. ggf. Antidot über einen neuen Zugang applizieren – je nach Substanz:<br>Anthrazykline (nicht liposomal) → Dexrazoxane<br>Cisplatin/Mitomycin C/Mitoxantron → DMSO<br>Vinorelbin/Vincristin/Vinblastin/ Paclitaxel → Hyaluronidase<br>12. ggf. chirurgisches Konsil veranlassen, bei Paravasation aus dem zentralen Portsystem obligat, ggf. Bildgebung (CT/MR)<br>13. bei Paravasat aus dem zentralen Portsystem ggf. antibiotische Therapie erwägen (z. B. Clindamycin, Amoxicillin)<br>14. Paravasat dokumentieren (Markierung der Stelle, Fotodokumentation, Dokumentationsbogen)<br>15. Kontrollen und Dokumentation im Verlauf veranlassen<br>16. Keine Okklusivverbände, keine Alkoholumschläge!<br>17. Aufklärung der Patientin über die Komplikation und Kontrollintervalle |

- NaCl 0,9 %
- Aqua dest.
- Glukose 5 % (für Oxaliplatin-Paravasate: keine NaCl-Spülungen)
- Kälte-/Wärmepackungen
- DMSO 99 %
- Hyaluronidase 1500 IE (Aufbewahrung im Kühlschrank bei 2–8 Grad)
- Lidocain 1 %
- Infoblatt: Verfügbarkeit von Dexrazoxane im Notfall (Apotheke, Telefonnummer etc.)

### 4.3.6 Hypersensibilitätsreaktionen

Allergische Reaktionen als Immunantwort des Körpers auf körperfremde Substanzen können sich lokal oder systemisch manifestieren.

Lokale Hypersensibilitätsreaktion: Dem klinischen Bild eines Paravasats ähnelnd, aber durch einen immunologischen Prozess verursacht, kann es insbesondere nach Infusion von Asparaginase, Bleomycin, Melphalan und Cisplatin zu Schmerzen, Rötungen, Pruritus und Urtikaria im proximalen Verlauf der zur Injektion verwendeten Vene kommen. Durch Beenden der Infusion und Spülen des Gefäßes bessern sich die Symptome in der Regel. Zusätzlich können topisch angewendete Steroide (1 %) hilfreich sein. Eine anaphylaktische Reaktion ist sehr selten. Bei ca. 3 % der Doxorubicin-Infusionen kommt es zum sog. *Adriamycin flare*, der sich klinisch durch Erythem sowie Verhärtung entlang des Venenverlaufs äußert. Eine weitere Form der lokalen Hypersensibilität ist die zellulär vermittelte Typ-IV-Reaktion (nach Coombs und Gell) mit Exanthem und toxisch epidermaler Nekrolyse. Sie ist z. B. für Substanzen wie Paclitaxel und Docetaxel beschrieben und macht eine Prämedikation mit Steroiden, H1- und H2-Blockern notwendig [2],[6],[7].

Systemische Hypersensibilitätsreaktion: Allergische bzw. anaphylaktoide Reaktionen im Rahmen der immunologisch vermittelten Typ-I-Reaktion können nach Gabe von Zytostatika (insbesondere Paclitaxel), Antikörpern sowie auch den zur Lösung der Substanz notwendigen Hilfsstoffen, z. B. Cremophor®, auftreten. Eine Prämedikation mit Kortikosteroiden, H1- und H2-Blockern ist je nach Substanz notwendig. Ein allgemein akzeptierter Prämedikationsstandard für die wöchentliche Paclitaxel-Gabe (i. d. R. 80–90 mg/m$^2$) existiert nicht. In zahlreichen Studien führte eine im Vergleich zur Fachinformation deutlich reduzierte Dexamethason-Dosis zu keinem Anstieg von Hypersensibilitätsreaktionen (s. Tab. 4.23) [24]. Eine mögliche Prämedikation ist in der Tab. 4.24 dargestellt. Die Behandlung der systemischen Hypersensibilitätsreaktion sollte angepasst an die klinische Symptomatik analog der entsprechenden Leitlinien und des jeweiligen Klinikstandards erfolgen [2],[6],[7],[8],[9].

**Tab. 4.23:** Häufigkeit einer systemischen Hypersensibilitätsreaktion (adaptiert nach [6]).

| | | |
|---|---|---|
| Paclitaxel | bis zu 40 % | unter Kortikosteroiden selten, schwerwiegend < 2 % |
| Docetaxel | 5–10 % | unter Kortikosteroiden eher selten |
| Carboplatin | 5–8 % | |
| Cisplatin | 5–10 % | |
| Asparaginase | 10–35 % | |

**Tab. 4.24:** Mögliche Prämedikation vor Paclitaxel-Gabe.

| Arzneimittel | Dosis | Verabreichung vor Paclitaxel |
|---|---|---|
| Dexamethason | 4–20 mg oral oder i. v. (je nach Paclitaxel-Dosis und antiemetischer Komedikation [1]) | bei oraler Verabreichung: ca. 12 und 6 h oder bei i.v.-Verabreichung: 30–60 min |
| Diphenhydramin oder ein vergleichbares Antihistamin, z. B. Chlorpheniramin | 50 mg i. v. | 30–60 min |
| Cimetidin oder Ranitidin | 300 mg i. v. 50 mg i. v. | 30–60 min |

[1] In vielen Zentren wird im wöchentlichen Paclitaxel-Schema Dexamethason 4 mg i. v. in den ersten zwei Zyklen verabreicht. Tritt keine Hypersensibilitätsreaktion auf, wird Dexamethason aus den Folgezyklen abgesetzt.

## 4.3.7 Infektionsprophylaxe

Unter einer zytotoxischen Therapie wird empfohlen, besonders infektionsbegünstigende Faktoren/Umgebungen zu vermeiden. Eine **antibiotische Prophylaxe** bleibt den dosisintensivierten und dosisdichten Schemata vorbehalten, die mit einem deutlich erhöhten Neutropenie-Risiko einhergehen (z.B. 2 × Ciprofloxacin 500 mg p. o. am Tag 5–12 bei TAC oder ddETC Zyklus 7–9).

Vor Beginn einer Chemotherapie werden eine **Grippeschutzimpfung** und ein **Hepatitis B-Screening** (HBsAg und anti-HBc) empfohlen. Bei Reaktivierung bzw. positiver Serologie wird ggf. die Chemotherapie unterbrochen und der Patient mit Virostatika prophylaktisch behandelt (s. Abb. 4.5).

```
                          ┌─────────────────────┐
                          │     Screening:      │
                          │  HBsAg und anti-HBc │
                          └─────────────────────┘
```

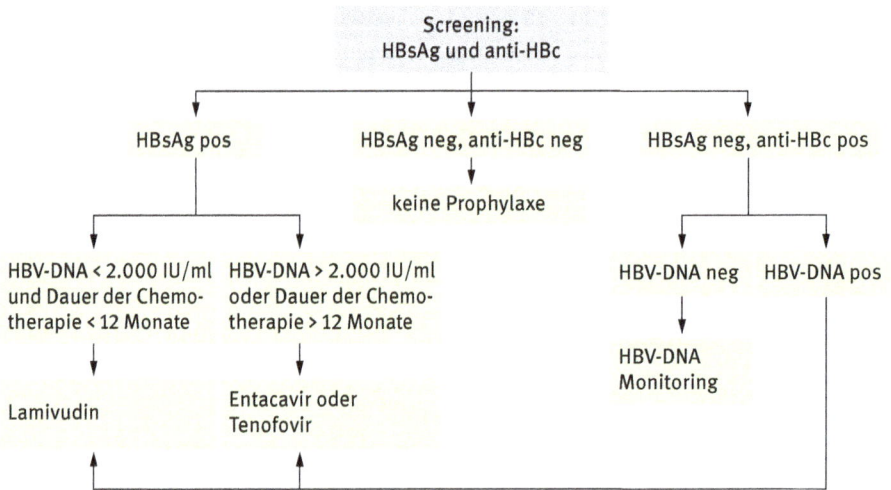

**Abb. 4.5:** Therapiealgorithmus für das Hepatitis B-Screening vor Einleitung einer Chemotherapie bei Mammakarzinom (entsprechend den Empfehlungen der Arbeitsgemeinschaft Infektionen in der Hämatologie und Onkologie der Deutschen Gesellschaft für Hämatologie und medizinische Onkologie, www.agiho.de) [10].

## 4.3.8 Fatigue

Fatigue ist eines der häufigsten und am meisten belastenden Symptome einer Krebserkrankung und der Therapie. Cancer-related Fatigue (CrF) kann zu jedem Zeitpunkt der Erkrankung auftreten, auch noch lange nach Beenden einer Therapie. Die Symptomatik ist vielschichtig, die Ausprägung sehr variabel. Die Genese der CrF ist multifaktoriell; neben demografischen, medizinischen und biologischen Faktoren werden u. a. inflammatorische Prozesse und Störungen des hypothalamischen Regelkreises als Ursache diskutiert. Auch psychologische Faktoren, psychische Vorerkrankungen, Schmerz, Übelkeit sowie der sozioökonomische und psychosoziale Status beeinflussen das Auftreten und den Verlauf eines Fatiguesyndroms (z. B. höheres Risiko für Alleinstehende mit niedrigerem Einkommen). Nach Empfehlungen des NCCN sollten während der Therapie und in der Nachsorge Patientinnen gezielt und mit Hilfe entsprechender visueller Analogskalen gescreent und nach Symptomen gefragt werden. Labor- oder Funktionstests sind nicht verlässlich [11],[12],[13],[14].

Entsprechende Therapieansätze sind vielfältig, ein wichtiger Part ist die Information der Patientin. Bereits vor Beginn einer onkologischen Therapie sollte über die Möglichkeit einer CrF aufgeklärt werden, insbesondere darüber, dass das Auftreten nicht assoziiert ist mit einem Nicht-Ansprechen der Therapie oder einem Progress der Erkrankung. Vor der Diagnosestellung sollten mögliche Differenzialdiagnosen abgeklärt werden (Anämie, Begleiterkrankungen, Komedikation). Um einer Chronifizierung vorzubeugen, sollte möglichst früh mit einer Therapie begonnen werden.

**Nicht-medikamentöse Maßnahmen:** Psychoedukative Ansätze, Aktivitäts- und Energiemanagement sowie Stärkung der Regenerationsfähigkeit (z. B. Entspannungstechniken) sind wichtige Bestandteile in der Therapie eines CrF. Metaanalysen zeigen zudem einen Effekt für Sport bzw. Bewegung. Amerikanische Leitlinien empfehlen mindestens 150 Minuten moderat intensive sportliche Aktivität pro Woche. Abhängig vom Allgemeinzustand der Patientin wurde in vielen der dazu vorliegenden Studien zunächst mit einem niedrigeren Aktivitätslevel begonnen, der im Laufe der Zeit intensiviert wurde. Deutsche Empfehlungen schlagen ein medizinisches Aufbauprogramm mit täglichen Ausdauerübungen und zweimal wöchentlichem Krafttraining vor, sofern keine Kontraindikationen vorliegen. Die einzelnen Trainingseinheiten betragen idealerweise 30–45 Minuten. Limitierend ist jedoch festzustellen, dass Patientinnen mit einem stark eingeschränkten Allgemeinzustand in den bisher vorliegenden Studien nicht ausreichend repräsentiert sind. Eine sportliche Betätigung ist hier nicht oder nur eingeschränkt möglich. Eine realistische Anpassung an die Therapieziele gemeinsam mit der Patientin und ggf. weitere Therapiestrategien sind daher erforderlich [11],[12],[13],[14].

**Medikamentöse Ansätze:** Bisherige Studien konnten keinen eindeutigen Beleg für einen Effekt einer pharmakologischen Therapie erbringen. Bei einer gleichzeitig vorliegenden therapie- oder tumorbedingten Anämie können hämatopoetische Wachstumsfaktoren (ESA) oder eine Transfusion eine Fatigue positiv beeinflussen. Der kurzfristige Einsatz (14 Tage) von Kortokosteroiden kann nach dem National Comprehensive Cancer Network (NCCN) und der European Association for Palliative Care (EAPC) in hochpalliativer Situation erwogen werden. Ein längerdauernder Gebrauch ist wegen der steroidinduzierten Myopathie und der Unterdrückung der endogenen Steroidproduktion nicht zu empfehlen. Eine Studie zeigte einen Benefit durch die Gabe von Thyreoliberin i. v. (Thyrotropin-releasing Hormon, [TRH]). TRH ist allerdings nicht für therapeutische Zwecke zugelassen. Für den Einsatz von essenziellen Fettsäuren, oralem NADH, Nystatin und Magnesiumsulfat (i. m.) liegen derzeit keine ausreichenden Daten vor, weshalb er nicht empfohlen werden kann [11],[12],[13],[14].

Für die Psychostimulanzien Methylphenidat und Modafinil liegen widersprüchliche Daten vor. In zwei Studien zu gynäkologischen Tumoren und Prostatakarzinomen zeigte sich ein positiver Effekt. Da die Substanzen aber nebenwirkungsbehaftet und Off-Label-Use sind, ist derzeit bei nicht ausreichender Evidenz ein Therapieversuch in palliativer Situation eine Option. Antidepressiva haben keinen Effekt gezeigt und sollten nur bei der Diagnose einer depressiven Störung eingesetzt werden [12],[13],[14].

## 4.3.9 Nausea und Emesis

Chemotherapieinduzierte Nausea und Emesis (CINE, Engl. auch häufig CINV = chemotherapy-induced nausea and vomiting) sind als Nebenwirkung einer zytostatischen Therapie gefürchtet, auch wenn die Inzidenz durch den Einsatz neuerer Antiemetika in den letzten Jahren rückläufig ist. Häufigkeit und Schweregrad der CINE werden dennoch von Ärzten und Pflegepersonal eher unterschätzt. Unterschieden wird CINE nach dem Zeitpunkt des Auftretens der Beschwerden: **akut, verzögert** oder **antizipatorisch** sowie nach dem **substanzspezifischen Risiko: minimal, gering, moderat** und **hoch emetogen** (entsprechend dem Emesisrisiko ohne antiemetische Prophylaxe).

**Akute CINE** tritt während oder innerhalb von 24 h nach Chemotherapie auf und ist hauptsächlich serotoninvermittelt, **verzögerte CINE** 2–6 Tage nach Chemotherapie, die Pathogenese hier ist weitgehend unklar (am ehesten durch Substanz P vermittelt). **Antizipatorische CINE** entsteht durch Konditionierung nach Übelkeit oder Erbrechen während vorausgegangener früherer Chemotherapien. Weitere Einflussfaktoren sind Applikationsart (i. v. oder oral), Infusionsgeschwindigkeit, Kombinationstherapien und Anzahl der Behandlungszyklen. Auch andere Arten medikamentöser Therapien (z. B. monoklonale Antikörper, zielgerichtete Inhibitoren, endokrine Therapien oder auch eine Strahlentherapie) können zu Übelkeit und Erbrechen führen (s. Tab. 4.25).

Darüber hinaus gilt es, **patientenindividuelle Risikofaktoren** für CINE zu berücksichtigen, z.B. weibliches Geschlecht, jüngeres Alter, Vorgeschichte mit Reisekrankheit oder Schwangerschaftsübelkeit, Vorbelastung während einer vorherigen Chemotherapie, niedriger Alkoholkonsum, Schlafdefizit und psychische Faktoren (Ängstlichkeit, Erwartung unerwünschter Wirkung, geringe Motivation) [1],[2].

**Pathogenese:** Zytostatika führen zu Serotoninfreisetzung aus enterochromaffinen Zellen des Darms. Über Aktivierung der 5-HT3-Rezeptoren des N. vagus erfolgt eine Reizweiterleitung zur Chemo-Triggerzone in der Area postrema und nachfolgend eine Aktivierung des Brechzentrums in der Medulla oblongata. Auch eine direkte

**Tab. 4.25:** Beispiele für emetogene Risikoklassen.

| Minimal emetogen (< 10 %) | Gering emetogen (10–30 %) | Moderat emetogen (30–90 %) | Hoch emetogen (> 90 %) |
|---|---|---|---|
| Vinorelbin | Docetaxel | Carboplatin | Cisplatin |
| Bleomycin | Eribulin | Doxorubicin | Cyclophosphamid |
| Trastuzumab | 5-Fluouracil | Epirubicin | (≥ 1500 mg/m²) |
| Bevacizumab | Gemcitabin | Ifosfamide | Anthrazyklin/Cyclo- |
| Fulvestrant | Nab-Paclitaxel | Oxaliplatin | phosphamid Kombi- |
| Goserelin | Paclitaxel | Trabectedin | nation * |
| | Topotecan | Treosulfan | |
| | Trastuzumab-Emtansin | | |

* bei Patientinnen mit Mammakarzinom

Aktivierung des Brechzentrums ist möglich. Substanz P, die aus zentralen Neuronen freigesetzt wird, aktiviert über NK-1-Rezeptoren die Area postrema. Antizipatorisches Erbrechen hat seinen Ursprung kortikal [2],[22].

**Therapie:** Ziel ist die Vermeidung von Übelkeit bereits im Ansatz. Die Antiemese muss deshalb bereits vor Beginn der zytostatischen Therapie festgelegt werden – ausgerichtet nach dem emetogenen Potenzial der Substanz und den patientenindividuellen Risikofaktoren. Eine Überprüfung der Wirksamkeit und eventuelle Anpassung muss vor jedem Zyklus erfolgen [2],[17],[18].

**Therapieversagen:** Bei unzureichender Wirkung sollten in Folgezyklen Medikamente der nächst höheren Risikostufe eingesetzt werden. Falls darunter weiterhin Übelkeit oder Erbrechen besteht, ist u. a. das Umsetzen von oraler auf intravenöse Antiemese eine Option oder die Gabe von Benzodiazepinen. Bei weiter anhaltenden Beschwerden sind andere Ursachen wie emetogene Komedikation, intrakranieller Druck oder gastrointestinale Obstruktionen auszuschließen [2].

### Prävention der akuten CINE (Gabe vor Beginn der Chemotherapie)

**Bei hohem Emesisrisiko:** Dreifachkombination aus 5 $HT_3$-Rezeptorantagonist, $NK_1$-Rezeptor-Antagonisten und Dexamethason. Falls keine Resorptionsstörungen vorliegen, sind orale und intravenöse Gabe gleich effektiv. Die ASCO-Guidelines sehen – anders als andere Leitlinien – zusätzlich die Verabreichung des Neuroleptikums Olanzapin vor (5 mg bis max 10 mg/d mit Fortführung an Tag 2–4; off-label).

**Bei moderatem Emesisrisiko:** Gabe von 5 $HT_3$-Rezeptorantagonist plus Dexamethason und zur Verhinderung der *verzögerten* Übelkeit und Erbrechen Dexamethason an Tag 2–3 (s. Tab. 4.26, Tab. 4.27).

**Tab. 4.26:** Übersicht akute Übelkeit und Erbrechen (adaptiert nach [15]).

| Emesis-Risikoklasse | Antiemese |
|---|---|
| Hoch emetogen (nicht AC) | 5 $HT_3$ + DEX + $NK_1$ |
| Hoch emetogen (AC) | 5 $HT_3$ + DEX + $NK_1$ |
| Carboplatin * | 5 $HT_3$ + DEX + $NK_1$ |
| Moderat (ohne Carboplatin) | 5 $HT_3$ + DEX |
| Gering | 5 $HT_3$ oder DEX oder DOP |
| Minimal | keine Routineprophylaxe |

* in der S3-Leitlinie Supportive Therapie ab AUC 4 [2]
**5 $HT_3$** = Serotoninantagonist **DEX** = Dexamethason **$NK_1$** = Neurokinin$_1$-Rezeptor-Antagonist (Aprepitant oder Fosaprepitant oder Rolapitant oder NEPA (Kombination von Netupitant und Palonosetron)
**DOP** = Dopamin-Rezeptor-Antagonist. Hinweis: Ist bei AC-Chemotherapie kein $NK_1$-Antagonist verfügbar, ist Palonosetron aufgrund seiner langen Halbwertszeit der zu bevorzugende 5 $HT_3$-Serotoninantagonist

Tab. 4.27: Übersicht verzögerte Übelkeit und Erbrechen (adaptiert nach [15]).

| Emesis-Risikoklasse | Antiemese |
|---|---|
| Hoch emetogen (Nicht AC) | DEX (oder wenn APR 125 mg für akute CINE gegeben: MCP + DEX oder APR + DEX) |
| Hoch emetogen (AC) | nichts (oder wenn APR 125 mg für akute CINE gegeben: DEX oder APR) |
| Carboplatin | nichts (oder wenn APR 125 mg für akute CINE gegeben: APR) |
| Oxaliplatin oder Anthrazyklin oder Cyclophosphamid | DEX kann erwogen werden |
| Moderat (andere) | keine Routineprophylaxe |
| Minimal | keine Routineprophylaxe |

**DEX** = Dexamethason; **MCP** = Metoclopramid; **APR** = Aprepitant

## Therapie antizipatorischer CINE

Mögliche Ansätze sind der Einsatz von Benzodiazepinen, Verhaltenstherapie (insbesondere progressive Muskelentspannung), systematische Desensibilisierung und Hypnose [15],[17],[18],[22].

### 4.3.9.1 Medikamente und Dosierungsbeispiele

#### a) 5-HT$_3$Rezeptorantagonisten (s. Tab. 4.28)

Tab. 4.28: 5-HT3-Rezeptorantagonisten.

| | |
|---|---|
| Ondansetron | 2 × 8 mg/d oral oder 8 mg i. v. |
| Granisetron | 2 mg oral oder 1 mg i. v. |
| Palonosetron | 0,5 mg oral oder 0,25 mg i. v. |

**Effektivität und Nebenwirkungen der 5-HT$_3$-Rezeptorantagonisten:** Die Substanzen sind weitestgehend äquieffektiv. Palonosetron wirkt durch seine deutlich längere Halbwertszeit auch in der verzögerten Phase. Typische Nebenwirkungen aller Setrone sind Kopfschmerzen und Obstipation. EKG-Veränderungen (z. B. QTc-Zeit-Verlängerung) sind außer bei Palonosetron ebenfalls beschrieben [2].

## b) NK$_1$-Rezeptorantagonisten (s. Tab. 4.29)

Tab. 4.29: NK1-Rezeptorantagonisten.

| | |
|---|---|
| Aprepitant und Fosaprepitant | Aprepitant d1: 125 mg, d2 + 3: 80 mg oral<br>– oder –<br>Fosaprepitant: 150 mg i. v., d1 |
| Netupitant + Palonosetron (NEPA) | 300 mg Netupitant + 0,5 mg Palonosetron (fixe Kombination) oral d1 |
| Rolapitant | 180 mg oral d1 |

**Effektivität und Nebenwirkungen der NK$_1$-Rezeptorantagonisten:** Bisher liegen hinsichtlich der Effektivität keine direkten Vergleiche aus großen, randomisierten Studien vor. Die Verträglichkeit ist gut, beschrieben sind am häufigsten Fatigue und Aufstoßen.

**Dosierungshinweis:** Bei gleichzeitiger Gabe von Aprepitant/Fosaprepitant/Netupitant und Dexamethason in der Dosierung von 20 mg sollte die Dosis von Dexamethason halbiert werden, da beide Substanzen über CYP3A4 metabolisiert werden. Eine Dexamethason-Dosis von 8 mg oder 12 mg muss nicht halbiert werden. Nur bei Rolapitant sind keine Dosisanpassungen von Dexamethason erforderlich.

## c) Dexamethason (s. Tab. 4.30)

Tab. 4.30: Dexamethason.

| | | |
|---|---|---|
| Hoch emetogen | akute Übelkeit und Erbrechen | d1: 1 × 20 mg (bzw. 1 × 12 mg bei (Fos)aprepitant oder Netupitant) |
| | verzögerte Übelkeit und Erbrechen | d2–4*: 2 × 8 mg oder bei (Fos) aprepitant oder Netupitant): 1 × 8 mg |
| Moderat emetogen | akute Übelkeit und Erbrechen | d1: 1 × 8 mg |
| | verzögerte Übelkeit und Erbrechen | d2–3: 1 × 8 mg |
| Gering emetogen | akute Übelkeit und Erbrechen | d1: 1 × 4–8 mg |

* MASCC/ESMO-Leitlinien [15]: d2–4; S3-Leitlinie Supportive Therapie [2]: d2–3

**Effektivität und Nebenwirkungen von Dexamethason:** Eine Kombination mit Dexamethason ist 10–30 % effektiver als eine Setron-Monotheraoie. Kortikosteroide verhindern vor allem verzögerte Übelkeit und Erbrechen. Anstelle von Dexamethason ist auch der Einsatz von Prednisolon oder Prednison möglich. Typische Nebenwirkungen von Dexamethason sind Schlafstörungen, Verdauungsbeschwerden, innere Unruhe, Gesichtsrötung und gesteigerter Appetit [2].

### d) Reserve-Antiemetika

Neben dem Einsatz von Neuroleptika und Rezeptorantagonisten wie Olanzapin (z. B. 5–10 mg oral für 3 Tage), Haloperidol und Metoclopramid hat auch Ingwer durch einen Antagonismus am 5 $HT_3$-Rezeptor eine antieemetische Potenz. Die Ergebnisse einer Metaanalyse sind jedoch noch inkonklusiv. Orale Cannabinoide zeigen in einer alten Übersichtsarbeit aus 2001 eine Überlegenheit gegenüber Metoclopramid oder Haloperidol, allerdings mit einer Spannbreite an Nebenwirkungen wie Sedation, Dysphorie bis zu Halluzinationen [2],[18],[23].

### 4.3.10  Tumortherapieinduzierte Diarrhoe

Eine therapieinduzierte Diarrhoe kann sowohl nach medikamentösen als auch nach Strahlentherapien auftreten. Die Inzidenz variiert substanzabhängig stark und erhöht sich z. B. bei Kombinationstherapien wie Zytostatika und Tyrosinkinaseinhibitoren. Patientenindividuelle Risikofaktoren sind u. a. höheres Lebensalter, reduzierter Performance-Status, simultane Strahlentherapie im Bereich des Abdomens/Beckens, vorbestehende Darmoperationen oder -dysfunktionen (z. B. Reizdarmsyndrom oder chronisch entzündliche Darmerkrankungen). Zusätzlich und komplizierend können neben der häufigeren Stuhlfrequenz abdominelle Krämpfe, Abgeschlagenheit, Dehydration, Elektrolytentgleisungen und Fieber auftreten.

**Diagnostik:** Neben einer gezielten Anamnese ist eine körperliche Untersuchung mit Erfassung der Vitalparameter inkl. Temperatur notwendig. Die Anamnese sollte neben Häufigkeit und Konsistenz der Stuhlgänge, Begleitsymptome wie Übelkeit oder Erbrechen, Krämpfe, Blutbeimengungen, Flatulenz, Nahrungsaufnahme, bisherige Selbsttherapie durch die Patientin mit z. B. Loperamid, vorbestehende Erkrankungen wie Colitis ulcerosa, Colon irritabile etc. erfassen. Bei der Untersuchung des Abdomens ist auf Druckschmerz, Abwehrspannung und Darmgeräusche zu achten. Bei Zeichen der peritonealen Reizung muss zum Ausschluss von Perforation, Ileus oder Enterokolitis eine weitere Bildgebung mittels Ultraschall oder ggf. CT erfolgen.

Stuhlkulturen, z. B. auf Campylobacter, Salmonellen, Shigellen oder Yersinien, zeigen eher selten einen positiven Erregernachweis, sollten aber differenzialdiagnostisch bei schweren oder ungeklärten Verlaufsformen durchgeführt werden. Bei blutigen Stühlen ist zusätzlich eine Untersuchung auf *Clostridium difficile* und EHEC durchzuführen. Bei starker Immunsuppression und/oder entsprechenden Umgebungskontakten empfiehlt sich darüber hinaus die Untersuchung auf Noro-, Rota-, Adeno-und Astroviren [2].

**Medikamentöse Therapie:**

**a) Unkomplizierte, therapieinduzierte Diarrhoen Grad 1 und 2 CTCAE:**
– Gabe von Loperamid: initial 4 mg gefolgt von 2 mg Loperamid alle 2–4 h oder nach jedem flüssigen Stuhlgang.
– Tritt innerhalb von 12–24 h nach Loperamid-Gabe in obiger Dosierung keine Besserung ein, kann die Loperamid-Dosierung auf 2 mg alle 2 h gesteigert werden.

Der Patient sollte darauf hingewiesen werden, dass die empfohlene Dosis von der in der Fachinformation angegebenen Dosis abweicht. Allerdings wird in der Drug Safety Mail 2016–19 der Arzneimittelkommission der Deutschen Ärzteschaft vor schwerwiegenden kardialen Ereignissen bei Einnahme von Loperamid in höheren Dosierungen gewarnt, z. B. im Zusammenhang mit Fehlgebrauch oder Missbrauch (AkdÄ 2016) [2].

**b) Schwere Diarrhoen (ab Grad 3) CTCAE, die einer stationären Aufnahme bedürfen:**
– Elektrolyt- und Flüssigkeitsausgleich
– Loperamid in Kombination mit Octreotid (z. B. 100–150 µg s. c. 3x d, Dosiseskalation 500 µg s. c. 3x d; Off-Label-Use)
– Antibiotika, falls gesicherter Erregernachweis (analog der Leitlinie der DGHO „Gastrointestinale Komplikationen" [16])

**c) Therapie der Loperamid-refraktären Diarrhoe:**
– Elektrolyt-und Flüssigkeitsausgleich
– Octreotid (100–150 µg s. c. 3x täglich., Dosiseskalation 500 µg s. c. 3x täglich) (Off-Label-Use) oder
– Codein (15–60 mg maximal 4x d; Off-Label-Use) oder
– Budenosid (9 mg 1x d; Off-Label-Use) **oder**
– Racecadotril (100 mg 3x d) **oder**
– orale Aminoglykoside (Off-Label-Use) **oder**
– Tinctura opii (0,6–1,2 ml oral, 3x d)

Bei Persistenz der Diarrhoen über 24–48 h trotz Therapie zusätzlich erweiterte Diagnostik wie oben beschrieben. Eine stationäre Aufnahme sollte erfolgen bei zusätzlichen Risikofaktoren wie schlechtem Allgemeinzustand, zusätzlichem Erbrechen, Fieber etc. sowie bei Verschlechterung der Symptomatik auf Grad 3 oder 4 [2].

   **Prophylaxe:** Bisher ist der Nutzen einer medikamentösen Prophylaxe nicht gesichert. Lediglich Synbiotika (Kombination aus Probiotikum und Präbiotikum) können bei immun*kompetenten* Patientinnen erwogen werden; vom Einsatz bei immunsupprimierten Patientinnen wird abgeraten [2].

### 4.3.11 Tumortherapieinduzierte orale Mukositis

Zellschädigende Substanzen wie Chemo-, Immun- oder Strahlentherapien können zu einem Entzündungsprozess der oralen oder gastrointestinalen Schleimhaut mit Schwellung, Rötung, Ulzerationen und Superinfektionen führen. Neben starken Schmerzen kann die Einschränkung der Kau- und Schluckfunktion eine Dehydrierung und Reduzierung der Nahrungsaufnahme zur Folge haben und eine Dosisreduktion der systemischen Therapie notwendig machen. Auftreten und Häufigkeit der oralen Mukositis (OM) variieren stark substanz- und dosisabhängig. Die Inzidenz der OM unter konventionell dosierten Anthrazyklinen und Paclitaxel liegt bei ca. 11 %, unter einer Kombinationstherapie mit Docetaxel und 5-FU jedoch bei 66 %. Eine Hochdosischemotherapie geht mit einem hohen Risiko einher. Die OM ist auch eine typische und häufige Nebenwirkung unter mTOR-Inhibitoren (Everolimus). Individuelle Risikofaktoren, z. B. schlechte Mundhygiene, wenig Speichelfluss, eingeschränkte Leber/Nierenfunktion oder vorausgegangene Tumortherapien (Kopf-Hals-Tumoren), erhöhen Inzidenz und Ausprägung der OM. Prädilektionsstellen einer OM sind innere Wangen, innere Lippen, Zunge, Mundboden und der weiche Gaumen.

**Diagnostik:** Die Diagnose wird gestellt durch Anamnese und Inspektion der Mundhöhle. Zur genauen Dokumentation und der notwendigen Verlaufskontrolle stehen verschiedene Erfassungsinstrumente oder Fragebögen zur Verfügung (z. B. „Oral Mucositis Daily Questionnaire" (OMDQ) [25] oder die „Klassifikationssysteme der oralen Mucositis" [26]) [2].

Basis der **Prophylaxe** bildet eine gute Mundhygiene: regelmäßige Pflege der Zähne mit einer weichen Zahnbürste, Benutzen von Zahnseide oder Interdentalbürsten sowie mehrmals tägliche Mundspülungen zur Befeuchtung der Schleimhaut (mit z. B. Wasser oder NaCl-0,9 % Lösung). Der Einsatz von Chlorhexitidin, Sucralfat oder Mehrfachsubstanz-Mundspülungen wird nicht empfohlen. Zu Spülungen mit Salbei ist die Datenlage aktuell sehr eingeschränkt und nicht eindeutig, ebenso zum topischen oder systemischen Einsatz von Kamille, Kaugummi, Vitamin A oder E, Nystatin, Povidon-Jod etc. Zusätzlich zu den Pflegemaßnahmen sollten regelmäßige klinische Kontrollen und risikoadaptierte zahnärztliche Maßnahmen durchgeführt werden. Scharfe, heiße oder säurehaltige Speisen, Alkohol und Tabak sollten gemieden und mehrmals täglich Lippenpflege aufgetragen werden. Während der Chemotherapie kann bei Patientinnen, die eine Bolusgabe von 5-FU erhalten, eine orale Kryotherapie durchgeführt werden (Lutschen von Eiswürfeln über 30 min) [2],[19],[20],[21]. Durch den Einsatz einer prophylaktischen Steroidspülung unter Everolimustherapie konnte in einer Studie die Inzidenz der Mukositis auf 27 % reduziert werden (10 ml Dexamethason 0,5 mg-Lösung 4 × d über 8 Wochen) [1].

**Therapie:**
– Fortführen der Pflegemaßnahmen ohne spezielle Zusätze
– Mundspülung mit Doxepin zur Schmerzlinderung (Doxepin 0,5 %-Spülung: 1 Ampulle (2 ml) mit Doxepin-HCL 28,26 mg [entspricht 25 mg Doxepin] verdünnt auf

5 ml mit Wasser ad Injektionem). Doxepin ist ein Antidepressivum mit schmerz-lindernden Eigenschaften.

– Bei Bedarf Analgesie nach dem WHO-Stufenschema mit Opioiden, z. B. Tramadol bei milder bis mittelmäßiger oraler Mukositis, bei schwerer Mukositis: Morphin oder Pethidin, bei Schluckstörungen als transdermale Applikation (z. B. Fenta-nyl) [2].

## Literatur

[1] Diagnostik und Therapie früher und fortgeschrittener Mammakarzinome: Empfehlungen der AGO-Kommission Mamma, Version 1, 2019, Herausgeber: Kommission Mamma der Arbeits-gemeinschaft Gynäkologische Onkologie e. V. in der Deutschen Gesellschaft für Gynäkologie und Geburtshilfe e. V. sowie in der Deutschen Krebsgesellschaft e. V, www.ago-online.de (Zugriff am 26.11.2019)

[2] Leitlinienprogramm Onkologie (Deutsche Krebsgesellschaft, Deutsche Krebshilfe, AWMF): Supportive Therapie bei onkologischen PatientInnen – Langversion 1.1, 2017, AWMF Register-nummer: 032/054OL, http://leitlinienprogramm-onkologie.de/Supportive-Therapie.95.0.html (Zugriff am 26.11.2019)

[3] Common Terminology Criteria for Adverse Events (CTCAE), Version 5.0, 2017, Herausgeber: U. S. Department of Health and Human Services, https://ctep.cancer.gov (Zugriff am 26.11.2019)

[4] Zamorano JL, Lancellotti P, Rodriguez Munoz D et al. 2016 ESC Position Paper on cancer treatments and cardiovascular toxicity developed under the auspices of the ESC Committee for Practice Guidelines: The Task Force for cancer treatments and cardiovascular toxicity of the Eu-ropean Society of Cardiology (ESC). European Heart Journal 2016, 37, 2768–2801, doi:10.1093/ eurheartj/ehw211

[5] Pfister R, Achenbach S, Baldus S et al. Kardiovaskuläre Komplikationen onkologischer Thera-pien. Version 2016. Herausgeber: Deutsche Gesellschaft für Kardiologie, https://leitlinien.dgk. org/

[6] Mader I, Fürst-Weger PR, Mader RM, Nogler-Semenitz E, Wassertheurer S. Paravasation von Zytostatika – Ein Kompendium für Prävention und Therapie. Zweite, vollständig überarbeitete und erweiterte Auflage 2006. Herausgeber: Wien Springer-Verlag

[7] Trojan A, Borelli S. Mukokutane Reaktionen unter Chemotherapie – Klinik und Management. Onkologie 2007, 1: 40–44

[8] Zeimet A, Frank A, Wiesbauer P, Schwarzl S. Systemische Malignomtherapie in der Gynäkologi-schen Onkologie: Ein Leitfaden, 2007: p55-59. Herausgeber: Wien New York: Springer-Verlag

[9] Ring J, Beyer K, Biedermann T et al. Leitlinie zu Akuttherapie und Management der Anaphy-laxie. AWMF-Register-Nr. 065–025. DOI 10.1007/s40629-014-0009-1. Allergo J Int 2014; 23: 96

[10] Sandherr M, Hentrich M, von Lilienfeld-Toal M et al. Antiviral prophylaxis in patients with solid tumours and haematological malignancies—update of the Guidelines of the Infectious Diseases Working Party (AGIHO) of the German Society for Hematology and Medical Oncology (DGHO). Ann Hematol 2015, 94, 1441–1450, doi:10.1007/s00277-015-2447-3

[11] Brower JE. Cancer-related fatigue—mechanisms, risk factors, and treatments. Nature Reviews Clinical Oncology 2014; 11: 597–609

[12] S3-Leitlinie Müdigkeit. Version: DEGAM-Leitlinie Nr. 2, Überarbeitung von 11/2017. AWMF Register-Nr. 053–002. Herausgeber: Deutsche Gesellschaft für Allgemeinmedizin und Familien-medizin (DEGAM), Berlin (Zugriff am 26.11.2019)

[13] Horneber M, Fischer I, Dimeo F et al. Tumor-assoziierte Fatigue, Epidemiologie, Patho-genese, Diagnostik und Therapie. Dtsch Arztebl Int 2012; 109(9): 161–72; DOI: 10.3238/arztebl.2012.0161

[14] Berger A, Mooney K, Alvarez-Perez A et al. Cancer-Related Fatigue. Clinical Practice Guidelines in Oncology Version 2.2015. JNCCN—Journal of the National Comprehensive Cancer Network 2015; 13 (8): 1012–1039

[15] Roila F, Molassiotis A, Herrstedt J et al. 2016 MASCC and ESMO guideline update for the prevention of chemotherapy- and radiotherapy-induced nausea and vomiting and of nausea and vomiting in advanced cancer patients. Annals of Oncology 2016: 27 (Supplement 5): v119–v133, 2016. doi:10.1093/annonc/mdw270

[16] Schmidt-Hieber M, Bierwirth J, Buchheidt D et al. Diagnosis and management of gastrointes-tinal complications in adult cancer patients: 2017 updated evidence-based guidelines of the Infectious Diseases Working Party (AGIHO) of the German Society of Hematology and Oncology (DGHO). Ann Hematol 97:31–49, 2018. DOI:10.1007/s00277-017-3183-7

[17] Grunberg SM, Deuson RR, Mavros P et al. Incidence of chemotherapy-induced nausea and emesis after modern antiemetics. Cancer 2004: 15;100(10):2261–8

[18] Jordan K, Jahn F, Feyer P et al. Antiemese bei medikamentöser Tumortherapie. onkopedia Leit-linie (Stand Mai 2018). Herausgeber: DGHO Deutsche Gesellschaft für Hämatologie und Medizi-nische Onkologie e. V.; www.dgho.de (Zugriff am 09.09.2018)

[19] Lalla RV, Bowen J, Barasch A et al. MASCC/ISOO Clinical Practice Guidelines for the Manage-ment of Mucositis Secondary to Cancer Therapy. Cancer. 2014; 120 (10), 1453–1461. DOI: 10.1002/cncr.28592

[20] Alterio D, Jereczek-Fossa BA, Fiore MR et al. Cancer treatment-induced oral mucositis. Anti-cancer Res 2007; *27*(2), 1105–1125

[21] Peterson DE, Bensadoun RJ, Roila F. Management of oral and gastrointestinal mucositis: ESMO Clinical Practice Guidelines. Ann Oncol. 2014. 22 Suppl 6, vi78-84

[22] Possinger K, Späth-Schwalbe E, Kaiser R: Antiemetische Behandlung bei Zytostatischer Chemotherapie. Dt Ärztebl 2001; 98: A 924–927 [Heft 14]

[23] Tramèr MR, Carroll D, Campbell FA, Reynolds DJ, Moore RA, McQuay HJ. Cannabinoids for con-trol of chemotherapy induced nausea and vomiting: quantitative systematic review. BMJ. 2001: 7; 323(7303):16–21

[24] Lück HJ, Roche H. Weekly paclitaxel: an effective and well-tolerated treatment in patients with advanced breast cancer. Critical Reviews in Oncology/Hematology 44 (2002) S15_/S30

[25] Stiff PJ, Erder H, Bensinger WI et al. Reliability and Validity of a Patient Self-Administered Daily Questionnaire to Assess Impact of Oral Mucositis (OM) on Pain and Daily Functioning in Patients Undergoing Autologous Hematopoietic Stem Cell Transplantation (HSCT). Bone Marrow Transplant 2006;37(4):393–401.

[26] Rostock M, Saller R. Schleimhautschäden unter antitumoraler Behandlung: Präventive und therapeutische Möglichkeiten mit pflanzlichen Zubereitungen. Schweiz Zschr Ganzheits-Medizin 2007;19(4):212–217.

## 4.4 Nebenwirkungen zielgerichteter Therapien des Mammakarzinoms

Tjoung-Won Park-Simon, Heidi Kühling von Kaisenberg, Elna Kühnle

Zu den zielgerichteten Therapien des Mammakarzinoms zählen die endokrine Therapie in Kombination mit CDK4/6-Inhibitoren, Antikörper und Antikörper-Wirkstoff-Konjugate, Small molecules (Tyrosinkinase-Inhibitor, mTor-Inhibitor) und Parp-Inhibitoren. Seit Herbst 2019 ist der erste Immun-Checkpoint-Inhibitor für das metastasierte PD-L1-Immunzell-positive TNBC verfügbar. Dieses Kapitel fasst aktuelle Behandlungsvorschläge von Nebenwirkungen zugelassener zielgerichteter Therapeutika gemäß ihrer Schweregrade zusammen. Die Einteilung der Schweregrade von Nebenwirkungen erfolgt nach den Allgemeinen Terminologiekriterien von unerwünschten Ereignissen (Common Terminology Criteria for Adverse Events CTCAE Version 5.0 2017). Die dargestellten Behandlungsvorschläge beruhen auf den aktuellen Fachinformationen, klinischen Studien, Expertenempfehlungen sowie Analogschlüssen aus Studien mit Wirkstoffen derselben Wirkstoffklasse. Im Folgenden stehen substanz- bzw. klassenspezifische Nebenwirkungen neuer zielgerichteter Arzneimittel im Mittelpunkt, die entweder häufig oder von besonderem Interesse sind. Über eine enge interdisziplinäre Zusammenarbeit mit Kollegen aus den unterschiedlichen Fachbereichen können Nebenwirkungen schneller eingeordnet und gezielt behandelt werden, was den Therapieerfolg innovativer Substanzen sichert.

### 4.4.1 Endokrine Kombinationstherapien (CDK4/6 Inhibitor, mTor-Inhibitor)

Endokrine Kombinationstherapien, entweder mit einem CDK4/6- (Palbociclib, Ribociclib, Abemaciclib) oder einem mTor-Inhibitor (Everolimus), gehören inzwischen zur Standardtherapie des metastasierten und fortgeschrittenen hormonrezeptorpositiven, Her2/neu-negativen Mammakarzinoms [1],[2],[3],[4],[5],[6],[7]. Für die einzelnen Indikationen und das in Kombination zu verwendende Antihormon wird auf die Empfehlungen der entsprechenden Fachinformationen und die Kapitel 1.2 und 2.2 verwiesen [8],[9],[10].

### 4.4.1.1 CDK4/6-Inhibitor (Palbociclib, Ribociclib, Abemaciclib)

Zu den häufigen Nebenwirkungen oder AESI (**A**dverse **E**vent of **S**pecial **I**nterest) zählen Hämatotoxizität, Übelkeit, Erbrechen, Diarrhoe, Fatigue, Transaminasenerhöhung, Alopezie, Infektionen und die QT-Prolongation [8],[9],[10]. Eine retrospektive gepoolte Subgruppenanalyse weist bei vergleichbarer Effektivität auf ein höheres Risiko für ≥ Grad-3-Toxizitäten bei Frauen ≥ 65 Jahren unter CDK4/6-Inhibitoren hin [11]. Eine spezielle Dosisanpassung wird aber aktuell nicht empfohlen [8],[9],[10] Obwohl sich das Nebenwirkungsprofil der drei verfügbaren CDK4/6-Inhibitoren ähnelt, unterscheiden sich die Ausprägung und auch der Einnahmemodus. Abemaciclib wird ohne Unterbrechung eingenommen. Die Einnahme von Palbociclib und Ribociclib erfolgt einmal täglich an 21 aufeinander folgenden Tagen gefolgt von 7 Tagen Pause. Nebenwirkungen können eine Dosisunterbrechung und/oder -reduktion erforderlich machen. Die empfohlenen Dosierungen und Dosisanpassungen finden sich in Tab. 4.31 [8],[9],[10].

**Tab. 4.31:** Empfohlene Dosierung und Dosisanpassungen der CDK4/6-Inhibitoren [8],[9],[10].

|  | Palbociclib | Ribociclib | Abemaciclib |
|---|---|---|---|
| Empfohlene Dosis | 125 mg 1 × d | 600 mg 1 × d | 150 mg 2 × d |
| Erste Dosisanpassung | 100 mg 1 × d | 400 mg 1 × d | 100 mg 2 × d |
| Zweite Dosisanpassung | 75 mg 1 × d | 200 mg 1 × d | 50 mg 2 × d |

#### 4.4.1.1.1 Hämatotoxizität unter CDK4/6-Inhibitor

Am häufigsten werden Neutropenien und Leukopenien beschrieben [1],[3],[5]. In der ersten Therapielinie des metastasierten Mammakarzinoms wurden schwere Neutropenien ≥ Grad 3 unter Palbociclib (66,5 %) und Ribociclib (59,3 %) häufiger als unter Abemaciclib (21 %) beobachtet [1],[3],[5]. Angaben zur schweren Anämie Grad 3 liegen für die drei CDK4/6-Inhibitoren zwischen 1 % und 5 %. Anämien vom Grad 4 sind selten [1],[3],[5]. Eine febrile Neutropenie tritt unter CDK4/6-Inhibitoren deutlich seltener auf als unter einer Chemotherapie. Im Unterschied zur chemotherapieinduzierten febrilen Neutropenie sinkt das Risiko von Zyklus zu Zyklus, eine kumulative Toxizität ist bislang nicht bekannt. Thrombozytopenien gehören zu den häufigen Nebenwirkungen. Schwere Thrombozytopenien sind im Vergleich zu Neutropenien deutlich seltener [1],[3],[5]. Die Empfehlungen zum Vorgehen bei Neutropenien werden in Tab. 4.32 zusammengefasst.

**Tab. 4.32:** Behandlungsvorschlag bei Neutropenie unter CDK4/6-Inhibitor [8],[9],[10].

| CTCAE-Grad | Palbociclib | Ribociclib | Abemaciclib |
|---|---|---|---|
| **Grad 1**<br>ANC[1] 1500 mm$^3$<br>bis ≤ UNG | keine Dosisanpassung | | |
| **Grad 2**<br>ANC 1000 bis<br>< 1500 mm$^3$ | | | |
| **Grad 3**<br>ANC 500 bis<br>< 1000 mm$^3$ | 1 Tag des Zyklus<br>Therapie unterbrechen bis<br>Grad ≤ 2, großes Blutbild<br>innerhalb 1 Woche wiederholen, wenn Grad ≤ 2, dann<br>den nächsten Zyklus mit<br>gleicher Dosierung beginnen<br>Tag 15 der ersten 2 Zyklen<br>Aktuelle Dosierung bis Zyklusende fortsetzen, am Tag<br>22 großes Blutbild<br>Bei verzögerter Erholung<br>(> 1 Woche) oder rezidivierender Neutropenie Grad<br>3 Dosisreduktion an Tag 1<br>des nachfolgenden Therapiezyklus | Therapie unterbrechen bis Grad ≤ 2<br>Wenn Grad ≤ 2 dann Behandlung mit<br>gleicher Dosierung wieder aufnehmen<br>Bei rezidivierender Grad-3-Neutropenie<br>Dosisunterbrechung bis Grad ≤ 2<br>Wiederaufnahme mit der nächstniedrigen<br>Dosis | |
| **Grad 3**<br>Febrile Neutropenie[2] | Behandlung jederzeit unterbrechen bis zum Erreichen von Grad ≤ 2<br>Wiederaufnahme mit der nächstniedrigen Dosis | | |
| **Grad 4**<br>ANC < 500 mm$^3$ | Behandlung jederzeit unterbrechen bis zum Erreichen von Grad ≤ 2<br>Wiederaufnahme mit der nächstniedrigen Dosis | | |
| **Untersuchungen vor Therapiebeginn und während der Behandlung** | Vor Beginn großes Blutbild<br>Das große Blutbild sollte zu Beginn jedes Zyklus und alle 2 Wochen während der ersten 2 Behandlungszyklen und sofern klinisch indiziert kontrolliert werden. Das große Blutbild sollte ab dem dritten Therapiezyklus jeweils zu Beginn des Zyklus monatlich kontrolliert werden [8],[9],[10] | | |

[1]ANC absolute Neutrophilenzahl

#### 4.4.1.1.2 Diarrhoe unter CDK4/6-Inhibitor

Die Diarrhoe stellt unter Abemaciclib die häufigste Nebenwirkung dar. Eine Diarrhoe Grad 3 trat unter Abemaciclib bei rund 9,5–13,4 % der Patientinnen auf [5],[6]. Unter den beiden anderen CDK4/6-Inhibitoren wurde eine Diarrhoe Grad 3 in weniger als 2 % der Patientinnen beschrieben [1],[3]. Diarrhoen treten bereits früh auf, im Median etwa 6–8 Tage nach Therapiebeginn, und dauern in Abhängigkeit vom Schweregrad bis zu 12 Tage an [10]. Neben allgemeinen Maßnahmen wie ausreichender Flüssig-keitszufuhr, Ernährungsanpassung und Vermeidung abführend wirkender Lebens-mittel, können bei unkomplizierten Fällen Antidiarrhoika (Loperamid 4 mg bei Be-ginn der Durchfälle, bei jedem ungeformten Stuhl 2 mg; max. Tagesdosis 16 mg/d) oder Enkephalinase-Inhibitoren, z. B. Racecadotril (3x d vor den Hauptmahlzeiten), verabreicht werden. Bei ersten Anzeichen einer Diarrhoe sollte die Behandlung mit einem Antidiarrhoikum beginnen. Bei Grad 1 (Stuhlfrequenz 2–3x/d) ist eine Dosis-anpassung nicht erforderlich. Bei einer Stuhlfrequenz von 4–6x/d (Grad 2) sollte die Behandlung bis zur Besserung unterbrochen werden, wenn sich die Beschwerden nicht innerhalb von 24 Stunden auf ≤ Grad 1 bessern. Eine Dosisreduktion ist nicht er-forderlich. Bei rezidivierenden Diarrhoen (Grad 2) oder ≥ Grad 3 sollte die Behandlung bis zur Besserung auf ≤ Grad 1 unterbrochen und mit der nächstniedrigeren Dosis wie-deraufgenommen werden [10].

### 4.4.1.1.3 Hepatobiliäre Toxizität unter CDK4/6-Inhibitor
Transaminasenerhöhungen aller Schweregrade treten unter allen drei verfügbaren CDK4/6-Inhibitoren häufig bis sehr häufig auf (10–16 %) [1],[3],[5],[6],[12]. ALT-Erhö-hungen ≥ Grad 3 wurden unter Ribociclib bei 9,3 %, unter Abemaciclib bei 6,1 % und unter Palbociclib bei 3 % der Patientinnen beschrieben [2],[3],[5]. AST-Erhöhungen ≥ Grad 3 traten unter Ribociclib bei 5,7 % und unter Abemaciclib bei 3,8 % der Patien-tinnen auf [3],[5]. Unter Ribociclib wurde ein Transaminasenanstieg hauptsächlich in den ersten 6 Monaten beobachtet. In der Regel handelte es sich um asymptomatische Laborveränderungen, die nach Dosisanpassung im Allgemeinen reversibel waren (s. Tab. 4.33).

### 4.4.1.1.4 QTc-Verlängerung unter CDK4/6-Inhibitor
Eine Verlängerung des QT-Intervalls wurde in der Monaleesa-7-Studie bei rund 16 % der Patientinnen unter Tamoxifen und Ribociclib beobachtet [7]. Unter nicht-steroi-dalen Aromataseinhibitoren wurden QT-Verlängerungen in 7,3 % beschrieben [7]. Tor-sade-de-Pointes-Tachykardien wurden bislang nicht beobachtet. Die meisten Ereig-nisse traten im ersten Zyklus auf. Nach Therapieunterbrechung und Dosisreduktion waren die Veränderungen reversibel. Eine Kombination von Ribociclib mit Tamoxifen wird nicht empfohlen. Außerdem sollte die gleichzeitige Anwendung von Ribociclib und potenziell QTc-Intervall-verlängernden Arzneimitteln (z. B. Antiarrhythmika) vermieden werden. Vor Beginn der Behandlung mit Ribociclib sollte ein EKG erfolgen; am Tag 14 des ersten Zyklus und zu Beginn des zweiten Zyklus wird ebenfalls ein EKG empfohlen (s. Tab. 4.34).

**Tab. 4.33:**  Behandlungsvorschlag bei Transaminasenerhöhung [8],[9],[10].

| CTCAE-Grad | Palbociclib | Ribociclib[1] | Abemaciclib |
|---|---|---|---|
| **Grad 1** (> ULN[3] – 3,0 × ULN) | keine Dosisanpassung | | |
| **Grad 2** (> 3,0 – 5,0 × ULN) | keine Dosisanpassung | **Ausgangswert Grad < 2:** Dosisunterbrechung bis ≤ Ausgangsgrad, dann Therapie fortsetzen, keine Dosisreduktion bei erneutem Transaminasenanstieg Grad 2 Fortsetzen mit nächst niedriger Dosis **Bei Ausgangswert = Grad 2** keine Dosisunterbrechung | keine Dosisanpassung bei Persistenz oder Rezidiv von Grad 2 Dosisunterbrechung bis zum Erreichen der Ausgangswerte oder ≤ Grad 1, dann Fortsetzen mit nächst niedriger Dosis |
| **Grad 3** (> 5,0 – 20,0 × ULN) | Dosisunterbrechung bis Grad 1 oder ≤ Grad 2 (sofern nicht als Sicherheitsrisiko eingeschätzt) Fortsetzen mit nächst niedriger Dosis | Dosisunterbrechung bis ≤ Ausgangsgrad, Fortsetzen mit nächst niedriger Dosis | Dosisunterbrechung bis zum Erreichen der Ausgangswerte oder ≤ Grad 1, dann Fortsetzen mit nächst niedriger Dosis |
| **Grad 4** (> 20,0 × ULN) | absetzen | | |
| **Untersuchungen vor Therapiebeginn und während der Behandlung** | vor Beginn ALT/AST, Bilirubin, dann q2w während der ersten beiden Monate, dann q4w während der nächsten 2–4 Monate und wenn klinisch indiziert | | |

[1]Empfehlungen gelten für Transaminasenerhöhung ohne Anstieg des Gesamtbilirubins auf mehr als das 2x ULN. Wenn bei Patientinnen unabhängig vom Grad des Ausgangswerts eine Erhöhung von ALT und/oder AST auf > 3 × ULN und von Gesamtbilirubin auf > 2 × ULN auftritt, ist Ribociclib abzusetzen.
[2]ULN = Upper Limit of Normal; Empfehlungen basierend auf den aktuellen Fachinformationen [8],[9],[10]

Tab. 4.34: Behandlungsempfehlung bei QTc-Verlängerung unter Ribociclib [9].

| | |
|---|---|
| EKGs mit QTcF > 480 ms | Die Dosis sollte unterbrochen werden. Verbessert sich die QTcF-Verlängerung auf < 481 ms, weiter mit der nächst niedrigeren Dosis. Steigt QTcF erneut auf ≥ 481 ms, Dosisunterbrechung bis QTcF auf < 481 ms, weiter mit der nächst niedrigeren Dosis. |
| EKGs mit QTcF > 500 ms | Liegt die QTcF über 500 ms: Ribociclib absetzen, bis QTcF auf < 481 ms fällt. Anschließend Ribociclib mit nächst niedriger Dosis weiter. Im Fall einer Verlängerung des QTcF-Intervalls auf mehr als 500 ms oder einer Veränderung um mehr als 60 ms im Vergleich zum Ausgangswert in Kombination mit Torsade de Pointes, polymorpher ventrikulärer Tachykardie oder Anzeichen/Symptomen einer schwerwiegenden Arrhythmie Ribociclib dauerhaft absetzen. |

### 4.4.1.2 mTor-Inhibitor (Everolimus)

Zu den häufigsten klassenspezifischen Nebenwirkungen von Everolimus zählen Stomatitis, Exanthem (Rash), Anämie, Fatigue, Diarrhoe, Hyperglykämie, Hypertriglyceridämie, Appetitverlust und Übelkeit. Im Allgemeinen treten diese Nebenwirkungen als Grad-1- oder Grad-2-Toxizitäten auf [13]. In der Bolero-2-Studie traten im Everolimus-Arm im Vergleich zur Kontrollgruppe folgende Grad-3- oder Grad-4-Nebenwirkungen auf (Angabe der Schweregrade entsprechen der CTCAE-Version 3.0 und 4.03): Stomatis (8 % vs. 1 %), Anämie (6 % vs. < 1 %), Dyspnea (4 % vs. 1 %), Hyperglykämie (4 % vs. < 1 %), Fatigue (4 % vs. 1 %) und Pneumonitis (3 % vs. 0 %) [14].

### 4.4.1.2.1 Stomatitis unter Everolimus

Eine Stomatitis wird meistens innerhalb der ersten 8 Behandlungswochen beobachtet. Zu den allgemeinen Prophylaxe-Empfehlungen gehören eine gute Mundhygiene und regelmäßige klinische Kontrollen. Neben der Pflege der Zähne mit einer weichen Zahnbürste, Reinigung der Zahnzwischenräume mit Zahnseide und/oder Interdentalbürsten werden auch vorbeugende zahnärztliche Maßnahmen risikoadaptiert empfohlen [15],[16]. Alkohol, scharf gewürzte oder heiße Speisen, säurehaltige Lebensmittel und Tabakkonsum sollten vermieden werden. Alkoholfreie Mundspülungen mit Kortikosteroiden, die während der ersten 8 Behandlungswochen prophylaktisch eingesetzt werden, können die Häufigkeit und Schwere einer Stomatitis reduzieren [17]. Empfohlen wird eine alkoholfreie Mundspüllösung mit 0,5 mg Dexamethason pro 5 ml ab dem Behandlungsbeginn 4x täglich jeweils 2 min während der ersten 8 Behandlungswochen. Es besteht hierunter ein leicht erhöhtes Risiko einer oralen Candidose (2,2 %). Entsprechend wird eine Überwachung hinsichtlich Pilzinfektionen empfohlen. Antimykotika sollen aber nur eingesetzt werden, wenn eine Pilzinfektion vorliegt. Im klinischen Alltag hat sich eine einschleichende Dosierung mit Everolimus bewährt (Tab. 4.35).

Tab. 4.35: Behandlungsvorschlag bei Stomatitis unter Everolimus [13],[15].

| | Grad 1 | Grad 2 | Grad 3 | Grad 4 |
|---|---|---|---|---|
| Symptome | minimale Symptome, normale Ernährung | mäßige Schmerzen, keine Einschränkung der oralen Aufnahme, | schwere Schmerzen beeinträchtigte Nahrungsaufnahme | lebensbedrohliche Folgen; Intervention angezeigt |
| Therapie | Mundspülung ± Kortikosteroide, gefrorene Ananasstückchen oder gefrorener Ananassaft lutschen | topische Behandlung Dobendan® Lidocain-haltige Haftcreme für Zahnprothesenträger Mundspülung mit Lokalanästhetikum ± Kortikosteroide übersättigte Kalzium-Phosphat-Mundspülung (Speichelersatz) Gelclair®; Magic Mouthwash Mundspülung; Ketamin-Mundspülung (20 mg/5 ml in isotonischer Salzlösung oder Speichelersatz alle 4 h) zur Analgesie antivirale Therapie bei Nachweis von HSV topische antimykotische Therapie bei Nachweis einer Pilzinfektion (e. g. Ampho-Moronal®). Systemische antimykotische Therapie bei therapierefraktärer oder schwerer Pilzinfektion | | |
| Everolimus Dosis 10 mg/d | keine Dosismodifikation | Dosisunterbrechung bis ≤ Grad 1. Erneute Gabe in gleicher Dosierung. Wenn erneut Grad 2 Dosisunterbrechung bis ≤ Grad 1 danach Dosisanpassung 5 mg/d | Dosisunterbrechung bis ≤ Grad 1. danach Dosisanpassung 5 mg/d | absetzen |

#### 4.4.1.2.2 Nicht-infektiöse Pneumonitis unter Everolimus

Die Everolimus-induzierte nicht-infektiöse Pneumonitis ist eine klinische Diagnose, die nach Klinik, radiologischen Veränderungen, Lungenfunktionstest und Ausschluss anderer diffuser parenchymaler Lungenerkrankungen gestellt wird [18],[19]. Differenzialdiagnostisch kommen opportunistische pulmonale Infektionen, eine Pleurakarzinose, Lymphangiosis carcinomatosa, kongestive Herzinsuffizienz, Lungenembolie oder eine radiogen bedingte Recall-Pneumonitis in Betracht [15],[18],[19]. Die meisten Fälle einer nicht-infektiösen Pneumonitis werden in den ersten 6 Behandlungsmonaten beobachtet [13]. Im Allgemeinen ist das klinische Bild unspezifisch und reicht von Dyspnoe, Hypoxie, trockenem Husten, Fatigue, Fieber über Pleuraerguss bis hin zu schweren lebensbedrohlichen respiratorischen Beeinträchtigungen. Apparativ-di-

Tab. 4.36: Behandlungsvorschlag bei nicht-infektiöser Pneumonitis unter Everolimus [13],[15].

| | Grad 1 | Grad 2 | Grad 3 | Grad 4 |
|---|---|---|---|---|
| Symptome | asymptomatisch, lediglich radiologische Veränderungen | Symptomatisch, keine eingeschränkte ATL[1] | schwere Symptome, beeinträchtigte ATL[1] Sauerstoff angezeigt | lebensbedrohliche respiratorische Beeinträchtigung dringende Intervention (Tracheostomie, Intubation) |
| Therapie | keine Intervention | je nach Schwere der Symptomatik folgende Maßnahmen erwägen: Konsultation Pulmonologe Ausschluss pulmonale Infektion[2] ggf. Kortikosteroide[3] | Konsultation Pulmonologe Ausschluss pulmonale Infektion[2] Kortikosteroide[3] bei drohender respiratorischer Insuffizienz Hinzunahme von Antibiotika | |
| Everolimus Dosis 10 mg/d | keine Dosismodifikation | Dosisunterbrechung bis ≤ Grad 1 danach Gabe mit 5 mg/d falls innerhalb von 4 Wochen keine Rückbildung, absetzen | Dosisunterbrechung bis ≤ Grad 1. danach Gabe mit 5 mg/d erwägen falls innerhalb von 4 Wochen keine Rückbildung, absetzen bei erneuter Toxizität Grad 3 absetzen | absetzen |

[1]ATL = Aktivität des täglichen Lebens
[2]Bei Verdacht auf eine nicht-infektiöse Pneumonitis sollte eine opportunistische Infektion mit *Pneumocystis jiroveci pneumonia* und Legionellen ausgeschlossen werden. Zum Ausschluss einer Infektion kann eine Sputum Kultur oder Broncheoalveoläre Lavage erfolgen.
[3]Prednisolon 0,25–0,5 mg/kg/d p. o. oder Methylprednisolon 60 mg alle 6 h i. v. Es kann bei Kortikosteroidgabe eine Prophylaxe gegen eine *Pneumocystis-jirovecii-(carinii)*-Pneumonie (PJP, PCP) in Betracht gezogen werden.

agnostisch finden sich milchglasartige Veränderungen mit fokaler Konsolidierung, v. a. in den unteren Lungenlappen. Die CT-Untersuchung gilt als diagnostisches Verfahren der Wahl, weil sie im Unterschied zur Röntgen-Untersuchung bereits frühe Veränderungen detektiert [19]. Durch die frühzeitige Erfassung der nicht-infektiösen Pneumonitis und die rechtzeitige Intervention können potenziell lebensbedrohliche Situationen vermieden werden (Tab. 4.36). Opportunistische Infektionen mit *Pneumocystis jirovecii pneumonia* und virale Infektionen sowie Aspergillosen wurden beschrieben [18],[20],[21]. Da eine klinische und radiologische differenzialdiagnostische

Abgrenzung schwierig, bisweilen auch unmöglich sein kann, wird die bronchoalveo-läre Lavage empfohlen. Die Patientenaufklärung zu Behandlungsbeginn ist somit von großer Bedeutung. Alle Patientinnen sollten darüber aufgeklärt werden, dass sie sich bei allen neu auftretenden oder sich verschlechternden respiratorischen Symptomen unverzüglich melden.

### 4.4.1.2.3 Hyperglykämie unter Everolimus

Stoffwechselstörungen wie die Hyperglykämie zählen sowohl bei Diabetikern wie auch Nicht-Diabetikern zu den häufigsten Nebenwirkungen von Everolimus [13],[14],[15],[22],[23],[24]. Die Inzidenz liegt zwischen 12 und 14 %. Eine Hyper-glykämie ≥ Grad 3 wurde bei rund 5 % der Patientinnen beobachtet (RADIANT-2, RADIANT-3, BOLERO-2) [13],[14],[22],[23],[24]. Erhöhte Nüchtern-Blutzuckerwerte wurden bei 69–75 % der mit Everolimus behandelten Patientinnen beobachtet [13]. Signifikant erhöhte Nüchtern-Blutzuckerwerte zu Behandlungsbeginn waren mit einem deutlich erhöhten Risiko für eine hyperglykämische Entgleisung assoziiert [13],[22]. Daher sollte vor Beginn der Therapie eine optimale Einstellung des Blut-zuckerspiegels gegeben sein. Wöchentliche Kontrollen werden im ersten Monat emp-fohlen. Diabetiker entwickeln meistens einen höheren Bedarf an Antidiabetika. Über regelmäßige Blutzucker-Selbstkontrollen lässt sich das Hyperglykämie-Risiko unter Everolimus gut kontrollieren. Im Unterschied zu Diabetikern haben Nicht-Diabeti-ker oder prädiabetische Patientinnen sogar ein höheres Hyperglykämie-Risiko, was

**Tab. 4.37:** Behandlungsvorschlag bei Hyperglykämie unter Everolimus [13],[15].

| CTCAE-Grad* | Grad 1 | Grad 2 | Grad 3 | Grad 4 |
|---|---|---|---|---|
| Hyperglykämie | Nüchtern-Gluko-sewert > obere Normgren-ze – 160 mg/dl > obere Normgren-ze-8,9 mmol/l | Nüchtern-Glu-kosewert > 160–250 mg/dl; > 8,9–13,9 mmol/l | > 250–500 mg/dL; > 13,9–27,8 mmol/l | > 500 mg/dL; > 27,8 mmol/l; lebensbedrohlich |
| Therapie | engmaschige Kon-trollen ¹BZ-Selbstkon-trolle | | Krankenhauseinweisung BZ-Selbstkontrolle, ²Behandlung analog Leitlinien | |
| Everolimus (10 mg/d)³ | keine Dosis-anpassung | keine Dosis-anpassung | temporäre Unter-brechung. Erneute Behandlung mit 5 mg/d | absetzen |

¹BZ-Selbstkontrolle Blutzucker-Selbstkontrolle, ²Leitlinien s. ADA = American Diabetes Association; EASD = European Association for the Study of Diabetes, DDG Deutsche Diabetes Gesellschaft, ³Emp-fohlene Dosierung *CTCAEvs 4.03

wahrscheinlich auf die fehlenden regelmäßigen Blutzucker-Selbstkontrollen zurück-zuführen ist. Es ist daher umso wichtiger, die Patientinnen über Symptome einer Hy-perglykämie (z. B. übermäßiger Durst, Polyurie) sorgfältig aufzuklären. Die Therapie der Everolimus-induzierten Hyperglykämie entspricht der üblichen Diabetestherapie mit oralen Antidiabetika und Insulin/Insulinanaloga (Tab. 4.37) [25].

### 4.4.1.2.4 Exanthem – (Rash) unter Everolimus

Bei den unter Everolimus auftretenden Exanthemen handelt es sich um akut auf-tretende, teilweise juckende makulopapulöse Hauteffloreszenzen, die v. a. in den ersten Behandlungswochen auftreten und sich häufig spontan zurückbilden. In Phase-3-Studien wurden Hautausschläge bei 29–49 % der Patientinnen beschrieben [13],[14],[22],[23],[24]. Im Wesentlichen handelte es sich um Grad-1- und Grad-2-Toxi-zitäten, nur bei ≤ 1 % der Patientinnen trat ein ≥Grad-3-Ereignis auf. Präventiv sollten

**Tab. 4.38:** Behandlungsvorschlag bei makulopapulösem Exanthem [13],[26].

| CTCAE-Grad | Grad 1 | Grad 2 | Grad 3 | Grad 4 |
|---|---|---|---|---|
| Makulopapulö-ses Exanthem | < 10 % der KOF, assoziiert oder ohne Symptome (z. B. Juckreiz, Brennen, Span-nung) | 10 % – 30 % der KOF, assoziiert oder ohne Symptome(z. B. Juckreiz, Brennen, Spannung); Einschränkung der in-strumentellen ATL | > 30 % der KOF, asso-ziiert oder ohne Symp-tome(z. B. Juckreiz, Brennen, Spannung); Einschränkung der selbstversorgenden ATL | – |
| Therapie | topische Kortisoncreme, Pflege[3] | | niedrig dosiertes orales Kortison (z. B. Prednison 10–25 mg/d p. o.) Pflege[3] | – |
| Everolimus (10 mg/d)[3] | keine Dosis-anpassung | Je nach klinischem Beschwerdebild kann die Behandlung vorübergehend bis zum Erreichen von ≤ Grad1 ausgesetzt werden; dann erneute Gabe in gleicher Dosierung. Wenn erneut Grad 2, Dosisunterbrechung bis ≤ Grad 1, danach 5 mg/d | temporäre Unter-brechung bis ≤ Grad1; erneute Behandlung mit 5 mg/d erwägen | – |

[1]KOF; [2]ATL = Aktivitäten des täglichen Lebens; [3]Empfohlene Dosierung, [4]pH-neutrale Pflegeprodukte sowie feuchtigkeitsspendende, harnstoffhaltige Hautpflegeprodukte

Hautirritationen und trockene Haut vermieden und pH-neutrale Pflegeprodukte sowie feuchtigkeitsspendende, harnstoffhaltige Hautpflegeprodukte verwendet werden [26]. Darüber hinaus wird Bekleidung aus Baumwolle oder anderen Naturfasern und die Vermeidung von übermäßiger Sonnenexposition und heißen Duschen/Bädern empfohlen. Bei Superinfektionen kann eine Antibiotikabehandlung erwogen werden. Zur Behandlung eines Pruritus kommen topische oder orale Antihistaminika in Betracht (Tab. 4.38) [15],[26].

## 4.4.2 Zielgerichtete Anti-Her2/neu-Therapie

Trastuzumab und Pertuzumab sind rekombinante humanisierte monoklonale Antikörper, die zur Behandlung des frühen und fortgeschrittenen Her2/neu-positiven Mammakarzinoms eingesetzt werden [27],[28],[29]. Mit Trastuzumab-Emtansin steht ein weiterer zielgerichteter Wirkstoff für das HER2/neu-positive metastasierte Mammakarzinom zur Verfügung [30]. Für die post-neoadjuvante Risikosituation beim Her2/neu-positiven Mammakarzinom wird eine Zulassungserweiterung für T-DM1 erwartet [31]. Es handelt sich um ein Antikörper-Wirkstoff-Konjugat aus Trastuzumab und dem Zytostatikum DM1. Zu den beim Her2/neu-positiven Mammakarzinom wirksamen und in Deutschland zugelassenen Tyrosinkinase-Inhibitoren zählt das Lapatinib [32].

### 4.4.2.1 Trastuzumab und Pertuzumab

Im Vergleich zur alleinigen Gabe von Trastuzumab traten unter der Kombination Trastuzumab und Pertuzumab häufiger Nebenwirkungen aller Schweregrade auf [33]. Hierzu zählen die Diarrhoe (71,2 % vs. 45,2 %), Übelkeit (69 % vs 65,5 %), Fatigue (48,8 % vs. 44,3 %), Rash (25,8 % vs. 20,3 %), Anämie (27,8 % vs. 23,3 %), Stomatitis (28,4 % vs. 24 %), Pruritus (14 % vs. 9 %) und die mukosale Inflammation (23,4 % vs. 18,4 %) [33]. Es handelte sich überwiegend um Grad 1 und Grad 2 Nebenwirkungen. Häufige Nebenwirkungen unter dualer Antiköper-Blockade vom Grad ≥3 waren die Diarrhoe (9,8 % vs. 3,7 %), Fatigue (3,9 % vs. 2,5 %), Anämie (6,9 % vs. 4,7 %), Stomatitis (2 % vs. 1 %) und die mukosale Inflammation (1,7 % vs. 0,7 %) [33]. Da Patientinnen unter Trastuzumab ein erhöhtes Risiko für eine linksventrikuläre Dysfunktion und kongestive Herzinsuffizienz haben, sind kardiale Nebenwirkungen unter „dualer Antikörper-Blockade" von besonderem Interesse [33].

### 4.4.2.1.1 Kardiotoxizität unter Trastuzumab und Pertuzumab

Die kumulative Inzidenz von schweren kardialen Ereignissen (NYHA-Klasse III/IV oder schwere symptomatische CHF oder Herztod) unter Trastuzumab ist niedrig und liegt nach 5 Jahren zwischen 0,4 % und 3,8 % [34],[35],[36],[37],[38],[39],[40]. Trastuzumab-assoziierte kardiale Dysfunktionen sind größtenteils innerhalb von 2–4 Monaten reversibel. Das größte Risiko besteht während der ersten 12 Monate der Behandlung. In der APHINITY-Studie, in der Trastuzumab und Pertuzumab kombiniert wurden, betrug die Inzidenz einer symptomatischen Herzinsuffizienz (NYHA-Klasse III oder IV) weniger als 1 % (0,6 % der mit Perjeta behandelten Patientinnen vs. 0,3 % der mit Placebo behandelten Patientinnen) [33]. In der CLEOPATRA-Studie lag die Inzidenz symptomatischer linksventrikulärer Dysfunktionen in der mit Pertuzumab behandelten Gruppe niedriger als in der Placebo-Gruppe (1,2 % vs. 2,8 % i) [41],[42]. Bei allen Patientinnen sollte die kardiale Funktion präferentiell durch Herzechokardiografie oder alternativ Muga-Scan vor und während der Therapie im Abstand von 12 Wochen überprüft werden [43]. Biomarker können unterstützend eingesetzt werden, ersetzen aber nicht die apparative Diagnostik. Die Arbeitsgemeinschaft Gynäkologische Onkologie e. V. empfiehlt eine LVEF-Kontrolle während und nach einer Trastuzumab-Behandlung bei einem Anstieg der Herzfrequenz von > 15 % über das individuelle Ausgangsniveau, Zunahme des Körpergewichts von ≥ 2 kg/Woche und/oder kardialen Symptomen (http://www.ago-online.de/de/infothek-fuer-aerzte/leitlinienempfehlungen/mamma/). Bei einem Abfall der LVEF um ≥ 10 Prozentpunkte unter den Ausgangswert *und* unter 50 % sollte die Behandlung unterbrochen werden

**Tab. 4.39:** Behandlungsalgorithmus bei LVEF-Abfall unter Trastuzumab und Pertuzumab.*§

| LVEF-Abfall von Baseline auf | Absoluter LVEF-Abfall | Therapie mit Trastuzumab/ Pertuzumab | LVEF-Kontrolle alle 3 Wochen erforderlich | Therapievorschlag |
|---|---|---|---|---|
| LVEF ≥ 50 % | LVEF↓ ≤ 20 % | fortsetzen | nein | – |
| | LVEF↓ > 20 % | fortsetzen | ja | wenn abs. LVEF↓ ≤ 20 oder ≥ 50 % → Fortsetzen der Therapie wenn LVEF↓ > 20 % und ≥ 50 % wenn LVEF↓ < 10 % und < 50 % → Fortsetzen der Therapie und LVEF-Kontrolle in 3 Wochen |
| LVEF < 50 % | LVEF↓ < 10 % | fortsetzen | ja | wenn LVEF↓ < 10 % und < 50 % → Fortsetzen der Therapie und LVEF-Kontrolle in 3 Wochen wenn LVEF↓ ≥ 10 % und < 50 % → Therapiebeendigung |
| | LVEF↓ ≥ 10 % | unterbrechen | ja | wenn LVEF↓ < 10 % oder ≥ 50 % → Fortsetzen der Therapie wenn LVEF↓ ≥ 10 und < 50 % → Therapiebeendigung |

LVEF↓ = LVEF-Abfall; *In Anlehnung an die Empfehlungen der AGO Version 2019.1 D
§In Anlehnung an die Fachinformation [27],[29],[43]

und eine Verlaufskontrolle nach 3 Wochen erfolgen. Bei Erholung kann die Therapie fortgesetzt werden; bei Befundpersistenz wird die Therapie beendet (Tab. 4.39). Trastuzumab und Anthrazykline sollten außerhalb von Studien nicht gleichzeitig verabreicht werden. Nach der letzten Gabe von Trastuzumab sollte eine kardiale Untersuchung alle 6 Monate über einen Zeitraum von 24 Monaten erfolgen. Nach Anthrazyklinbehandlung werden jährliche Kontrollen über 5 Jahre empfohlen. Wenn ein kontinuierliches Absinken der LVEF beobachtet wird, sollten längere Kontrollen erfolgen [43]. Die Behandlung einer symptomatischen Herzinsuffizienz oder asymptomatischen Dysfunktion erfolgt mit ACE-Hemmern/Angiotensinrezeptor-Blockern und einem Betablocker.

#### 4.4.2.1.2 Diarrhoe unter Trastuzumab und Pertuzumab

Eine Diarrhoe tritt unter Trastuzumab und Pertuzumab, insbesondere in der Kombination beider Antikörper, häufig auf [33],[41]. Somit kommen insbesondere der Patientenaufklärung und präventiven Maßnahmen eine zentrale Bedeutung zu. Die Patientinnen sollten zu Beginn der Therapie über das erhöhte Risiko einer Diarrhoe aufgeklärt werden und vorsorglich Loperamid erhalten. Außerdem werden kleine, aber häufigere Mahlzeiten, pektinreiches Obst (Äpfel, Bananen, Möhren), kaliumreiche und ballaststoffarme Lebensmittel (Weißbrot, Zwieback, Nudeln, Trockengebäck, dunkle Schokolade, Kakao) empfohlen. Neben ausreichender Flüssigkeitszufuhr werden bei Grad-1- und Grad-2-Diarrhoe initial 4 mg Loperamid und anschließend 2 mg Loperamid nach jedem ungeformten Stuhl oder 4 mg alle 4 Stunden (Loperamid max. Tagesdosis 16 mg/d) empfohlen. Bei Persistenz sollte Loperamid zunächst weiter verabreicht werden, ggf. kombiniert mit Tinctura opii 3 × 5 Tropfen (langsame Dosissteigerung bis auf 3 × 10–15 Tropfen). Die Verabreichung von Octreotid 100–150 µg s. c. bis 3 × täglich kann erwogen werden. Zudem sollten Blut- und Stuhluntersuchungen (e. g. Clostridien) und ggf. eine gezielte Antibiotika-Therapie nach Antibiogramm erfolgen. Eine ausreichende Flüssigkeits- und Elektrolytsubstitution (ggf. auch intravenös) ist zu beachten. Bei einer Grad-3/4-Diarrhoe erfolgt die Behandlung unter stationären Bedingungen mit intensiver Flüssigkeitszufuhr und Elektrolytsubstitution. Je nach Erfordernis wird eine Behandlung mit Antibiotika und Octreotid empfohlen [16],[44],[45].

#### 4.4.2.2 T-DM1

Im Rahmen der Phase-3-Studie EMILIA wurde die Wirksamkeit von T-DM1 im Vergleich zu Capecitabine und Lapatinib geprüft. Mit Ausnahme von Thrombozytopenien, Transaminasenanstiegen und Anämien traten unter T-DM1 deutlich weniger ≥ Grad-3-Toxizitäten als im Vergleichsarm auf. Hinsichtlich kardialer Ereignisse wurden keine nennenswerten Unterschiede beobachtet [30].

#### 4.4.2.2.1 Thrombozytopenien unter T-DM1

Die Thrombozytopenie ist die häufigste Nebenwirkung von T-DM1, die zur Unterbrechung der Therapie führt [28],[30]. Es wird empfohlen, die Thrombozytenzahl vor jeder Anwendung von Trastuzumab Emtansin zu kontrollieren. Patientinnen mit einer Thrombozytopenie ($\leq 100.000/mm^3$) und Patientinnen, die mit Antikoagulanzien behandelt werden, sollten während der Behandlung mit Trastuzumab Emtansin engmaschig überwacht werden. Bei einer Thrombozytopenie Grad 3 (25.000 bis < 50.000/$mm^3$) sollte Trastuzumab Emtansin nicht verabreicht werden, bis die Thrombozytenzahl $\geq 75.000/mm^3$ erreicht hat. Eine Dosisanpassung ist nicht erforderlich. Bei einer Grad 4 Thrombozytopenie (< 25.000/mm3) sollte Trastuzumab Emtansin nicht verabreicht werden bis die Thrombozytenzahl Grad $\leq 1$ erreicht hat. Es sollte danach eine Dosisreduktion erfolgen [28].

#### 4.4.2.2.2 Hepatotoxizität unter T-DM1

Die zweithäufigste Nebenwirkung unter T-DM1 ist der Transaminasenanstieg. Unter T-DM1 wurden überwiegend asymptomatische Transaminasenerhöhungen als hepatotoxische Ereignisse beobachtet [28],[30],[46]. Die Transaminasenanstiege waren überwiegend transient. Bei den meisten Patientinnen verbesserten sich die Werte auf $\leq$ Grad 1 innerhalb von 30 Tagen nach der letzten Gabe. Auch kumulative Effekte mit Anstieg der Transaminasen auf Grad 1–2 wurde in den nachfolgenden Zyklen beobachtet [28]. Erhöhte AST- und ALT-Werte $\geq$ Grad 3 wurden bei 4,3 % bzw. 2,9 % der Patientinnen berichtet und traten meist in den ersten Behandlungszyklen auf [30]. Vor Einleitung einer Behandlung und vor jeder Dosis sollte die Leberfunktion überprüft werden. Patientinnen mit erhöhten Ausgangswerten (z. B. aufgrund von Lebermetastasen) können für Leberschäden prädisponiert sein und ein höheres Risiko für hepatische Ereignisse haben. Bei erhöhten Transaminasen Grad 1 und Grad 2 (> 2,5 bis $\leq 5 \times$ ULN) ist eine Dosisanpassung nicht erforderlich. Bei Grad 3 (> 5 bis $\leq 20 \times$ ULN) sollte die Dosis bis zum Erreichen von Grad $\leq 2$ ausgesetzt und anschließend die Therapie mit reduzierter Dosis fortgesetzt werden. Bei Grad-4-Toxizität sollte T-DM1 abgesetzt werden. Bei Patientinnen mit Serumtransaminasen > 3 × ULN und gleichzeitigen Gesamtbilirubinwerten > 2 × ULN sollte die Behandlung dauerhaft abgebrochen werden. Bei einer Hyperbilirubinämie Grad 1 ist eine Dosisanpassung nicht erforderlich. Bei einer Hyperbilirubinämie Grad 2 (> 1,5 bis $\leq 3 \times$ ULN) sollte die Dosis ausgesetzt werden, bis das Gesamtbilirubin wieder Grad > 1–1,5 × ULN erreicht hat. Eine Dosisanpassung ist nicht erforderlich. Bei einer Hyperbilirubinämie Grad 3 (> 3 bis $\leq 10 \times$ ULN) wird die Dosis ausgesetzt bis das Gesamtbilirubin wieder auf Grad $\leq 1$ gefallen ist. Die Therapie wird in reduzierter Dosis fortgesetzt. Ab einer Hyperbilirubinämie Grad 4 (> 10 × ULN) wird Trastuzumab Emtansin abgesetzt [28].

### 4.4.2.2.3 Kardiotoxizität unter T-DM1

Die kongestive Herzinsuffizienz stellt ein potenzielles Risiko unter Trastuzumab Emtansin dar. Vor Beginn einer Behandlung sowie in regelmäßigen Abständen (3 Monate) während der Behandlung soll die Herzfunktion mittels EKG oder MUGA-Scan kontrolliert werden. Im Falle einer linksventrikulären Dysfunktion soll die Verabreichung verschoben oder die Behandlung abgesetzt werden (Tab. 4.40) [28].

**Tab. 4.40:** Behandlung bei linksventrikulärer Dysfunktion unter T-DM1.*

| LVEF < 40 % | LVEF > 45 % | LVEF 40 % bis ≤ 45 % und Abnahme um < 10 % Punkte gegenüber dem Ausgangswert | LVEF 40 % bis ≤ 45 % und Abnahme um ≥ 10 % Punkte gegenüber dem Ausgangswert | Symptomatische kongestive Herzinsuffizienz (KHI) |
|---|---|---|---|---|
| LVEF-Kontrolle innerhalb von 3 Wochen Wenn LVEF < 40 %, T-DM 1 absetzen | T-DM 1 weiter | T-DM 1 weiter LVEF-Kontrolle innerhalb von 3 Wochen | T-DM 1 nicht weiter. LVEF-Kontrolle innerhalb von 3 Wochen. Wenn LVEF < 40 % T-DM 1 absetzen | T-DM1 absetzen |

* In Anlehnung an die Fachinformation [28]

### 4.4.2.3 Lapatinib

Lapatinib ist ein oraler dualer Tyrosinkinase-Inhibitor, der sowohl EGFR als auch den Her2/neu-Rezeptor hemmt. Er ist beim metastasierten Her2/neu-positiven Mammakarzinom in Kombination mit Capecitabin, beim hormonrezeptornegativen Karzinom auch in Kombination mit Trastuzumab und beim hormonrezeptorpositiven Mammakarzinom zusammen mit einem Aromataseinhibitor zugelassen [47]. Die häufigsten Nebenwirkungen unter der Therapie mit Lapatinib sind gastrointestinale Ereignisse (z. B. Durchfall, Übelkeit und Erbrechen), Hautausschlag und Fatigue. Palmar-plantare Erythrodysästhesien (PPE) traten ebenfalls unter der Therapie mit Lapatinib und Capecitabin häufig auf [48]. Die Inzidenz von PPE war im Behandlungsarm mit Lapatinib und Capecitabin der im Behandlungsarm mit Capecitabin allein vergleichbar. Durchfall war die häufigste Nebenwirkung, die zur Unterbrechung der Behandlung führte, wenn Lapatinib in Kombination mit Capecitabin oder mit Letrozol gegeben wurde. Im Allgemeinen traten diese Nebenwirkungen als Grad-1- oder -2-Toxizitäten auf [47]. Zu den unter Lapatinib beschriebenen ≥Grad-3-Nebenwirkungen gehören v. a. die Diarrhoe, Nausea, Hautausschlag und die Fatigue [47],[48],[49].

### 4.4.2.3.1 Diarrhoe unter Lapatinib

Das Diarrhoe-Management entspricht im Wesentlichen dem unter Kap. 4.3.10 beschriebenen Vorgehen. Die Verläufe können sich durch das Auftreten von Übelkeit, Erbrechen, Fieber, Sepsis und Neutropenien verkomplizieren, was eine Therapieunterbrechung unabhängig vom Schweregrad der Toxizität erforderlich macht. Wenn sich die Diarrhoe auf Grad 1 gebessert hat, kann die Behandlung mit reduzierter Dosis (750 mg/d bei Gabe mit Trastuzumab, 1.000 mg/d bei Gabe mit Capecitabin oder 1250 mg/d bei Gabe mit einem Aromatase-Inhibitor) fortgesetzt werden. Nach einer Diarrhoe Grad 4 muss die Therapie beendet werden.

### 4.4.2.3.2 Hautausschlag unter Lapatinib

Der Hautausschlag unter Lapatinib ist eine klassenspezifische Nebenwirkung von EGFR-Inhibitoren [26],[49]. Typischerweise treten Hautreaktionen in Form von entzündlichen Papeln und Pusteln im Gesicht, am Brustkorb und Rücken in den ersten Behandlungswochen auf und sind häufig selbstlimitierend. Sie ähneln einer Follikulitis oder akneiformen Hautreaktion, weil sie häufig im Bereich von Haartalgdrüsen auftreten. Das Fehlen von Komedonen unterscheidet sie von der klassischen Akne vulgaris. Im Analogieschluss zu anderen EGFR-Inhibitoren sollten bereits vor Beginn der Behandlung mit Lapatinib Hautirritationen und eine trockene Haut vermieden und pH-neutrale Pflegeprodukte sowie feuchtigkeitsspendende, harnstoffhaltige Hautpflegeprodukte verwendet werden. Leichte Verlaufsformen können mit Metronidazol- oder Erythromycin-haltigen Externa behandelt werden [26]. Bei mittelschweren Verlaufsformen kann eine Kombination aus Nadifloxacin-Creme und einem topischen Glukokortikosteroid, z.B. Prednicarbat-Creme, oder eine orale antibiotische Therapie (mit Tetracyclinen, Minocyclin oder Doxycyclin) wirksam sein [26]. In der Regel ist bei leichten Verlaufsformen eine Behandlungspause und Dosisreduktion nicht erforderlich. Bei einer Toxizität ≥ Grad 2 wird eine Therapieunterbrechung empfohlen, bis sich die Toxizität auf Grad 1 oder niedriger verbessert hat. Die Behandlung kann ohne Dosisanpassung fortgesetzt werden. Bei erneutem Auftreten sollte eine Dosisreduktion von Lapatinb erfolgen (750 mg/d bei Gabe mit Trastuzumab, 1.000 mg/d bei Gabe mit Capecitabin, 1.250 mg/d bei Gabe mit einem Aromatase-Inhibitor). Bei schwerwiegender Hauttoxizität muss die Therapie abgesetzt und beendet werden.

### 4.4.2.3.3 Kardiotoxizität unter Lapatinib

Angesichts des erhöhten Risikos für das Auftreten einer Kardiotoxizität unter Trastuzumab, wurde die Herzfunktion unter Lapatinib bei Patientinnen mit Brustkrebs und anderen Tumorerkrankungen prospektiv untersucht [50]. Eine Beeinträchtigung der LVEF war selten und meistens asymptomatisch. Ein LVEF-Abfall wurde bei etwa 1,2 % und ein symptomatischer LVEF-Abfall bei 0,3 % der Patientinnen beobachtet, die mit Anthrazyklinen, aber nicht mit Trastuzumab vorbehandelt waren [50]. Nach Vortherapie mit Chemotherapie und Trastuzumab wurde nur bei 0,1 % der Patientinnen ein symptomatischer LVEF-Abfall festgestellt [50]. Es wird angenommen, dass der Effekt von Lapatinib auf das Myokard reversibel ist. Ein Abfall der LVEF wurde bei Kombination mit Capecitabin in 2,5 %, mit Letrozol in 3,1 % und mit Trastuzumab in 6,7 % der Patientinnen beobachtet [47]. Vor Therapiebeginn und während der Behandlung mit Lapatinib sollte eine LVEF-Bestimmung bei allen Patientinnen erfolgen. Eine Verlängerung des QTc-Intervalls ist bei gleichzeitiger Gabe von starken CYP3A4-Inhibitoren oder Medikamenten, die für eine QT-Verlängerung bekannt sind, möglich. In diesen Fällen sind regelmäßige EKG-Messungen zu empfehlen [47].

### 4.4.3 Zielgerichtete Anti-VEGF-Therapie

#### 4.4.3.1 Bevacizumab

Bevacizumab ist ein humanisierter monoklonaler Antikörper, der durch die Bindung an VEGF (Vascular Endothelial Growth Factor) anti-angiogenetisch wirkt. Bevacizumab ist in Deutschland zur First-Line-Therapie des metastasierten Mammakarzinoms in Kombination mit Paclitaxel oder mit Capecitabin zugelassen [51],[52]. Arterielle Hypertonie, Proteinurie und Asthenie zählen zu den häufigsten Nebenwirkungen von Bevacizumab [52],[53],[54],[55]. Darüber hinaus zählen auch die Wundheilungsstörung, gastrointestinale Perforation, die Hämorrhagie und die thromboembolischen Ereignisse zu den unerwünschten Wirkungen von speziellem Interesse. In der Regel handelt es sich um Nebenwirkungen vom Grad 1 oder Grad 2, die gut beherrschbar sind.

Blutungen im Bereich der Schleimhäute (z. B. Nase) treten bei bis zu 50 % der Patientinnen auf. In der Regel handelt es sich um selbstlimitierende Blutungen, die keiner medizinischen Intervention bedürfen [51]. Eine Hämorrhagie ≥ Grad 3 tritt nur bei sehr wenigen Patientinnen (0,93 %) auf [52]. In den Zulassungsstudien lag die Inzidenz bei 0,2 % und 2,3 % der Patientinnen [54],[55]. Bei schweren Blutungen ≥ Grad 3 sollte Bevacizumab dauerhaft abgesetzt werden.

In der E2100-Studie lag die Inzidenz eines schweren Hypertonus (≥ Grad 3) bei 16 % und in der Ribbon 1 bei 10 % [54],[55]. Eine Proteinurie ≥ Grad 3 wurde bei bis zu 3 % der Patientinnen beschrieben [54],[55]. Behandlungsvorschläge finden sich in Tab. 4.41 und Tab. 4.42.

Tab. 4.41: Behandlungsvorschlag bei Hypertonus unter Bevacizumab.*

|  | Grad 1 | Grad 2 | Grad 3 | Grad 4 |
|---|---|---|---|---|
| Symptome | $RR_{syst.}$ 120–139 mmHg oder $RR_{diast.}$ 80–89 mmHg | $RR_{syst.,}$ 140–159 mmHg oder $RR_{diast.}$ 90–99 mmHg oder rezidivierender oder persistierender RR↑ (≥24 h) oder sympt. $RR_{diast.}$ ↑ > 20 mm Hg oder RR > 140/90 mm Hg, wenn vorher normoton | $RR_{syst.}$ 160 mmHg oder $RR_{diast.,}$ 100 mmHg); | lebensbedrohliche Folgen hypertensive Krise |
| Therapie | falls zuvor normoton keine antihypertensive Therapie | Monotherapie indiziert | erfordert > 1 Antihypertensivum | antihypertensive Therapie |
| Bevaci-zumab | keine Dosismodifikation | Dosisunterbrechung wenn RR < 140/90 oder Ausgangswert Behandlung fortsetzen wenn RR medikamentös nicht beherrschbar, Bevacizumab dauerhaft absetzen | | dauerhaft absetzen |
| Vor Beginn der Therapie | RR-Einstellung vor Beginn der Therapie, RR-Kontrolle vor und nach Bevacizumab-Gabe, RR↑ am häufigsten im ersten Jahr. | | | |

* In Anlehnung an die Fachinformation [51] und CTCAEvs5.0

Tab. 4.42: Behandlungsvorschlag bei Proteinurie unter Bevacizumab.*

|  | Grad 1 | Grad 2 | Grad 3 | Grad 4 |
|---|---|---|---|---|
| Symptome | 1+ oder 0,15– < 1,0 g/24 h | 2+ bis 3+ oder 1,0 – < 3,5 g/24 h | 4+ oder ≥3.5 g/24 h | – |
| Therapie | keine | bei ≥ 2 g/24 h Therapieunterbrechung | | |
| Bevacizumab | keine Dosismodifikation | Dosisunterbrechung wenn Proteinurie < 2 g/24 h, Behandlung fortsetzen | | – |
| Vor Beginn der Therapie | RR-Einstellung, RR-Kontrolle vor und nach Bevacizumab-Gabe, RR↑ am häufigsten im ersten Jahr. Urinteststreifen vor Beginn der Therapie, bei vorbestehendem Hypertonus Konsultation Nephrologe, Urinteststreifen vor jeder Bevacizumab-Gabe, bei ≥ 2 + ; 24h-Urin, bei nephrotischem Syndrom dauerhaft absetzen | | | |

* In Anlehnung an die Fachinformation [51] und CTCAE vs5.0

#### 4.4.3.1.1 Thromboembolische Ereignisse unter Bevacizumab

Es gibt Hinweise, dass das Nebenwirkungsprofil unter Bevacizumab heterogen ist und Unterschiede in Abhängigkeit vom Tumor-Subtyp bestehen [56],[57]. In einer gepoolten Metaanalyse von fünf klinischen Phase-III-Studien, die eine Chemotherapie mit und ohne Bevacizumab beim metastasierten Mammakarzinom verglichen haben, wurde kein signifikant erhöhtes Risiko für arterielle (ATE) oder venöse thromboembolische Ereignisse (VTE) oder gastrointestinale Blutungen nachgewiesen [52]. Bei Patientinnen mit VTE Grad 1 oder Grad 2 wird die Therapie mit Bevacizumab fortgesetzt [51]. Bei einer schweren Verlaufsform wird die Behandlung mit Bevacizumab unterbrochen und eine Antikoagulation in voller Dosis durchgeführt. Wenn die Patientin über zwei Wochen stabil eingestellt ist, die INR zwischen 2 und 3 oder die partielle Thromboplastinzeit im therapeutischen Bereich liegt, kann die Behandlung mit Bevacizumab fortgesetzt werden [58]. Bei einer lebensbedrohlichen Situation wird das Medikament dauerhaft abgesetzt. Patientinnen unter einer gerinnungshemmenden Therapie sollten über das erhöhte Blutungsrisiko aufgeklärt und engmaschig überwacht werden, auch wenn eine Studie bei Patientinnen mit kolorektalem Karzinom kein erhöhtes Blutungsrisiko ≥ Grad 3 unter voll dosierter Antikoagulation und Bevacizumab aufzeigen konnte [59].

#### 4.4.4 Parp-Inhibitor (Olaparib)

Parp-Inhibitoren inhibieren die Poly-ADP-Ribosepolymerase, die an der DNA-Reparatur beteiligt ist. Sie sind bei Mammakarzinomen mit BRCA1/2-Mutation wirksam [60],[61]. Parp-Inhibitoren sind bereits als Erhaltungs- und als Monotherapie beim fortgeschrittenen Ovarialkarzinom zugelassen [62],[63],[64]. Seit April 2019 ist mit Olaparib der erste Parp-Inhibitor zur Behandlung von Patientinnen mit BRCA1/2-Keimbahnmutation als Monotherapie beim fortgeschrittenen oder metastasierten Mammakarzinom zugelassen. Auch für Talazoparib wird mit einer zeitnahen Zulassung zur Behandlung des das metastasierte Mammakarzinoms gerechnet. Zu den häufigsten Nebenwirkungen aller Schweregrade von Olaparib zählen die Anämie, Übelkeit/Erbrechen, Diarrhoe, Fatigue und Kopfschmerzen. Hauptsächlich wurden Grad-1- und Grad-2-Nebenwirkungen beschrieben [60]. Unter Olaparib traten im Vergleich zur Kontrollgruppe folgende schwere Nebenwirkungen (≥ Grad 3) auf: Anämie (16,1 % vs. 4,4 %), Fatigue (2,9 % vs. 1,1 %) und AST-Anstieg (2,4 % vs. 0 %) auf. Das myelodysplastische Syndrom ist eine unerwünschte Nebenwirkung von besonderem Interesse und wurde in der Zulassungsstudie bislang nicht beschrieben [60]. Eine primäre Prophylaxe zur Behandlung von Übelkeit und Erbrechen ist nicht erforderlich. Bei Beschwerden kann eine emetogene Behandlung mit Metoclopramid erfolgen, ggf. kann auch ein Serotoninantagonist eingesetzt werden. Unter Serotoninantagonisten ist das potenzielle Risiko einer Verlängerung des QTc-Intervalls zu beachten. Maßnahmen zur Diarrhoe und Fatigue finden sich unter Kap. 4.3.8 und Kap. 4.3.10.

#### 4.4.4.1.1 Anämie unter Olaparib

Es wird empfohlen, zu Beginn der Behandlung ein großes Blutbild abzunehmen. Darüber hinaus sollte in den ersten 12 Behandlungsmonaten monatlich und danach in regelmäßigen Abständen eine Kontrolle des großen Blutbilds erfolgen. Wenn die Blutparameter sich auch nach einer 4-wöchigen Unterbrechung der Behandlung mit Olaparib nicht erholen, sollte eine Analyse des Knochenmarks durchgeführt werden (Tab. 4.43) [62].

Tab. 4.43: Behandlungsvorschlag bei Anämie unter Olaparib.[§]

|  | Grad 1 | Grad 2 | Grad 3 | Grad 4 |
|---|---|---|---|---|
| Symptome | Hämoglobin (Hb) < UNW – 10 g/dl < UNW – 6,2 mmol/l < UNW – 100 g/l | Hämoglobin (Hb) < 10,0–8.0 g/dl < 6,2–4,9 mmol/l < 100–80 g/ | Hämoglobin (Hb) < 8,0 g/dl < 4,9 mmol/l < 80 g/l | lebensbedrohliche Auswirkungen |
| Therapie | keine Dosismodifikation | erstes Auftreten: Fortsetzen der Therapie mit supportiver Therapie möglich (z. B. Transfusion) im Ermessen des Therapeuten oder Therapiepause* wenn Hb ≥ 9 g/dl weiter zweites Auftreten: bei Hb < 10 g/dl und ≥ 9 g/dl (wie beim ersten Auftreten) bei Hb < 9 g/dl und ≥ 8 g/dl Therapiepause* wenn ≥ 9 g/dl, weiter mit nächst niedriger Dosis | Transfusion angezeigt Therapiepause* wenn Hb ≥ 9 g/dl, weiter mit nächst niedriger Dosis | dringliche Intervention angezeigt; dauerhaft absetzen |

* Wenn die Blutparameter sich auch nach einer 4-wöchigen Unterbrechung der Behandlung mit Olaparib nicht erholen, sollte eine Analyse des Knochenmarks erfolgen. [§]In Anlehnung an das Studienprotokoll [60] und die Fachinformation[62] UNW Unterer Normwert

## Literatur

[1] Finn RS, Martin M, Rugo HS, Jones S, Im SA, Gelmon K, et al. Palbociclib and Letrozole in Advanced Breast Cancer. N Engl J Med 2016;375:1925–36.

[2] Cristofanilli M, Turner NC, Bondarenko I, Ro J, Im SA, Masuda N, et al. Fulvestrant plus palbociclib versus fulvestrant plus placebo for treatment of hormone-receptor-positive, HER2-negative metastatic breast cancer that progressed on previous endocrine therapy (PALOMA-3): final analysis of the multicentre, double-blind, phase 3 randomised controlled trial. Lancet Oncol.. 2016;17:425–39.

[3] Hortobagyi GN, Stemmer SM, Burris HA, Yap YS, Sonke GS, Paluch-Shimon S, et al. Ribociclib as First-Line Therapy for HR-Positive, Advanced Breast Cancer. N Engl J Med 2016;375:1738–48.

[4] Slamon DJ, Neven P, Chia S, Fasching PA, De Laurentiis M, Im SA, et al. Phase III Randomized Study of Ribociclib and Fulvestrant in Hormone Receptor-Positive, Human Epidermal Growth Factor Receptor 2-Negative Advanced Breast Cancer: MONALEESA-3. J Clin Oncol. 2018;36:2465–72.

[5] Goetz MP, Toi M, Campone M, Sohn J, Paluch-Shimon S, Huober J, et al. MONARCH 3: Abemaciclib As Initial Therapy for Advanced Breast Cancer. J Clin Oncol 2017;35:3638–46.

[6] Sledge GW Toi M, Neven P, Sohn J, Inoue K, Pivot X, et al. MONARCH 2: Abemaciclib in Combination With Fulvestrant in Women With HR + /HER2- Advanced Breast Cancer Who Had Progressed While Receiving Endocrine Therapy. J Clin Oncol 2017;35:2875–84.

[7] Tripathy D, Im SA, Colleoni M, Franke F, Bardia A, Harbeck N, et al. Ribociclib plus endocrine therapy for premenopausal women with hormone-receptor-positive, advanced breast cancer (MONALEESA-7): a randomised phase 3 trial. Lancet Oncol. 2018;19:904–15.

[8] Fachinformation Ibrance Pfizer. November 2018.

[9] Fachinformation Kisqali Novartis. Dezember 2018.

[10] Fachinformation Verzenios Lilly. November 2018.

[11] Singh. A U. S. Food and Drug Administration pooled analysis of outcomes of older women with hormone receptor-positive metastatic breast cancer treated with a CDK4/6 inhibitor as initial endocrine therapy. 2017 Annual San Antonio Breast Cancer Symposium. 2017.

[12] Turner NC, Finn RS, Martin M, Im SA, DeMichele A, Ettl J, et al. Clinical considerations of the role of palbociclib in the management of advanced breast cancer patients with and without visceral metastases. Ann Oncol 2018;29:669–80.

[13] Fachinformation Afinitor Novartis. September 2018.

[14] Baselga J, Campone M, Piccart M, Burris HA, Rugo HS, Sahmoud T, et al. Everolimus in postmenopausal hormone-receptor-positive advanced breast cancer. N Engl J Med 2012;366:520–9.

[15] Grunwald V, Weikert S, Pavel ME, Horsch D, Luftner D, Janni W,et al. Practical management of everolimus-related toxicities in patients with advanced solid tumors. Onkologie. 2013;36:295–302.

[16] Leitlinienprogramm Onkologie der Arbeitsgemeinschaft der Wissenschaftlichen Medizinischen Fachgesellschaften e. V. (AWMF) DKeVDuDKD. S3-Leitlinie Supportive Therapie bei onkologischen PatetienInnen. 2017;Langversion 1.1 – April 2017 AWMF-Registernummer: 032/054OL.

[17] Rugo HS, Seneviratne L, Beck JT, Glaspy JA, Peguero JA, Pluard TJ, et al. Prevention of everolimus-related stomatitis in women with hormone receptor-positive, HER2-negative metastatic breast cancer using dexamethasone mouthwash (SWISH): a single-arm, phase 2 trial. Lancet Oncol. 2017;18:654–62.

[18] Willemsen AE, Grutters JC, Gerritsen WR, van Erp NP, van Herpen CM, Tol J. mTOR inhibitor-induced interstitial lung disease in cancer patients: Comprehensive review and a practical management algorithm. Int J Cancer. 2016;138:2312–21.

[19] Albiges L, Chammings F, Duclos B, Stern M, Motzer RJ, Ravaud A, Camus P. Incidence and management of mTOR inhibitor-associated pneumonitis in patients with metastatic renal cell carcinoma. Ann Oncol 2012;23:1943–53.

[20] Saito Y, Nagayama M, Miura Y, Ogushi S, Suzuki Y, Noro R, et al. A case of pneumocystis pneumonia associated with everolimus therapy for renal cell carcinoma. Jpn J Clin Oncol. 2013;43:559–62.

[21] Suzuki T, Tada Y, Tsushima K, Terada J, Sakurai T, Watanabe A, et al. Pneumocystis pneumonia in everolimus therapy: An indistinguishable case from drug induced interstitial lung disease. Respir Med Case Rep. 2013;10:27–30.

[22] Rodriguez-Pascual J, Cheng E, Maroto P, Duran I. Emergent toxicities associated with the use of mTOR inhibitors in patients with advanced renal carcinoma. Anticancer Drugs. 2010;21:478–86.

[23] Pavel ME, Hainsworth JD, Baudin E, Peeters M, Horsch D, Winkler RE, et al. Everolimus plus octreotide long-acting repeatable for the treatment of advanced neuroendocrine tumours associated with carcinoid syndrome (RADIANT-2): a randomised, placebo-controlled, phase 3 study. Lancet. 2011;378:2005–12.

[24] Yao JC, Shah MH, Ito T, Bohas CL, Wolin EM, Van Cutsem E, et al. Rad001 in Advanced Neuro-endocrine Tumors TTSG. Everolimus for advanced pancreatic neuroendocrine tumors. N Engl J Med 2011;364:514–23.

[25] Deutsche Diabetes Gesellschaft https://wwwdeutsche-diabetes-gesellschaftde/leitlinien/evidenzbasierte-leitlinienhtml.

[26] Gutzmer RW A, Ugurel S, Homey B, Ganser A, Kapp A. Kutane Nebenwirkungen von neuen medikamentösen Tumortherapien Klinik und Management Cutaneous Side Effects of New Anti-tumor Drugs: Clinical Features and Management. Dtsch Arztebl Int 2012;109(8):133–40.

[27] Fachinformation Herceptin Roche März 2019.

[28] Fachinformation Kadcyla Roche. September 2019.

[29] Fachinformation Perjeta Roche März 2019.

[30] Verma S, Miles D, Gianni L, Krop IE, Welslau M, Baselga J, et al. Trastuzumab emtansine for HER2-positive advanced breast cancer. N Engl J Med 2012;367:1783–91.

[31] von Minckwitz G, Huang CS, Mano MS, Loibl S, Mamounas EP, Untch M, et al. Trastuzumab Emtansine for Residual Invasive HER2-Positive Breast Cancer. N Engl J Med 2019;380:617–28.

[32] Novartis FT. Dezember 2018.

[33] von Minckwitz G, Procter M, de Azambuja E, Zardavas D, Benyunes M, Viale G, et al. Adjuvant Pertuzumab and Trastuzumab in Early HER2-Positive Breast Cancer. N Engl J Med 2017;377:122–31.

[34] Suter TM, Procter M, van Veldhuisen DJ, Muscholl M, Bergh J, Carlomagno C, et al. Trastu-zumab-associated cardiac adverse effects in the herceptin adjuvant trial. J Clin Oncol. 2007;25:3859–65.

[35] Perez EA. Cardiac toxicity of ErbB2-targeted therapies: what do we know? Clin Breast Cancer. 2008;8 Suppl 3:S114–120.

[36] Perez EA, Romond EH, Suman VJ, Jeong JH, Davidson NE, Geyer CE, et al. Four-year follow-up of trastuzumab plus adjuvant chemotherapy for operable human epidermal growth factor receptor 2-positive breast cancer: joint analysis of data from NCCTG N9831 and NSABP B-31. J Clin Oncol 2011;29:3366–73.

[37] Gianni L, Dafni U, Gelber RD, Azambuja E, Muehlbauer S, Goldhirsch A, et al. Treatment with trastuzumab for 1 year after adjuvant chemotherapy in patients with HER2-positive early breast cancer: a 4-year follow-up of a randomised controlled trial. Lancet Oncol. 2011;12:236–44.

[38] Procter M, Suter TM, de Azambuja E, Dafni U, van Dooren V, Muehlbauer S, et al. Longer-term assessment of trastuzumab-related cardiac adverse events in the Herceptin Adjuvant (HERA) trial. J Clin Oncol 2010;28:3422–28.

[39] Slamon D, Eiermann W, Robert N, Pienkowski T, Martin M, Press M, et al. Adjuvant trastuzumab in HER2-positive breast cancer. N Engl J Med 2011;365:1273–83.

[40] Ganz PA, Romond EH, Cecchini RS, Rastogi P, Geyer CE, Jr., Swain SM, et al. Long-Term Follow-Up of Cardiac Function and Quality of Life for Patients in NSABP Protocol B-31/NRG Oncology: A Randomized Trial Comparing the Safety and Efficacy of Doxorubicin and Cyclophosphamide (AC) Followed by Paclitaxel With AC Followed by Paclitaxel and Trastuzumab in Patients With Node-Positive Breast Cancer With Tumors Overexpressing Human Epidermal Growth Factor Receptor 2. J Clin Oncol 2017;35:3942–8.

[41] Baselga J, Cortes J, Kim SB, Im SA, Hegg R, Im YH, et al. Pertuzumab plus trastuzumab plus docetaxel for metastatic breast cancer. N Engl J Med 2012;366:109–19.

[42] Lenihan D, Suter T, Brammer M, Neate C, Ross G, Baselga J. Pooled analysis of cardiac safety in patients with cancer treated with pertuzumab. Ann. Oncol. 2012;23:791–800.

[43] Herceptin (Trastuzumab): Erinnerung an die Bedeutung der Überwachung der Herzfunktion vor, während und nach der Behandlung mit Trastuzumab, um die Häufigkeit und Schwere linksventrikulärer Dysfunktion und kongestiver Herzinsuffizienz (KHI) zu reduzieren. Rote Hand Brief Roche. März 2017.

[44] Fink HJ vHD. Nebenwirkungen: Chemotherapieinduzierte Diarrhö (CID). Forum onkologische Pflege 2013; 3:61–62.

[45] Swain SM, Schneeweiss A, Gianni L, Gao JJ, Stein A, Waldron-Lynch M, et al. Incidence and management of diarrhea in patients with HER2-positive breast cancer treated with pertuzumab. Ann. Oncol. 2017;28:761–8.

[46] Krop IE, Kim SB, Martin AG, LoRusso PM, Ferrero JM, Badovinac-Crnjevic T, et al. Trastuzumab emtansine versus treatment of physician's choice in patients with previously treated HER2-positive metastatic breast cancer (TH3RESA): final overall survival results from a randomised open-label phase 3 trial. Lancet Oncol 2017;18:743–54.

[47] Fachinformation Tyverb Novartis. Dezember 2018.

[48] Geyer CE, Forster J, Lindquist D, Chan S, Romieu CG, Pienkowski T, et al. Lapatinib plus capecitabine for HER2-positive advanced breast cancer. N Engl J Med 2006;355:2733–43.

[49] Moy B, Goss PE. Lapatinib-associated toxicity and practical management recommendations. Oncologist. 2007;12:756–65.

[50] Perez EA, Koehler M, Byrne J, Preston AJ, Rappold E, Ewer MS. Cardiac safety of lapatinib: pooled analysis of 3689 patients enrolled in clinical trials. Mayo Clin Proc. 2008;83:679–86.

[51] Fachinformation Bevacizumab Roche. März 2018.

[52] Cortes J, Calvo V, Ramirez-Merino N, O'Shaughnessy J, Brufsky A, Robert N, et al. Adverse events risk associated with bevacizumab addition to breast cancer chemotherapy: a meta-analysis. Ann. Oncol. 2012;23:1130–7.

[53] Miles DW, Chan A, Dirix LY, Cortes J, Pivot X, Tomczak P, et al. Phase III study of bevacizumab plus docetaxel compared with placebo plus docetaxel for the first-line treatment of human epidermal growth factor receptor 2-negative metastatic breast cancer. J Clin Oncol. 2010;28:3239–47.

[54] Miller K, Wang M, Gralow J, Dickler M, Cobleigh M, Perez EA, et al. Paclitaxel plus bevacizumab versus paclitaxel alone for metastatic breast cancer. The N Engl J Med 2007;357:2666–76.

[55] Robert NJ, Dieras V, Glaspy J, Brufsky AM, Bondarenko I, Lipatov ON, et al. RIBBON-1: randomized, double-blind, placebo-controlled, phase III trial of chemotherapy with or without bevacizumab for first-line treatment of human epidermal growth factor receptor 2-negative, locally recurrent or metastatic breast cancer. J Clin Oncol. 2011;29:1252–60.

[56] Nalluri SR, Chu D, Keresztes R, Zhu X, Wu S. Risk of venous thromboembolism with the angiogenesis inhibitor bevacizumab in cancer patients: a meta-analysis. JAMA. 2008;300:2277–85.

[57] Scappaticci FA, Skillings JR, Holden SN, Gerber HP, Miller K, Kabbinavar F, et al. Arterial
thromboembolic events in patients with metastatic carcinoma treated with chemotherapy and
bevacizumab. J. Natl. Cancer Inst. 2007;99:1232–9.

[58] Shord SS, Bressler LR, Tierney LA, Cuellar S, George A. Understanding and managing
the possible adverse effects associated with bevacizumab. Am J Health Syst Pharm.
2009;66:999–1013.

[59] Leighl NB, Bennouna J, Yi J, Moore N, Hambleton J, Hurwitz H. Bleeding events in bevacizumab-
treated cancer patients who received full-dose anticoagulation and remained on study. Br. J.
Cancer. 2011;104:413–8.

[60] Robson M, Im SA, Senkus E, Xu B, Domchek SM, Masuda N, et al. Olaparib for Metastatic Breast
Cancer in Patients with a Germline BRCA Mutation. N Engl J Med 2017;377:523–33.

[61] Litton JK, Rugo HS, Ettl J, Hurvitz SA, Goncalves A, Lee KH, et al. Talazoparib in Patients with
Advanced Breast Cancer and a Germline BRCA Mutation. N Engl J Med 2018;379:753–63.

[62] Fachinformation Olaparib Astra Zeneca. April 2019.

[63] Fachinformation Zejula Tesaro. Dezember 2018.

[64] Fachinformation Rubraca Clovis Oncology. Februar 2019.

## 4.5 Antiresorptive Therapie

Hans-Christian Kolberg

### 4.5.1 Antiresorptive Therapie zur Vermeidung skeletaler Ereignisse bei Knochenmetastasen

Neben dem Prostatakarzinom ist das Mammakarzinom nach dem multiplen Myelom
die Krebserkrankung mit der größten Wahrscheinlichkeit für Knochenmetastasen
[1], wobei die Inzidenz bei luminaler Tumorbiologie höher ist als bei nicht-luminaler
Tumorbiologie. Die Lebensqualität von Patientinnen mit Knochenmetastasen wird
kompromittiert durch Schmerzen, Spinalkanalkompression, pathologische Frakturen und ggf. eine Hyperkalzämie [2]. Davon ausgehend ist als üblicher Endpunkt
in klinischen Studien zu ossären Filiae die Vermeidung von skeletalen Ereignissen
(SRE – skeletal related events) definiert worden. Ereignisse, die als SRE gezählt werden, sind: pathologische Frakturen, Spinalkanalkompression, Knochenschmerzen
und eine Hyperkalzämie. Üblicherweise werden allerdings auch Bestrahlungs- und
Operationsindikationen als Zeichen für eine Spinalkanalkompression, Schmerzen
oder eine pathologische Fraktur und damit als Zeichen für ein SRE gewertet. Für den
Endpunkt pathologische Fraktur konnte gezeigt werden, dass eine Assoziation mit
einem reduzierten Gesamtüberleben vorliegt [3].

Durch den Einsatz antiresorptiver Therapien – Bisphosphonate oder RANK-Li-
gand-Antikörper – kann das Auftreten von SRE verzögert oder verhindert werden [4].
Der RANK-Ligand-Antikörper Denosumab hat in einem direkten Vergleich mit dem
Bisphosphonat Zoledronat zu einer signifikanten Reduktion der SRE geführt, wobei

Tab. 4.44: Bisphosphonate und ihre Dosierung bei ossären Filiae.

| Substanz | Zoledronat (i. v.) | Pamidronat (i.v) | Clodronat (p. o.) | Ibandronat (i. v.) | Ibandronat (p. o.) |
|---|---|---|---|---|---|
| Dosierung | 4 mg q3–4w | 90 mg q3–4w | 1600 mg/d oder 1040 mg/d | 6 mg q4w | 50 mg/d |

sich die anderen Endpunkte wie Schmerzen, Lebensqualität, Mortalität oder Nebenwirkungen nicht signifikant unterschieden [5]. Vergleiche mit anderen Bisphosphonaten sind bisher nicht durchgeführt worden. Während Denosumab der einzige Vertreter der Wirkstoffgruppe der RANK-Ligand-Antikörper ist, stehen in der Wirkstoffgruppe der Bisphosphonate mehrere Substanzen zur Verfügung. Eine Übersicht der Bisphosphonate und ihrer Dosierungen ist Tab. 4.44 zu entnehmen, wobei nur Medikamente aufgeführt sind, die entweder zur Prävention von SRE oder zum Einsatz bei Osteolysen zugelassen sind.

Eine Cochrane-Metaanalyse zeigte bei Mammakarzinompatientinnen mit Knochenmetastasen im Vergleich zu Placebo für Zoledronat mit 41 % die stärkste Reduktion von skeletalen Ereignissen im Vergleich zu den anderen Bisphosphonaten [6], was sicher dazu beigetragen hat, dass Zoledronat heute das am meisten verwendete Bisphosphonat beim ossär metastasierten Mammakarzinom ist. Die in Tab. 4.44 genannte Dosierung von 4 mg alle 3–4 Wochen entspricht zwar der zugelassenen Dosierung, auf dem Boden einer aktuellen Metaanalyse ist allerdings zu empfehlen, das Intervall von 3–4 Wochen nach einem Jahr Therapie auf 12 Wochen auszudehnen [7]. Denosumab wird alle 4 Wochen in einer Dosis von 120 mg subkutan verabreicht.

### 4.5.2 Antiresorptive Therapie zur Vermeidung des therapieassoziierten Knochenmasseverlustes

Das Risiko für eine therapieassoziierte Osteopenie oder Osteoporose mit einem erhöhten Frakturrisiko ist bei Brustkrebspatientinnen durch zahlreiche Faktoren erhöht. Hierzu zählen das Absetzen von Östrogentherapien nach Diagnose, supportive Maßnahmen wie Kortisongaben, vor allem aber der Knochendichteverlust durch endokrine sowie in geringerem Maße auch Chemotherapien [8]. Der stärkste Effekt ist hier zu sehen durch die Kombination eines GnRH-Analogons mit einem Aromatasehemmer bei prämenopausalen Frauen [9], aber auch alle anderen endokrinen Therapien führen in der Prämenopause zu einer signifikanten Abnahme der Knochendichte [10]. In der Postmenopause führt vor allem die Aromatasehemmertherapie nicht nur zu einer höheren Rate an Osteopenien verglichen mit einem gesunden Kollektiv, sondern auch im Vergleich zu mit Tamoxifen behandelten Patientinnen [11] [12]. Allerdings führen auch Chemotherapien nicht nur bei prämenopausalen Patientinnen, bei denen nicht nur direkte Chemotherapieeffekte, sondern auch sekundäre endokrine Effekte eine Rolle spielen [13], sondern auch bei postmenopausalen Frauen zu einem Knochenmasseverlust [14]. Die Empfehlungen zur Prävention der therapieassoziierten Osteoporose unterscheiden sich nicht von den üblichen Prinzipien zur Prävention der Osteoporose:

- Anstreben von Normalgewicht
- Vermeidung von auslösenden Schadstoffen, z. B. Nikotin
- Einsatz von Kortisonpräparaten in der geringsten wirksamen Dosis, wenn notwendig
- Sicherstellung einer ausreichenden Vitamin D- und Kalziumaufnahme
- Anstreben einer ausreichenden körperlichen Aktivität

Bezüglich der Supplementation mit Vitamin D ist festzuhalten, dass eine Dosis von 800–1000 Einheiten pro Tag zur Prophylaxe und Basistherapie der Osteoporose das Minimum darstellt. Ein Serum-Spiegel von 20 ng/ml stellt die absolute Untergrenze dar, wünschenswert sind bei onkologischen Patientinnen Spiegel bis 50 ng/ml. Zusätzlich muss eine tägliche Kalziumzufuhr von 1000–1500 mg sichergestellt sein, vorzugsweise über die Ernährung, wenn dies nicht möglich ist, im Rahmen einer gezielten Substitution. Darüber hinaus sollte bei Patientinnen, die eine antiöstrogene Therapie erhalten, entweder primär oder ab einer im DXA gemessenen Knochendichte mit einem T-Score unter –1,5 eine antiresorptive Therapie begonnen werden [4]. Zur Verfügung stehen hier sowohl der RANK-Ligand-Antikörper Denosumab als auch die Bisphosphonate. Für Denosumab in einer Dosierung von 60 mg subkutan alle 6 Monate konnte nicht nur eine Verbesserung der Knochendichte, sondern auch eine signifikante Halbierung der durch Osteoporose bedingten Frakturen gezeigt werden [15]. Bezüglich der Bisphophonate liegen die meisten Daten zu Zoledronat in einer Dosierung von 4 mg als Infusion alle 6 Monate vor, wobei sich hier lediglich eine Verbesserung der Knochendichte, aber kein signifikanter Effekt auf die Frakturraten zeigen ließ [16],[17],[18]. Auch zu den anderen Bisphosphonaten Clodronat, Ibandronat, Pamidronat, Alendronat und Risedronat liegen Daten zur Verbesserung der Knochendichte aus kleineren Studien vor, allerdings ebenfalls ohne Einfluss auf die Frakturrate [19].

### 4.5.3 Antiresorptive Therapie zur Verbesserung des krankheitsfreien und Gesamtüberlebens

Die „Seed and Soil"-Theorie („Tumor cells are seeds, scattered in soils of different fertility", Stephen Paget im Lancet 1889) besagt, dass Tumorzellen (die Saat = seed) zu einem bestimmten Mikroenvironment (die Ackererde = soil) eine besondere Affinität besitzen und bevorzugt dort residuale Tumorlast ausbilden. Für Mammakarzinomzellen, insbesondere vom luminalen Tumortyp, scheint dies der Knochen zu sein [20],[21]. Diese disseminierten Tumorzellen sind klinisch relevant, da die Prognose deutlich schlechter ist [22]. Bisphosphonate haben einen therapeutischen Effekt auf diese persistierenden Tumorzellen und können so eine im Verlauf auftretende Metastasierung beeinflussen [23]. Nachdem erste Daten hierzu bereits seit 20 Jahren vorliegen [24] und zunächst im Mausmodell ein Einfluss von Bisphosphonaten auf die Metastasenbildung nicht nur im Knochen, sondern auch in Lunge und Leber gezeigt wurde [26], wurde in den letzten Jahren im Rahmen einer großen Oxford-Metaanalyse für postmenopausale und „iatrogen postmenopausale" (unter GnRH) Patientinnen ein Gesamtüberlebensvorteil von 17 % und für das knochenmetastasenfreie Überleben von 34 % gezeigt [27]. Diese Daten haben nach langen Diskussionen zu einer breiten Akzeptanz dieses therapeutischen Ansatzes bei postmenopausalen Patientinnen geführt. Anders ist die Situation von prämenopausalen Patientinnen ohne ovarielle Suppression, hier konnte kein Vorteil der adjuvanten Bisphosphonattherapie gezeigt werden [28], so dass bei diesen Patientinnen von einer Bisphosphonattherapie abgeraten werden muss.

Ob auch Denosumab in osteoprotektiver Dosierung einen solchen adjuvanten Effekt hat, ist zum jetzigen Zeitpunkt unklar. Während die Daten der auf dem ASCO 2018 präsentierten ABCSG-18-Studie dies für postmenopausale Patientinnen nahelegen, konnte für ein prä- und postmenopausales Risikokollektiv in der D-Care-Studie trotz deutlich höherer Dosisdichte kein Vorteil gezeigt werden. In der D-CARE wurden Patientinnen vor und nach den Wechseljahren mit hohem Rezidivrisiko mit einer relativ hohen Dosierung von 120 mg zunächst alle 6 Wochen und danach alle 12 Wochen über 5 Jahre behandelt. Während sich hinsichtlich der Effektivität in Bezug auf knochenmetastasenfreies Überleben, krankheitsfreies Überleben und Gesamtüberleben kein Unterschied zeigte, war die Rate der Nebenwirkungen, vor allem der Kieferosteonekrosen und der atypischen Oberschenkelfrakturen, signifikant erhöht [29]. Im Unterschied dazu hatte die ABCSG-18-Studie nur Frauen nach den Wechseljahren mit einem deutlich niedrigeren Rezidivrisiko unter Aromatasehemmertherapie eingeschlossen und auch weniger hochdosiert (60 mg alle 6 Monate über 5 Jahre) behandelt. Sowohl bezüglich der Rate der osteoporosebedingten Frakturen als auch der Effektivität, gemessen durch das krankheitsfreie Überleben, zeigte sich ein signifikanter Unterschied zugunsten von Denosumab. Die oben beschriebenen Kieferosteonekrosen und atypischen Oberschenkelfrakturen traten bei keiner der Patientinnen in der ABCSG-18-Studie auf [30]. Die Bewertung der ABCSG-18-Studie wird allerdings dadurch erschwert, dass bereits im Studienverlauf aufgrund der guten Ergebnisse bezüglich der Frakturraten eine Entblindung vorgenommen wurde und damit die auf dem ASCO vorgestellten Ergebnisse nicht mehr strengen wissenschaftlichen Kriterien genügen.

Wie oben beschrieben waren die Einschlusskriterien und auch die Dosierungen in beiden Studien sehr unterschiedlich, allerdings erklärt dies nicht die gegensätzlichen Ergebnisse. Festhalten lässt sich, dass Denosumab in hoher Dosierung in einem

Tab. 4.45: Bisphosphonate mit Daten für adjuvanten Effekt.

| Substanz | Zoledronat (i. v.) | Risedronat (p. o.) | Clodronat (p. o.) | Alendronat (p. o.) | Ibandronat (p. o.) |
|---|---|---|---|---|---|
| Dosierung | 4 mg q6m | 35 mg q1w | 1600 mg q1d oder 1040 mg q1d | 70 mg q1w | 50 mg q1d |

Hochrisikokollektiv keine Verbesserung der Prognose, aber deutlich mehr Nebenwirkungen mit sich bringt und daher nicht empfohlen werden kann. Bei Frauen nach den Wechseljahren allerdings, die einen Aromatasehemmer nehmen, reduziert Denosumab in einer halbjährlichen Dosierung von 60 mg nicht nur die osteoporosebedingte Frakturrate, sondern es darf davon ausgegangen werden, dass auch ein günstiger Effekt auf das krankheitsfreie Überleben erreicht werden kann. Ob Denosumab in dieser Indikation tatsächlich die bewährten Bisphosphonate verdrängen wird, bleibt abzuwarten. Zum jetzigen Zeitpunkt ist daher Denosumab in dieser Indikation eine Option, aber kein Standard.

Auch wenn die Datenlage am eindeutigsten für Zoledronat in der osteoprotektiven Dosierung von 4 mg intravenös alle 6 Monate ist, werden der Vollständigkeit halber in Tab. 4.45 die Dosierungen für alle in Deutschland verfügbaren Bisphosphonate dargestellt, für die ein adjuvanter Effekt beobachtet werden konnte.

Wichtig für die tägliche Praxis ist, dass aufgrund der Tatsache, dass zum Zeitpunkt der Publikation der Daten zur adjuvanten Effektivität alle Bisphosphonate kurz vor Patentablauf standen oder bereits generisch verfügbar waren, keine Zulassung für die adjuvante Therapie beantragt wurde und dies nach allgemeiner Einschätzung auch künftig nicht passieren wird. Die Therapie stellt daher einen Off-Label-Use dar, der aber – leider regional unterschiedlich – von den Kostenträgern in der Regel übernommen wird. Der Autor führt seit 10 Jahren jährlich etwa 600 adjuvante Bisphosphonatapplikationen auf dem Boden einer Ermächtigung durch und hat bislang keine Anfrage von der KV oder einer Krankenversicherung erhalten.

## 4.5.4 Therapiemanagement

Grundsätzlich ist die Therapie mit Bisphosphonaten und Denosumab mit relativ wenig Nebenwirkungen verbunden, wobei ein Unterschied zwischen den Dosierungen bei ossären Metastasen, bei therapieassoziiertem Knochendichteverlust und im Rahmen der adjuvanten Therapie gemacht werden muss.

Grundsätzlich sind die unerwünschten Wirkungen von Bisphosphonaten vor allem gastrointestinale Beschwerden, Hypokalziämie, Nierentoxizität, die Akute-Phase-Reaktion und die Kieferosteonekrose [4]. Die gastrointestinalen Beschwerden wie Übelkeit, Völlegefühl, Erbrechen, Magenschmerzen und Diarrhoe treten nur bei

oraler Gabe auf und sind in oft durch sehr sorgfältige Beachtung der Einnahmevor-
schriften auf ein Minimum reduzierbar. Schwere Fälle von ulzerierenden Ösophagi-
tiden sind nur beobachtet worden, wenn bereits vorher ösophageale Beschwerden
bestanden, die Therapie mit zu wenig Wasser eingenommen wurde, die Patientinnen
sich in den ersten 30 Minuten nach der Einnahme wieder hingelegt hatten oder die
Einnahme trotz Beschwerden fortgesetzt wurde [31]. Eine Hypokalziämie kann bei allen Bisphosphonaten und auch Denosumab auftreten, wenn sie in den Dosierungen
zur Prävention von SREs bei ossären Filiae verabreicht werden. Daher ist im Rahmen
dieser Therapien eine Kontrolle des Serumkalziums erforderlich. Wie oben bereits beschrieben, sollte die empfohlene Kalziumtagesaufnahme von 1000–1500 mg im Wesentlichen über die Ernährung erfolgen, bei Bedarf muss natürlich substituiert werden [4]. Die Nierentoxizität im Sinne einer Verschlechterung der Nierenfunktion bis
hin zum Nierenversagen kann bei Bisphosphonaten auch in niedrigen Dosierungen
auftreten, wenn bereits vor der Infusion Anzeichen einer suboptimalen Nierenfunktion wie ein erhöhter Kreatininwert vorliegen, so dass eine regelmäßige Kreatinin-
bestimmung vor der Gabe angezeigt ist [19]. Für Denosumab sind keine negativen
Einflüsse auf die Nierenfunktion bekannt [5]. Natürlich ist es möglich, bei reduzierter
Nierenfunktion Dosisreduktionen der Bisphosphonate vorzunehmen, in der Praxis
allerdings wird in diesen Fällen aufgrund der fehlenden Nierentoxizität in der Regel
dem RANK-Ligand-Antikörper Denosumab bevorzugt. Auch in der adjuvanten Situation wird dies aufgrund der oben diskutierten Daten der ABCSG-18 [29] zunehmend
häufiger praktiziert. Die Akute-Phase-Reaktion tritt ausschließlich bei der intravenösen Gabe von Bisphosphonaten auf und ist gekennzeichnet durch Fieber, Schüttel-
frost und Krankheitsgefühl [19], gelegentlich ist ein CRP-Anstieg zu beobachten [4]. In
der Prävention dieser Nebenwirkung haben sich eine erhöhte Trinkmenge am Infusi-
onstag und eine langsame Infusionsgeschwindigkeit (bei 4 mg Zoledronat in 100 ml
NaCl etwa 45 min) bewährt.

Die Kieferosteonekrose tritt unter modernen, intravenös verabreichten Aminobis-
phosphonaten häufiger auf als bei älteren oralen Präparaten. In therapeutischen Dosierungen bei ossären Filia liegt sie bei Zoledronat und Denosumab mit 1,4 % versus
2,0 % in etwa gleich hoch [5]. Im Rahmen der niedrigen adjuvanten Dosierungen sind
Kieferosteonekrosen zwar nicht zu befürchten [19], allerdings ist aus forensischen
Gründen insbesondere aufgrund des Off–Lable-Use zu empfehlen, die gleichen Vor-
sichtsmaßnahmen walten zu lassen wie bei den therapeutischen Dosierungen.

Die Ätiologie der Kieferosteonekrose ist endgültig nicht geklärt. Eine mögliche
Theorie ist der Inside-Out-Ansatz, der besagt, dass der Kieferknochen mit darin ku-
mulierten Bisphosphonaten der Ausgangspunkt der Läsionen ist. Dem ist entgegen-
zuhalten, dass Bisphosphonate im Knochen pharmakologisch inaktiv sind und dass
das Phänomen auch bei Denosumab vorkommt, dass nicht im Knochen kumuliert
[30]. Daher wird der Outside-In-Ansatz favorisiert, nach dem es ausgehend von Läsionen der Mukosa der Mundhöhle in Verbindungen mit Plasma-Peak-Konzentrationen
von Bisphosphonaten durch die temporären Phänomene der Beeinträchtigung der

lokalen Wundheilung, der lokalen Abwehr und der Neoangiogenese zur Kieferosteonekrose kommt [32]. Für diese Theorie sprechen Daten, die belegen, dass durch zahnärztliche Prophylaxe die Inzidenz der Kiefersteonekrose um 60 % reduzieren werden kann [33]. Zusätzlich lässt sich bei Bisphosphonatpatientinnen, bei denen ein zahnärztlicher Eingriff notwendig ist, durch eine antibiotische Prophylaxe mit Amoxicillin oder Levofloxacin, 1 Tag vor und bis zu 3 Tage nach dem Eingriff, das Auftreten einer Kieferosteonekrose fast vollständig verhindern [34]. Aus diesen Daten ergibt sich, dass der wesentliche Aspekt im Therapiemanagement bezüglich der Kieferosteonekrose die Prävention ist. Es ist unbedingt zu empfehlen, zumindest die für das Zentrum lokal erreichbaren Zahnärzte einzubinden. Die empfehlenswerten präventiven Maßnahmen sind:

- Anleitung zu überdurchschnittlicher Mundhygiene
- Zahnarztbesuch vor der ersten Gabe und „Freigabe" durch den Zahnarzt
- Wiedervorstellung beim Zahnarzt mindestens alle 6 Monate
- bei Zahnextraktionen immer chirurgischer Verschluss
- bei zahnärztlichen Eingriffen immer antibiotische Prophylaxe

## Literatur

[1] Coleman RE. Clinical features of metastatic bone disease and risk of skeletal morbidity. Clin Cancer Res. 2006;12(20):6243s-6249s

[2] Coleman R, et al. Bone health in cancer patients: ESMO Clinical Practice Guidelines. Ann Oncol 2014;25 Suppl 3: 124–37.

[3] Saad F, et al. Pathologic fractures correlate with reduced survival in patients with malignant bone disease. Cancer. 2007;110:1860–7.

[4] Leitlinienprogramm Onkologie (Deutsche Krebsgesellschaft, Deutsche Krebshilfe, AWMF): Supportive Therapie bei onkologischen PatientInnen – Langversion 1.1, 2017, AWMF Registernummer: 032/054OL, http://leitlinienprogramm-onkologie.de/Supportive-Therapie.95.0.html (Zugriff am 31.08.2018).

[5] Stopeck AT, et al. Denosumab compared with zoledronic acid for the treatment of bone metastases in patients with advanced breast cancer: a randomized, double-blind study. J Clin Oncol 2010;28(35): 5132–9.

[6] The Cochrane Collaboration. Bishphosphonates for Breast Cancer. The Cochrane Database of systematic Reviews 2007; 3.

[7] Ibrahim M, et al. Should de-escalation of bone-targeting agents be standard of care for patients with bone metastases from breast cancer? A systematic review and meta-analysis. Ann. Oncol. 2015;26(11): 2205–13.

[8] Pfeilschifter J. Diel IJ. Osteoporosis due to cancer treatment: pathogenesis and management. J Clin Oncol 2000;18(7): 1570–93.

[9] Gnant M. et al. Endocrine therapy plus zoledronic acid in premenopausal breast cancer. N Engl J Med 2009;360(7): 679–91.

[10] Hadji P, et al. Effects of zoledronic acid on bone mineral density in premenopausal women receiving neoadjuvant or adjuvant therapies for HR + breast cancer: the ProBONE II study. Osteoporos Int 2014;25(4): 1369–78.

[11] Hadji P, et al. The effect of exemestane and tamoxifen on bone health within the Tamoxifen Exemestane Adjuvant Multinational (TEAM) trial: a meta-analysis of the US, German, Netherlands, and Belgium sub-studies. J Cancer Res Clin Oncol 2011;137(6): 1015–25.

[12]  Rabaglio M, et al. Bone fractures among postmenopausal patients with endocrine-responsive early breast cancer treated with 5 years of letrozole or tamoxifen in the BIG 1–98 trial. Ann Oncol 2009;20(9): 1489–98.

[13]  Hadji P, et al. The influence of chemotherapy on bone mineral density, quantitative ultra-sonometry and bone turnover in pre-menopausal women with breast cancer. Eur J Cancer 2009;45(18): 3205–12.

[14]  Greep NC, et al. The effects of adjuvant chemotherapy on bone density in postmenopausal women with early breast cancer. Am J Med 2003;114(8): 653–9.

[15]  Gnant M, et al. Adjuvant denosumab in breast cancer (ABCSG-18): a multicentre, randomised, double-blind, placebo-controlled trial. Lancet 2015;386(9992): 433–43.

[16]  Coleman RE, et al. Breast-cancer adjuvant therapy with zoledronic acid. N Engl J Med 2011;365(15): 1396–405.

[17]  Eidtmann H, et al. Efficacy of zoledronic acid in postmenopausal women with early breast cancer receiving adjuvant letrozole: 36-month results of the ZO-FAST Study. Ann Oncol 2010;21(11): 2188–94.

[18]  Brufsky AM, et al. Final 5-year results of Z-FAST trial: adjuvant zoledronic acid maintains bone mass in postmenopausal breast cancer patients receiving letrozole. Cancer 2012;118(5): 1192–201.

[19]  Leitlinienprogramm Onkologie (Deutsche Krebsgesellschaft, Deutsche Krebshilfe, AWMF): S3-Leitlinie Früherkennung, Diagnose, Therapie und Nachsorge des Mammakarzinoms, Version 4.1, 2018 AWMF Registernummer: 032-045OL, http://www.leitlinienprogramm-onkologie.de/leitlinien/mammakarzinom/ (abgerufen am: 14.10.2018).

[20]  Pantel K, Alix-Panabieres C, Riethdorf S. Cancer micrometastases. Nat Rev Clin Oncol 2009;6(6): 339–51.

[21]  Wilson C, HolenI, Coleman RE. Seed, soil and secreted hormones: potential interactions of breast cancer cells with their endocrine/paracrine microenvironment and implications for treatment with bisphosphonates. Cancer Treat Rev 2012;38(7): 877–89.

[22]  Diel IJ, Kaufmann M, Costa SD, Holle R, von Minckwitz G, Solomayer EF, et al. Micrometastatic breast cancer cells in bone marrow at primary surgery: prognostic value in comparison with nodal status. J Natl Cancer Inst. 1996 ;88(22):1652–8.

[23]  Banys M, et al. Influence of zoledronic acid on disseminated tumor cells in bone marrow and survival: results of a prospective clinical trial. BMC Cancer 2013;13: 480.

[24]  Diel IJ, Solomayer EF, Costa SD, Gollan C, Goerner R, Wallwiener D, et al. Reduc-tion in new metastases in breast cancer with adjuvant clodronate treatment. N Engl J Med. 1998;339(6):357–63.

[25]  Hiraga T, Williams PJ, Ueda A, Tamura D, Yoneda T. Zoledronic acid inhibits visceral metastases in the 4T1/luc mouse breast cancer model. Clin Cancer Res. 2004;10(13):4559–67.

[26]  Coleman R, et al. Adjuvant bisphosphonate treatment in early breast cancer: meta-analyses of individual patient data from randomised trials. Lancet 2015;386(10001): 1353–61.

[27]  Coleman R, et al. Adjuvant zoledronic acid in patients with early breast cancer: final efficacy analysis of the AZURE (BIG 01/04) randomised open-label phase 3 trial. Lancet Oncol 2014;15(9): 997–1006.

[28]  Coleman RE, Finkelstein D, Barrios CH et al. Adjuvant denosumab in early breast cancer: First results from the international multicenter randomized phase III placebo controlled D-CARE study. J Clin Oncol 2018;36: (suppl; abstr 501).

[29]  Gnant M, Pfeiler G, Steger GG et al. Adjuvant denosumab in early breast cancer: Disease-free survival analysis of 3,425 postmenopausal patients in the ABCSG-18 trial. J Clin Oncol 2018; 36: (suppl; abstr 500)

[30] Schmid P, Possinger K. Pharmakologie der Bispohosphonate. In: Possinger K (Hrsg.) Supportiv-behandlung von Knochenmetastasen. UNI-MED, Bremen, 2002: 50.
[31] Silverman SL, Landesberg R. Osteonecrosis of the jaw and the role of bisphosphonates: a critical review. Am J Med. 2009 Feb;122(2 Suppl): S33-45
[32] Ripamonti CI, Maniezzo M, Campa T, Fagnoni E, Brunelli C, Saibene G, et al. Decreased occurrence of osteonecrosis of the jaw after implementation of dental preventive measures in solid tumour patients with bone metastases treated with bisphosphonates. The experience of the National Cancer Institute of Milan. Ann Oncol. 2009 Jan;20(1):137–45.
[33] Montefusco V, Gay F, Spina F, Miceli R, Maniezzo M, Teresa Ambrosini M, et al. Antibiotic prophylaxis before dental procedures may reduce the incidence of osteonecrosis of the jaw in patients with multiple myeloma treated with bisphosphonates. Leuk Lymphoma. 2008;49(11):2156–62.

## 4.6 Erhalt von Ovarialfunktion und Fertilität

Bernd Gerber

Rund 25 % aller Brustkrebserkrankungen treten bei prämenopausalen Patientinnen und 12 % bei Frauen unter 40 Jahren auf [1],[2].

Die WHO definiert Amenorrhoe bzw. Menopause als das Ausbleiben der Menstruationen über ein Jahr. Die Amenorrhoe nach Chemotherapie wird auch als chemotherapieinduzierte Amenorrhoe (CIA) oder Premature Ovarian Failure (POF) bezeichnet.

Die histologischen Auswirkungen einer Chemotherapie auf das Ovar können von einer reduzierten Follikelzahl über völliges Fehlen bis zur vollständigen Fibrose reichen.

Prinzipiell ist zu unterscheiden zwischen dem Erhalt der Ovarialfunktion und dem Erhalt der Fertilität. So leiden Frauen mit einer POF unter subjektiven (Hitzewallungen, Schweißausbrüche, Schlafstörungen, Libidoverlust, Vitalitätsverlust etc.) und objektiven Folgen (Osteoporose, kardiovaskuläre Ereignisse, Genitalatrophie, kognitive Dysfunktionen, labile Psyche, Vaginalatrophie, Dyspareunien etc.), welche die Lebensqualität langfristig und irreversibel mindern [3],[4]. Eine wiedereinsetzende Menstruation nach CIA ist nicht gleichbedeutend mit Fertilität.

Alle prämenopausalen Frauen mit Chemotherapieindikation und Wunsch nach Fertilitätserhalt sollten frühestmöglich über fertilitäts- und ovarfunktionserhaltende Maßnahmen beraten werden. Dazu gehören nachfolgende Überlegungen.

## 4.6.1 Risiko einer POF infolge der geplanten Systemtherapie

Das Risiko einer permanenten Ovarschädigung (Infertilität) ist bei folgenden Regimen [5],[6],[7]
hoch (> 80 %):
- Hochdosis-Chemotherapie mit Stammzelltransplantationen und Cyclophosphamid/Busulfan
- Bestrahlung der Ovarien
- CMF, FEC, FAC, (jeweils 6 Zyklen bei Frauen > 40 Jahre)

intermediär:
- CMF, FEC, FAC, (jeweils 6 Zyklen bei Frauen 30–39 Jahre)
- AC, EC (jeweils 4 Zyklen bei Frauen > 40 Jahre)
- taxanhaltige Kombinationen

gering (< 20 %):
- ABVD (Doxorubicin, Bleomycin, Vinblastin, Dacarbazin)
- CHOP (Cyclophosphamid, Doxorubicin, Vincristin, Prednisolon)
- Therapie der akuten myeloische Leukämie
- Therapie der akuten lymphatischen Leukämie
- CMF, FEC, FAC, (jeweils 6 Zyklen bei Frauen < 30 Jahre)
- AC/EC → Pac/Doc (jeweils 4 Zyklen bei Frauen < 40 Jahre)

Unbekannt/fraglich:
- Taxane, Vincristine, MTX, 5-FU, Oxaliplatin, Irinotectan, Capecitabin

Mit den derzeit gebräuchlichen Anthrazyklin-Taxan-haltigen Chemotherapieregimen resultieren reversible oder irreversible CIA in 50–60 % der Fälle, die allerdings eine deutliche Altersabhängigkeit aufweisen (< 35 Jahre: 26 %; 95 % CI 12–43 %), 35–40 Jahre: 39 %; 95 % CI 31–58 %) und > 40 Jahre: 77 % (95 % CI 71–83 %) [7],[8]. Die CIA-Raten nach Anthrazyklin-Taxan-haltigen Schemata unterscheiden sich nicht signifikant vom FAC/FEC-Schema [9],[10].

Als unabhängige Risikofaktoren für eine dauerhafte CIA wurden höheres Alter (> 40 Jahre), höherer BMI und die Einnahme von Tamoxifen nach Chemotherapie bestätigt.

Bei prämenopausalen Frauen mit Luminal-like-Tumoren wird derzeit eine 5- bis 10-jährige Tamoxifentherapie – unabhängig von einer vorausgegangenen Chemotherapie – empfohlen [11],[12]. Über diesen Zeitraum wird die Follikelzahl auf physiologische Weise abnehmen. Zudem ist bei Frauen nach Tamoxifeneinnahme die Wahrscheinlichkeit, dass sie spontan schwanger werden, signifikant geringer (HR 0,29; 95 % CI 0,16–0,54) gegenüber Frauen, die kein Tamoxifen eingenommen haben [13]. Daher sollten auch bei diesen Patientinnen fertilitätserhaltende Maßnahmen diskutiert werden. Andererseits kann in Abhängigkeit vom individuellen Rezidivrisiko und dringendem Kinderwunsch die endokrine Therapie gestoppt und der Kinderwunsch realisiert werden. Dazu sollte allerdings der Zeitraum mit dem höchsten Rezidivrisiko abgewartet werden. Für eine Wiederaufnahme der endokrinen Therapie nach erfülltem Kinderwunsch existieren keine Daten, man würde aber dazu raten.

Entsprechend der Tumorbiologie sollte immer die in Leitlinien empfohlene Therapie mit der höchsten Heilungsrate durchgeführt werden, unabhängig von einer potenziell ovarschädigenden Wirkung. Eine anti-HER2-Therapie hat keine Auswirkungen auf die Ovarialfunktion.

Die Indikation zu einer Chemotherapie sollte kritisch geprüft werden, ggf. auch unter Einsatz eines Multigenassays [14]. Die endokrine Therapie allein stellt eine effektive Behandlung dar.

## 4.6.2 Vorhersage einer chemotherapieinduzierten Amenorrhoe

Je jünger die Patientin, desto geringer ist auch das Risiko für eine chemotherapieinduzierte Amenorrhoe (CIA). Nach einer Anthrazyklin-Taxan-haltigen Chemotherapie setzte die Menstruation bei allen Frauen unter 30 Jahren innerhalb eines Jahres wieder ein. Bei Frauen älter als 35 Jahre nur bei 60 % innerhalb von 3 Jahren [15]. Die Vorhersage des Risikos einer CIA anhand der Bestimmung von Anti-Müller-Hormon (AMH), Inhibin und follikelstimulierendem Hormon (FSH) ist nur bedingt möglich [16],[17],[18]. Dagegen erlaubt die Bestimmung des AMH nach Chemotherapie eine bessere Vorhersage bezüglich einer dauerhaften CIA [19],[20]. Die sonografische Bestimmung der Follikelanzahl und -größe zeigt zwar die ovarielle Reserve an, ist aber sehr subjektiv [21]. Letztlich sind alle Hormon- und Follikelzahlbestimmungen stark altersabhängig.

## 4.6.3 Prognostische Bedeutung der wiedereinsetzenden Ovarialfunktion

Die Ausschaltung der ovariellen Hormonproduktion (OFS = Ovarfunktions-Supression) ist bei hormonsensitiven Tumoren etabliert. Für Patientinnen mit einem hormonsensitiven High-risk-Mammakarzinom und zusätzlicher OFS konnte eine signifikante Verbesserung des 8-Jahre Krankheitsfreie-Überlebens (Tamoxifen: 78,9 %, OFS + Tamoxifen: 83,2 %, OFS + Aromatasehemmer 85,9 %; P = 0,009) und des Gesamtüberlebens (Tamoxifen: 91,5 %, OFS + Tamoxifen: 93,3 %, OFS + Aromatasehemmer 92,1 % %; P = 0,01) gezeigt werden [22]. Besonders deutlich waren die Effekte nach vorheriger Chemotherapie. Für Frauen mit CIA gegenüber denen ohne CIA war das 10-Jahre krankheitsfreie Überleben (78,4 % vs. 67 %, P = 0,022) sowie das Gesamtüberleben (90,8 % vs. 79,7 %, P = 0,041) signifikant besser [23].

Diese Daten zeigen, dass eine dauerhafte Amenorrhoe (CIA, GnRH-Therapie) bei hormonsensitiven Karzinomen die Prognose verbessert. Die medikamentös induzierte Amenorrhoe wird derzeit für 5 Jahre empfohlen [12]. Gegen diesen Benefit einer CIA muss die Dringlichkeit des Kinderwunsches abgewogen werden.

Keine Bedenken hinsichtlich wiedereinsetzender Ovarialfunktion bestehen bei hormonrezeptornegativen Tumoren.

### 4.6.4 Prognose der Erkrankung und Kinderwunsch

Das Gesamtüberleben hängt ganz wesentlich vom Alter der Patientin, der Tumorbiologie und dem Stadium der Erkrankung ab.

Es wird immer eine individuelle Entscheidung sein, die statistische Lebenserwartung aufgrund der Krebserkrankung und die Dringlichkeit des Kinderwunsches gegeneinander abzuwägen. Prozentuale Vorgaben scheinen für diese Entscheidungen ethisch bedenklich. Bei primär metastasierten Mammakarzinomen sollte jedoch eher von fertilitätserhaltenden Maßnahmen abgeraten werden.

Eine Schwangerschaft nach abgeschlossener Systemtherapie mit oder ohne Radiatio – diese kann von 9 Monaten (tripplenegatives Mammakarzinom) bis zu 10 Jah-

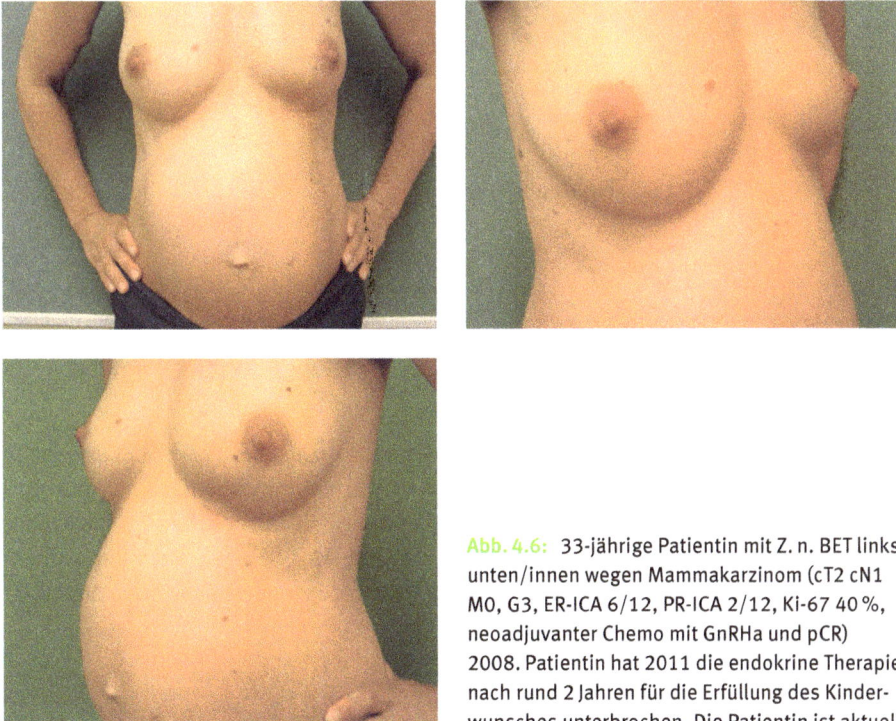

**Abb. 4.6:** 33-jährige Patientin mit Z. n. BET links unten/innen wegen Mammakarzinom (cT2 cN1 M0, G3, ER-ICA 6/12, PR-ICA 2/12, Ki-67 40 %, neoadjuvanter Chemo mit GnRHa und pCR) 2008. Patientin hat 2011 die endokrine Therapie nach rund 2 Jahren für die Erfüllung des Kinderwunsches unterbrochen. Die Patientin ist aktuell krankheitsfrei.

(a) 01.08.2011

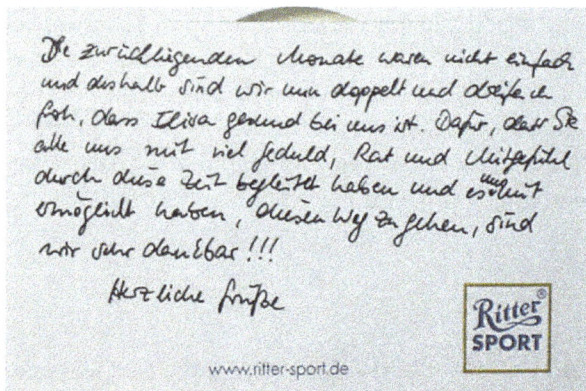

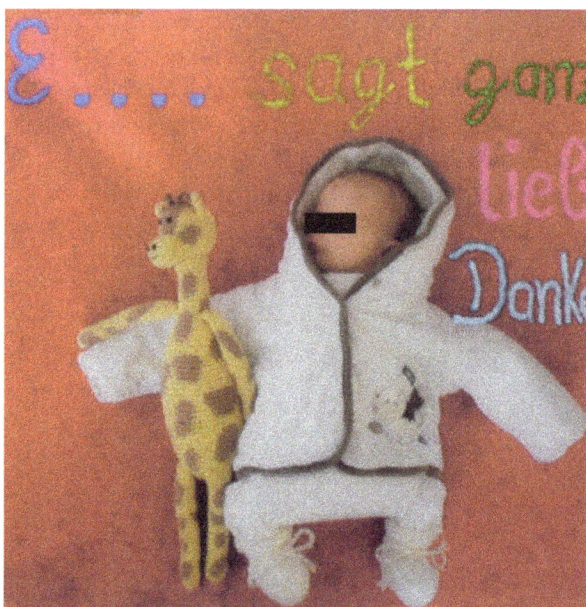

Die zurückliegenden Monate waren nicht einfach und deshalb sind wir um doppelt und dreifache froh, dass Elisa gesund bei uns ist. Dafür, dass Sie alle uns mit viel Geduld, Rat und Mitgefühl durch diese Zeit begleitet haben und es überhaupt ermöglicht haben, diesen Weg zu gehen, sind wir sehr dankbar!!!

Herzliche Grüße

www.ritter-sport.de

(b) 28.10.2011

Abb. 4.6: (Fortsetzung)

ren (hormonsensitives Mammakarzinom) betragen – und mindestens 2 Jahre nach Diagnosestellung sollte die Prognose der Krebserkrankung nicht signifikant verschlechtern [24]. Allerdings darf hierbei der Bias eines "Healthy mother"-Effekts nicht unberücksichtigt bleiben, d. h. in der Regel entscheiden sich nur Frauen nach längerem krankheitsfreien Intervall und mit guter Prognose zu einer Schwangerschaft (s. Abb. 4.6).

## 4.6.5 GnRH-Analoga zum Ovarschutz unter einer Chemotherapie

Bislang ist unklar, wie die Zytostatika ihre schädigende Wirkung an den Ovarien entfalten. Die Entwicklung vom Primordialfollikel zum kleinen präantralen Follikel verläuft GnRH-unabhängig, so dass zytotoxische Auswirkungen auf proliferierende Zellen nur eine untergeordnete Rolle spielen. Die primär schädigende Wirkung der Zytostatika könnte die proliferierenden Granulosazellen treffen (Ataya-Hypothese) oder durch Induktion apoptotischer Vorgänge die ruhenden Prägranulosazellen und Oozyten zerstören (Meirow-Hypothese) [25].

Mehrere randomisierte Studien untersuchten den Effekt einer Chemotherapie auf die Ovarfunktion mit und ohne GnRHa (s. Tab. 4.46). Aus der Tabelle wird zudem ersichtlich, dass die Schwangerschaftsraten insgesamt sehr niedrig waren.

Eine aktuelle Metaanalyse bestätigt, dass bei prämenopausalen Patientinnen mit Indikation zu einer Chemotherapie und Wunsch nach Erhaltung der Ovarfunktion die parallele GnRHa-Gabe, gegenüber den Kontrollen, zu einer signifikant geringeren Amenorrhoerate (OR = 0,37; 95 % CI 0,25–0,57) und höheren Schwangerschaftsraten (OR 1,82; 95 % CI 1,05–3,14) führt [26].

Im Hinblick auf eine GnRHa-bedingte Arretierung von hormonsensitiven Tumorzellen in der G0-Phase des Zellzyklus wurde lange Zeit von einer GnRHa Applikation bei hormonsensitiven Tumoren abgeraten. Diese Befürchtung wurde inzwischen jedoch entkräftet.

Tab. 4.46: Randomisierte klinische Studien zum Ovarschutz mit GnRHa während einer Chemotherapie.

| Autor | Patietinnen (N) | Alter median (Jahre) | Hormonrezeptorpositiv (%) | % POF* GnRHa/kein GnRHa | Schwangerschaften (N) |
|---|---|---|---|---|---|
| Badawy [28] | 78 | 30 | k. A. | 10/67 p < 0,001 | k. A. |
| Sverrisdottir [29] | 285 | 45 | 45 | 64/90 p = 0,006 | k. A. |
| Del Mastro [30] | 281 | 39 | 81 | 9/26 p < 0,001 | 3/1 |
| Gerber [31] | 60 | 37 | 0 | 30/43 n. s. | 1/1 |
| Munster [32] | 49 | 39 | 73 | 12/10 n. s. | 1/1 |
| Elgindy [33] | 100 | 33 | 0 | 24/48 n. s. | 2/1 |
| Moore [34] | 218 | 38 | 0 (≥ 10 %) | 8/22 p = 0,02 | 22/12 |

*POF = Premature ovarian failure
n. s. = nicht signifikant
k. A. keine Angaben

Nationale und internationale Guidelines empfehlen die GnRHa-Gabe während einer zytotoxischen Therapie zum Ovarschutz, unabhängig vom Hormonrezeptorstatus [27]. Die erste GnRHa-Applikation sollte mindestens eine, besser zwei Wochen vor der ersten Chemotherapiegabe erfolgen.

Eine „relevante" Verzögerung der onkologischen Therapie aufgrund von fertilitätserhaltenden Maßnahmen sollte vermieden werden [35]. Als Unbedenklich gilt ein Zeitraum von 4 Wochen [12]. Dieser Zeitraum ist in der Regel für die Staginguntersuchung, Beratung, evtl. Zweitmeinung etc. ohnehin erforderlich. Für eine ovarielle Stimulation ist dieser Zeitraum aus reproduktionsmedizinischer Sicht ausreichend.

Bei bestehendem Kinderwunsch sollten betroffene Frauen in einem der „FertiProtect"-Zentren (http://www.fertiprotekt.de/) – hierbei handelt es sich um einen Zusammenschluss aus onkologischen und reproduktionsmedizinischen Zentren – vorgestellt werden.

### 4.6.6 Reproduktionsmedizinische Techniken (ART) zum Fertilitätserhalt

Eine Beratung zum Fertilitäserhalt sollte allen Frauen mit potentiellem Kinderwunsch angeboten werden. Allerdings muss nicht bei allen Frauen eine reproduktionsmedizinische Maßnahme erfolgen. Bei „jungen" Frauen mit einer „guten" onkologischen Prognose und einem Chemotherapieregime mit einer geringen ovartoxischen Wirkung (z.B. 4x EC → 12× Paclitaxel q12; Infertilitätsrate < / = 20 (–30) %) und einer Realisierung des Kinderwunsches bis zum 35. vollendeten Lebensjahr sind keine reproduktionsmedizinischen Maßnahmen erforderlich.

Die dezidierte Beratung zu den verschiedenen artifiziellen reproduktionsmedizinischen Techniken (ART) muss durch einen Reproduktionsmediziner erfolgen. An dieser Stelle soll nur ein kurzer Überblick zur orientierenden Beratung gegeben werden [36].

Die höchsten Erfolgsraten hinsichtlich Geburt eines gesunden Kindes hat die Kryokonservierung von Embryonen oder befruchteten Eizellen im Vorkernstadium (2PN) [37]. Dies setzt allerdings einen festen Partner voraus.

Bei fehlendem Partner kommen die Kryokonservierung von reifen Oozyten und Ovarialgewebe in Betracht. Zur Follikelstimulation werden Gonadotropine und zum Abfangen des Östrogenpeaks Tamoxifen oder Aromatasehemmer eingesetzt. Bei Beginn der Stimulationsbehandlung in der Lutealphase mit rekombinantem FSH unter zeitgleicher Gabe von GnRH-Antagonisten reduziert sich der Zeitraum bis zur Follikelpunktion auf maximal 14 Tage. Durch die Ovulationsinduktion vor Eizellentnahme mittels GnRH-Agonisten („agonist trigger") kann ein ovarielles Überstimulationssyndrom vermieden werden. Mit der Gabe eines GnRH-Depotpräparats noch am Tag der Eizellpunktion wird die für die Chemotherapie gewünschte ovarielle Ruhe erreicht.

Die Kryokonservierung von laparoskopisch entnommenem Ovarialgewebe stellt ein weiteres Verfahren zum Fertilitätserhalt dar [38],[39]. Nach der Chemotherapie werden die Cortex-Chips entweder orthotop in Perforationen des (kontralateralen) Ovars, subperitoneal in die Beckenwand oder heterotop z. B. in das subkutane Fettgewebe transplantiert. Von Vorteil ist die kurze Zeitdauer der Durchführung bis zum Therapiebeginn.

Problematisch ist das Ovarialkarzinomrisiko nach Ovargewebe-Re-Transplantation bei BRCA-1/2-Mutationsträgerinnnen [35]. Deshalb sollten nach Erfüllung des Kinderwunsches das Ovargewebe bzw. beide Adnexe wieder entfernt werden.

Die Kryokonservierung unreifer Oozyten gilt bislang als experimentell [40].

Bei allen ART-Verfahren entstehen Kosten von mehr als 2000 Euro, die in der Regel noch nicht von der Krankenkasse getragen werden. Eine entsprechende Gesetzesänderung im Fünften Buch Sozialgesetzbuch, Artikel 3, ist zur Zeit in Arbeit. Wenn diese Änderung Anfang 2020 bestätigt werden, dann übernehmen die Krankenkassen die Kosten für die Kryokonservierung von Eizellen und Spermien bei Krebs erkrankten Patientinnen.

## Literatur

[1]   Trivers KF, Fink AK, Partridge AH, et al. Estimates of young breast cancer survivors at risk for infertility in the U. S. Oncologist 2014;19:814–22.
[2]   Institut RK: Evaluation of cancer incidence in germany (2007–2010). http://www.rki.de/GBE/KREBS/KREBS.HTM, 2018
[3]   Park WC. Role of Ovarian Function Suppression in Premenopausal Women with Early Breast Cancer. J Breast Cancer 2016;19:341–8.
[4]   Munhoz RR, Pereira AA, Sasse AD, et al. Gonadotropin-Releasing Hormone Agonists for Ovarian Function Preservation in Premenopausal Women Undergoing Chemotherapy for Early-Stage Breast Cancer: A Systematic Review and Meta-analysis. JAMA oncology 2016;2:65–73.
[5]   Petrek JA, Naughton MJ, Case LD, et al. Incidence, time course, and determinants of menstrual bleeding after breast cancer treatment: a prospective study. J Clin Oncol. 2006;24:1045–51.
[6]   Muller H. Effects of adjuvant chemotherapy of breast cancer on gonadal function. Zentralbl. Gynakol. 1990;112:795–801.
[7]   Overbeek A, van den Berg MH, van Leeuwen FE, et al. Chemotherapy-related late adverse effects on ovarian function in female survivors of childhood and young adult cancer: A systematic review. Cancer Treat Rev 2016;53:10–24.
[8]   Zavos A, Valachis A. Risk of chemotherapy-induced amenorrhea in patients with breast cancer: a systematic review and meta-analysis. Acta Oncol 2016;55:664–70.
[9]   Okanami Y, Ito Y, Watanabe C, et al. Incidence of chemotherapy-induced amenorrhea in premenopausal patients with breast cancer following adjuvant anthracycline and taxane. Breast Cancer 2011;18:182–8.
[10]  Pourali L, Taghizadeh Kermani A, Ghavamnasiri MR, et al. Incidence of chemotherapy-induced amenorrhea after adjuvant chemotherapy with taxane and anthracyclines in young patients with breast cancer. Iranian journal of cancer prevention 2013;6:147–50.
[11]  Davies C, Pan H, Godwin J, et al. Long-term effects of continuing adjuvant tamoxifen to 10 years versus stopping at 5 years after diagnosis of oestrogen receptor-positive breast cancer: ATLAS, a randomised trial. Lancet 2013;381:805–16.
[12]  AGO. Diagnostic and treatment of early and metastatic breast cancer. 2016 http://www.ago-online.org

[13] Shandley LM, Spencer JB, Fothergill A, et al. Impact of tamoxifen therapy on fertility in breast cancer survivors. Fertil Steril 2017;107:243–52.e5.

[14] Sparano JA, Gray RJ, Makower DF, et al. Adjuvant Chemotherapy Guided by a 21-Gene Expression Assay in Breast Cancer. N Engl J Med 2018;379:111–21.

[15] Koga C, Akiyoshi S, Ishida M, et al. Chemotherapy-induced amenorrhea and the resumption of menstruation in premenopausal women with hormone receptor-positive early breast cancer. Breast Cancer 2017;24:714–9.

[16] Chai J, Howie AF, Cameron DA, et al. A highly-sensitive anti-Mullerian hormone assay improves analysis of ovarian function following chemotherapy for early breast cancer. Eur J Cancer 2014;50:2367–74.

[17] Bozza C, Puglisi F, Lambertini M, et al. Anti-Mullerian hormone: determination of ovarian reserve in early breast cancer patients. Endocr Relat Cancer 2014;21:R51-65.

[18] Henry NL, Xia R, Schott AF, et al. Prediction of postchemotherapy ovarian function using markers of ovarian reserve. Oncologist 2014;19:68–74.

[19] Anderson RA, Mansi J, Coleman RE, et al. The utility of anti-Mullerian hormone in the diagnosis and prediction of loss of ovarian function following chemotherapy for early breast cancer. Eur J Cancer 2017;87:58–64.

[20] Kim HA, Choi J, Park CS, et al: Post-chemotherapy serum anti-mullerian hormone level predicts ovarian function recovery. Endocrine connections, 2018

[21] Khairy M, Clough A, El-Toukhy T, et al. Antral follicle count at down-regulation and prediction of poor ovarian response. Reproductive biomedicine online 2008;17:508–14.

[22] Francis PA, Pagani O, Fleming GF, et al. Tailoring Adjuvant Endocrine Therapy for Premenopausal Breast Cancer. N Engl J Med 2018;379:122–37.

[23] Jung M, Shin HJ, Rha SY, et al. The clinical outcome of chemotherapy-induced amenorrhea in premenopausal young patients with breast cancer with long-term follow-up. Ann Surg Oncol 2010;17:3259–68.

[24] Carneiro MM, Cota AM, Amaral MC, et al. Motherhood after breast cancer: can we balance fertility preservation and cancer treatment? A narrative review of the literature. JBRA Assist Reprod 2018; 22(3):244–52.

[25] Morgan S, Anderson RA, Gourley C, et al. How do chemotherapeutic agents damage the ovary? Human reproduction update 2012;18:525–35.

[26] Lambertini M, Moore HCF, Leonard RCF, et al. Gonadotropin-Releasing Hormone Agonists During Chemotherapy for Preservation of Ovarian Function and Fertility in Premenopausal Patients With Early Breast Cancer: A Systematic Review and Meta-Analysis of Individual Patient-Level Data. J Clin Oncol 2018;36:1981–90.

[27] Blumenfeld Z. Fertility Preservation by Endocrine Suppression of Ovarian Function Using Gonadotropin-Releasing Hormone Agonists: The End of the Controversy? J Clin Oncol 2018;36:1895–7.

[28] Badawy A, Elnashar A, El Ashry M, et al. Gonadotropin-releasing hormone agonists for prevention of chemotherapy-induced ovarian damage: prospective randomized study. Fertil Steril. 2009;91:694–7.

[29] Sverrisdottir A, Nystedt M, Johansson H, et al. Adjuvant goserelin and ovarian preservation in chemotherapy treated patients with early breast cancer: results from a randomized trial. Breast Cancer Res Treat 2009;117:561–7.

[30] Del Mastro L, Boni L, Michelotti A, et al. Effect of the gonadotropin-releasing hormone analogue triptorelin on the occurrence of chemotherapy-induced early menopause in premenopausal women with breast cancer: a randomized trial. JAMA 2011;306:269–76.

[31] Gerber B, von Minckwitz G, Stehle H, et al. Effect of luteinizing hormone-releasing hormone agonist on ovarian function after modern adjuvant breast cancer chemotherapy: the GBG 37 ZORO study. J Clin Oncol 2011;29:2334–41.

[32] Munster PN, Moore AP, Ismail-Khan R, et al. Randomized trial using gonadotropin-releasing hormone agonist triptorelin for the preservation of ovarian function during (neo)adjuvant chemotherapy for breast cancer. J Clin Oncol 2012;30:533–8.

[33] Elgindy EA, El Haieg DO, Khorshid OM, et al. Gonadatrophin Suppression to Prevent Chemotherapy-Induced Ovarian Damage: A Randomized Controlled Trial. Obstet Gynecol 2013;121:78–86.

[34] Moore HC, Unger JM, Phillips KA, et al. Goserelin for ovarian protection during breast-cancer adjuvant chemotherapy. N Engl J Med 2015;372:923–32.

[35] Revelli A, Salvagno F, Delle Piane L, et al. Fertility preservation in BRCA mutation carriers. Minerva Ginecol 2016;68:587–601.

[36] Stachs A, Hartmann S, Gerber B. Preservation of Fertility or Ovarian Function in Patients with Breast Cancer or Gynecologic and Internal Malignancies. Geburtshilfe Frauenheilkd 2017;77:861–9.

[37] Shapira M, Raanani H, Meirow D. IVF for fertility preservation in breast cancer patients--efficacy and safety issues. J Assist Reprod Genet 2015;32:1171–8.

[38] Jensen AK, Rechnitzer C, Macklon KT, et al. Cryopreservation of ovarian tissue for fertility preservation in a large cohort of young girls: focus on pubertal development. Hum Reprod 2017;32:154–64.

[39] Rodriguez-Wallberg KA, Tanbo T, Tinkanen H, et al. Ovarian tissue cryopreservation and transplantation among alternatives for fertility preservation in the Nordic countries – compilation of 20 years of multicenter experience. Acta Obstet Gynecol Scand 2016;95:1015–26.

[40] Ronn R, Holzer H. Breast cancer and fertility: an update. Curr Opin Support Palliat Care 2015;9:285–93.

# 5 Komplementäre Medizin

Petra Voiß, Silke Lange, Anna Paul, Mattea Reinisch, Gustav Dobos,
Sherko Kümmel

## 5.1 Einleitung

Unter den Begriffen komplementäre und alternative Therapien (CAM) werden Verfahren zusammengefasst, die nicht Teil der konventionellen Medizin sind. Sie werden entweder ergänzend zu (komplementär) oder anstelle von (alternativ) etablierten Therapien eingesetzt. Zu den Verfahren der Komplementärmedizin zählen im Wesentlichen Phytotherapie, Nahrungsergänzungsmittel, Akupunktur, Massagen und die Mind-Body-Medizin. Letztere steht für einen lebensstilorientierten Therapieansatz, der darauf abzielt, die Selbstregulations- und Selbsthilfefähigkeiten der Patientinnen zu stärken.

Zunehmend etabliert sich das Konzept einer Integrativen Onkologie, das wissenschaftlich geprüfte komplementäre Therapien mit der evidenzbasierten und etablierten Onkologie kombiniert. Die Society for Integrative Oncology (SIO) definiert Integrative Onkologie als „ein patientenzentriertes, evidenzinformiertes Gebiet der Krebstherapie, das Mind-Body-Verfahren, natürliche Produkte und/oder Lebensstil-Änderungen aus unterschiedlichen Traditionen begleitend zu den konventionellen Krebstherapien einsetzt. Die Integrative Onkologie versucht, Gesundheit, Lebensqualität und klinische Outcomes über den Behandlungsverlauf hinweg zu optimieren und Menschen zu befähigen, Krebs vorzubeugen und zu aktiven Teilnehmern vor und während der Krebsbehandlung, sowie über diese hinaus zu werden" [83].

Die Vorteile eines integrativen Therapieansatzes gegenüber eines rein alternativmedizinischen werden unter anderem vor dem Hintergrund aktueller Daten des amerikanischen nationalen Krebsregisters deutlich. Diese Daten, die von dem Team um Dr. Skyler Johnson vom Department of Therapeutic Radiology der Yale School of Medicine, New Haven, USA, ausgewertet wurden, belegen, dass Patientinnen mit Mammakarzinom, die ausschließlich alternativmedizinisch behandelt wurden, ein fast sechsfach erhöhtes Mortalitätsrisiko (HR 5,68) haben [44]. Führt die Nutzung nichtevidenzbasierter Krebstherapien zu einer schlechteren Therapieadhärenz, wirkt sich dies ebenfalls nachteilig auf das Überleben aus [43].

Ungefähr 40 Prozent aller onkologischen Patientinnen nutzen laut internationaler Umfragen komplementäre Verfahren [33] und ein großer Teil möchte von ihrem behandelnden Arzt über dieses Thema informiert werden [77]. Auch aktuelle Daten aus Deutschland dokumentieren großes Interesse. So wünschen sich 75 % der Patientinnen mit fortgeschrittener Mammakarzinom-Erkrankung Informationen zu Komplementärmedizin [20]. Häufig wünschen sich die Patientinnen zudem mehr Integration von Komplementärmedizin in die onkologische Versorgung [62]. Eine Umfrage der AGO unter ihren 676 Mitgliedern zeigte, dass von 104, die den Fragebogen ausfüllten,

https://doi.org/10.1515/9783110580662-005

bereits 93 % ein komplementärmedizinisches Angebot für Brustkrebspatientinnen vorhalten [47]. Um das synergistische Potenzial eines integrativen Ansatzes optimal zu nutzen und Patientinnen sowohl vor unseriösen Therapien zu schützen als auch ihrem Wunsch nach seriösen Komplementärmedizinischen Informationen nach-zukommen, sind fundierte Kenntnisse erforderlich. Dieses Kapitel bietet hierzu einen wesentlichen Beitrag.

## 5.2 Leitlinien und fundierte Informationsquellen

Zahlreiche Phytotherapeutika und Nahrungsergänzungsmittel werden im Internet beworben, immer wieder sind neue CAM-Therapien en vogue, so dass verlässliche Informationsquellen unerlässlich sind. In amerikanischen und deutschen Leitlinien wird empfohlen, alle Patientinnen zu befragen, ob sie komplementäre und/oder al-ternative Therapien in Anspruch nehmen und gegebenenfalls auf mögliche Risiken und Interaktionen mit Standardtherapien hinzuweisen. Informationen zu Wirkun-gen, Risiken und Interaktionen komplementärmedizinischer Therapien können kos-tenlos auf der Website des Memorial Sloan Kettering Cancer Centers „About Herbs, Botanicals & Other Products" abgerufen werden [37]. Weitere deutsch- und englisch-sprachige Informationsquellen stehen zur Verfügung:

– AGO-Links zu Leitlinien: http://www.ago-online.de
– Onkopedia-Leitlinien Komplementärmedizin: https://www.onkopedia.com
– Kompetenznetz Komplementärmedizin in der Onkologie – KOKON: www.koko-ninfo.de oder www.kompetenznetz-kokon.de
– PRIO Prävention und integrative Onkologie (AG der DKG) Informationen: http://www.prio-dkg.de
– Dialogforum Pluralismus in der Medizin, Auflistung Universitärer Einrichtungen für Naturheilkunde und Komplementärmedizin: http://www.dialogforum-plura-lismusindermedizin.de
– American Institute for Cancer Research http://www.aicr.org/
– National Center for Complementary and Integrative Health: https://nccih.nih.gov
– Memorial Sloan Kettering Cancer Center Ernährung und pflanzliche Heilmittel: https://www.mskcc.org
– American Botanical Council, Ratgeber: http://cms.herbalgram.org
– CAM-Cancer (Complementary and Alternative Medicine for Cancer) Ratgeber: http://www.cam-cancer.org
– Cochrane Complementary Medicine: http://cam.cochrane.org
– European Scientific Cooperative on Phytotherapy: http://escop.com
– MD Anderson Integrative Medicine Center: https://www.mdanderson.org

Zusätzlich unterstützen Leitlinien zu Komplementärmedizin bei der Bewertung von Therapien. Eine 2017 aktualisierte Leitlinie mit S3-Niveau der Society for Integrative

Oncology [25] (Bewertungssystem s. Tab. 5.1) bietet einen Überblick über die Eviden-zen komplementärmedizinischer Verfahren in der Therapie des Mammakarzinoms. 2018 erfolgte die Anerkennung der Leitlinie durch die Amerikanische Gesellschaft für klinische Onkologie (ASCO) [55]. Die SIO selbst wurde im Jahr 2004 von führenden Forschern und Klinikern auf dem Gebiet der Integrativen Onkologie in den USA ge-gründet, um sie im Sinne einer evidenzbasierten Medizin weiter zu entwickeln, mit dem Ziel, die Lebensqualität onkologischer Patientinnen zu verbessern. Inzwischen sind Ärzte aus 29 Ländern akkreditierte Mitglieder.

In Deutschland werden von der Kommission Mamma der Arbeitsgemeinschaft Gynäkologische Onkologie e. V. (AGO) seit 2002 jährlich evidenzbasierte Empfehlun-gen zu komplementären Therapien aktualisiert [34] (Bewertungssystem s. Tab. 5.2). Auch im Leitlinienprogramm Onkologie (Deutsche Krebsgesellschaft, Deutsche Krebshilfe, AWMF): S3-Leitlinie Früherkennung, Diagnose, Therapie und Nachsorge des Mammakarzinoms, Version 4.0 von November 2017 finden sich im Kapitel 6.6. komplementärmedizinische Empfehlungen [52]. Die Fertigstellung einer S3-Leitlinie zu Komplementärmedizin in der Behandlung von onkologischen Patienten und Pa-tientinnen ist für 2020 geplant.

**Tab. 5.1:** Bewertungssystem verwendet für die Empfehlungen der SIO Leitlinie.

| Grade | Definitionen |
| --- | --- |
| A | Empfiehlt die Modalität (hohe Gewissheit, dass der Nettonutzen bedeutend ist – halten Sie diese Modalität vor) |
| B | Empfiehlt die Modalität (hohe Gewissheit, dass der Nettonutzen moderat ist oder moderate Gewissheit, dass der Nettonutzen moderat bis bedeutend ist – halten Sie diese Modalität vor) |
| C | Selektive Empfehlung dieses Verfahrens für einzelne Patientinnen basierend auf der professionellen Beurteilung und der Patienten-Präferenz (zumindest moderate Gewissheit, dass ein kleiner Nettonutzen besteht – bieten Sie diese Modalität für ausgewählte Patienten an, abhängig von den individuellen Umständen) |
| D | Empfehlung gegen das Verfahren (moderate bis hohe Gewissheit, dass kein Netto-nutzen durch die Modalität besteht – raten Sie von der Modalität ab) |
| H | Empfehlung gegen das Verfahren (es besteht moderate bis hohe Gewissheit, dass der Schaden den Nutzen überwiegt – raten Sie von der Modalität ab) |

Tab. 5.2: Bewertungssystem verwendet für die Empfehlungen der AGO Kommission Mamma (www. ago-online.de).

| | |
|---|---|
| + + | Diese Untersuchung oder therapeutische Intervention ist für die Patientin von großem Vorteil, wird daher uneingeschränkt empfohlen und sollte durchgeführt werden. |
| + | Diese Untersuchung oder therapeutische Intervention ist für die Patientin von begrenztem Vorteil und kann durchgeführt werden. |
| +/− | Diese Untersuchung oder therapeutische Intervention hat für die Patientin keinen Vorteil gezeigt. Sie kann in individuellen Fällen durchgeführt werden. Anhand gegenwärtigen Wissens kann derzeit keine allgemeine Empfehlung ausgesprochen werden. |
| − | Diese Untersuchung oder therapeutische Intervention kann für die Patientin von Nachteil sein und sollte nicht durchgeführt werden. |
| − − | Diese Untersuchung oder therapeutische Intervention ist für die Patientin von klarem Nachteil und sollte unbedingt vermieden werden. |

## 5.3 Gesundheitsfördernder Lebensstil

Empfehlungen zu einem gesundheitsfördernden Lebensstil sind aufgrund der wissenschaftlichen Erkenntnisse der letzten Jahrzehnte ein wichtiger Bestandteil einer onkologischen Beratung. Insbesondere Patientinnen, die Einfluss auf ihren Krankheitsverlauf nehmen möchten, profitieren von gezielten Empfehlungen zu körperlicher Aktivität, Ernährung, Umgang mit Stress und Belastungen sowie Strategien zur Krankheitsbewältigung. Im Konzept der Mind-Body-Medizin (MBM) werden diese oftmals separierten Bereiche zusammengeführt und der Patientin als ganzheitliche Selbsthilfestrategie vermittelt und erlebbar gemacht. Der Begriff „Mind-Body Medizin" wurde in Nordamerika geprägt. Ihre medizinwissenschaftlichen Wurzeln hat die MBM in der Inneren und der Verhaltensmedizin, der Stressforschung sowie in der Psychoneuroimmunologie. Das National Cancer Institute (NCI) definiert MBM als "health practice that combines mental focus, controlled breathing, and body movements to help relax the body and mind. It may be used to help control pain, stress, anxiety, and depression, and for overall health. Examples of mind-body practices include meditation, hypnosis, guided imagery, yoga, and tai chi" [61]. Der Fokus liegt dabei auf einer Stärkung der Gesundheitsressourcen über die Behandlung der Grunderkrankung hinaus. Die Patientinnen werden unterstützt, das eigene Verhalten und das Lebensumfeld unter Berücksichtigung der individuellen Möglichkeiten und Bedürfnisse so gesundheitsfördernd wie möglich zu gestalten und Selbstwirksamkeit in verschiedenen Lebensbereichen zu entwickeln oder zu stabilisieren.

### 5.3.1  Ernährung

Gesunde Ernährung wird als relevanter Faktor für die Verringerung der Gesamtsterblichkeit von Mammakarzinom-Patientinnen angesehen [42],[75]. Daten aus einer aktuellen Sekundäranalyse der Woman`s-Health-Initiative(WHI)-Studie (n = 48.835) zeigten für die Interventionsgruppe ein signifikant höheres Gesamtüberleben (22 %) durch eine Fettreduktion (auf 20 % der Energiezufuhr pro Tag) sowie durch einen vermehrten Verzehr von Obst, Gemüse und Getreide (medianes Follow-up 11,5 Jahre, HR: 0,78; 95 % CI 0,65–0,94; p = .01) [10].

Diese Daten untermauern die aktuellen Empfehlungen des World Cancer Research Fund. Der im Juni 2018 veröffentlichte Bericht des WCRF und des American Institute for Cancer Research (AICR) „Diet, Nutrition, Physical Activity and Cancer: A global Perspective" [84] beinhaltet sowohl zur Primärprävention als auch für Patientinnen nach Mammakarzinom folgende Empfehlungen:
1.  Erreichen und Halten von Normalgewicht
2.  bevorzugter Verzehr von Vollkorngetreide, Gemüse, Obst und Hülsenfrüchten
3.  Vermeidung von zuckerhaltigen Getränke
4.  Einschränkung des Verzehrs von Fast Food und anderen stark verarbeiteten Lebensmitteln mit einem hohen Gehalt von Zucker, Stärke und Fett
5.  Einschränkung des Verzehrs von rotem Fleisch (z. B. Rind, Schwein und Lamm) und Fleisch- bzw. Wurstwaren
6.  Vermeidung von Alkohol
7.  keine Nährstoffsupplementierung zur Vorbeugung von Krebs.

Dies entspricht den Grundsätzen einer mediterranen Vollwertkost und eignet sich auch, um ernährungsbedingten Erkrankungen vorzubeugen. Abgeraten werden sollte von sogenannten „Krebsdiäten" und einer restriktiven Lebensmittelauswahl, die das Risiko einer Mangelernährung begünstigen [34]. Insbesondere bei fortgeschrittener Krebserkrankung sollte zum Ausschluss einer Mangelernährung ein Screening durchgeführt und bei Bedarf ernährungstherapeutische Maßnahmen eingeleitet werden [1]. Patientinnen mit Übergewicht profitieren meist von einer Reduktion energiedichter Lebensmittel.

Eine **Ernährungsberatung** beinhaltet folgende Bereiche:
–  Aufklärung über die Empfehlungen des WCRF (s. o.) und Empfehlung einer mediterranen Vollwerternährung
–  Abfrage des Gewichts und der kurzfristigen Gewichtsentwicklung
–  bei Übergewicht/Adipositas: Unterstützung einer Gewichtsstabilisierung bzw. -reduktion nach Abschluss von Chemo- bzw. Radiotherapie
–  bei Untergewicht (BMI < 20,5), einem Gewichtsverlust > 5 % oder einer verringerten Nahrungszufuhr: intensiveres Screening, z. B. anhand von Nutrition Risk Screening (NRS) 2002 [48]
–  Aufklärung über sog Krebsdiäten (Gefahr einer Mangelernährung!)

– Information zur potenziellen Interaktionen von Therapien/Medikamenten und Lebensmitteln
– ggf. Empfehlung einer qualifizierten Ernährungsberatung durch Oecotrophologen bzw. Diätassistenten

### Kurzzeitfasten unter Chemotherapie

Besondere Aufmerksamkeit in der Presse erfährt in den letzten Jahren das Thema Kurzzeitfasten unter Chemotherapie. Daher wird im Folgenden ausführlicher darauf eingegangen.

In gesunden Zellen führt Nahrungsentzug zur Down-Regulierung von Prozessen, die Zellwachstum fördern, um Energie in Zellerhalt und Reparatur zu investieren. Tumorzellen sind nicht in der Lage, diesen protektiven Mechanismus zu aktivieren. Diese „ifferential-Stress-Resistance-Theorie" wurde von Valter Longo im Mausmodell untersucht [67]. Kurzzeitfasten im Mausmodell führt zu einer Reduktion der Nebenwirkung unter Chemotherapie und zu einer 40 %igen Reduktion von zirkulierendem Insulin-like growth factor-1 (IGF-1). Der Gewichtsausgleich im Mausmodell wird 4 Tage nach der Chemotherapie erreicht. In einer aktuellen randomisierten Cross-Over-Pilotudie von Bauersfeld et al. [3] mit 34 Patienten (n = 30 Brustkrebs, n = 4 Ovarialkarzinom) wurde der Effekt von Kurzzeitfasten unter Chemotherapie in Bezug auf Durchführbarkeit und Lebensqualität untersucht. Gefastet wurde 36 h vor und 24 h nach der Chemotherapie-Infusion. Es waren kein signifikanter Gewichtsverlust und nur geringgradige Nebenwirkungen in der Fastengruppe zu verzeichnen. Die Lebensqualität war weniger stark beeinträchtigt als in der Vergleichsgruppe unter normaler Ernährung. Die Fatigue zeigte sich während der ersten Woche nach der Chemotherapie-Infusion in der Gruppe, die gefastet hatte, weniger ausgeprägt als in der Kontrollgruppe. Auf dem ASCO 2018 wurde eine randomisierte klinische Studie vom Team um Dr. Valter Longo zur Evaluation einer Fasting Mimicking Diet (FMD) vorgestellt [15]. In dieser Phase-II-Studie wird untersucht, in wieweit die FMD in Form von Diätprodukten, die einen „künstlichen" Zustand des Fastens im Körper erzeugen, bei Brust- und Pankreaskrebspatientinnen die Toxizität und Effizienz einer Chemotherapie beeinflussen. Aktuell wird für diese Studie rekrutiert. Zu erwähnen ist, dass die untersuchten Diätprodukte von Dr. Valter Longo entwickelt und produziert werden.

Die Datenlage aus Machbarkeitsstudien beim Menschen bzgl. Kurzzeitfasten [3],[13],[16] reicht derzeit nicht aus, dieses außerhalb von Studien zu empfehlen. Sollten Patientinnen nach individueller Überlegung unbedingt fasten wollen, müssen Kontraindikationen geprüft werden (z. B. Untergewicht, BMI < 20,5 kg/m², Gewichtsverlust ≥ 10 % in den letzten 6 Monaten, NSAR-Bedarf, Leber-/Niereninsuffizienz, Diabetes mellitus, Schwangerschaft, akute Gastritis/Ulkus, bekannte Essstörungen, Anämie < 10 g/dl, Diarrhö, akuter Infekt, ausgeprägte Fatigue). Eine intensive Betreuung durch den behandelnden Onkologen und Gewichtskontrollen sind unbedingt notwendig. Nicht untersucht ist, ob die Begleitmedikation zur Chemotherapie angepasst werden sollte oder inwieweit abführende Maßnahmen zu Beginn des Kurzzeitfastens die Verträglichkeit verbessern.

## 5.3.2 Körperliche Aktivität

Körperliche Bewegung wirkt sich nicht nur auf das körperliche, sondern auch auf das seelische Befinden von Krebspatienten positiv aus. Zahlreiche Studien der letzten Jahre dokumentieren eine Minderung von Nebenwirkungen der Tumortherapie und eine Verbesserung des Behandlungsverlaufs durch regelmäßiges körperliches Training. Diesem Umstand sollte auch in der ärztlichen Beratung Rechnung getragen werden.

Australiens führende Onkologen der „Clinical Oncology Society of Australia" (COSA) verfassten ein Positionspapier, das sich explizit an die behandelnden onkologisch tätigen Ärzte richtet, mit der Empfehlung körperliche Bewegung künftig als Teil der onkologischen Standardtherapie zu verschreiben [11]. Hintergrund sind große Beobachtungsstudien, die auf eine inverse Beziehung zwischen körperlicher Aktivität (vor und nach Diagnosestellung) und Gesamtmortalität, brustkrebsspezifischer Mortalität und Brustkrebsereignissen (Fortschreiten, Rezidiv und Neuerkrankungen zusammengefasst) hinweisen [21],[49]. Auch gilt es mittlerweile als gesichert, dass regelmäßiges und gezieltes Ausdauer und/oder Krafttraining Nebenwirkungen der Primärtherapien reduzieren kann und sich positiv auf die zukünftige kardiorespiratorische Fitness auswirkt [45]. Positive Effekte während der Primärtherapie umfassen u. a. eine erhöhte Leistungsfähigkeit, eine Reduktion von Fatigue, Muskelabbau, Bewegungseinschränkungen, Ängstlichkeit sowie eine Steigerung der gesundheitsbezogener Lebensqualität [82]. Bei Brustkrebs-Patientinnen mit Lymphödemrisiko oder mit bestehendem Lymphödem kann ein leichtes bis moderates, angeleitetes Krafttraining protektiv wirken und Kraft und Lebensqualität verbessern.

Die Patientinnen zu körperlicher Aktivität während aller Therapiephasen und auch danach zu ermutigen und ihnen Sicherheit zu vermitteln, ist wichtig. Die Trainingsempfehlungen sollten dem individuellen Allgemeinzustand, aber auch im Sinne der Nachhaltigkeit den Patientenpräferenzen und Vorerfahrungen angepasst werden. Folgende Kontraindikationen sind dabei zu beachten: Blutungen, Thrombozytopenie unter 10.000/nl (10.000–20.000/nl bei Blutungsneigung), Anämie (unter 8 g/dl) oder Fieber. Auch am Tag der Chemotherapie sollte bei der Gabe kardio- oder nephrotoxischer Chemotherapeutika von verstärkter körperlicher Aktivität abgeraten werden. Postoperativ müssen gerade nach Implantat-Einlage nach Mastektomie Fristen bzgl. des Trainings der Brustmuskulatur eingehalten werden. Empfehlenswert ist die Anleitung durch zertifizierte Trainer.

Grundsätzlich empfohlen wird eine über die Woche verteilte Kombination aus Krafttraining (ca. 2- bis 3-mal/Woche) mit 75 Minuten/Woche intensivem oder 150 Minuten/Woche moderatem Ausdauertraining (z. B. [Nordic] Walking, Schwimmen mit

50–70 % des maximalen Trainingspulses) und Dehnungsübungen. Alltagsaktivitäten können ebenfalls eingerechnet werden, zum Beispiel die Fahrt mit dem Fahrrad zur Arbeitsstelle, zu Fuß zurück gelegte Wege oder Treppenlaufen. Wichtig sind vor allem Aktivitäten, wenn sie mindestens 10 Minuten am Stück erfolgen. Auch wird empfohlen, lange, ununterbrochene Sitzphasen zu vermeiden. Die genannten Empfehlungen gelten auch zur Primärprävention. Einen guten Überblick über die Bewegungsempfehlungen verschiedener Fachgesellschaften bietet der im Juni 2018 veröffentlichte Bericht des World Cancer Research Fund (WCRF) und des American Institute for Cancer Research (AICR) [84].

In der Mind-Body-Medizin werden neben Ausdauer- und Krafttraining auch achtsame Bewegungsformen wie Yoga, Qi Gong und Tai Chi besonders berücksichtigt, denn sie fördern die Körperwahrnehmung und das Vertrauen in den eigenen Körper und weisen antiinflammatorische und stresslindernde Effekte auf [5],[46]. Zusätzlich lädt der ganzheitliche Ansatz dazu ein, den Körper zu spüren, auf alle entstehenden Körperempfindungen, Gedanken und Gefühle zu achten und die Aufmerksamkeit im Augenblick zu halten. Dies fördert die Wahrnehmung der Grenzen und Bedürfnisse des eigenen Körpers und den verantwortungsvollen Umgang damit.

**Empfehlungen zur Beratung hinsichtlich Bewegung**
Patientinnen sollten von Diagnosestellung an zu körperlicher Aktivität motiviert werden. Die Trainingsempfehlungen sind anzupassen an den individuellen Allgemeinzustand, bestehende Kontraindikationen und an Patientenpräferenzen und Vorerfahrungen; allgemein gilt:
– Inaktivität sollte vermieden werden.
– Über die Woche verteilt sollte gezielte Kräftigung (ca. 2–3 x /Woche) mit 75 Minuten/Woche intensivem oder 150 Minuten/Woche moderatem Ausdauertraining und Dehnungsübungen kombiniert werden.
– Auch Alltagsaktivitäten können eingerechnet werden – die Aktivitäten sollten in Einheiten von mindestens 10 Minuten am Stück erfolgen.
– Lange, ununterbrochene Sitzphasen sollten vermieden werden.

## 5.4 Stressbewältigung

Die Frage, inwieweit ein Zusammenhang zwischen Stress und Krebsentstehung sowie auch zwischen Stress und Krankheitsprogress besteht, wird seit Langem diskutiert. Im subjektiven Krankheitsverständnis vieler Patientinnen liegen dem Ausbruch ihrer Erkrankung ein stressauslösendes Ereignis oder länger andauernde belastende Lebensperioden zugrunde. Wissenschaftlich ist ein solcher Zusammenhang bisher nicht eindeutig geklärt [6],[9],[71].

Stressbelastungen erweisen sich jedoch als prognostisch bedeutsam. Treten sie während der ersten Monate nach Diagnosestellung auf, scheinen sie sich ungünstig auf die zukünftige Lebensqualität 1–2 Jahre nach Diagnose (insbesondere in Bezug auf körperliche Symptome) auszuwirken [27],[28]. Zusätzlich tragen Stress und auch Depression zu kürzeren Überlebenszeiten bei allen Krebserkrankungen bei [7],[66],[72]. Laut einer 2007 publizierten Studie begünstigen schwere traumatische Erlebnisse den Progress einer Brustkrebserkrankung [63]. Soziale Bindungen hingegen stehen im Zusammenhang mit einem längeren Überleben [65],[76].

Vor diesem Hintergrund und angesichts der Tatsache, dass allein die Erkrankung und die Behandlung lang andauernden Stress erzeugen, ist das Erlernen von Maßnahmen zur Stressreduktion sowohl während der Akuttherapie in kurativer Situation als auch in fortgeschrittener Situation sinnvoll. Nachgewiesen ist der Nutzen von Meditation und Mindfulness-based Stress Reduction (MBSR) zur Reduktion von Angst und Stress. Auch Yoga, Musiktherapie und Stressbewältigungsprogramme wirken entlastend und möglicherweise profitieren Patientinnen von Akupunktur, Massage und Entspannungsverfahren [25].

### Empfehlungen zu Umgang mit Stress und Belastungen

Stressbelastungen der Patientinnen sollten vom Zeitpunkt der Diagnosestellung an erfasst und behandelt werden. Zur Verbesserung der Bewältigungsstrategien empfiehlt sich die Integration Mind-Body-medizinscher Verfahren in die onkologische Therapie:
- Meditation, MBSR
- Entspannungstraining
- achtsame, ganzheitlich ausgerichtete Bewegungsformen, z. B. Yoga, Qigong und Tai Chi
- Stressmanagement

Wenn nötig, sollten auch Psychoonkologen, Sozialdienst und Heilpädagogen (für minderjährige Kinder der Patientinnen) involviert werden.

## 5.5 Nebenwirkungsmanagement durch Komplementärmedizin

Die Komplementärmedizin unterstützt Patientinnen nicht nur bei der Umsetzung eines gesundheitsfördernden Lebensstils, sondern sie zielt auch auf Linderung von Nebenwirkungen und eine Verbesserung der Lebensqualität ab. Im Folgenden wird auf häufige körperliche Symptome von Mammakarzinom-Patientinnen in den verschiedenen Therapiephasen eingegangen. Viele der Therapieempfehlungen in diesem Kapitel basieren auf wissenschaftlichen Untersuchungen und Leitlinienempfehlungen. Besteht eine langjährige Erfahrung mit einer Therapie, die als unschädlich und wirksam eingestuft wird, findet diese ebenfalls Berücksichtigung.

## 5.5.1 Nebenwirkungen unter systemischer Therapie

### 5.5.1.1 Nausea und Emesis

Patientinnen unter Chemotherapie profitieren bei Übelkeit häufig von mehreren kleinen Mahlzeiten. Sie sollten darauf achten, welche Lebensmittel sie gut vertragen, denn manchmal wird z. B. Milch unter Chemotherapie schlechter vertragen und die bisherigen Vorlieben können sich ändern. Eine warme Speise am Morgen, z. B. ein Hafer- oder Hirsebrei, kann sich wohltuend auswirken. Die Datenlage zu Ingwer zur Verbesserung der Übelkeit ist widersprüchlich. In der Leitlinie der SIO [25] wird Ingwer mit einer Grad-C-Evidenz bewertet. In den Studien wurden meist 500–1000 mg pro Tag verabreicht. Möglicherweise reduziert Ingwer die Wirkung von Aprepitant und sollte daher nicht kombiniert werden [86]. Bei Übelkeit in Kombination mit Sodbrennen oder brennenden Magenschmerzen wird Ingwer aufgrund seiner Schärfe häufig nicht so gut vertragen. Frischer Ingwer ist weniger scharf als getrockneter.

Akupressur von Perikard 6, z. B. durch das sogenannte Seaband, kann zu einer Linderung der Übelkeit unter Chemotherapie, aber auch postoperativ beitragen [25]. Auch durch Akupunktur (Pc 6, Ma 36, KG 12) können Übelkeit und Erbrechen gelindert werden, wobei die Studienlage eine Wirksamkeit der Elektro-Akupunktur belegt. Von den Patientinnen als sehr angenehm wird Aromatherapie empfunden. Hierzu eignen sich verschiedene Düfte: Ingwer, Minze, Pfefferminze, Kardamom [38] oder Zitrusdüfte (Zitrone, Bergamotte, Mandarine ...). Im Handel erhältlich sind sogenannte Aromasticks, die mit einzelnen Aromaölen nach individuellen Vorlieben befüllt werden können.

Die Progressive Muskelentspannung nach Jacobson kann zur Verminderung der antizipatorischen Übelkeit empfohlen werden [60].

**Tab. 5.3:** AGO, Empfehlungsgrad der Arbeitsgemeinschaft Gynäkologische Onkologie, SIO, Empfehlungsgrad der SIO.

| Indikation | Therapie | Evidenz | |
|---|---|---|---|
| | | SIO | AGO |
| Übelkeit, Erbrechen | Akupressur | Grad B | + |
| | Elektro-Akupunktur | Grad B | + |
| | Ingwer | Grad C | ± |
| | Glutamine | Grad D | ± |
| | Massage | | |

### 5.5.1.2 Diarrhoe

Treten therapiebedingte Diarrhoen beispielsweise während der Chemotherapie auf, ist auf eine ausreichende Flüssigkeitszufuhr zu achten, um einer Exsikkose vorzubeugen. Insgesamt stehen nur wenige Daten aus Studien zu komplementärmedizinischen Verfahren zur Verfügung. Auch in der SIO-Leitlinie findet diese Nebenwirkung keine Berücksichtigung.

Ein Präparat aus Myrrhe, Kamille und Kaffeekohle kann bei Diarrhoe Linderung schaffen. Es sollte 1 Stunde zeitversetzt zu anderen Medikamenten verabreicht werden, um zu verhindern, dass die Kaffeekohle Medikamente absorbiert. Eingesetzt wird Myrrhinil intest® auch in der Therapie von Patienten mit Colitis ulcerosa [50]. Nicht nur Kaffeekohle, sondern auch Heilerde ist geeignet, um Flüssigkeit zu binden, und kann ebenfalls verabreicht werden. Die Heilerde sollte ebenso eine Stunde zeitversetzt zu anderen Medikamenten eingenommen werden. Getrocknete Heidelbeeren oder Heidelbeermuttersaft (3 × 1 EL) können bei Diarrhoen aufgrund der enthaltenen Gerbstoffe wirksam sein. Frische Heidelbeeren wirken hingegen abführend. Indischer Flohsamen (Plantago ovata) bindet als Quellmittel Flüssigkeit und enthält Ballaststoffe, deren Fermentierung zur Produktion von kurzkettigen Fettsäuren im Darm beiträgt. Diese kurzkettigen Fettsäuren versorgen die Kolonozyten mit Energie und tragen so zu einer intakteren Schleimhaut bei. Die Schleimhaut ist die erste Barriere des Immunsystems und die Diarrhoe infolge einer Chemotherapie häufig Ausdruck der entzündlichen Schädigung der Darmschleimhaut. Es ist davon auszugehen, dass Ballaststoffe (Präbiotika) sich in diesem Zusammenhang protektiv auswirken. Geachtet werden sollte auf die Verträglichkeit der Ballaststoffe, denn Meteorismus verstärkt unter Umständen Magendruck, abdominelle Krämpfe und Aufstoßen. Die Einnahme von Probiotika (lebende Mikroorganismen) unter onkologischer Behandlung führt zu einer signifikante Reduktion der Diarrhöen ≥ Grad 2 (OR = 0,32) [68]. Während immunsuppressiver onkologischer Therapien entwickelten 5 von 756 Patientinnen eine Sepsis, die auf die Einnahme der Probiotika zurückgeführt wurde. Daher wird aktuell von der Einnahme von Probiotika unter immunsuppressiver Therapie abgeraten. Stattdessen sollten Präbiotika und fermentierte Lebensmittel eingesetzt werden.

Akupunkturbehandlungen und Kümmelleibauflagen können zu einer Linderung abdomineller Krämpfe beitragen und werden von Betroffenen als wohltuend empfunden.

### 5.5.1.3 Obstipation

Indischer Flohsamen (Plantago ovata) eignet sich als Quellmittel nicht nur bei Diarrhoen, sondern auch bei Obstipation [58]. Der Stuhl wird voluminöser und weicher. Bei Patientinnen mit Obstipation nimmt die Stuhlfrequenz zu, während bei Patientinnen mit Diarrhoen die Stuhlfrequenz durch das Wasserbindungsvermögen abnimmt. Wichtig ist eine ausreichende Flüssigkeitszufuhr von mindestens 1,5 Litern pro Tag, um die Stuhlfrequenz bei Obstipation zu erhöhen. Vorsicht ist geboten, wenn gastro-intestinale Stenosen bestehen, wegen der Gefahr eines Subileus/Ileus.

Neben einer ausreichenden Trinkmenge (von 30 ml pro kg KG pro Tag) empfiehlt sich bei Verstopfung eine ballaststoffreiche mediterrane Vollwertkost und ausrei-chende körperliche Bewegung. Einige Patientinnen profitieren von Akupunktur An-wendungen (Magen 25, Magen 37, Milz 14, Dickdarm 11) [53].

### 5.5.1.4 Chemotherapieinduzierte Polyneuropathie

Die genaue Inzidenz der chemotherapieinduzierten Polyneuropathie (CIPN) scheint unklar. 11–80 % der Mammakarzinom-Patientinnen leiden 1–3 Jahre nach Chemothe-rapie unter einer CIPN [70]. Die CIPN ist weiterhin schwierig zu behandeln. Wich-tig sind eine gründliche Aufklärung und die Befragung der Patientinnen nach dem Ausmaß der Beeinträchtigung während der Chemotherapie. Eine Dosisreduktion ab CTCAE-Grad 3 muss unbedingt beachtet werden. Im Umgang mit der CIPN ist die scharfe Trennung von Prophylaxe und Therapie notwendig. Zur Vorbeugung einer CIPN empfiehlt sich das Tragen enger chirurgische Handschuhe (eine Nummer zu klein und zwei Paar übereinander gezogen) und von Kompressionsstrümpfe und/oder die Auflage von Coolpacks auf Hände und Füße während der Infusion einer tax-anhaltigen Chemotherapie [81]. Wahrscheinlich wirkt sich dabei die Vasokonstriktion protektiv aus. Im Kapitel „Supportive Therapie und Nebenwirkungsmanagement" der Kommission Mamma der AGO wird gezielte Bewegungstherapie, die das neuromus-kuläre System stimuliert, angeraten (Koordinationsübungen, sensomotorisches Sti-mulationstraining etc.) [35]. Möglicherweise wirken sich auch Omega-3-Fettsäuren (640 mg 3 × täglich prophylaktisch eingenommen) schützend [23]. Von Elektro-Aku-punktur [24] und der Gabe von Acetyl-L-Carnitin zur Prophylaxe einer CIPN wird so-wohl von der SIO [25] als auch der AGO [34] abgeraten.

Hingegen scheinen Patientinnen durch Elektro-Akupunktur bei einer bestehen-den CIPN mit einer ca. 30 % igen Symptomlinderung zu profitieren [54]. Akupunktur kann in Einzelfällen als Therapie erwogen werden [34]. Möglicherweise kann bei be-ginnender CIPN das Fortschreiten während der Chemotherapie durch Akupunktur verhindert werden [2]. Zur Therapie der Polyneuropathie werden ebenfalls Funktions-training und Physiotherapie/physikalische Therapien empfohlen sowie die topische Anwendung von Menthol (1 %), Capsaicin/Lidocain [35]. Zu den empfehlenswerten physikalischen Therapien zählen beispielsweise Vierzellenbäder und kalte Knie- und Arm-Güsse. Auch profitieren Patientinnen von taktilen Reizen (Quarzsandbad, Igel-ballmassage, Nadelreizmatte, Bienenwachskneten, Rapsbad, elektrische Zahnbürste, Bürstenmassage). Bewegungstraining wirkt sich positiv auf die Kontrolle über die Körperhaltung und auf die Lebensqualität aus. Geraten wird in einer systematischen Übersichtsarbeit zu Ausdauer-, Kraft- und sensomotorischem Training über mindes-tens 36 Wochen bei bestehender CIPN [17].

Topisch haben sich bei Kribbelparästhesien Aconit Schmerzöl® (eine Kombination aus Eisenhut, Lavendel, Kampfer) und Arnica comp/Formica® Salbe oder Öl bewährt. Bei Missempfindungen, die mit einem Hitzegefühl einhergehen, können sich Pfefferminz- und Eukalyptusöl lindernd auswirken. Klagen Patientinnen über ein Kältegefühl in den Füßen oder Händen, kann die lokale Anwendung von 0,4 %iger Kupfersalbe erwogen werden.

**Tab. 5.4:** Prophylaxe und Therapie der peiopheren Plyneuroapthie (www.ago-online.de).

| Indikation | Therapie | Evidenz | |
| --- | --- | --- | --- |
| | | SIO | AGO |
| Prophylaxe | sensomotorisches Training | | + |
| Polyneuropathie | Kompressionstherapie (chirurgische | | + |
| Therapie | Handschuhe, Kompressionsstrümpfe) | | – |
| Polyneuropathie | Elektro-Akupunktur | | -- |
| | Acetyl-L-Carnitin | Grad H | ± |
| | Akupunktur | | + |
| | sensomotorisches Stimulationstraining physikalische Therapie | | + |

### 5.5.1.5 Hand-Fuß-Syndrom

Zur Therapie eines Hand-Fuß-Syndroms hat sich ein 2× täglich durchgeführtes warmes Hand-/Fußbad mit abgekochtem Leinsamen (100 g geschrotete Leinsamen in 1 Liter Wasser ca. 5 Minuten kochen, abkühlen lassen und Hände/Füße ca. 5–10 Minuten darin baden) und das Auftragen hanfölhaltiger Lotionen bewährt. Die Anwendung von 10 %iger Urea-Crème führt ebenfalls zu einer Symptomlinderung [32].

### 5.5.1.6 Insomnie

Schlafstörungen stellen eine ernst zu nehmende Problematik dar, da sie prognostisch bedeutsam zu sein scheinen. Entwickelt sich nach der Mammakarzinom-Diagnose eine Insomnie, steigt das brustkrebsspezifische Mortalitätsrisiko nach Daten aus der Nurses´ Health Study um 78 % [80]. Insomnie tritt beispielsweise unter Therapie mit Aromatasehemmern als Symptomcluster mit Fatigue und Schmerz auf [56]. Schlafstörungen tragen bei Frauen nach Brustkrebserkrankung zu krebsbedingter Fatigue bei und führen zu klinischen Beeinträchtigungen der Funktionsfähigkeit und der Lebensqualität [40]. Knapp 70 % der Patientinnen mit Mammakarzinom leiden unter klinisch relevanten Schlafstörungen kurz nach Diagnosestellung, 18 Monate später sind es noch 42 % [73] und unter der Therapie mit Aromatasehemmern 50 % [14]. Schlaf beeinflusst die Hypothalamus-Hypophysen-Nebennieren-Achse (HPA) und das sympathische Nervensystem (SNS), diese wiederum regulieren die Immunabwehr [40],[41]. Schlafstörungen führen zu:

- einer Beeinträchtigung der erworbenen Immunität (erhöhte Infektanfälligkeit und reduziertes Ansprechen auf Vakzine)
- einer reduzierten Immunantwort auf virale Infekte
- einem Anstieg zellulärer und genomischer Inflammationsmarker (z. B. NF-κB)

Zelluläre und genomische Inflammationsmarker scheinen durch Mind-Body-medizinische Interventionen reduziert werden zu können. Yoga wird in der SIO-Leitlinie mit einer Grad-C-Evidenz nur für ausgewählte Patientinnen empfohlen [25]. Auch MBSR und körperliches Training führen zu einer Verbesserung der Insomnie und werden daher in den Therapieempfehlungen der AGO-Kommission Mamma zusätzlich zu Yoga aufgeführt [34]. Die Datenlage zum Nutzen von kognitiver Verhaltenstherapie (CBT-I) bei Insomnie ist so solide, dass diese in der europäischen Leitlinie bei chronischer Insomnie als Therapie der Wahl empfohlen wird [69]. CBT-I scheint auch effektiver als Akupunktur zu sein (95 % CI 1,1–4,1, p = 0,0007), insbesondere bei milder Insomnie (85 % vs. 18 %, p < 0,0001). Bei moderater bis schwerer Insomnie ist der Nutzen durch CBT-I vergleichbar mit dem durch Akupunktur (75 % vs. 66 %, p = 0,26) [57]. Akupressur, in der Selbstanwendung 1 × tgl. über 6 Wochen durchgeführt, kann nicht nur die Insomnie, sondern auch die Fatigue nach einer Krebserkrankung positiv beeinflussen. In einer Studie von Zick et al. [87] wurde Patientinnen die Akupressur der folgenden Punkte vermittelt: Yin Tang, Anmian, Herz 7, Milz-Pankreas 6 und Leber 3. Die Patientinnen wendeten die Akupressur selbst täglich für 6 Wochen an.

Psychoonkologische Unterstützung erweist sich als wertvoll, wenn Patientinnen von Diagnose an schlecht schlafen und „Gedanken kreisen" den Schlaf beeinträchtigt. Bei ängstlicher Unruhe profitieren Patientinnen von Anwendungen mit Lavendelöl, z. B. von einer Lavendelherzauflage oder einem Lavendelfußbad. Aber auch Aromasticks mit ätherischen Ölen [18], z. B. Bergamotte und Sandelholz oder Weihrauch, Mandarine und Lavendel, können eine leichte Einschlafhilfe bieten. Leiden Patientinnen abends unter kalten Füßen, empfiehlt sich ein warmes Fußbad, um das Einschlafen zu erleichtern. Unbedingt beachtet werden sollten Maßnahmen zur Schlafhygiene:
- Regelmäßigkeit – zur selben Zeit ins Bett gehen und wieder aufstehen
- eventuell die Bettzeit verkürzen
- nach dem Mittagessen keine koffeinhaltigen Getränke (Kaffee, Schwarztee, Cola) mehr trinken
- Alkohol weitgehend vermeiden und keinesfalls als Schlafmittel einsetzen
- keine schweren Mahlzeiten am Abend
- allmähliche Verringerung geistiger und körperlicher Anstrengung vor dem Zubettgehen
- am späten Abend blaues Licht (Handy, Tablet, Laptop) meiden.

Nicht selten entwickeln Patientinnen Schlafstörungen während der Chemotherapie. Wahrscheinlich hält die Applikation von Mistel während der Chemotherapie eine Verschlechterung des Schlafs auf [78],[79]. Klinisch werden Verbesserungen bestehender Schlafprobleme unter Misteltherapie nach nur wenigen subkutanen Injektionen beobachtet.

**Tab. 5.5:** Prophylaxe und Therapie von Schlafstörungen.

| Indikation | Therapie | Evidenz | |
|---|---|---|---|
| | | SIO | AGO |
| Schlafstörungen | Yoga | Grad C | + |
| | MBSR | | + |
| | Körperliches Training | | + + |
| | Tai-Chi | | ± |
| | Verhaltenstherapie | | + +[5] |

## 5.5.1.7 Fatigue

Die krebsbedingte Fatigue (CRF) stellt ein häufiges und sehr belastendes Symptom dar. In metastasierter Situation leiden ca. 75 %, unter Chemo- und Strahlentherapie ca. 80 % der Patientinnen unter einer CRF [4]. Die regelmäßige Erfassung nicht nur der CRF, z. B. mittels nomineller Analogskala, sondern auch der behandelbaren beeinflussenden Faktoren (z. B. Schmerzen, Depression und Angst, Schlafstörungen, Ernährungsdefizite, Anämie und Komorbiditäten) bildet einen wichtigen Aspekt der Versorgung onkologischer Patientinnen. Zur Therapie der Fatigue von Überlebenden einer Krebserkrankung führen Berger et al. generelle Strategien (Setzen von Prioritäten, Delegieren, Strukturieren der Tagesroutine, Limitieren des Mittagsschlafs auf weniger als 60 Minuten), Bewegungstherapie, kognitive Verhaltenstherapie, Psychoedukation, Massagen, MBSR und Ernährungstherapie auf.

Abgeraten wird von der Gabe von Acetyl-L-Carnitin [12] und von Guarana bei CRF [25],[34]. (Amerikanischer) Ginseng kann in Einzelfällen angewendet werden, wobei die ASCO darauf hinweist, dass die Wirksamkeit und Sicherheit bei einer Einnahme länger als 8 Wochen nicht untersucht ist [55]. Die Kommission Mamma der AGO [34] rät bei CRF zu Akupunktur, Akupressur, MBSR, Yoga und Hypnose, die SIO beurteilt die Wirksamkeit von Hypnose, Akupunktur und Yoga mit einer Grad–C-Evidenz [25]. Die Akupressur-Empfehlung der AGO basiert auf der bereits erwähnten Studie von Zick et al. [87]. Ausdauer- und Krafttraining behält weiterhin einen hohen Stellenwert in der Therapie der krebsassoziierten Fatigue [59],[74].

Einer aktuellen systematischen Übersichtsarbeit zufolge zeigt während der onkologischen Therapie Entspannungstraining (inkl. Meditation, Dehnung, etc.) die größten Effekte auf CRF [31]. Auch verbessern Massagen, kognitive Verhaltenstherapie kombiniert mit körperlicher Aktivität, Ausdauer- und Krafttraining (alleine oder kombiniert) sowie Yoga eine CRF. Nach Abschluss der onkologischen Behandlungen zeigt sich Yoga als besonders effektiv. Kombiniertes Ausdauer- und Krafttraining, kognitive Verhaltenstherapie und kombinierte kognitive Verhaltenstherapie mit Tai Chi können eine CRF ebenfalls vermindern.

Tab. 5.6: Methoden zur Behandlung der Karzinom bedingten Fatigue.

| Indikation | Therapie | Evidenz | |
|---|---|---|---|
| | | SIO | AGO |
| Fatigue | Krafttraining | Grad C | + + |
| | Ausdauertraining | Grad C | + + |
| | MBSR | Grad C | + |
| | Yoga | Grad C | + |
| | Hypnose | Grad C | + |
| | Qi Gong / Tai Chi | Grad D | ± |
| | Ginseng | Grad D | - |
| | Akupunktur | | + |
| | Akupressur | | + |
| | Acetyl-L-Carnitine | | |
| | Guarana | | |

## 5.5.2 Nebenwirkungen der endokrinen Therapie

Die adjuvante endokrine Therapie wird von Patientinnen häufig als belastend erlebt. Anhaltende Nebenwirkungen können zu einer starken Beeinträchtigung der Lebensqualität führen. Dies begünstigt eine mangelnde Therapieadhärenz unter endokriner Therapie. Es wird davon ausgegangen, dass 30–50 % der Patientinnen bereits im ersten Jahr die Tabletten nicht konsequent einnehmen [26],[30]. Durch die wiederholte Aufklärung über anonyme Informationsmaterialien kann die Adhärenz nicht verbessert werden. Eine Optimierung des Nebenwirkungsmanagements ist in dieser Therapiephase daher dringend erforderlich.

### 5.5.2.1 Stimmungsschwankungen

Stimmungsschwankungen als Nebenwirkung der endokrinen Therapie oder auch während anderer Therapiephasen bedürfen, wenn sie leichtgradig ausgeprägt sind, nicht zwingend einer medikamentösen Therapie. Insbesondere vor dem Hintergrund, dass Patientinnen häufig neben der antihormonellen Therapie keine weiteren Medikamente einnehmen möchten und Interaktionen zu beachten sind. Den Patientinnen sollte in der Situation zusätzlich zu Bewegung [64], Entspannungstraining (Grad-A-Evidenz) und Mindfulness-based Stress Reduction (Grad-A-Evidenz) geraten werden [25]. Auch durch Musiktherapie (Grad-B-Evidenz), Massagen (Grad-B-Evidenz) und Yoga (Grad-B-Evidenz) können Stimmungsschwankungen ausgeglichen werden. Psychoonkologische oder auch psychotherapeutische Unterstützung kann zur seelischen Entlastung beitragen. Erste Hinweise finden sich auch zu einer Wirksamkeit von Akupunktur (Grad-C-Evidenz) bei depressiven Verstimmungen [25].

**Tab. 5.7:** Prophylaxe und Therapie von Depression und Stimmungsstörungen.

| Indikation | Therapie | Evidenz | |
| --- | --- | --- | --- |
| | | **SIO** | **AGO** |
| Depression, Stimm- | Meditation (insb. MBSR) | Grad A | + |
| mungs-störungen | Entspannungsverfahren | Grad A | + |
| | Yoga | Grad B | + |
| | Musiktherapie | Grad B | |
| | Akupunktur | Grad C | |
| | Healing Touch | Grad C | |
| | Stressmanagement | Grad C | |
| | Körperliches Training | | |

### 5.5.2.2 Empfehlungen bei Gelenkschmerzen unter endokriner Therapie

Die Studienlage zu komplementärmedizinischen Behandlungen zur Verbesserung von aromatasehemmerassoziierten Schmerzen ist unzureichend. In der SIO-Leitlinie [25] werden nur Therapien für ausgewählte Patientinnen (Grad-C-Evidenz) aufgeführt: Akupunktur, Healing Touch, Hypnose und Musiktherapie. In den aktualisierten Empfehlungen der AGO-Kommission Mamma [34] findet eine drei-armige Studie, die in San Antonio 2017 vorgestellte wurde, Berücksichtigung [29]. 226 Mammakarzinom-Patientinnen unter endokriner Therapie wurden entweder 2x wöchentlich über 6 Wochen mit Akupunktur oder Schein-Akupunktur behandelt oder der Warte-Kontrollgruppe zugeordnet. Bei 49 % der Patientinnen aus der Akupunktur-Gruppe konnten klinisch bedeutsame (mind. 2 Punkte NRS) Verbesserungen erzielt werden mit signifikantem Unterschied zu der Schein- und der Wartegruppe (24,1 % bzw. 23,5 %). Ein Kombinationspräparat aus Bromelain + Papain + Selen + Lektin bei Schmerzen unter endokriner Therapie auf Grundlage einer Beobachtungs-Studie wird ebenfalls von der Kommission Mamma [36] empfohlen.

Insbesondere bei Rückenschmerzen profitieren Patientinnen erfahrungsgemäß von der täglichen Anwendung einer Nadelreiz- bzw. Akupressur-Matte. Auch Ohrakupressur kann zu einer Reduktion der Schmerzen beitragen [85]. Zusätzlich sollten Ausdauer- und Krafttraining trotz der Schmerzsymptomatik empfohlen werden [19],[39].

Bei Gonalgien können Patientinnen als Selbsthilfestrategie an mindestens 5 aufeinanderfolgenden Tagen Kohlwickel anwenden [51]. Linderungen der Schmerzsymptomatik können des Weiteren durch topische Anwendungen von Schmerzölen (z. B. Kombination aus Eisenhut, Lavendel, Kampfer), Ölen für rheumatische Erkrankungen (z. B. eine Kombination aus Hochmoortorf, Rosskastanie, Ackerschachtelhalm) oder Schmerzsalben auf Kräuterbasis erzielt werden.

**Tab. 5.8:** Prophylaxe und Therapie von Schmerz.

| Indikation | Therapie | Evidenz | |
|---|---|---|---|
| | | SIO | AGO |
| Schmerz | Musiktherapie | Grad C | |
| | Akupunktur | Grad C | + |
| | Healing Touch | Grad C | + |
| | Hypnose | Grad C | ± |
| | Yoga | | ± |
| | Massage | | |
| | transkutane elektrische Nervenstimulation (TENS) | | |

### 5.5.2.3 Empfehlungen bei Hitzewallungen unter endokriner Therapie

Hitzewallungen schränken je nach Ausprägung die Lebensqualität der Patientinnen deutlich ein. Nächtliche Hitzewallungen beeinträchtigen den Schlaf und dadurch die Tagesbefindlichkeit. Schweißattacken tagsüber werden als sehr unangenehm erlebt. Häufig berichten Patientinnen, dass die Hitzewallungen durch Stress getriggert werden. Maßnahmen zur Stressbewältigung wie Yoga, Hypnose und kognitive Verhaltenstherapie wirken sich lindern auf die menopausalen Symptome aus [34]. Auch Akupunktur kann die Beschwerdesymptomatik vermindern [8]. Von einer hochdosierten Soja-Einnahme wird durch die SIO abgeraten, da ein Wirksamkeitsnachweis fehlt [25]. Die Zufuhr von einer Portion Soja pro Tag, z. B. als Joghurt, über die Ernährung gilt als unbedenklich. Von der AGO-Kommission Mamma werden im Kapitel Gynäkologische Probleme [36] körperliches Training, Yoga, Hypnose und kognitive Verhaltenstherapie empfohlen.

Traubensilberkerze kann zur Reduktion von Hitzewallungen verabreicht werden. Die Gabe von Traubensilberkerze führt auch bei Frauen mit hormonrezeptorpositivem Mammakarzinom zu keinem erhöhten Rezidiv-Risiko [22]. Die Wirksamkeit bzgl. der Reduktion menopausaler Symptome ist nicht klar belegt, ein Therapieversuch kann jedoch in Erwägung gezogen werden. Schwitzen Patientinnen sehr stark, kann Salbei, beispielsweise als Tee zugeführt, die Schweißneigung vermindern.

**Tab. 5.9:** Empfehlungen zur Behandlung der durch endokrine Therapie bedingten Hitzewallungen.

| Indikation | Therapie | Evidenz | |
|---|---|---|---|
| | | SIO | AGO |
| Hitzewallungen | Yoga | Grad C | + |
| | Hypnose | Grad D | + |
| | Kognitive Verhaltenstherapie | | + + |
| | körperliches Training | | + + |
| | Akupunktur | | ± |
| | Soja | | − |

## 5.6 Zusammenfassung

Patientinnen zu einem gesundheitsfördernden Lebensstil zu beraten, stellt einen wichtigen Bestandteil der onkologischen Betreuung dar. Insbesondere Empfehlungen zu körperlicher Aktivität, Ernährung, Umgang mit Stress und Belastungen sowie Strategien zur Krankheitsbewältigung sollten den Patientinnen vermittelt werden. Unbedingt zu beachten sind der individuelle Allgemeinzustand der Patientin, bestehende Kontraindikationen und die Vorerfahrungen und Präferenzen der Patientin, um die nachhaltige Umsetzbarkeit der Empfehlungen in den Alltag zu unterstützen. Die fachkundige Unterstützung der Patientinnen durch Spezialisten aus den Bereichen Bewegung, Ernährung und Stressbewältigung spielt für die Umsetzung eine wesentliche Rolle.

Wünschenswert ist die Integration wirksamer komplementärmedizinischer Verfahren (Grad-A- und Grad-B-Evidenzen) in die Regelversorgung während der Primärtherapie und danach. Die in diesem Kapitel vorgestellten Therapiemöglichkeiten zielen auf eine Optimierung der Versorgung von Patientinnen mit Mammakarzinom.

## Literatur

[1] Arends J et al. ESPEN guidelines on nutrition in cancer patients. Clinical Nutrition2016;1–38. Clin Nutr. 2017;36(1):11–48.

[2] Bao T, Seidman AD, Piulson L, Vertosick E, Chen X, Vickers AJ, et al. A phase IIA trial of acupuncture to reduce chemotherapy-induced peripheral neuropathy severity during neoadjuvant or adjuvant weekly paclitaxel chemotherapy in breast cancer patients. Eur J Cancer. 2018;101:12–19. doi: 10.1016/j.ejca.2018.06.008. Epub 2018 Jul 13.

[3] Bauersfeld SP et al. The effects of short-term fasting on quality of life and tolerance to chemotherapy in patients with breast and ovarian cancer: a randomized cross-over pilot study. BMC Cancer 2018;18:476.

[4] Berger AM et al. Cancer-Related Fatigue, Version 2.2015: Clinical Practice Guidelines in Oncology. J Natl Compr Canc Netw 2015; 13(8): 1012–39.

[5] Bower JE, Irwin MR. Mind-body therapies and control of inflammatory biology: A descriptive review. Brain Behav Immun. 2016 Jan;51:1–11. doi: 10.1016/j.bbi.2015.06.012. Epub 2015 Jun 23.

[6] Butow P et al. Does stress increase risk of breast cancer? A 15-year prospective study. Psycho-Oncology. 2018:1–7.

[7] Chiriac VF et al. Psychological stress and breast cancer incidence: a systematic review. Clujul Med. 2018;91(1):18–26.

[8] Chida Y et al. Do stress-related psychosocial factors contribute to cancer incidence and survival? Nat Clin Pract Oncol. 2008;Aug;5(8):466–75.

[9] Chien T-J et al. Effect of acupuncture on hot flush and menopause symptoms in breast cancer- A systematic review and meta-analysis. PLoS ONE 2017;12(8): e0180918. https://doi.org/10.1371/journal. pone.0180918.

[10] Chiriac VF et al. Psychological stress and breast cancer incidence: a systematic review. Clujul Med. 2018;91(1):18–26.

[11] Chlebowski RT et al. Association of Low-Fat Dietary Pattern With Breast Cancer Overall SurvivalA Secondary Analysis of the Women's Health Initiative Randomized Clinical Trial.JAMA Oncol. 2018;4(10):e181212.

[12] Cormie P et al. Clinical Oncology Society of Australia position statement on exercise in cancer care. Med J Aust. 2018;209(4):184–187. doi: 10.5694/mja18.00199.

[13] Cruciani RA, Zhang JJ, Manola J et al. L-carnitine supplementation for the management of fatigue in patients with cancer: an eastern cooperative oncology group phase III, randomized, double-blind, placebo-controlled trial. J Clin Oncol. 2012;30(31):3864–9.

[14] De Groot S et al. The effects of short-term fasting on tolerance to (neo) adjuvant chemotherapy in HER2-negative breast cancer patients: a randomized pilot study. BMC Cancer 2015;15: 652.

[15] Desai K, Mao JJ, Su I et al. Prevalence and risk factors for insomnia among breast cancer patients on aromatase inhibitors. Support Care Cancer. 2013;21(1):43–51.

[16] Dorff TB. A randomized phase II clinical trial of a fasting-mimic diet prior to chemotherapy to evaluate the impact on toxicity and efficacy. ASCO – Abstract 4. Juni 2018.

[17] Dorff TB et al. Safety and feasibility of fasting in combination with platinum-based chemotherapy. BMC Cancer 2016;16: 360.

[18] Duregon F et al. Effects of exercise on cancer patients suffering chemotherapyinduced peripheral neuropathy undergoing treatment: A systematic review. Critical Reviews in Oncology / Hematology 2018;121:90–100.

[19] Dyer J, Cleary L, McNeill S et al. The use of aromasticks to help with sleep problems: A patient experience survey. Complement Ther Clin Pract. 2016;22:51–8.

[20] Fields J, Richardson A, Hopkinson J, Fenlon D. Nordic Walking as an Exercise Intervention to Reduce Pain in Women With Aromatase Inhibitor-Associated Arthralgia: A Feasibility Study. J Pain Symptom Manage. 2016;52(4):548–59.

[21] Fremd C et al. Use of complementary and integrative medicine among German breast cancer patients: predictors and implications for patient care within the PRAEGNANT study network. Arch Gynecol Obstet. 2017 May;295(5):1239–45.

[22] Friedenreich CM et al. Physical Activity and Cancer Outcomes: A Precision Medicine Approach. Clin Cancer Res. 2016;1;22(19):4766–75. Epub 2016 Jul 12.

[23] Fritz H, Seely D, McGowan J, Skidmore B, Fernandes R, Kennedy DA, et al. Black cohosh and breast cancer: a systematic review. Integr Cancer Ther. 2014 Jan;13(1):12–29. doi: 10.1177/1534735413477191. Epub 2013 Feb 25.

[24] Ghoreishi Z, Esfahani A, Djazayeri A, Djalali M, Golestan B, Ayromlou H, et al. Omega-3 fatty acids are protective against paclitaxel-induced peripheral neuropathy: a randomized double-blind placebo controlled trial. BMC Cancer. 2012 Aug 15;12:355.

[25] Greenlee H, Crew KD, Capodice J et al. Randomized sham-controlled pilot trial of weekly electroacupuncture for the prevention of taxane-induced peripheral neuropathy in women with early stage breast cancer. Breast Cancer Res Treat. 2016;156(3):453–64.

[26] Greenlee H, DuPont-Reyes MJ, Balneaves LG, Carlson LE, Cohen MR, Deng G, et al. Clinical practice guidelines on the evidence-based use of integrative therapies during and after breast cancer treatment. CA Cancer J Clin. 2017 May 6;67(3):194–232. doi: 10.3322/caac.21397. Epub Apr 24.

[27] Hadji P, Jackisch C, Bolten W, Blettner M, Hindenburg HJ, Klein P, et al. COMPliance and Arthralgia in Clinical Therapy: the COMPACT trial, assessing the incidence of arthralgia, and compliance within the first year of adjuvant anastrozole therapy. Ann Oncol. 2014 Feb;25(2):372–7. doi: 10.1093/annonc/mdt513. Epub 2013 Dec 18.

[28] Harris LN et al. Chronic and episodic stress predict physical symptom bother following breast cancer diagnosis. J Behav Med 2017; 40(6):875–85.

[29] Härtl K et al. Personality traits and psychosocial stress: quality of life over 2 years following breast cancer diagnosis and psychological impact factors. Psychooncology 2010;19(2):160–9.

[30] Hershman DL, Unger JM, Greenlee H et al. Effect of Acupuncture vs Sham Acupuncture or Waitlist Control on Joint Pain Related to Aromatase Inhibitors Among Women With Early-Stage Breast Cancer: A Randomized Clinical Trial. JAMA 2018; 320(2):167–76.

[31] Hershman et al. Early discontinuation and nonadherence to adjuvant hormonal therapy in a cohort of 8,769 early stage breast cancer patients. J Clin Oncol 2010;28(27): 4120–8.

[32] Hilfiker R et al. Exercise and other non-pharmaceutical interventions for cancer-related fatigue in patients during or after cancer treatment: a systematic review incorporating an indirect-comparisons meta-analysis. Br J Sports Med. 2018 May;52(10):651–8.

[33] Hofheinz RD, Gencer D, Schulz H et al. Mapisal Versus Urea Cream as Prophylaxis for Capecitabine-Associated Hand-Foot Syndrome: A Randomized Phase III Trial of the AIO Quality of Life Working Group. J Clin Oncol. 2015;33(22):2444–9.

[34] Horneber M, Bueschel G, Dennert G et al. How many cancer patients use complementary and alternative medicine: a systematic review and metaanalysis. Integrative cancer therapies 2012;11:187–203.

[35] https://www.ago-online.de/fileadmin/downloads/leitlinien/mamma/2018-03/AGO_2018_PDF_Deutsch/2018D%2024_Komplementaermedizin.pdf, Zugriff am 11.02.2020.

[36] https://www.ago-online.de/fileadmin/downloads/leitlinien/mamma/2018-03/AGO_2018_PDF_Deutsch%20mit%20Literatur/2018D%2015_Supportive%20Therapie%20und%20Neben-wirkungsmanagment_mit%20Literatur.pdf, Zugriff am 11.02.2020.

[37] https://www.ago-online.de/fileadmin/downloads/leitlinien/mamma/2018-03/AGO_2018_PDF_Deutsch/2018D%2025_Gynaekologische%20Probleme%20bei%20Mammakarzinompa-tientinnen.pdf, Zugriff am 11.02.2020.

[38] https://www.mskcc.org/cancer-care/diagnosis-treatment/symptom-management/integrative-medicine/herbs, Zugriff am 11.02.2020.

[39] Hunt R, Dienemann J, Norton HJ et al. Aromatherapy as treatment for postoperative nausea: a randomized trial. Anesth Analg. 2013;117(3):597–604.

[40] Irwin ML, Cartmel B, Gross CP et al. Randomized exercise trial of aromatase inhibitor-induced arthralgia in breast cancer survivors. J Clin Oncol. 2015;33(10):1104–11.

[41] Irwin MR. Why sleep is important for health: a psychoneuroimmunology perspective. Annu Rev Psychol. 2015 Jan 3;66:143–72.

[42] Irwin MR, Olmstead R, Carroll JE. Sleep Disturbance, Sleep Duration, and Inflammation: A Systematic Review and Meta-Analysis of Cohort Studies and Experimental Sleep Deprivation. Biol Psychiatry. 2016;80(1):40–52.

[43] Jochems SHJ et al. Impact of dietary patterns and the main food groups on mortality and recurrence in cancer survivors: a systematic review of current epidemiological literature. BMJ Open 2017;8:e014530.

[44] Johnson SB et al. Complementary Medicine, Refusal of Conventional Cancer Therapy, and Survival Among Patients With Curable Cancers. JAMA Oncol. doi:10.1001/jamaoncol.2018.2487 published online July 19, 2018.

[45] Johnson SB, Park HS, Gross CP, Yu JB. Use of Alternative Medicine for Cancer and Its Impact on Survival. J Natl Cancer Inst. 2018 Jan 1;110(1). doi: 10.1093/jnci/djx145.

[46] Jones LW et al. Exercise and Risk of Cardiovascular Events in Women With Nonmetastatic Breast Cancer. J Clin Oncol. 2016;10; 34(23):2743–9. doi: 10.1200/JCO.2015.65.6603. Epub 2016 May 23.

[47] Kiecolt-Glaser JK, Bennett JM, Andridge R, Peng J, Shapiro CL, Malarkey WB, et al. Yoga's impact on inflammation, mood, and fatigue in breast cancer survivors: a randomized controlled trial. J Clin Oncol. 2014 Apr 1;32(10):1040–9. doi: 10.1200/JCO.2013.51.8860. Epub 2014 Jan 27.

[48] Klein E, Beckmann MW, Bader W, et al. Gynecologic oncologists' attitudes and practices relating to integrative medicine: results of a nationwide AGO survey. Arch Gynecol Obstet. 2017;296(2):295–301.

[49] Kondrup J, Nutritional risk screening (NRS 2002) A new method based on an analysis of controlled clinical trials. Clin Nutr. 2003;22(3):321–36.

[50] Lahart IM et al. Physical activity, risk of death and recurrence in breast cancer survivors: a systematic review and meta-analysis of epidemiological studies. Acta Oncol 2015; 54:635–54.

[51] Langhorst J, Lauche R, Koch AK. Myrrhe, Kamille und Kaffeekohle in der Therapie von Patienten mit Colitis ulcerosa. Eine retrospektive Kohortenstudie mit 5-Jahres-Follow-up. Zeitschrift für Phytotherapie. 2016;37(6):249–53.

[52] Lauche R, Gräf N, Cramer H et al. Efficacy of Cabbage Leaf Wraps in the Treatment of Symptomatic Osteoarthritis of the Knee: A Randomized Controlled Trial. Clin J Pain. 2016;32(11):961–71.

[53] Leitlinienprogramm Onkologie (Deutsche Krebsgesellschaft, Deutsche Krebshilfe, AWMF): S3-Leitlinie Früherkennung, Diagnose, Therapie und Nachsorge des Mammakarzinoms, Version 4.0, 2017 AWMF Registernummer: 032-045OL, http://www.leitlinienprogramm-onkologie.de/leitlinien/mammakarzinom/.

[54] Liu Z, Yan S, Wu J et al. Acupuncture for Chronic Severe Functional Constipation: A Randomized Trial. Ann Intern Med. 2016;165(11):761–9.

[55] Lu W, Ligibel J, Mao J. San Antonio Breast Cancer Symposium (SABCS) 2016; Abstract PD4-01 presented December 8.

[56] Lyman GH et al. Integrative Therapies During and After Breast Cancer Treatment: ASCO Endorsement of the SIO Clinical Practice Guideline. J Clin Oncol. 2018;36(25):2647–2655.

[57] Mao H, Bao T, Shen X, Li Q, Seluzicki C, Im EO, Mao JJ. Prevalence and risk factors for fatigue among breast cancer survivors on aromatase inhibitors. Eur J Cancer. 2018 Sep;101:47–54. doi: 10.1016/j.ejca.2018.06.009. Epub 2018 Jul 14.

[58] Mao JJ et al. The effect of acupuncture versus cognitive behavior therapy on insomnia in cancer survivors: A randomized clinical trial. J Clin Oncol 2018;36:suppl;abstr 10001.

[59] McRorie JW, McKeown NM. Understanding the Physics of Functional Fibers in the Gastrointestinal Tract: An Evidence-Based Approach to Resolving Enduring Misconceptions about Insoluble and Soluble Fiber. J Acad Nutr Diet. 2017;117(2):251–64.

[60] Meneses-Echávez JF, González-Jiménez E, Ramírez-Vélez R. Effects of supervised exercise on cancer-related fatigue in breast cancer survivors: a systematic review and meta-analysis. BMC Cancer 2015;15:77.

[61] Molassiotis A, Yung HP, Yam BM et al. The effectiveness of progressive muscle relaxation training in managing chemotherapy-induced nausea and vomiting in Chinese breast cancer patients: a randomised controlled trial. Support Care Cancer. 2002;10(3):237–46.

[62] National Cancer Institute at the National Institutes of Health. NCI Dictionary of Cancer Terms: mind-body practice. 2018; Available from: https://www.cancer.gov/publications/dictionaries/cancer-terms/def/mind-body-practice, Zugriff am 11.02.2020.

[63] Oskay-Ozcelik G, Lehmacher W, Konsgen D et al. Breast cancer patients' expectations in respect of the physician-patient relationship and treatment management results of a survey of 617 patients. Ann Oncol 2007;18:479–84.

[64] Palesh O et al. Stress history and breast cancer recurrence. J Psychosom Res. 2007 Sep;63(3):233–9.

[65] Patsou ED et al. Effects of physical activity on depressive symptoms during breast cancer survivorship: a meta-analysis of randomised control trials ESMO Open. 2017; 2(5): e000271.

[66] Pinquart M et al. Associations of social networks with cancer mortality: a meta-analysis. Crit Rev Oncol Hematol. 2010 Aug;75(2):122–37.

[67] Pinquart M et al. Depression and cancer mortality: a meta-analysis. Psychol Med. 2010 Nov;40(11):1797–810.

[68] Raffaghello L et al. Starvation-dependent differential stress resistance protects normal but not cancer cells against high-dose chemotherapy. Proc Natl Acad Sci USA 2008; 105:8215–20.

[69] Redman MG, Ward EJ, Phillips RS. The efficacy and safety of probiotics in people with cancer: a systematic review. Annals oncol. 2014;25(10):1919–29.

[70] Riemann D et al.. S3-Leitlinie Nicht erholsamer Schlaf/Schlafstörungen. Somnologie. 2017.

[71] Rivera DR et al. Chemotherapy-Associated Peripheral Neuropathy in Patients With Early-Stage Breast Cancer: A Systematic Review. J Natl Cancer Inst. 2018;110(2):djx140.

[72] Santos MC, et al. Association between stress and breast cancer in women: a meta-analysis. Cad Saude Publica 2009; 25 Suppl 3:S453-S463

[73] Satin JR, et al. Depression as a predictor of disease progression and mortality in cancer patients: a meta-analysis. Cancer 2009; 115: 5349–61.

[74] Savard J, Ivers J, Villa J, et al. Natural course of insomnia comorbid with cancer: an 18-month longitudinal study. J Clin Oncol. 2011; 29(26):3580–6.

[75] Schmidt ME, Wiskemann J, Armbrust P, et al. Effects of resistance exercise on fatigue and quality of life in breast cancer patients undergoing adjuvant chemotherapy: A randomized controlled trial. Int J Cancer. 2015;137(2):471–80.

[76] Schwedhelm C. Effect of diet on mortality and cancer recurrence among cancer survivors: a systematic review and meta-analysis of cohort studies. Nutrition Reviews 2016; 74(12):737–48.

[77] Sprehn GC, et al. Decreased cancer survival in individuals separated at time of diagnosis: critical period for cancer pathophysiology? Cancer 2009 Nov 1;115(21):5108–16.

[78] Tautz E, Momm F, Hasenburg A, Guethlin C. Use of complementary and alternative medicine in breast cancer patients and their experiences: a cross-sectional study. Eur J Cancer. 2012;48(17):3133–9.

[79] Tröger W, Galun D, Reif M, Schumann A, Stanković N, Milićević M. Additional Therapy with a Mistletoe Product during Adjuvant Chemotherapy of Breast Cancer Patients Improves Quality of Life: An Open Randomized Clinical Pilot Trial. Evid Based Complement Alternat Med. 2014;2014:430518.

[80] Tröger W, Jezdić S, Zdrale Z, et al. Quality of life and neutropenia in patients with early stage breast cancer: a randomized pilot study comparing additional treatment with mistletoe extract to chemotherapy alone. Breast Cancer (Auckl). 2009;3:35–45.

[81] Trudel-Fitzgerald C et al. Sleep and survival among women with breast cancer: 30 years of follow-up within the Nurses' Health Study. Br J Cancer. 2018;118(6):e6. doi: 10.1038/bjc.2017.437.

[82] Tsuyuki S, Senda N, Kanng Y et al. Evaluation of the effect of compression therapy using surgical gloves on nanoparticle albumin-bound paclitaxel-induced peripheral neuropathy: a phase II multicenter study by the Kamigata Breast Cancer Study Group. Breast Cancer Res Treat. 2016;160(1):61–7.

[83] Voiß P, Lange S, Hugen K, Klose P, Paul AE, Dobos G, Kümmel S. Komplementäre Verfahren in Prävention und Therapie. Untch M, Thomssen C, Costa SD (Hrsg). Colloquium Senologie 2018/2019. München: Agileum. 2018:475–502.

[84] Witt CM, et al. A Comprehensive Definition for Integrative Oncology. J Natl Cancer Inst Monogr 2017(52):lgx012.

[85] World Cancer Research Fund/American Institute for Cancer Research, Diet, Nutrition, Physical Activity and Cancer: A global Perspective Continuous Update Project Expert Report 2018

[86] Yeh CH, Lin WC, Kwai-Ping Suen L et al. Auricular Point Acupressure to Manage Aromatase Inhibitor-Induced Arthralgia in Postmenopausal Breast Cancer Survivors: A Pilot Study. Oncol Nurs Forum 2017;44(4):476–87.

[87] Zick SM, Ruffin MT, Lee J, Normolle DP, Siden R, Alrawi S, Brenner DE. Phase II trial of encapsulated ginger as a treatment for chemotherapy-induced nausea and vomiting. Support Care Cancer. 2009 May;17(5):563–72. doi: 10.1007/s00520-008-0528-8. Epub 2008 Nov 13.

[88] Zick SM, Sen A, Wyatt GK. Investigation of 2 Types of Self-administered Acupressure for Persistent Cancer-Related Fatigue in Breast Cancer Survivors: A Randomized Clinical Trial. JAMA Oncol. 2016; 2(11):1470–6.

# 6 Konservative Tumortherapie beim Mammakarzinom

Florian Schütz

## 6.1 Die Tumorkonferenz

Die Eintrittspforte eines Brustzentrums ist in den allermeisten Fällen eine diagnostische Abteilung, die unter gynäkologischer oder radiologischer Leitung stehen kann. Nach den üblichen klinischen und bildgebenden Verfahren sowie der histologischen Sicherung steht die Diagnose der malignen Erkrankung fest. Die therapeutische Phase sollte nun mit einer interdisziplinären Betrachtung des individuellen Falls und insbesondere der Tumorbiologie beginnen. Tatsächlich sind die Behandlungsmöglichkeiten und Therapiesequenzen von frühen Brustkrebserkrankungen heutzutage so vielfältig, dass ein präzises multimodales Konzept unerlässlich erscheint. Dieses muss sowohl operative als auch medikamentöse und radiologische Behandlungen einschließen. Dementsprechend sollten zu einem frühestmöglichen Zeitpunkt Therapiemodalitäten und -sequenzen in einer interdisziplinären Tumorkonferenz festgelegt werden.

Da die medikamentösen Therapien immer häufiger als primäre Behandlung eingesetzt werden, müssen alle folgenden Therapien sich an dem Erfolg oder Misserfolg derselben orientieren. So werden zukünftig neue Therapieabfolgen entstehen: neoadjuvante Systemtherapie (z. B. Chemo-/Anti-HER2-Therapie), Operation, ggf. Radiatio, postneoadjuvante Systemtherapie.

### 6.1.1 Basisanforderungen an eine senologische interdisziplinäre Tumorkonferenz

Die Anforderungen an eine Tumorkonferenz wurden bisher nicht durch eine Fachgesellschaft oder staatliche Institution definiert. Zwar hat die Zertifizierungskommission der Deutschen Krebsgesellschaft e. V. (DKG) und der Deutschen Gesellschaft für Senologie e. V. (DGS) einen Anforderungskatalog formuliert, der jedoch mehr die Basismaßnahmen darstellt. Gefordert werden:
- Dokumentierte Anwesenheit der Hauptkooperationspartner: Operateur (Gynäkologe), Diagnostiker (Radiologe, Gynäkologe), Pathologe, Strahlen- und Systemtherapeut (Hämato-Onkologe, Gynäkologe).
- Bei Bedarf Anwesenheit weiterer Fachdisziplinen: Humangenetik, Geriatrie, Psychoonkologie, Physiotherapie, Study Nurse.
- Alle Teilnehmer müssen über den Zeitpunkt der Konferenz informiert sein (regelmäßige Durchführung oder explizite Einladung).
- Darstellungsmöglichkeit bildgebender Befunde und der histologischen Schnitte.

https://doi.org/10.1515/9783110580662-006

- Die Behandlung sollte gemäß der S3-Leitlinie erfolgen.
- Dokumentation des Gesundheitsstatus (z. B. ECOG).
- Protokollierung der Empfehlung.
- Dokumentation der Notwendigkeit einer genetischen Beratung.
- Dokumentation von Abweichungen (z. B. Ablehnung der Patientin).

### 6.1.2 Erweiterte Empfehlungen für eine senologische interdisziplinäre Tumorkonferenz

- Dokumentation derjenigen Untersuchung, mit welcher der Erfolg der neoadjuvanten Therapie nachverfolgt wird.
- Dokumentation einer postoperativen pathologisch-radiologischen Korrelation des histologischen Befundes mit der präoperativ angenommenen Tumorausdehnung
- Dokumentation von Studienangeboten
- Dokumentation von Auswirkungen einer neoadjuvanten Therapie auf weitere Therapiemaßnahmen (z. B. Vermeidung einer Mastektomie bei gutem Ansprechen oder weiterhin bestehender Indikation dazu trotz gutem Ansprechen)
- Dokumentation von brustrekonstruktiven Empfehlungen bei Mastektomie (z. B. autologe Rekonstruktion bei Notwendigkeit der Radiatio)
- Dokumentation von alternativen Empfehlungen bei Ablehnung

## 6.2 Aufbau einer Tagesklinik

Die existierenden gesetzlichen Bestimmungen für Chemotherapietageskliniken oder -ambulanzen sollen an dieser Stelle nicht besprochen werden. Viel wichtiger aus fachlicher Perspektive sind die Schnittstellen mit den anderen Disziplinen innerhalb des multimodalen Behandlungskonzepts und die Behandlungspfade.

### 6.2.1 Schnittstelle bildgebende Diagnostik (Radiologie – Gynäkologie)

Die Zuweisung der Patientin zur neoadjuvanten Systemtherapie erfolgt von der diagnostischen Abteilung gemäß dem Tumorboard-Protokoll. Die Indikation wird noch einmal gemäß dem Tumorbefund und der Anamnese der Patientin überprüft und bestätigt. Es erfolgt die Einholung des Einverständnisses nach adäquater Aufklärung.

Vor der neoadjuvanten Therapie muss eine Markierung (Clip, Seed u. a.) des Mammakarzinoms und, wenn vorhanden, der Lymphknotenmetastase erfolgen.

Während einer neoadjuvanten Systemtherapie muss in festgelegten Abständen eine Kontrolle des Tumors und ggf. der Lymphknoten durchgeführt werden, um ein

Wachstum auszuschließen und ggf. Anpassungen der Systemtherapie vorzunehmen. Des Weiteren muss dementsprechend eine abschließende radiologische Beurteilung erfolgen, um die Operation optimal planen zu können. Häufig sind eine Drahtmarkierung des Markierungsclips für die gezielte Operation und die Präparateradiografie während der Operation zum Nachweis des entfernten clipmarkierten ehemaligen Tumorareals und der Lymphknotenmetastase notwendig.

## 6.2.2 Schnittstelle Operation

Während der neoadjuvanten Therapie sollte eine Anbindung der Patientin an eine operative Einheit erfolgen, um die Operation optimal planen zu können. Dies ist insbesondere in Zeiten vermehrter Nachfragen der Patientinnen nach sekundärprophylaktischen Mastektomien, kontralateralen Mastektomien und dem Wunsch nach Vermeidung von Bestrahlungen wichtig. Die möglichen Verfahren der onkoplastischen brusterhaltenden Operationen einschließlich der möglichen Alternativen müssen der Patientin erläutert werden.

Bei geplanten oder gewünschten Mastektomien sollte jeder Patientin eine rekonstruktive Beratung in einer spezialisierten Sprechstunde angeboten werden, in der alle Möglichkeiten der heterologen und autologen Brustrekonstruktion besprochen werden können.

## 6.2.3 Schnittstelle Strahlentherapie

Bestrahlungen sollten nach einer adjuvanten Chemotherapie von der Tagesklinik aus eingeleitet werden. Hierbei ist zu klären, wann eine indizierte endokrine Therapie begonnen werden kann, um Unstimmigkeiten innerhalb des Brustzentrums zu vermeiden. Wenn vorhanden und indiziert (Low-risk-Mammakarzinom), sollte mit der Patientin die Möglichkeit der intraoperativen Strahlentherapie (IORT) besprochen und gemeinsam mit den Operateuren und Strahlentherapeuten geplant werden.

## 6.2.4 Schnittstelle weiterführende Therapiemaßnahmen

Zur Bewältigung akuter Situationen sollten Kooperationspartner definiert sein:
- Schmerztherapie
- Palliativversorgung inklusive Hospiz
- Seelsorge
- Psychoonkologie
- Physiotherapie
- Sozialdienst

- ambulanter Pflegedienst
- Sanitätshaus

Diese Kooperationspartner sollten kurzfristig erreichbar sein. Ein Rückmeldesystem sollte eingerichtet sein, um dem zentral behandelnden Arzt die Funktion des Koordinators zu ermöglichen.

## 6.2.5 Behandlungspfade

Die Patientin wird sich nach Mitteilung des Tumorboard-Beschlusses in einer geeigneten Sprechstunde (z. B. Onkologische Ambulanz oder Brustsprechstunde) in der Chemotherapietagesklinik vorstellen. Hier erfolgt zunächst die Aufklärung über die Chemotherapie selbst (Indikation, Therapieschema, organisatorischer Ablauf, Antiemese, Nebenwirkungen, Komplikationsmöglichkeiten, Kontrollintervalle). Hierbei sollte den Patientinnen in klaren Worten gesagt werden, wann unter Chemotherapie eine Notfallsituation vorliegt (z. B. Fieber) und wie sie sich dann zu verhalten hat (Notfallnummern, Vorstellung beim ärztlichen Notdienst etc.). Das Einverständnis der Patientin wird schriftlich eingeholt; der von Arzt und Patientin unterschriebene Bogen wird der Patientin in Kopie mitgegeben. In aller Regel wird die Chemotherapie nicht am Tag der Aufklärung gegeben, sondern erst wenige Tage später, zumal es heutzutage üblich ist, dass die Medikamente über einen noch zu setzenden Port verabreicht werden und nicht über eine periphere Infusionskanüle.

Am Tag der Chemotherapie erfolgt morgens eine Anamnese über den tagesaktuellen Zustand der Patientin, eine Blutkontrolle, eine spezielle Infusionsnadel wird (in den Port) gelegt und die Therapie begonnen.

Heutzutage übernehmen Pflegekräfte immer häufiger Leistungen, die durch Ärzte delegiert werden. Dies betrifft zum Beispiel das Legen von intravenösen Zugängen, Dokumentation von Nebenwirkungen, Freigeben der Medikation etc. Dabei ist wichtig, dass die Aufgaben in gemeinsam entwickelten Standards festgehalten und von den Verantwortlichen freigegeben worden sind, so dass sie von jedem nachvollzogen werden können. Des Weiteren muss die fachliche Schulung der Pflegekräfte aus forensischen Gründen nachvollziehbar sein. Auch die Pflegekräfte müssen eine adäquate Dokumentation ihrer Leistungen durchführen.

## 6.3 Onkologische Ambulanz/Sprechstunde

Der Aufbau einer onkologischen Ambulanz orientiert sich am Patientenkollektiv, der Kompetenz des Ärzteteams und letztendlich an der Refinanzierung der Leistungen. Grundsätzlich sollte eine Sprechstunde mit festgelegten Beratungszeiten eingerichtet werden, in der sich Patientinnen vorstellen können. Insbesondere bei Zweitmeinungen oder bei Progress der Erkrankung sollte die Sprechstunde dazu dienen, eine spätere Tumorboardvorstellung vorzubereiten. Dementsprechend müssen hier weiterführende bildgebende Verfahren indiziert und gegebenenfalls in Auftrag gegeben werden.

Der Ablauf einer onkologischen Sprechstunde kann manchmal schwierig sein. Insbesondere die Frage, wie viel Zeit pro Patientin einberechnet werden sollte, ist prospektiv schwer zu beantworten. Für neue oder progrediente Patientinnen sollte ein Zeitrahmen von 30–45 Minuten eingeplant werden; Nachsorgeuntersuchungen oder Follow-ups benötigen in der Regel 10–20 Minuten. Es sollte das Ziel sein, dass Tumorpatientinnen keine unnötigen Wartezeiten in Kauf nehmen müssen.

Eine Dokumentation über die durchgeführten Untersuchungen sollte zeitnah erfolgen; gegebenenfalls muss ein Bericht an weiterbehandelnde Kollegen geschrieben werden.

Die Sprechstunde selbst sollte nach einem gewissen Schema ablaufen, bewährt hat sich folgender Aufbau:
- Begrüßung mit offener Fragestellung („Was führt Sie zu mir?")
- aktive Nachfrage nach onkologischen Beschwerden (B-Symptomatik, Beschwerden der Lunge, Leber, Knochen etc.)
- Nachfrage nach der Verträglichkeit der onkologischen Medikamente
- Nachfrage nach weiteren Erkrankungen anderer Fachgebiete mit Medikamentenanamnese und Prüfung der Interaktionen
- Nachfrage nach den letzten bildgebenden Untersuchungen (z. B. Mammografie)
- Nachfrage nach den letzten Krebsfrüherkennungsuntersuchungen (Koloskopie, gynäkologische Untersuchung)
- körperliche Untersuchung der Patientin mit ggf. bildgebenden Verfahren (z. B. Sonografie der Brust)
- Abschlussgespräch mit Festlegung weiterer Untersuchungsintervalle und gegebenenfalls Verschreibung von Medikamenten
- Zusammenfassung der Ergebnisse und Übergabe eines Berichts (soweit dieser erstellt wurde)

Falls eine Vorstellung im Tumorboard erfolgen muss, sollte ein Termin mit der Patientin zur Diskussion der Empfehlung vereinbart werden.

Insbesondere bei metastasierten Patientinnen kann die Erhebung von Vitalparametern oder bestimmter Indices (z. B. ECOG Performance Status, Karnofsky-Index, geriatrisches Assessment) sinnvoll sein. Diese Aufgabe kann auch an Pflegekräfte delegiert werden, so dass die Informationen bei dem ärztlichen Gespräch bereits zur Verfügung stehen.

# 7 Aufbau und Organisation einer Studienzentrale

Johannes Ettl, Daniela Schemmer

## 7.1 Einleitung

Die medikamentöse Tumortherapie in der Gynäkoonkologie findet in einem Kontext statt, der davon geprägt ist, dass trotz vieler zur Verfügung stehender Medikamente oft keine sichere Heilung zu erreichen ist. Dieser Umstand befeuert eine enorme Innovationskraft in Wissenschaft und Industrie, die dazu führt, dass jedes Jahr zahlreiche neue Antitumormedikamente zugelassen werden. Grundlage dieser Innovationen sind klinische Studien, in denen die Wirksamkeit und Verträglichkeit der neuen Medikamente untersucht werden.

Diese medizinisch-wissenschaftlichen Forschungsprojekte müssen in Planung, Durchführung und Auswertung internationalen Qualitätsmaßstäben genügen. Häufig können klinisch-wissenschaftliche Fragestellungen nur in großen, multizentrisch angelegten Studien zuverlässig beantwortet werden, was zusätzliche Anforderungen an die Organisation und Durchführung stellt.

Aufgrund des Aufwands, der heutzutage mit der Teilnahme an klinischen Studien einhergeht, und den deutlich gestiegenen Ansprüchen, die seitens des Gesetzgebers und der Sponsoren gefordert werden, ist es unabdingbar, die vielfältige, zeitintensive Studienarbeit mithilfe von gut geschultem Studienpersonal durchzuführen. Dies beinhaltet die Etablierung einer Studienzentrale (auch Studienbüro oder -sekretariat genannt).

Das vorliegende Kapitel soll als Leitfaden verstanden werden, wie in einer Behandlungseinheit (z. B. Brustzentrum, gyn. Fachabteilung, onkologische Praxis o. Ä.) Voraussetzungen dafür geschaffen werden können, dass Patientinnen innerhalb klinischer Studien behandelt werden können.

## 7.2 Definitionen

Unter einer **Studienzentrale** wird die organisatorische Unterabteilung einer Behandlungseinheit, die als Studienzentrum an einer klinischen Studie teilnimmt, bezeichnet. Sie ist mit der Planung, Durchführung und Dokumentation von klinischen Studien/klinischen Prüfungen betraut.

Eine **klinische Studie** ist eine wissenschaftliche Prüfung eines Behandlungsverfahrens/Medikaments unter festgelegten klinischen Rahmenbedingungen.

In der EU-Verordnung Nr. 536/2014 werden „**Klinische Studie**" und „**Klinische Prüfung**" folgendermaßen definiert [1]:

Der Begriff „**klinische Studie**" bezeichnet jede am Menschen durchgeführte Untersuchung, die dazu bestimmt ist,

https://doi.org/10.1515/9783110580662-007

a. die klinischen, pharmakologischen oder sonstigen pharmakodynamischen Wirkungen eines oder mehrerer Arzneimittel zu erforschen oder zu bestätigen,

b. jegliche Nebenwirkungen eines oder mehrerer Arzneimittel festzustellen oder

c. die Absorption, die Verteilung, den Stoffwechsel oder die Ausscheidung eines oder mehrerer Arzneimittel zu untersuchen,

mit dem Ziel, die Sicherheit und/oder Wirksamkeit dieser Arzneimittel festzustellen;

Der Begriff **„klinische Prüfung"** bezeichnet eine klinische Studie, die mindestens eine der folgenden Bedingungen erfüllt:

a. Der Prüfungsteilnehmer wird vorab einer bestimmten Behandlungsstrategie zugewiesen, die nicht der normalen klinischen Praxis des betroffenen Mitgliedstaats entspricht;

b. die Entscheidung, die Prüfpräparate zu verschreiben, wird zusammen mit der Entscheidung getroffen, den Prüfungsteilnehmer in die klinische Studie aufzunehmen, oder

c. an den Prüfungsteilnehmern werden diagnostische oder Überwachungsverfahren angewendet, die über die normale klinische Praxis hinausgehen;

Bei **industriegeförderten Studien** arbeiten in der Regel die Herstellerfirma, die als Sponsor der Studie fungiert, und die medizinische Einrichtung, die als **Studienzentrum** fungiert, eng zusammen. Häufig überträgt die Herstellerfirma die administrativen Aufgaben der klinischen Studie ganz oder teilweise einem Auftragsforschungsinstitut, der sog. **Clinical Research Organisation (CRO)**. CRO und/oder Sponsor sind frühzeitig darauf bedacht, geeignete Studienzentren für die in Planung befindliche Studie zu identifizieren. CRO und/oder Sponsor kontaktieren dazu verschiedene Zentren (Kliniken oder Praxen) und führen zentrumsspezifisch eine Machbarkeitsanalyse („**Site-Feasibility**") für die aktuell zu planende Studie durch. Grundlage für diese Analyse ist der vom Zentrum beantwortete Machbarkeits-Fragebogen („**Feasibility-Questionnaire**"), dem oft ein „Studien-Vorbereitungs-Besuch" (**Pre Study Visit**) folgt. Die CRO und/oder der Sponsor der Studie entscheiden dann, ob das Zentrum angefragt wird, an der betreffenden Studie teilzunehmen. Geht die Initiative für eine Studie nicht von einer Herstellerfirma, sondern von einer wissenschaftlichen Institution oder Person aus, so spricht man von einem **Investigator Initiated Trial (IIT)**. Auch IITs werden in der Praxis häufig von CROs durchgeführt.

## 7.3 Aufgaben einer Studienzentrale

Sinn und Zweck einer Studienzentrale ist es, den organisatorischen und administrativen Rahmen für die Durchführung von klinischen Studien zur Verfügung zu stellen. Eine gut funktionierende Studienzentrale sollten folgende Aufgaben übernehmen können:

– Bündelung der Anfragen von Patientinnen und Zuweisern bzgl. möglicher Studienteilnahme
– Bearbeitung von Site-feasibility-Prozessen
– Vorbereitung und Durchführung von Studien-Initiierungen
– Sicherstellung und Organisation der Patientenrekrutierung
– Erstellen, Zusammentragen und Einreichen der Dokumente, die für die Genehmigungsverfahren von klinischen Studien notwendig sind
– Weiterleitung der Studienverträge zur juristischen Prüfung und Begleitung von Abänderungsverfahren
– Erstellen von Unterverträgen mit Kooperationspartnern innerhalb einer Studie
– Erstellen und Verhandeln der Studien-Budgets
– Sicherstellung, dass die Studien prüfplangemäß durchgeführt werden
– Sicherstellung, dass alle Meldepflichten gemäß GCP-Verordnung eingehalten werden
– Rechnungsstellung gegenüber den Sponsoren der Studie
– Vorbereitung und Durchführung von Audits und Inspektionen
– Aufbewahrung/Archivierung aller studienrelevanten Unterlagen
– Erstellung und Aktualisierung von SOPs

## 7.4  Voraussetzungen für den Aufbau einer Studienzentrale

Damit eine Studienzentrale ihre Arbeit aufnehmen kann, sollten bestimmte infrastrukturelle Voraussetzungen erfüllt sein.

### Räumlichkeiten

Neben der eigentlichen Behandlungseinheit (z. B. Tagesklinik, Praxis) sind folgende Räumlichkeiten notwendig:
– Büroräume mit Computer-Arbeitsplätzen einschließlich Internet-Anschluss für Study Nurse(s), Studienkoordinator/in und ggf. Studienarzt/-ärztin, Studienmonitor/in und Dokumentar/in
– Archiv-Raum zur langjährigen Lagerung der Studiendokumente
– Lagerraum zur Aufbewahrung von Labormaterial und technischen Geräten

### Material

– Zentrifuge (Raumtemperatur, ggf. gekühlt)
– Kühlschrank (2–8° C)
– Gefrierschrank (–20° C, –80° C)
– EKG-Gerät

**Personal**
- Ärztliche Mitglieder der Prüfgruppe: hauptverantwortlicher Prüfer und Stellvertreter
- Nicht-ärztliche Mitglieder der Prüfgruppe: Study Nurse(s), Studienkoordinator/in, Dokumentar/in

## 7.5 Organisationsstruktur einer Studienzentrale

Abb. 7.1 zeigt beispielhaft das Organigramm einer Studienzentrale.

Die grün markierten Bausteine zeigen die Mindestbesetzung, um eine Studienzentrale etablieren zu können. Dabei ist zu beachten, dass gemäß § 40 Arzneimittelgesetz ein Prüfer mindestens einen Stellvertreter mit vergleichbarer Qualifikation benennen muss [2]. Beispielsweise könnte die ärztliche Leitung der Studienzentrale als Prüfer und der Prüfarzt als Stellvertreter fungieren.

Für die Umsetzung klinischer Studien gelten internationale Standards gemäß der Deklaration von Helsinki, den ICH-Guidelines for Good Clinical Practice (GCP) sowie den folgenden Gesetzen und Vorschriften: Arzneimittelgesetz (AMG), Medizinproduktegesetz (MPG), Bundes- und Landesdatenschutzgesetz (LDSG, BDSG), Röntgenverordnung (RöV) und Strahlenschutzverordnung (StrlSchVO).

Alle Mitglieder einer Prüfgruppe müssen diesbezüglich Kenntnisse erwerben.

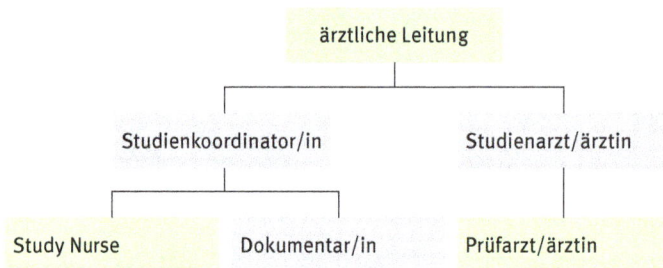

Abb. 7.1: Organigramm einer Studienzentrale.

### 7.5.1 Ärztliche Leitung

Die Leitung der Studienzentrale obliegt einem Arzt. Dieser fungiert in der Regel auch als Prüfer und bestimmt weitere ärztliche Mitglieder der Prüfgruppe. Dabei ist zu beachten, dass alle ärztlichen Mitglieder einer Prüfgruppe bestimmte Qualifikationen nachweisen müssen, um an klinischen Prüfungen teilzunehmen. Der Vorstand der Bundesärztekammer hat dazu aktuelle Empfehlungen verabschiedet, in denen diese Anforderungen näher definiert werden [3].

Die ärztliche Leitung wählt die Studien aus, die am Prüfzentrum den Patientinnen angeboten werden sollen. Dies sollte im Hinblick auf die Durchführungskapazität immer in enger Abstimmung mit Prüfarzt und Study Nurse geschehen.

### 7.5.2 Study Nurse

Study Nurse (auch „Studienassistent/in) ist keine geschützte Berufsbezeichnung. Grundsätzlich kann jede Person als Study Nurse fungieren. Gerade im onkologischen Bereich sind jedoch medizinisches Hintergrundwissen und Vorerfahrung im Umgang mit Patientinnen hilfreich bzw. notwendig, um effizient klinische Studien durchzuführen.

Die Study Nurse ist in erster Linie für die Betreuung der Studienpatientinnen und die Dokumentation verantwortlich. Sie übernimmt dabei jedoch auch administrative Aufgaben, z. B. Terminvereinbarung, Rechnungstellung, Vorbereitung der Einreichungsunterlagen, Erstellung von Worksheets zur Studiendurchführung. Mögliche berufliche Voraussetzungen und Anforderungsprofile einer Study Nurse sind in Tab. 7.1 zusammengefasst.

Tab. 7.1: Voraussetzungen und Anforderungsprofil einer Study Nurse.

| Berufliche Voraussetzungen | Anforderungsprofil |
| --- | --- |
| – Krankenschwester<br>– Gesundheits- und Krankenpfleger<br>– Arzthelfer/in<br>– Med. Fachangestellte(r)<br>– Med. Dokumentar(in)<br>– Med. technische Assistenten<br>– Andere medizinische Fachberufe | – Qualifizierung zur Study Nurse/Studienassistent/in im Rahmen einer Fortbildung<br>– selbständiges, strukturiertes und eigenverantwortliches Arbeiten<br>– gute Organisationsfähigkeit<br>– Fähigkeit zur konstruktiven Teamarbeit<br>– EDV-Kenntnisse (MS Office, Excel)<br>– Englisch in Wort und Schrift<br>– psychosoziale Kompetenz und gute kommunikative Fähigkeiten<br>– Bereitschaft zur kontinuierlichen Fort- und Weiterbildung<br>– medizinische Fachkenntnisse |

### 7.5.3 Prüfarzt

Der Prüfarzt stellt zusammen mit der ärztlichen Leitung sicher, dass die Studienpatientinnen fachgerecht und protokollkonform versorgt werden. Er arbeitet dabei eng mit der Study Nurse zusammen.

Die Bundesärztekammer und der Arbeitskreis medizinischer Ethik-Kommissionen gibt Empfehlungen für Prüfarztkurse nach AMG und MPG sowie für GCP-Kurse heraus [4],[5],[6]].

Alle ärztlichen Mitglieder einer Prüfgruppe müssen einen AMG Grundlagenkurs bzw. einen MPG Grundlagenkurs (8 UE) absolvieren. Prüfärzte, die die Funktion des Prüfers oder Stellvertreters nach AMG oder des Hauptprüfers bzw. einzigen Prüfers nach MPG in einer klinischen Prüfung einnehmen, müssen zusätzlich einen Aufbaukurs (8 UE) absolvieren. Ärztliche Mitglieder einer Prüfgruppe, die 3 Jahre nicht aktiv an der Durchführung klinischer Prüfungen beteiligt waren, müssen an einem GCP Auffrischungskurs (4 UE) teilnehmen. Bei wesentlichen gesetzlichen Änderungen muss ein Update Kurs (2 UE) absolviert werden.

In größeren Studienzentralen, in denen mehrere Studien parallel durchgeführt werden, ist es hilfreich weitere folgende Funktionen zu installieren.

## 7.5.4 Studienkoordinator/in

Während die Study Nurse mit der Patientinnenbetreuung und Dokumentation sowie der Terminlogistik betraut ist, ist der Studienkoordinator rein administrativ tätig. In den Bereich fallen dann z. B. Koordination der Site-Feasibilities, Budgetverhandlungen, Rechnungstellung, Vertragsverhandlungen oder Begleitung der Studien-Initiierungen.

## 7.5.5 Studienarzt

Der Studienarzt widmet sich ausschließlich der Tätigkeit in der Studienzentrale. Er ist in der Regel studienübergreifend tätig. Gerade in Zeiten, in denen die Anforderungen an die klinische Tätigkeit einerseits und an die GCP-konforme Studientätigkeit andererseits immer differenzierter werden, kann dies eine sehr wertvolle Bereicherung der Studienzentrale sein.

## 7.5.6 Dokumentar

Damit die Study Nurses ihren Patientinnen, gerade im onkologischen Umfeld, gerecht werden können, ist es sehr hilfreich, wenn die Dokumentation in der Datenbank von einem extra dafür eingestellten Dokumentar übernommen werden kann bzw. dieser unterstützend tätig wird. Da sich der Dokumentationsaufwand in den letzten Jahren vervielfacht hat, ist eine zeitgerechte Dokumentation bei einer großen Anzahl von gleichzeitig laufenden Studien ohne eine solche Unterstützung oft nicht mehr leistbar. Die Berufserfahrung der in der Studienzentrale tätigen Study Nurse(s) ist hierbei von großer Bedeutung.

## 7.6 Patientenrekrutierung

Grundlage einer für alle Beteiligten erfolgreichen Studienarbeit ist eine funktionierende Patientenrekrutierung. Folgende Faktoren sind dafür u. a. erfahrungsgemäß wichtig:
1. Hohe Qualität der Studienarbeit: Die Patientinnen müssen sich bei den Mitgliedern des Studienteams sicher und gut aufgehoben fühlen. Eine funktionierende Schnittstelle zwischen klinischer Routine und Studienzentrale ist dabei von übergeordneter Bedeutung.
2. Einbettung der Studienzentrale in die Routineversorgung innerhalb der onkologischen Versorgungseinheit. Die Teilnahme von Mitgliedern des Studienteams am interdisziplinären Tumorboard des Brustzentrums und gynäkologischen Krebszentrums ist dabei sehr wichtig.
3. Guter Kontakt zu Zuweisern und Selbsthilfegruppen. Hier kommt der unkomplizierten Erreichbarkeit und zeitnahen, zuverlässigen Rückmeldung auf Anfragen die entscheidende Bedeutung zu.
4. Öffentlichkeitsarbeit: Sowohl intern (in der Versorgungseinheit tätige Mitarbeiter) als auch extern (Zuweiser, Selbsthilfegruppen) sollten regelmäßig die aktuell oder in naher Zukunft rekrutierenden Studien via Newsletter/Homepage etc. kommuniziert werden.

## 7.7 Qualitätsmanagement in der Studienzentrale

SOPs dienen als Qualitätsinstrument für die Durchführung von klinischen Studien. Mittlerweile ist es unumgänglich, für jedes Studienzentrum eine Mindestanzahl an SOPs vorzuweisen, da sowohl Sponsoren als auch Auditoren und Inspektoren den Nachweis von SOPs fordern. Darüber hinaus bedeutet es auch eine Erleichterung und Effizienzsteigerung für die Studienzentrale, wenn bestimmte Prozesse standardisiert ablaufen.

SOPs beschreiben Prozesse, das heißt, sie stellen klar, wer welche Tätigkeiten auf welche Art und Weise am Studienzentrum verrichtet. Darüber hinaus wird festgelegt, welche Verantwortlichkeiten dem jeweiligen Mitarbeiter der Studienzentrale obliegen. Es sollten nur Anweisungen enthalten sein, die nicht anderweitig vorgegeben sind, z. B. im Prüfplan oder Labor-Manual.

Durch die Erstellung von SOPs soll gewährleistet und dokumentiert werden, dass die am Prüfzentrum durchgeführten Studien nach einem einheitlichen Qualitätsstandard durchgeführt werden und alle relevanten Regularien Berücksichtigung finden.

Daher müssen die implementierten SOPs regelmäßig überprüft werden, gewöhnlich alle zwei Jahre oder auch früher bei strukturellen Veränderungen oder Änderungen in der Gesetzgebung, und müssen dann entsprechend angepasst werden.

Es ist wichtig, dass nur Abläufe beschrieben werden, die im Alltag tatsächlich durchgeführt werden. Nur dann gewähren die SOPs Nachvollziehbarkeit und geben Hilfestellung, z. B. für Kollegen in der Einarbeitung.

Beispiel eines Minimalkatalogs an SOPs einer Studienzentrale:
- Einarbeitung neuer Teammitglieder
- Schulung und Training der Prüfgruppe
- Aufklärung/Patienteninformations- und Einwilligungsprozess
- Erfassung und Dokumentation von SAEs
- Umgang mit SUSARs und Verantwortlichkeit
- Umgang mit Studienmedikation (wenn keine Apotheke involviert ist – Annahme, Lagerung, Ausgabe, Dokumentation etc.)
- Archivierung von Studiendokumenten
- Feasibility/Pre Study Visit
- Finanzplanung
- Abrechnung
- Vertragsmanagement
- Vorbereitung einer Studieninitiierung (Checkliste Studienstart)
- Vorbereitung von Audits/Inspektionen

### Hilfreiche links im Internet

[1] https://www.ak-med-ethik-komm.de/
[2] https://buveba.de/study-nurse/
[3] https://www.bfarm.de/DE/Home/home_node.html
[4] https://www.kks-netzwerk.de
[5] http://www.tmf-ev.de
[6] https://www.vfa.de/embed/so-entsteht-ein-medikament.pdf

### Literatur

[1] https://ec.europa.eu/health/sites/health/files/files/eudralex/vol-1/reg_2014_536/reg_2014_536_de.pdf, abgerufen am 21.03.2019.
[2] Gesetz über den Verkehr mit Arzneimitteln. https://www.gesetze-im-internet.de/amg_1976, aufgerufen am 21.3.2019
[3] DOI: 10.3238/arztbl.2019.Empfehlungen_AMG_MPG_2019, abgerufen am 10.1.19.
[4] Grundlagenkurs für Prüfer/Stellvertreter und Mitglieder einer Prüfgruppe bei klinischen Prüfungen nach dem Arzneimittelgesetz bzw. für Prüfer nach der Verordnung (EU) Nr. 536/2014 und für Prüfer nach dem Medizinproduktegesetz. DOI: 10.3238/arztbl.2016.Grundlagenkurs_AMG_MPG_2016), abgerufen am 10.1.19.
[5] Aufbaukurs für Prüfer/Stellvertreter bzw. Hauptprüfer, die eine Prüfgruppe bzw. ein Prüferteam bei klinischen Prüfungen nach dem Arzneimittelgesetz bzw. der Verordnung (EU) Nr. 536/2014

oder gemäß Medizinproduktegesetz leiten. DOI: 10.3238/arztbl.2016.Aufbaukurs_AMG_
MPG_2016, abgerufen am 10.1.19.

[6]    Auffrischungskurs für Prüfer/Stellvertreter und Mitglieder einer Prüfgruppe bei klinischen
Prüfungen nach dem Arzneimittelgesetz sowie für Hauptprüfer und Prüfer nach der Verordnung
(EU) Nr. 536/2014 oder nach dem Medizinproduktegesetz. DOI: 10.3238/arztbl.2016.Auffri-
schungskurs_AMG_MPG_2016, abgerufen am 10.1.19.

# 8 Klinische Studien – zwischen GCP, CRO und Behörden

Philip Räth

## 8.1 Einleitung

Grundlage jeder standardisierten Behandlung, wie in diesem Fall der konservativen Tumortherapie, ist eine nachweislich sichergestellte Wirksamkeit sowie Sicherheit der Behandlung. Die Basis des Wissens über Sicherheit und Wirksamkeit von Therapieansätzen sowie der darin genutzten Diagnosemethoden und Medikamente stammt zu einem maßgeblichen Teil aus klinischen Studien. Diese stellen damit einen grundsätzlichen Eckpfeiler ein jeder Therapie dar.

Klinische Studien sind, verstärkt durch den Fokus auf evidenzbasierte Medizin [1], in den letzten Jahrzenten zur festen Grundlage des medizinisch-wissenschaftlichen Apparates geworden. Die Anzahl der weltweit durchgeführten Studien ist von 2000–2018 von 2000 Studien auf das 200-Fache angestiegen [2]. Mit der fortwährend steigenden Anzahl an Studien wurden deren regulatorische Rahmenbedingungen in den letzten Jahrzenten grundlegend geändert. Inzwischen unterliegen klinische Studien gesetzlichen Qualitätsstandards für deren ethische und wissenschaftliche Umsetzung und Berichterstattung [3]. Die behördliche Überwachung dieser Standards spielt in Planung, Durchführung und Auswertung von klinischen Studien eine immer wichtigere Rolle. Neben der wissenschaftlichen Fragestellung, ermöglicht erst eine gesetzeskonforme Umsetzung eine Verwertung der Ergebnisse unter Gesichtspunkten der Ethik, Qualität und Sicherheit der Patienten.

Eine zentrale Rolle in der Durchführung von klinischen Studien kommt der Clinical Research Organisation (CRO) zu, die klinische Studien im Auftrag der Pharmaindustrie umsetzt. Infolgedessen ist sie verpflichtet zu gewährleisten, dass die klinische Studie nach den gesetzlichen Vorgaben und unter der Kontrolle der Behörden umgesetzt wird.

Klinische Studien sind daher nicht nur eine medizinische Frage, sondern erheblichen Einflüssen aus anderen Bereichen, insbesondere regulatorischen, ausgesetzt. Aus der Vielzahl an Faktoren, die eine klinische Studie beeinflussen, werden hier drei Aspekte betrachtet: die Rolle von Good Clinical Practice (GCP), einem Qualität Standard zur Durchführung von klinischen Studien, die Funktion der CRO als ausführendes Organ im Rahmen von GCP sowie die Aufgabe der Behörden als Kontrollorgan.

Das Kapitel startet mit einem kurzen Überblick über klinische Studien. Aufbauend darauf werden die Zusammenhänge zwischen klinischen Studien, GCP, den behördlichen Aktivtäten und der Rolle der CRO ausgearbeitet. Das Kapitel schließt mit einer zusammenfassenden Einordnung klinischer Studien im Kontext der Faktoren GCP, CRO und Behörden. Ziel ist es, dem Leser einen kurzen Einblick in klinische

https://doi.org/10.1515/9783110580662-008

Studien aus diesen Perspektiven zu liefern und darauf ein allgemeines Verständnis aufzubauen.

## 8.2 Klinische Studien

### 8.2.1 Übersicht und Einordnung

Im weiteren Sinne sind klinische Studien wissenschaftliche Erhebungen, die zur Klärung medizinischer Fragestellungen durchgeführt werden. Ziel einer klinischen Studie kann die Zulassung eines Medikaments, die Verbesserung der Behandlung im Sinne der Sicherheit oder Wirksamkeit, aber auch eine spezifische wissenschaftliche Fragestellung sein. Abhängig von der tatsächlichen Fragestellung gibt es unterschiedliche Formen von klinischen Studien [4]. Aufgrund der Relevanz der Unterschiede für Standards, Gesetzgebung und Behörden werden diese im Folgenden kurz zusammengefasst.

Generell wird zwischen Interventions- und Beobachtungsstudien unterschieden. Interventionsstudien untersuchen den Effekt einer Intervention, z. B. der Gabe eines Medikaments, einer Behandlungsform oder einer Diagnose, hinsichtlich Wirksamkeit und Sicherheit. Beobachtungsstudien dagegen schreiben keine Intervention vor, sondern beobachten eine Praxis, z.B. den regulären Einsatz von zugelassenen Medikamenten. Diese Studien kontrollieren die Intervention nicht im Sinne einer Vorgabe. Daher lassen sich kausale Rückschlüsse auf Wirksamkeit oder Sicherheit von Medikamenten nicht mit der gleichen Aussagekraft belegen wie in Interventionsstudien. Die Risiken, die mit der Studienteilnahme verbunden sein können, sind jedoch grundsätzlich für den Patienten geringer, da diese nur im Rahmen zugelassener und damit erprobter Behandlungen möglich sind.[4].

Insbesondere im Rahmen der Zulassung von Medikamenten spielen Studien eine Rolle. Ein Medikament durchläuft in der Regel zwei Entwicklungszyklen. Im ersten Zyklus, der präklinische Phase, werden außerhalb eines Lebewesens (in vitro) Wirkungsmechanismen eines Wirkstoffs untersucht. Weitere Untersuchungen werden in vivo, sprich an lebenden Tieren, durchgeführt, um weitere Einblicke hinsichtlich Wirksamkeit und Sicherheit des Wirkstoffs zu erhalten. Sobald hinreichend Evidenz für eine mögliche Wirksamkeit und Sicherheit vorliegt, beginnt die klinische Entwicklung des Wirkstoffs am Menschen. Ziel dieser Phase ist es ‚über fünf Studien-Phasen hinweg eine Zulassung zu erhalten, damit das Medikament für die reguläre Behandlung zur Verfügung steht (s. Tab. 8.1) [4],[5].

Zusätzlich spielen akademische Studien eine immer größere Rolle. Diese Studien entstehen an unabhängigen Institutionen, z. B. Universitäten, und adressieren Fragen, die nicht im Rahmen der regulären Zulassung gestellt werden. Dies können Fragen zur Sicherheit oder auch Wirksamkeit in Kombination mit anderen Medikamenten sein [6], die in der klinischen Entwicklung nicht beantwortet wurden.

Tab. 8.1: Phasen der Arzneimittelentwicklung.

| Phase | Ziel | Größe/Teilnehmer | Dauer |
|---|---|---|---|
| 0 | Wirkungsmechanismus | 10–15 | Wochen |
| I | Sicherheit | 9–80 | Wochen–Monate |
| II | Wirksamkeit und Dosisfindung | 50–200 | Monate–Jahre |
| III | Nachweis der Wirksamkeit und Sicherheit | 200–10000 | Monate-Jahre |
| IV | Langzeit und Gesamtbevölkerung | > 500 | Jahre |
| IIT | Sicherheit, Wirksamkeit, Dosis | 10–5000 + | Monate–Jahre |

## 8.2.2 Das Protokoll: Kerndokument einer klinischen Studie

Zentrales Dokument jeder klinischen Studie ist das Protokoll, welches das Studienvorhaben ausführlich darlegt und damit instrumentell für das Erreichen der Studienziele ist. Ein Protokoll hat den Zweck, nicht nur die wissenschaftliche Grundlage und die Rationale einer Studie darzulegen, sondern darauf aufbauend auch die Hypothesen und die Methodik, das Studiendesign, die Anzahl der Patienten, Einschlusskriterien, Variablen, das statistische Design und andere Kernpunkte so darzulegen, dass eine Implementierung durch alle in die Studie involvierten Parteien eindeutig umsetzbar ist. Erfüllt ein Protokoll diese Anforderung, kann eine Studie präzise durchgeführt und ausgewertet werden, ohne durch Abweichung in der Umsetzung einen möglichen Bias zu erzeugen. Ein Protokoll ist damit einerseits relevant als korrekte wissenschaftliche Grundlage und andererseits unabdinglich für eine adäquate Umsetzung einer Studie mit anschlussfähigem Ergebnis [4],[5],[7],[8]. Im Folgenden werden die Kernelemente eines Protokolls aus diesen beiden Perspektiven zusammengefasst (s. Tab. 8.2).

Zusammenfassend lässt sich festhalten, dass auf Basis der Forschungsfrage Entscheidungen zur Ausgestaltung der klinischen Studie getroffen werden, die sich in zwei Kategorien – interventionelle Studien und Beobachtungsstudien – unterteilen lassen. Die Unterscheidung zwischen interventioneller und Beobachtungsstudie ist regulatorisch relevant, da diese über die Zuständigkeit und anzuwendenden Standards, Regularien und Gesetzte entscheidet. Im Folgenden wird daher auf die regulatorische Grundlage in Deutschland, die Good Clinical Practice (GCP) und deren Relevanz für die beiden Studientypen eingegangen.

Tab. 8.2: Kernelemente eines Protokolls.

| Protokoll Abschnitt | Bedeutung |
| --- | --- |
| Einleitung | Darstellung der Rationale und Ableitung der Hypothesen („warum"?) |
| Studienziele | Formulierung der primären und sekundären Studienziele |
| Endpunkte | Auf den Studienzielen basierende Variable zur Messung der Ziele |
| Studiendesign | Form der klinischen Studie: Anzahl der Arme, Randomisierung, Controls, Behandlungssequenz und Struktur etc. |
| Fallzahl und geplante Analyse | Auf dem primären Studienzahl basierende Anzahl an Patienten zur Überprüfung der Hypothese(n) |
| Studiendauer | Dauer der Studie basierend auf der Anzahl der zu rekrutierenden Patienten und Dauer der Therapie/Nachbeobachtung |
| Compliance | Gesetzliche und ethische Anforderungen zur Umsetzung des Protokolls |
| Ein- und Ausschlusskriterien | Klare und präzise Eingrenzung der Studienpopulation auf Basis der Patientensicherheit |
| Population | Allgemeine Charakteristika der Patienten wie Krankheitsbild, Geschlecht, Alter etc. |
| Aktivitäten in der Studie | Zusammenfassung der Zeitpunkte für Untersuchungen, Beobachtungen, Beurteilungen |
| Behandlung | Behandlungsform inklusive Beschreibung der Dosis, Frequenz und Dauer |
| Sicherheit | Definition der möglichen Nebenwirkungen und deren Erfassung und Meldungswesen |
| Stakeholder | Beteiligte Parteien, z. B. Sponsor, CRO, teilnehmende Zentren, Principal Investigator |

## 8.3 Good Clinical Practice und regulatorischer Rahmen – Standards, Gesetzte, Umsetzung der Behörden

### 8.3.1 Good Clinical Practice

Die international anerkannten und nach ethischen und wissenschaftlichen Gesichtspunkten aufgestellten Regeln für die Durchführung klinischer Studien werden gemeinhin als gute klinische Praxis (Good Clinical Practice – GCP) bezeichnet [3],[9]. Das GCP-Regelwerk wurde 1977 erstmals formal in den USA angewendet und 1991 in der Europäischen Union verpflichtend. Fünf Jahre später wurden die zwischen den USA, Europa und Japan von der International Conference on Harmonisation of Technical Requirements for Registration of Pharmaceuticals for Human Use (ICH) vereinheitlichten GCP-Richtlinien durch den Ausschuss für Humanarzneimittel der Europäischen Arzneimittelagentur als europäische Leitlinie (2001/20/EG) verabschiedet. 2004 wurde die GCP-Richtlinie der Europäischen Union in Deutschland durch die 12. Novelle des Arzneimittelgesetzes in bindendes nationales Recht umgesetzt und damit zentraler Bestandteil der deutschen Gesetzgebung zur Regulierung klinischer Studien.

Die Kernprinzipien der guten klinischen Praxis lassen sich wie folgt zusammenfassen: Klinische Studien sollen gemäß ethischer Grundsätze durchgeführt werden, sich auf solide wissenschaftliche Erkenntnisse stützen und dabei einem detaillierten und klar festgelegten Protokoll folgen. Die Vorteile der Studie müssen die Risiken ihrer Durchführung überwiegen. Die Rechte, die Sicherheit und das Wohlbefinden der Studienteilnehmer haben oberste Priorität. Eine nach Aufklärung freiwillig abgegebene Einwilligungserklärung muss für jeden Teilnehmer vorliegen und die Vertraulichkeit bei der Verarbeitung personenbezogener Daten muss gewährleistet sein. Alle in einer klinischen Studie handelnden Personen müssen daher ausreichend qualifiziert und Aufzeichnungen der Studie müssen zugänglich und abrufbar sein. Das zu prüfende medizinische Produkt muss nach den Richtlinien der guten Herstellungspraxis (Good Manufacturing Practice – GMP) produziert werden [3], um die Qualität und Vergleichbarkeit des Medikaments bei jeder Vergabe sicherzustellen.

ICH/GCP definiert dabei drei verschiedene Hauptakteure einer klinischen Studie: den Sponsor, den Prüfarzt und die Behörden, die Ethik-Kommissionen und die oberste Behörde des Landes einschließen. Der Sponsor einer klinischen Studie, also die Person, Institution oder Organisation/Gesellschaft, die eine klinische Studie veranlasst, leitet und finanziert, trägt die Gesamtverantwortung für eine klinische Studie. Der Sponsor kann die damit verbundenen Aufgaben ganz oder teilweise an ein Auftragsforschungsunternehmen (Clinical Research Organization – CRO) übertragen.

### 8.3.2  Behördliche Aufsicht in Deutschland

Mit der 2. Novelle des AMG 1986 wurden klinische Studien der amtlichen Überwachung unterstellt. Die für die Genehmigung und Überwachung klinischer Studien zuständige Bundesoberbehörde ist das Bundesinstitut für Arzneimittel und Medizinprodukte (BfArM), seit der 12. Novelle des AMG 2004 gehört die Genehmigung klinischer Studien zu Impfstoffen und biomedizinischen Arzneimitteln zu den Aufgaben des Paul-Ehrlich-Instituts (PEI). Zusätzlich sind in Deutschland 52 Ethik-Kommissionen benannt, die zusätzlich zur Qualifizierung der klinischen Studie der Bundesoberbehörde das Protokoll der klinischen Studie sowie die Qualifikationen der beteiligten Ärzte beurteilt und auf dieser Basis die Zustimmung zur Durchführung der Studie sowie der beteiligten Ärzte gibt. In klinischen Prüfungen wird hier eine federführende Ethik-Kommission gewählt, deren Standort auf der Wahl des Leiters der klinischen Prüfung liegt (LKP), dher für jede klinische Studie bestimmt wird.

Unter Aufsicht der genannten Behörden kann eine klinische Interventionsstudie nur dann durchgeführt werden, wenn eine bundesbehördliche Genehmigung vorliegt und wenn die zuständige Ethik-Kommission diese Studie zustimmend bewertet. Dabei sind beide zuständigen Stellen, Ethik-Kommission wie auch Bundesoberbehörde, in ihren Bearbeitungsfristen unabhängig voneinander. Beginnen kann eine Studie, sobald beide Behörden dem Vorhaben zugestimmt haben. Zudem muss jede klinische Studie zu Beginn bei der zuständigen Behörde des jeweiligen Bundeslandes, beispielsweise einer Bezirksregierung oder einem Regierungspräsidium, angezeigt werden.

Beobachtungsstudien, bei denen kein studienbedingter Eingriff am Patienten stattfindet, müssen bei den Bundesoberbehörden lediglich angezeigt werden, ein Genehmigungsverfahren wie oben beschrieben ist nicht notwendig. Statt einer zustimmenden Bewertung ist aber eine Beratung durch die Ethik-Kommission erforderlich (s. Abb. 8.1).

Mit Inkrafttreten der EU-Verordnung 536/2014 wird derzeit ein europaweit einheitliches Genehmigungsverfahren für alle klinischen Studien über ein elektronisches Online-Portal eingeführt. Da der Zeitpunkt, an dem die Verordnung anzuwenden ist und damit die bisherige Richtlinie 2001/20/EG abgelöst wird, an die Fertigstellung des EU-Portals geknüpft ist, werden die Vorschriften voraussichtlich erst nach 2020 Geltung erlangen.

Über das EU-Portal wird die gesamte Kommunikation zu sämtlichen klinischen Studien vollständig und ausschließlich erfolgen. Dies betrifft sowohl die Kommunikation zwischen Sponsor und den nationalen Behörden der Mitgliedsstaaten als auch die Kommunikation der nationalen Behörden untereinander. Es gelten für alle Studien identische und stark verkürzte Fristen für die Bewertung einer Studie. Bewertung der Ethik-Kommission und Oberbehörde erfolgt zeitgleich. Der Geltungsbeginn der Verordnung ist 6 Monate, nachdem die Europäische Kommission die Funktionsfähig-

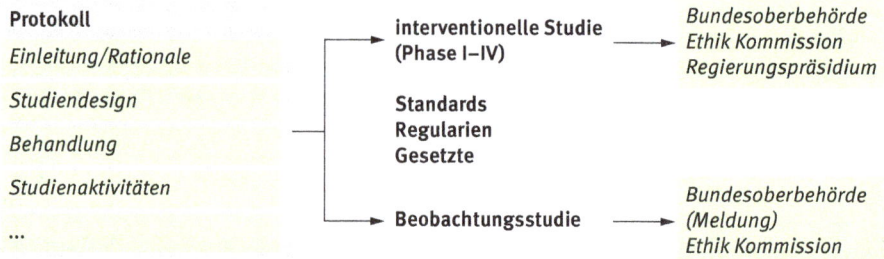

**Abb. 8.1:** Genehmigungsprozess von Studien.

keit des Portals festgestellt hat. Laufende klinische Studien werden 3 weitere Jahre nach den alten Rechtsvorschriften fortgeführt werden.

## 8.4 Durchführung klinischer Studien

Um die Umsetzung von klinischen Studien hat sich in den letzten Jahrzenten eine eigene Industrie entwickelt, die von der Herstellung der Medikamente über Labordienstleistungen bis zur Umsetzung von klinischen Studien eine breite Palette an Dienstleistungen anbietet. Eine Kernfunktion übernehmen CROs, die Dienstleistungen zur Planung und Umsetzung von Studien anbieten, die von der Entwicklung des Protokolls über die Einreichung bei Behörden, der Datenerhebung und Kontrolle bis zur Auswertung begleiten oder gar komplette Entwicklungsprogramme betreuen. CROs bieten dabei entweder Teile oder das gesamte Spektrum an Dienstleistungen an, für die sie durch den Sponsor einer klinischen Studie beauftragt werden [4],[10],[11]. Zunächst wird auf die typischen Dienstleistungen einer CRO eingegangen, um dann den Prozess einer klinischen Studie aufzuzeigen und mit der Rolle von GCP und der Behörden zu verknüpfen.

Die typischen Dienstleistungen einer CRO umfassen die in Tab. 8.3 dargestellten Bereiche.

Die verschiedenen funktionalen Bereiche spielen in einer klinischen Studie in verschiedenen Prozessabschnitten eine Rolle. Jeder Abschnitt ermöglicht dabei eine klare Abgrenzung der Aufgaben auf drei Teilbereiche: Aufbau (vor Start der Studie),

**Tab. 8.3:** Aufgaben einer CRO.

| Dienstleistung | Aufgaben |
|---|---|
| Feasibility | Die Feasibility dient der Prüfung der Eignung von Prüfzentren bezüglich GCP, Anforderungen des Protokolls und Patientenkollektiv |
| Projektmanagement | Überblickt die Umsetzung der Studie und ist für die Erfüllung der Ziele im Rahmen von Zeit, Budget und Umfang des Protokolls zuständig |
| Klinisches Monitoring | Monitoring bezeichnet die Aktivität der Überwachung von Patientensicherheit, Datenqualität und Einhaltung des Protokolls sowie auch die Regeln nach GCP |
| Regulatory Affairs | Bearbeitung aller regulatorischer Aufgaben wie die Vorbereitung der Behördeneinreichung, Erstellung von Dossiers und einer Vielzahl an Meldungen zu klinischen Studien |
| Datenmanagement | Datenmanagement umfasst den kompletten Apparat der Sammlung und Kontrolle von Patientendaten im Rahmen der regulatorischen Standards |

**Tab. 8.3:** (fortgesetzt) Aufgaben einer CRO.

| Dienstleistung | Aufgaben |
| --- | --- |
| Safety-Management | Das Safety-Management einer Studie ist beauftragt, die Sicherheit der Patienten über eine hinreichende, also den gesetzlichen, ethischen und der Sicherheit von Patienten entsprechende, Infrastruktur zu etablieren |
| Biostatistik | Hauptaufgabe der Biostatistik liegt in der Planung und Auswertung einer Studie. Sie unterstützt u. a. bei der Wahl des Studiendesigns, der Anzahl der Arme und der Endpunkte, um eine valide Fallzahlbestimmung vorzunehmen, welche die im Rahmen der Hypothesen und Ziele eine statistische Auswertung ermöglicht |
| Medical Writing | Medical Writing umfasst eine weite Spanne von Aktivitäten. In CROs inkludiert dies hauptsächlich das Verfassen von regulatorischen Dokumenten (Studienberichten oder Patientennarrativen), wissenschaftlichen Dokumenten (Protokolle, Investigator Brochure, Einverständniserklärung) oder Publikationen während und nach Abschluss der Studie |
| Qualitätsmanagement | Qualitätsmanagement ist die systematische Einbindung von Mechanismen zur Verwaltung und Kontrolle von Prozessen welche den Anforderungen von GCP sowie anderen Standards genügen |

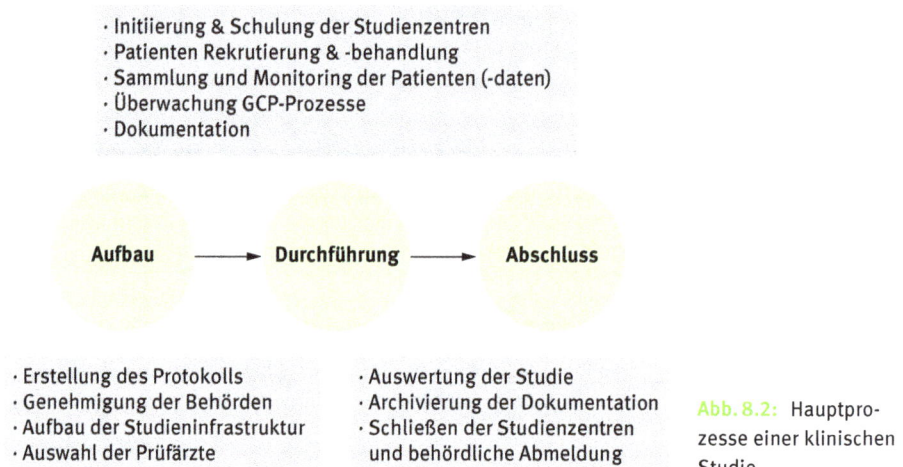

· Initiierung & Schulung der Studienzentren
· Patienten Rekrutierung & -behandlung
· Sammlung und Monitoring der Patienten (-daten)
· Überwachung GCP-Prozesse
· Dokumentation

**Aufbau** ⟶ **Durchführung** ⟶ **Abschluss**

· Erstellung des Protokolls
· Genehmigung der Behörden
· Aufbau der Studieninfrastruktur
· Auswahl der Prüfärzte

· Auswertung der Studie
· Archivierung der Dokumentation
· Schließen der Studienzentren
  und behördliche Abmeldung

**Abb. 8.2:** Hauptprozesse einer klinischen Studie.

Durchführung (während der Studie) und Abschluss (nach Ende der aktiven Phase) der Studie (s. Abb. 8.2) [4],[5],[7]. Im Folgenden werden diese Phasen genauer beleuchtet und auf die Zusammenhänge zwischen den Phasen, der darin durchgeführten Dienstleistungen sowie deren regulatorische Bedeutung eingegangen. Begonnen wird mit einer kurzen Zusammenfassung der generellen Meilensteine einer Studie, die hier zur Einordnung der Phasen dienen soll. Hierbei hat das *Projektmanagement* in allen Phasen die Übergeordnete Aufgabe sicherzustellen, dass der Plan der Studie im Sinne der Dauer und des vorhandenen Finanzrahmens umgesetzt werden kann.

## Studienaufbau

Der Aufbau einer Studie umfasst die Zeit, bis der erste Patient eingeschlossen werden kann, und inkludiert daher alle relevanten gesetzlichen, ethischen und operativen Maßnahmen, die bis zu diesem Zeitpunkt umgesetzt werden müssen. Das Protokoll oder eine Synopse, also eine kürzere Zusammenfassung des Vorhabens, liefert den Startpunkt einer Studie, da das gesamte Vorhaben darin detailliert dargestellt wird und damit maßgeblichen Einfluss auf die weiteren operativen Schritte einer CRO hat. Einher mit der Erstellung des Protokolls geht die Einverständniserklärung für die Patienten, welche die Studie für den Patienten verständlichen und transparent darstellt. Ziel der Einverständniserklärung ist die Aufklärung der Studienteilnehmer, die mit einer Unterschrift des beteiligten Prüfarztes und des Patienten abgeschlossen wird. Zudem wird eine sogenannte Investigator Brochure erstellt, die den aktuellen Stand des Wissens um die Prüfmedikation für alle Beteiligten zusammenfasst. Dies beinhaltet präklinische Ergebnisse, Studienergebnisse, chemische, physische und pharmazeutische Zusammensetzung des Medikaments und eine Zusammenfassung der Daten für Prüfärzte [12].

Es folgt die Auswahl der teilnehmenden Zentren. Dabei sind das untersuchte Krankheitsbild, die Komplexität der Untersuchung, die geplante Dauer und die damit einhergehende geplante Anzahl zu rekrutierender Patienten pro Zentrum sowie die Erfahrung und Schulung des Personals ausschlaggebend.

Primäres Ziel für die Phase des Studienaufbaus ist die Einreichung und Genehmigung der Studie bei den relevanten Behörden. Folglich liegt die Aufgabe der CRO darin, basierend auf Studientyp (interventionelle oder Beobachtungsstudie) die richtige Einreichungsstrategie zu wählen und demnach auch die Auswahl sowie die Anforderungen an die Zentren betreffs Erfahrung, Qualifikation und Nachweisdokumente zu definieren und umzusetzen. Beispielsweise wird eine komplexe interventionelle Studie zur Untersuchung eines Medikaments wesentlich höhere Qualifikationen der Prüfer zur Einreichung bei den Behörden benötigen als eine einfache Beobachtungsstudie im Rahmen etablierter Behandlungsstandards.

Parallel zur behördlichen Einreichung der Studie erstellt die CRO bis zum Zeitpunkt des Einschlusses des ersten Patienten die komplette Infrastruktur der Studie. Die Infrastruktur einer Studie umfasst den Aufbau und die Bereitstellung der heute meist [13],[14] elektronischen Datenerfassung mittels eines Electronic Data Capture (EDC)-Systems durch das Datenmanagement, den Aufbau des Projektmanagements, die Schulung des in der CRO beteiligten Personals, die Definition der Struktur und Prozesse des Trial Master Files (TMF) zur Archivierung essentieller Studiendokumente und der Investigator Site File (ISF) für die Ablagestruktur der essentiellen Dokumente am Zentrum. Zusätzlich ist ein Meldungs- und Verwaltungswesen der Sicherheitsmeldungen aufzubauen, das dazu dient, Meldungen von Nebenwirkungen durch die Zentren aufzunehmen und zu bewerten sowie daraufhin mögliche Meldungen an Behörden, Hersteller der Medikation oder teilnehmende Zentren weiterzuleiten. Bestehen relevante Sicherheitsrisiken für Patienten oder werden Nebenwirkungen beobachtet, die bisher nicht in der Investigator Brochure definiert waren, kommt dieses System zum Einsatz. Des Weiteren sind alle weiteren Drittparteien, z. B. externe Labore, Pathologien oder Software–Dienstleister, zu qualifizieren und in die Prozesse der Studie zu integrieren. Dazu gehört ebenso die Vertragsgestaltung mit den beteiligten Studienzentren, insbesondere deren Rechte und Pflichten im Rahmen der Sonderrolle als behandelnde Institution im Rahmen von GCP. Jede Funktion einer CRO hält diese Vorgänge inklusive Nennung und Bestätigung der beteiligten Parteien in separaten Plänen vor Beginn der Studie fest, so dass vor Einschluss des ersten Patienten ein klarer, abgestimmter Plan für alle Bereiche der Studie festgelegt ist. Sobald alle genannten Prozesse zum Studienstart erfolgt sind und eine Genehmigung für die Studie und die teilnehmenden Zentren erteilt ist, können die Zentren initiiert werden. Mitarbeiter der CRO trainieren dann das gesamte an der Studie beteiligte Personal zur Studie und allen relevanten Prozessen und Vorgaben. Ziel ist es, dem involvierten Personal alle Abläufe so darzustellen, dass diese für den Einschluss des ersten Patienten alle Prozesse und Vorgaben einhalten. Sobald dieser Schritt abgeschlossen, die Anwesenheit schriftliche dokumentiert ist und alle Dokumente an die Prüfgruppe, also die in die involvierten Personen am Zentren, übergeben wurden, erhält das Zentrum die Erlaubnis Patienten einzuschließen. Mit dem ersten Zentrum, das diesen Status erhält, tritt die Studie in Phase der Studiendurchführung ein.

### Studiendurchführung

In der Phase der Studiendurchführung werden Patienten eingeschlossen und behandelt, Daten erhoben und kontrolliert, um letztes Endes eine Auswertung der Ergebnisse zu ermöglichen. Dabei stehen folgende Eckpunkte im Mittelpunkt: Patientensicherheit, Datenqualität und Wahrung der Rechte der Patienten sowie Einhaltung von GCP und Protokollvorgaben am Zentrum. Fast alle Aktivitäten einer CRO im Rahmen der Studiendurchführung zielen primär auf die Einhaltung dieser Eckpunkte ab.

Um diese Ziele zu erreichen, kontrolliert die CRO einerseits Aktivitäten vor Ort am Zentrum und überprüft andererseits über das EDC übermittelten Daten. Darüber hinaus sind Behörden und Sponsor regelmäßig über die Sicherheitslage der Studie zu informieren. In interventionellen Studien, die nicht zugelassene Medikamente enthalten, wird zudem ein Data Safety Monitoring Board (DSMB) eingerichtet, das mittels unabhängiger Mitglieder, zu vorab festgelegten Intervallen, die aktuellen Daten hinsichtlich Patientensicherheit und Qualität bewertet und bei Auffälligkeiten Empfehlungen an den Sponsor aussprechen kann.

Im Zuge der Durchführung klinischer Studien wird ein *Monitoring*, also die Überwachung der Daten- und Prozessqualität, durch qualifizierte Clinical Research Associates (CRA) durchgeführt. Diese verfolgen zwei Strategien, um die genannten Ziele zu erreichen: zentrales Monitoring und Monitoring am Studienzentrum. Zentrales Monitoring zielt darauf ab, auf Basis der im EDC System erhobenen Daten zu Erkrankung, Behandlung, Nebenwirkungen, Begleitmedikationen, Untersuchungen und anderen von der Studie abhängigen Daten die Datenqualität und die Einhaltung der Protokollvorgaben auf Basis der vorhandenen Daten zu beurteilen. Besuche der CRAs vor Ort fokussieren auf die Source Data Verifikation (SDV), also den Quelldatenabgleich zwischen im EDC dokumentierten Daten und den Originaleinträgen in der (elektronischen) Patientenakte. Je nach Sicherheitsrisiko, Komplexität und Endpunkten der Studie kann diese Überprüfung zu 100 % oder weniger umgesetzt werden. Darüber hinaus prüft ein CRA zumeist die Einverständniserklärungen der Patienten, um sicherzustellen, dass die Rechte des Patienten gewahrt wurden. Neben diesen Aufgaben werden je nach Komplexität und Typ der Studie die relevanten Dokumente, Prozesse und Qualifikationen geprüft. Eine Abweichung von den Anforderungen führt zu einer schriftlichen Meldung, die nachweislich korrigiert und deren Ursache für die Zukunft gelöst werden muss. Die Häufigkeit des Monitorings wird zu Beginn der Studie im Monitoring-Plan festgehalten. Im Rahmen der immer stärkeren Digitalisierung des Datenerhebungs- und Monitoring-Prozesses werden immer mehr Daten früh zugänglich, was zur Qualitätskontrolle genutzt werden kann. Dies hat in den letzten Jahren dazu geführt, dass auch seitens der Behörden eine risikobasierte Monitoring-Strategie akzeptiert und gefördert wurde. Diese impliziert keine feste Frequenz der Monitoring-Visiten, sondern eine je nach Risikoeinschätzung einer Studie und eines Zentrums angepasste.

Neben dem hier beschriebenen Monitoring spielt das Medical Monitoring eine Zusatzrolle in der Durchführung einer klinischen Studie. Da nicht jede Frage und nicht jeder Sonderfall im Protokoll einer Studie festgehalten werden kann, steht der Medical Monitor mit seiner medizinischen Ausbildung für Fragen der Zentren zur Verfügung. Zusätzlich kann er zur Bewertung von Nebenwirkungen oder anderen spezifischen medizinischen Fragestellungen herangezogen werden. Je nach Risiko einer Studie ist auch ein periodisches Review der Nebenwirkungen zur Erkennung von auffälligen Sicherheitssignalen üblich.

Das *Safety Management* einer Studie ist beauftragt, die Sicherheit der Patienten über eine hinreichende, also den gesetzlichen, ethischen und der Sicherheit von Patienten entsprechende Infrastruktur zu etablieren. Die Hauptaufgabe besteht darin, eine zentrale Datenbank für die Aufnahme, Bewertung und Weiterleitung an andere Stakeholder der Studie, nämlich den Sponsor, die Prüfärzte sowie Behörden, zu etablieren. Das Studienprotokoll legt dabei fest, welche Nebenwirkungen für die Berichterstattung von besonderer Bedeutung sind. Dabei sind schwerwiegende Nebenwirkungen, also solche, die tödlich oder lebensbedrohlich sind, eine stationäre Behandlung oder Verlängerung einer stationären Behandlung erforderlich machen, sowie schwerwiegende Behinderungen nach sich ziehen, seitens des Prüfarztes innerhalb von 24 Stunden an die CRO zu melden. Der Prüfarzt hat den Zusammenhang mit der Prüfmedikation, die Schwere sowie die Erwartbarkeit der Nebenwirkung neben anderen Parametern priorisiert zu bewerten, da unbekannte Nebenwirkungen des Medikaments ein möglicherweise erhöhtes Sicherheitsrisiko für den Patienten darstellen. Die vom Arzt vorgenommene Bewertung wird über den Sponsor der Studie bewertet. Im Falle von schwerwiegenden unerwarteten Nebenwirkungen sind diese den Behörden, also der Ethik-Kommission und der Bundesoberbehörde, zu melden. Neben der Verwaltung von Sicherheitsmeldungen hat das Safety Management auch die Aufgabe, Sicherheitsdaten für anderen Zwecke aufzuarbeiten. Dazu gehört das DSMB, für das spezifische Sicherheitsberichte vorbereitet werden.

Neben den genannten Aufgaben ist das Safety Management auch dazu berufen, alle sicherheitsrelevanten Berichte an Behörden zu erstellen und zu übermitteln. Dies umfasst primär den Data Safety Update Report (DSUR), der jährlich für interventionelle Studien erstellt und an alle zuständigen Behörden berichtet werden muss. Er umfasst einen aktuellen Studienstatus sowie eine Zusammenfassung der Sicherheitsrelevanten Daten.

Das *Datenmanagement* ist während der Durchführung der Studie für die Qualitätssicherung der Daten, Berichterstattung und Datenextraktionen zuständig. Primäre Aufgabe liegt darin, die Bearbeitung durch die Studienzentren zu überwachen und an anderen Abteilungen zu berichten und somit diesen Aspekt der Qualitätskontrolle der Studiendaten zu überwachen. Darüber hinaus erstellt das Datenmanagement patienten- und zentrenübergreifende Berichte, die dazu dienen, Abweichungen zwischen Zentren zu identifizieren und mögliche Diskrepanzen in der Datenqualität und Vollständigkeit zu finden und zu korrigieren. Zu guter Letzt stellt das Datenmanagement regelmäßige Berichte und Datenextraktionen über den Studienverlauf an Stakeholder zur Verfügung. Diese beinhalten beispielsweise den Rekrutierungsstatus der Studie, Aktivität der teilnehmenden Zentren sowie Informationen zur Datenqualität und Protokoll Compliance sowie zur Sicherheit. Ziele dieser Berichterstattung sind die kontinuierliche Beobachtung der Studienziele sowie die Einleitung von Maßnahmen im Falle von Abweichungen dieser Ziele.

*Regulatory Affairs* ist während der Studie beauftragt, alle Änderungen an der Studie bei den relevanten Behörden anzuzeigen und deren Zustimmung einzuholen. Dies beinhaltet den Wechsel von Prüfärzten, welche der Ethik Kommission angezeigt werden müssen, Änderungen am Protokoll, der Patientenerklärung oder der IB, die ebenso den zuständigen Behörden zur Genehmigung vorgelegt werden müssen.

## Studienabschluss

Der Studienabschluss beginnt mit dem Vorliegen der Daten aller für die Studie laut statistischer Planung benötigen Patienten, üblicherweise kurz nach dem Last Patient Last Visit (LPLV)-Datum. Sobald dieser Meilenstein erreicht ist, bereitet das Datenmanagement den aktuellen Status der Daten hinsichtlich Vollständigkeit und Qualität auf, mit dem Ziel ausstehende Dokumentation, unbeantwortete Fragen (Queries) und mögliche implausible Daten offenzulegen. Ebenso führt das Safety Management einen Abgleich ihrer Datenbank mit den Daten des eCRF durch, um Inkonsistenzen in der Dokumentation der Nebenwirkungen aufzudecken. Qualitätsabweichungen werden in Zusammenarbeit mit Projektmanagement und Monitoring nachverfolgt, bewertet und zusammen mit den Studienzentren adressiert. Abweichungen vom Protokoll werden gesammelt und zur Bewertung hinsichtlich der Auswertbarkeit der Patienten aufbereitet. Wichtig ist dabei, dass alle final dokumentierten Daten und Dokumente seitens des Prüfarztes als korrekt abgezeichnet wurden. Sobald alle Daten und Dokumente vollständig sind, wird die Datenbank geschlossen (Data Base Lock), so dass keine Änderungen an den Daten mehr möglich sind. Im Folgenden findet eine abschließende Bewertung im sogenannten Data Review Meeting (DRM) statt. Dieses setzt sich aus Spezialisten der Statistik, Medizin und je nach Studie anderen Experten zusammen, die auf Basis aller vorliegenden Daten die Auswertbarkeit nach Protokoll abschließend bewerten. Dabei können weitere Rückfragen an die Studienzentren entstehen, die nach Rücksprache mit den Prüfärzten adressiert werden. Das Ergebnis dieser erneuten Rückfragen wird in einem weiteren DRM bewertet und führt zu einem finalen Datensatz, der die Grundlage der Auswertung der Studie liefert. Zu diesem Zeitpunkt wird die Datenbank final geschlossen und allen Nutzern werden die Rechte zum Zugang zum EDC entzogen, so dass keine weiteren Änderungen an den Daten möglich sind.

Sobald dieser Schritt vollzogen ist, werden die teilnehmenden Zentren durch einen Close-Out Visit geschlossen. Damit ist ihre Beteiligung an der Studie beendet. Dieser Close-Out Visit beinhaltet als erstes die Zerstörung oder Rücksendung von ungenutzter Studienmedikation und anderer Materialien an den Sponsor. Darüber hinaus werden die essentiellen Dokumente aus der ISF ein letztes Mal auf Vollständigkeit geprüft und soweit notwendig Kopien für den TMF erstellt. Zusätzlich werden alle relevanten patientenbezogenen Dokumente, z.B. die Einverständniserklärung oder die Dokumentation schwerer Nebenwirkungen, nochmals auf Vollständigkeit der Unterschriften geprüft.

Sobald die Datenbank allen Qualitätskriterien laut Protokoll entspricht, kann die statistische Auswertung beginnen, die alle geplanten Studienziele inklusive der Analyse der Patientensicherheit beinhaltet und in einem klinischen Studienbericht zusammengefasst wird [15]. Der Report umfasst eine Zusammenfassung der Studie nach Protokoll und geht dann auf den analysierten Datensatz, die Patienten Charakteristika, die statistischen Analysen und deren Ergebnisse, die Sicherheitsrelevanten Punkte wie Nebenwirkungen ein und schließt mit einer zusammenfassenden Analyse und Diskussion. Der Report ist Grundlage von Publikationen, Arzneimittelzulassungen und Abschluss der Studie mit Abmeldung der Zentren und der Studie sowie Einreichung des Berichts bei den zuständigen Behörden.

## 8.5 Fazit und Ausblick

Ziel dieses Buchkapitels war es, eine kurze und prägnante Übersicht über klinische Studien zu geben, die eine Einordnung in den Kontext der klinischen Forschung ermöglicht und darüber hinaus einen Einblick in die Rolle der Behörden in Deutschland und deren Richtlinien, im speziellen GCP, liefert.

Darüber hinaus wurden dem Leser die Rolle sowie die Aufgabe der CRO in der Studie hinsichtlich Planung, Durchführung und Auswertung klinischer Studien dargelegt. Abschließend soll auf einige wichtige Zusammenhänge sowie globale Trends eingegangen werden.

In der Planung einer klinischen Studie gilt, je komplexer, aufwendiger und langfristiger es ist, eine Forschungsfrage zu beantworten, desto wichtiger ist es, eine klare Beschreibung des Vorhabens im Protokoll festzuhalten, da alle Stakeholder, von Behörde über CRO bis zum Prüfzentrum, sich am Protokoll orientieren. Ein mangelhaftes oder unvollständiges Protokoll kann im besten Falle zu einer Reihe an kostenspieliegen nachträglichen Anpassungen führen oder im schlechtesten dazu, dass die Studienziele durch unzureichende Datenlage, einen Bias oder gar durch eine frühzeitige Beendigung nicht erreicht werden. Je größer die Sorgfalt zu Beginn, desto besser sind die Chancen auf eine erfolgreiche Studie [16]. Letztendlich liegt eine ethische Verpflichtung gegenüber den Patienten vor, die in einer Studie einer experimentellen Behandlung ausgesetzt werden.

Des Weiteren unterliegen fast alle Grundlagen der hier dargelegten Eigenschaften klinischer Studien einem konstanten Wandel. Durch die Globalisierung wurden Regularien in den letzten 50 Jahren weiterentwickelt und standardisiert und spielen damit eine immer wichtigere Rolle in der Umsetzung klinischer Studien weltweit. Diese Entwicklung schreitet weiter voran, wie die aktuell anstehende Umsetzung der EU-Direktive verdeutlicht, und wird durch andere Entwicklungen wie der Digitalisierung weiter beeinflusst. War vor 25 Jahren der Einsatz von Software nur begrenzt möglich, ist er inzwischen vielerorts Standard. Daten werden elektronisch über das EDC-System erfasst, Dokumente elektronisch verwaltet [17] und Studienprozesse über Kennzahlen dezentral monitoriert. Es ist eine weiter fortschreitende Integration der Prozesse der klinischen Studien zu erwarten, die vor allem die Integration der Software verschiedener Stakeholder beinhaltet, so dass beispielsweise die Übertragung der Patientendaten zwischen Zentrum und CRO oder Sponsor weitgehend automatisch erfolgt und viele Daten direkt über Mobilgeräte durch den Patienten erfasst werden.

Zu guter Letzt zeichnet sich ab, dass sich auch die Form und Phasen klinischer Studien, ändern. Im klassischen Ansatz durchlaufen Studien drei Phasen bis zur Zulassung sowie weitere Studien nach Marktzulassung. Dies hängt primär damit zusammen, dass diese Studien in der Regel jeweils eine Fragestellung beantworten, zum Beispiel die der Sicherheit in Phase I, und sich dann der nächsten widmen. Adaptive Studiendesigns ermöglichen es, durch andere statistische Methoden [18] und eine Beschleunigung der Datensammlung im Rahmen der Digitalisierung Fragen sequentiell zu stellen und damit Entscheidungen früher zu treffen, um die nächste Fragestellung in der gleichen Studie zu adressieren (sog. Seamless Designs oder Master Protocols) [19],[20]. Auch hier ist eine Weiterentwicklung der klinischen Studienlandschaft zu erwarten, die weitere Anpassungen der Regularien und Prozesse in klinischen Studien erfordern. Die hier dargestellte Zusammenfassung ist also ein Entwicklungsstand der klinischen Forschung, der sich basierend auf Herausforderungen der Medikamentenentwicklung, Globalisierung, Digitalisierung und weiteren Trends konstant in Bewegung befindet.

## Literatur

[1]  Eddy DM. Practice Policies—Guidelines for Methods. JAMA 1990 Apr 4;263(13):1839–41.
[2]  Total number registered clinical studies worldwide 2000–2018. Available from: https://www.statista.com/statistics/732997/number-of-registered-clinical-studies-worldwide/. Abgerufen am 28.2.2019
[3]  ICH Guidelines. Available from: https://www.ich.org/products/guidelines.html. Abgerufen am 28.02.2019
[4]  Herschel M. Das KliFo-Buch. Stuttgart: Schattauer, 2012.
[5]  Friedman LM, Furberg C, DeMets DL, Reboussin DM, Granger CB. Fundamentals of clinical trials. Vol. 4. Berlin, New York: Springer, 2010.
[6]  Suvarna V. Investigator initiated trials (IITs). Perspect Clin Res. 2012;3(4):119–21.
[7]  Good clinical practice for clinical trials. Available from: https://www.gov.uk/guidance/good-clinical-practice-for-clinical-trials. Abgerufen am 28.2.2019
[8]  Cipriani A, Barbui C. What is a clinical trial protocol? Epidemiol Psychiatr Sci. 2010;19(2):116–7.
[9]  Vijayananthan A, Nawawi O. The importance of Good Clinical Practice guidelines and its role in clinical trials. Biomed Imaging Interv J. 2008;4(1)e5.
[10] Roberts DA, Kantarjian HM, Steensma DP. Contract research organizations in oncology clinical research: challenges and opportunities. Cancer. 2016;122(10):1476–82.
[11] Mirowski P, Van Horn R. The contract research organization and the commercialization of scientific research. Soc Stud Sci. 2005;35(4):503–48.
[12] Wright B. Protocol, Informed Consent Documents, and Investigator Brochure. In: A Comprehensive and Practical Guide to Clinical Trials. Academic Press. London, San Diego, Cambridge, Oxford: Elsevier;2017.49–58.
[13] Sahoo U, Bhatt A. Electronic data capture (EDC) – a new mantra for clinical trials. Qual Assur. 2004;10(3–4):117–21.
[14] Walther B, Hossin S, Townend J, Abernethy N, Parker D, Jeffries D. Comparison of Electronic Data Capture (EDC) with the Standard Data Capture Method for Clinical Trial Data. PLOS ONE. 2011 Sep 23;6(9):e25348.
[15] Structure and Content of Clinical Study Reports. Available from: https://www.ich.org/fileadmin/Public_Web_Site/ICH_Products/Guidelines/Efficacy/E3/E3_Guideline.pdf. Abgerufen am 28.02.2019.
[16] Getz KA, Wenger J, Campo RA, Seguine ES, Kaitin KI. Assessing the impact of protocol design changes on clinical trial performance. Am J Ther. 2008;15(5):450–7.
[17] Gupta SK. Paperless clinical trials: Myth or reality? Indian J Pharmacol. 2015;47(4):349.
[18] Carlin BP, Berry SM, Lee JJ, Muller P. Bayesian adaptive methods for clinical trials. CRC press, Boca Raton 2010.
[19] Woodcock J, LaVange LM. Master protocols to study multiple therapies, multiple diseases, or both. N Engl J Med. 2017;377(1):62–70.
[20] Berry DA. Adaptive clinical trials in oncology. Nat Rev Clin Oncol. 2012;9(4):199.

# 9 Patient reported outcome measures (PROM)

Maria Karsten

## 9.1 Allgemeine Beschreibung

Mit ca. 70.000 Neuerkrankungen jährlich ist Brustkrebs die häufigste Krebserkrankung bei Frauen in Deutschland – fast 30 Prozent der betroffenen Frauen sind bei Diagnosestellung jünger als 55 Jahre.

Aufgrund verschiedener Faktoren, z.B. Früherkennung, der Verfügbarkeit neuer Behandlungsmethoden und Substanzklassen, konnten deutliche Verbesserungen des Gesamtüberlebens bei allen Tumorentitäten erreicht werden [1],[2],[3]. Die brustkrebsspezifische Mortalität in Europa zwischen 2002 von 17,9 pro hunderttausend Frauen auf 15,2 in 2012 ab, was einer Abnahme um 15,3 % entspricht [4]. Die aufgrund der verbesserten Therapieansätze erreichten Überlebensvorteile gehen jedoch häufig mit einer Zunahme an körperlichen Einschränkungen und Belastungen sowohl emotionaler, finanzieller als auch sozialer Art einher [5],[6],[7],[8]. Vor dem Hintergrund der zunehmenden Lebenserwartung oder Heilung von Krebserkrankungen werden diese Spätfolgen in der Bewertung der einzelnen Therapieansätze immer mehr in den Vordergrund rücken [9],[10]. Die Bewertung wird dabei nicht mehr nur durch den Arzt, sondern vor allem durch die Patienten selbst durch „Patient reported outcome measures (PRO oder PROMs)" erfolgen. PROMs beziehen sich nicht nur auf rein medizinische Parameter wie Schmerz, Morbidität oder Funktionsverlust, sondern beziehen alle Aspekte des täglichen Lebens wie soziale und wirtschaftliche Aspekte, Sexualität, Einfluss der Erkrankung auf familiäre und soziale Interaktionen in die Beurteilung einer Therapie mit ein. Die US Food and Drug Agency beschreibt PROMs als „any report coming directly from patients about a health condition and its treatment" [11].

Die zunehmend ubiquitär vorhandenen elektronischen Kommunikationsmittel wie Smartphone, Tablet und Computer ermöglichen die Übermittlung dieser patientengenerierten Beurteilungen auf schnelle, einfache und kostengünstige Art. Neben der Evaluation der unterschiedlichen Therapiekonzepte werden auch das Monitoring laufender Therapien sowie die Nachbeobachtung von Patientinnen, die ihre Therapie bereits abgeschlossen haben, möglich.

Die Behandlung von Brustkrebs hat sich in den letzten beiden Jahrzehnten stark verändert, was mit großen Herausforderungen sowohl für die Patientinnen, aber auch für die betreuenden Ärzte einhergeht. Aufgrund der immer genaueren molekularen Diagnosemöglichkeiten und der darauf basierenden Therapieentscheidungen ist die Behandlung von Mammakarzinom-Patientinnen mittlerweile personalisierte Medizin im besten Sinn. Dies bedeutet jedoch auch einen immer höheren Beratungsaufwand für die einzelne Patientin im Rahmen der Therapieplanung, sowohl für die medikamentöse Tumortherapie als auch für das operative Vorgehen. Beispielhaft

https://doi.org/10.1515/9783110580662-009

ist hier die Veränderung in der Therapie bei einem sonografisch auffälligen Lymphknotens genannt. In der Vergangenheit war der Therapiepfad klar vorgezeichnet. Die
Patientin wurde primär operiert, meist im Sinne einer Mastektomie, erhielt gleichzeitig eine axilläre Lymphknotendissektion, ein Eingriff mit einem Risiko von bis
zu 15 Prozent, ein dauerhaftes Lymphödem des Arms, verbunden mit chronischen
Schmerzen und Funktionseinschränkungen, zu entwickeln [12]. Im aktuellen klinischen Alltag bedeutet der Nachweis eines sonografisch auffälligen Lymphknotens
nun die Besprechung von bis zu sechs verschiedenen Therapiemöglichkeiten und
den damit verbundenen Vor- und Nachteilen mit der Patientin [13]. Nicht nur die Beratung und die damit verbundene Durchführung der individuellen Therapie sind um
ein Vielfaches komplexer und zeitintensiver geworden – auch die direkte Vergleichbarkeit der unterschiedlichen Therapieverläufe wird dadurch deutlich schwieriger.
Hier können PRO-Messungen ein hilfreiches Tool sein. Ziel der Implementierung ist
es, die Kommunikation zwischen Arzt und Patientin zu verbessern, die Vergleichbarkeit von Therapien zu erhöhen und gleichzeitig kritische Symptome vor und während
und nach der Behandlung zu erkennen [14].

Neben der zunehmenden medizinischen Komplexität nehmen sowohl der Ver-
waltungsaufwand wie auch die Dokumentationspflichten des ärztlichen Personal
ständig zu, was zu einer weiteren Verkürzung der Zeit führt, die für die einzelne Patientin zur Verfügung steht.

Um eine Verbesserung dieser Situation zu erreichen, muss ein System implemen-
tiert werden, das mit Hilfe intelligenter IT-Lösungen den Kliniker entlastet, den Dokumentationsaufwand reduziert, komplexe Sachverhalt so darstellt, dass sie schnell
visuell zu erfassen sind, gleichzeitig aber eine ausreichende Menge an Daten erhebt,
um langfristig valide Vergleiche zwischen Therapien erstellen zu können. PROM-Mes-
sungen haben das Potenzial, ökonomisch, zeiteffektiv und strukturiert die Symptome
der Patientin während und nach der Therapie zu erfassen und zu monitorieren, während sie dem Arzt gleichzeitig in Echtzeit zur Beratung der Patientin zu Verfügung
stehen. Dies ermöglicht unter anderem eine datenbasierte Aufklärung der Patientin.

## 9.2 Settings der PROM-Messung

Bei der Erhebung von PROMs müssen unterschiedliche Aspekte betrachtet werden,
die die erhobenen Daten beeinflussen. Diese betreffen den **Berichterstatter,** die
**Form der Berichterstattung** sowie das **Umfeld der Berichterstattung**.

PROMs sind der Bericht über den eigenen Gesundheitszustand ohne Interpretation durch einen Dritten. Im Regelfall bedeutet dies, dass die Patientin selbst über
ihren individuellen Zustand berichtet, ohne weitere zwischengeschaltete Instanz wie
Arzt oder betreuendes medizinisches Personal [15]. Allerdings gibt es Situationen, in
denen die erkrankte Person nicht in der Lage ist, dies zu leisten, z.B. bei neurologi-
schen Erkrankungen, bei sehr jungen und sehr alten Patienten. In solchen Fällen wird

es nötig, einen Proxy zu nutzen, der über den Gesundheitszustand für den Patienten berichtet oder ihn dabei unterstützt. Die Inklusion auch dieser Patienten ist notwendig, um einen Selektions-Bias zu vermeiden [16],[17]. Ein zweiter Aspekt, der sich auf den Berichterstatter bezieht, ist der der Dokumentation – dokumentiert der Patient selbst oder wird die PROm-Befragung im Rahmen eines Interviews durchgeführt. Die bei weitem häufigste Form der Dokumentation ist die durch den Patienten selbst, allerdings gibt es auch hier Situationen, in denen der Interviewer die Dokumentation durchführen muss, da der Patient hierzu nicht in der Lage ist.

Die **Form der PROM-Berichterstattung** ist durch die Einführung von Tablets und Smartphones stark verändert worden und von einer weitgehend papierbasierten zu einer elektronische Form der Erhebung geworden [18]. Die Form muss bei der Auswertung von PROM-Ergebnissen berücksichtigt werden, da sie einen Einfluss auf die individuellen Ergebnisse [19], aber auch auf die Zusammensetzung der Kohorte haben kann. Eine elektronische PROM-Befragung muss sicherstellen, auch jene Patientinnen mit einzuschließen, die keinen Zugang zu elektronischen Medien haben oder mit deren Umgang nicht vertraut sind. Gleichzeitig muss gewährleistet sein, dass die Validität und Reliabilität eines Fragebogeninstruments, das für eine papierbasierte Anwendung entwickelt wurde, auch im elektronischen Setting gegeben sind [20],[21]. Der dritte Punkt ist der des **Umfeldes, in dem die PROM-Befragung** stattfindet. Dies kann im häuslichen, im ambulanten medizinischen oder im stationären medizinischen Umfeld sein. In vielen Fällen ergeben sich Mischformen, insbesondere bei der Erhebung von Langzeitdaten. Bei der Erhebung von PROM-Daten im klinischen Umfeld sind eine Reihe an Faktoren zu berücksichtigen, die die Voraussetzung für eine erfolgreiche Implementation einer PROM-Erfassung sind [22]. Hierzu zählt beispielsweise die Identifizierung eines geeigneten Zeitpunkts im klinischen Ablauf, zu dem die PROM-Befragung durchgeführt werden kann, ohne zu Verzögerungen des Klinikablaufes zu führen.

## 9.3 PROM beim Mammakarzinom

Die zunehmende Nutzung von PROMs spiegelt sich auch im Einsatz in klinischen Studien wider. So wurden zwischen 2004 und 2013 447 randomisierte klinische Studien durchgeführt, in denen PROM als ein Endpunkt angegeben war, 123 davon waren klinische Studien im Bereich Mammakarzinom [23]. Die Nutzung von PROM im onkologischen Bereich kann neben der Verbesserung der Kommunikation zwischen Arzt und Patientin [24], einer höheren Patientenzufriedenheit [25],[26], der exakteren Beurteilung von Therapien im Sinne von Value Based Health Care [27] auch zu einer Verlängerung des Überlebens in der metastasierten Situation führen. Basch et al. konnten in einer richtungsweisenden monozentrischen Studie an 766 Patientinnen zeigen, dass ein intensiviertes Monitoring bei metastasierten Tumorerkrankungen mithilfe von PROM nicht nur zu einer Verbesserung der Lebensqualität, einer Reduzierung von ungeplanten Krankenhaus- und Notaufnahmeaufenthalten, sondern auch zu einer statistisch signifikanten Verlängerung des Überlebens führen kann (Hazard Ratio: 0,83, 95 % Konfidenzintervall: 0,70–0,99, p = 0,04) [14],[28]. Dieses Konzept des intensivierten PROM-Monitorings konnte kürzlich in einer zweiten Studie bei Patienten mit metastasiertem Lungenkarzinom bestätigt werden – auch hier kam es zu einer Verlängerung des Überlebens um acht Monate bei den Patienten, die mittels PROM betreut worden sind (Hazard Ratio: 0,50, 95 %Konfidenzintervall: 0,31–0,81, p = 0,005) [29]. Diese beiden Studien sind nicht spezifisch für das Mammakarzinom, in der Kohorte von Basch et al. waren jedoch Mammakarzinom-Patientinnen eingeschlossen, allerdings sind hierzu keine Subgruppendaten veröffentlicht. Dies zeigt die Notwendigkeit weiterer Studien im Bereich Mammakarzinom, insbesondere im metastasierten Setting mit PROM als primärer Intervention.

## Literatur

[1] Carioli G, et al. Trends and predictions to 2020 in breast cancer mortality: Americas and Australasia. Breast 2018;37: 163–69.

[2] Bergh J, et al. A systematic overview of chemotherapy effects in breast cancer. Acta Oncol 2001;40(2–3): 253–81.

[3] Coleman MP, et al. Cancer survival in five continents: a worldwide population-based study (CONCORD). Lancet Oncol 2008;9(8): 730–56.

[4] Carioli G, et al. Trends and predictions to 2020 in breast cancer mortality in Europe. Breast 2017;36: 89–95.

[5] Seabury SA, et al. The impact of self- and physician-administered cancer treatment on work productivity and healthcare utilization. Res Social Adm Pharm 2017; 14(5):434–40.

[6] Spathis A, et al. Teenage and Young Adult Cancer-Related Fatigue Is Prevalent, Distressing, and Neglected: It Is Time to Intervene. A Systematic Literature Review and Narrative Synthesis. J Adolesc Young Adult Oncol 2015;4(1): 3–17.

[7] Capelan M, et al. The prevalence of unmet needs in 625 women living beyond a diagnosis of early breast cancer. Br J Cancer 2017;117(8): 1113–20.

[8] Lambert SD, et al. The unmet needs of partners and caregivers of adults diagnosed with cancer: a systematic review. BMJ Support Palliat Care 2012;2(3): 224–30.

[9] Jain V, et al. Cardiovascular Complications Associated With Novel Cancer Immunotherapies. Curr Treat Options Cardiovasc Med 2017;19(5): 36.

[10] Byun DJ, et al. Cancer immunotherapy – immune checkpoint blockade and associated endocrinopathies. Nat Rev Endocrinol 2017;13(4): 195–207.

[11] Chen J, OuL, Hollis SJ. A systematic review of the impact of routine collection of patient reported outcome measures on patients, providers and health organisations in an oncologic setting. BMC Health Serv Res 2013;13: 211.

[12] Sackey H, et al. Arm lymphoedema after axillary surgery in women with invasive breast cancer. Br J Surg 2014;101(4): 390–7.

[13] Bromham N, et al. Axillary treatment for operable primary breast cancer. Cochrane Database Syst Rev 2017;1: Cd004561.

[14] Basch E, et al. Symptom Monitoring With Patient-Reported Outcomes During Routine Cancer Treatment: A Randomized Controlled Trial. J Clin Oncol 2016;34(6): 557–65.

[15] Tevis SE, et al. Patient-Reported Outcomes for Breast Cancer. Ann Surg Oncol 2018;25(10): 2839–45.

[16] Sneeuw KC, Sprangers MA, Aaronson NK. The role of health care providers and significant others in evaluating the quality of life of patients with chronic disease. J Clin Epidemiol 2002;55(11): 1130–43.

[17] Eiser CMorse R. A review of measures of quality of life for children with chronic illness. Arch Dis Child 2001;84(3): 205–11.

[18] Zeleke AA, et al. Data Quality and Cost-Effectiveness Analyses of Electronic and Paper-Based Interviewer-Administered Public Health Surveys: Protocol for a Systematic Review. JMIR Res Protoc 2019;8(1): e10678.

[19] Bowling A. Mode of questionnaire administration can have serious effects on data quality. J Public Health (Oxf) 2005;27(3): 281–91.

[20] Coons SJ, et al. Recommendations on evidence needed to support measurement equivalence between electronic and paper-based patient-reported outcome (PRO) measures: ISPOR ePRO Good Research Practices Task Force report. Value Health 2009;12(4): 419–29.

[21] Gwaltney CJ, Shields AL, Shiffman S. Equivalence of electronic and paper-and-pencil administration of patient-reported outcome measures: a meta-analytic review. Value Health 2008;11(2): 322–33.

[22] Karsten MM, et al. Web-Based Patient-Reported Outcomes Using the International Consortium for Health Outcome Measurement Dataset in a Major German University Hospital: Observational Study. JMIR Cancer 2018;4(2): e11373.

[23] Efficace F, et al. Quality of patient-reported outcome reporting across cancer randomized controlled trials according to the CONSORT patient-reported outcome extension: A pooled analysis of 557 trials. Cancer 2015;121(18): 3335–42.

[24] Velikova G, et al. Measuring quality of life in routine oncology practice improves communication and patient well-being: a randomized controlled trial. J Clin Oncol 2004;22(4): 714–24.

[25] Howell D, et al. Patient-reported outcomes in routine cancer clinical practice: a scoping review of use, impact on health outcomes, and implementation factors. Ann Oncol 2015;26(9): 1846–58.

[26] Lavallee DC, et al. Incorporating Patient-Reported Outcomes Into Health Care To Engage Patients And Enhance Care. Health Aff 2016;35(4): 575–82.

[27] Porter ME. What is value in health care? N Engl J Med 2010;363(26): 2477–81.

[28] Basch E, et al. Overall Survival Results of a Trial Assessing Patient-Reported Outcomes for Symptom Monitoring During Routine Cancer Treatment. Jama 2017;318(2): 197–8.

[29] Denis F, et al. Two-Year Survival Comparing Web-Based Symptom Monitoring vs Routine Surveillance Following Treatment for Lung Cancer. Jama 2019;321(3): 306–7.

# 10 Zertifizierung

Michael P. Lux

## 10.1 Einleitung

Das Gesundheitswesen in Deutschland ist in den letzten 15 Jahren durch eine Welle der Zentrumsbildungen mit Zertifizierungen geprägt. Bei der Zentrenbildung handelt es sich um eine räumliche und strukturelle Zusammenlegung von miteinander arbeitenden Fachgebieten bzw. -abteilungen. Grundsätzlich gilt die Zentrumsbildung und Zertifizierung als Möglichkeit, Qualität der Diagnostik und Therapie zu sichern und zu optimieren. Diese Kompetenzbündelung der interdisziplinären Fachkräfte bringt zahlreiche Vorteile, wie die Abb. 10.1 aufzeigt, aber auch notwendige Veränderungen mit sich [1]. Aufgrund der Mittelknappheit im deutschen Gesundheitssystem und neuen Gesetzen auf dem sich wandelnden Krankenhausmarkt sind die Krankenhäuser einerseits gezwungen Überkapazitäten abzubauen, andererseits haben sie auch die Option, durch eine zukunftsorientierte Ausrichtung im Sinne der Zentrumsbildung die Kosteneffizienz zu steigern und gleichzeitig die Versorgungsqualität zu optimieren [2]. Dies betrifft insbesondere die onkologische Versorgung. Insgesamt sind jeder zweite Mann und 43 % aller Frauen von der Diagnose Krebs betroffen. In Deutschland hat zwischen 2004 und 2014 die absolute Zahl der Krebsneuerkrankungen bei Männern um 6 % und bei Frauen um 9 % zugenommen [3]. Insgesamt sind im Jahr 2014 476.000 Menschen an einer Krebserkrankung erkrankt, davon 249.200 Männer und 227.000 Frauen. Die Inzidenzen der gynäkologischen Malignome betragen 69.220 für das Mammakarzinom, 10.680 für das Endometriumkarzinom, 7.250 für das Ovarialkarzinom, 4.540 für das Zervixkarzinom und 3.130 für das Vulvakarzinom [3]. Die hohen Inzidenzen unterstreichen die besondere Relevanz der Versorgung in zertifizierten Zentren – sowohl hinsichtlich der Versorgungsqualität als auch gesundheitspolitischer und gesundheitsökonomischer Aspekte.

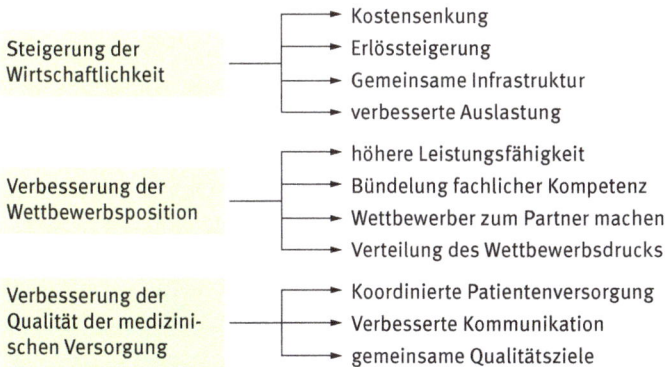

Steigerung der Wirtschaftlichkeit
- Kostensenkung
- Erlössteigerung
- Gemeinsame Infrastruktur
- verbesserte Auslastung

Verbesserung der Wettbewerbsposition
- höhere Leistungsfähigkeit
- Bündelung fachlicher Kompetenz
- Wettbewerber zum Partner machen
- Verteilung des Wettbewerbsdrucks

Verbesserung der Qualität der medizinischen Versorgung
- Koordinierte Patientenversorgung
- Verbesserte Kommunikation
- gemeinsame Qualitätsziele

Abb. 10.1: Vorteile der Zentrumsbildung [1].

https://doi.org/10.1515/9783110580662-010

## 10.2 Zertifizierte onkologische Zentren in Deutschland

Betrachtet man die Entwicklung der zertifizierten Zentren genauer, ist die Historie der Zentrumsbildung bereits viel länger und hat den Ursprung in der Geburtshilfe. Perinatalzentren existieren seit Jahrzehnten und sind flächendeckend etabliert. Die Gynäkologie bzw. die gynäkologische Onkologie hat unter den onkologischen Zentren ebenfalls eine Vorreiterrolle mit den zertifizierten Brustkrebszentren. Weitere Organkrebszentren, z. B. Darmkrebs-, Prostatakarzinom-, gynäkologische Krebszentren etc., entstanden erst nach Etablierung der Brustkrebszentren.

Grundlage nahezu aller Zertifizierungen ist das Vorliegen eines eingeführten und etablierten Qualitätsmanagementsystems. Im § 135a des Sozialgesetzbuches (SGB) heißt es „Leistungserbringer sind zur Weiterentwicklung der Qualität der von ihnen erbrachten Leistungen verpflichtet. Die Leistungen müssen dem jeweiligen Stand der wissenschaftlichen Erkenntnisse entsprechen und in der fachlich gebotenen Qualität (z. B. Festlegung in Leitlinien) erbracht werden. Zugelassene Krankenhäuser (...) sind dazu verpflichtet, einrichtungsintern ein Qualitätsmanagement (z. B. externe Überprüfung, Zertifizierung) einzuführen und weiterzuentwickeln." Für die Zertifizierung eines QM-Systems stehen verschiedene Systeme zur Verfügung. KTQ und die DIN EN ISO 9001:2015 sind die häufigsten Qualitätsmanagementsysteme der zertifizierten Organkrebszentren und Onkologischen Zentren. Während die Zertifizierung eines Qualitätsmanagementsystems bisher eine Anforderung an die Zertifizierung war, wurde dies als Pflichtanforderung nun herausgenommen, da dies bereits flächendeckend etabliert ist und somit als gegeben vorausgesetzt wird.

Im Bereich der onkologischen Versorgung sieht die Deutsche Krebsgesellschaft e. V. (DKG) als fachübergreifende interdisziplinäre Fachgesellschaft die Versorgung onkologischer Patientinnen und Patienten als Dreistufenmodell [4]. Die Basis dieses Dreistufenmodells sind die Organkrebszentren [5].

Als wesentliches Kriterium für ein Organkrebszentrum gilt eine eigenständige Führung des Zentrums, d. h. eine lose Kooperation zwischen Fachdisziplinen reicht nicht aus. Die Leitung eines Organkrebszentrums sollte die Fachdisziplin, die zentral mit der jeweiligen Tumorentität vertraut ist, übernehmen, z. B. die gynäkologische Onkologie für die Mammakarzinome. Unabhängig von der Tumorart sind fallbezogen weitere Fachdisziplinen, z. B. Pathologie, internistische Onkologie, Radiologie und Radioonkologie, einzubeziehen. Weitere Kriterien sind effiziente Organisations- und Entscheidungskonzepte, um eine hohe, den Leitlinien entsprechende Qualität in der Versorgung der verschiedenen Karzinomentitäten zu erreichen.

Die fachlichen Anforderungen beschreiben u. a. die Inhalte und Voraussetzungen der interdisziplinären Zusammenarbeit in einem Zentrum, Anzahl und Expertise der Mitarbeiter, die technischen Geräte sowie die Prozesse und Behandlungspfade. Für die jeweilig aktuellen fachlichen Anforderungen sind im Falle der zertifizierten Brustkrebszentren die DKG e. V. und die Deutsche Gesellschaft für Senologie e. V. (DGS) verantwortlich. Die Anforderungen werden im Erhebungsbogen zusammengefasst, der die Grundlage der Erstzertifizierung, der jährlichen Überwachungsaudits sowie der dreijährigen Re-Zertifizierung darstellt. Der jeweils aktuellste Erhebungs-bogen kann unter www.onkozert.de heruntergeladen werden. Zudem ist die jähr-liche Auswertung und Abgabe der Kennzahlen erforderlich. Neben der Formulierung von Statements und Empfehlungen werden in den verfügbaren Leilinien Qualitäts-indikatoren definiert, die folgend die Basis für Qualitätssicherung und -kontrolle der zertifizierten Zentren sowie der Qualitätssicherung der Krankenhäuser bilden [6]. Für die zertifizierten Brustkrebszentren steht die S3-Leitlinie Diagnostik, Therapie und Nachsorge des Mammakarzinoms zur Verfügung, anhand derer die Kennzahlen aus-gewählt werden.

Die zweite Stufe bilden die Onkologischen Zentren, die mehrere Tumorentitäten (mindestens 50 % der Inzidenzen) behandeln und sich aus mehreren Organkrebs-zentren zusammensetzen [4],[5]. Über die organspezifischen Anforderungskataloge hinaus müssen Onkologische Zentren weitere Ressourcen vorhalten, die übergreifend organisiert und zentral gebündelt werden. In den Aufgabenbereich eines Onkologi-schen Zentrums gehört die fachübergreifende Aus- und Fortbildung von Ärzten und Pflegeteams einschließlich Studienassistentinnen, um einen hohen Qualitätsstan-dard zu sichern und den aktuellen Kenntnisstand in der Onkologie zu vermitteln. Zudem kann die Öffentlichkeitsarbeit unter dem Dach eines Onkologischen Zentrums zusammengefasst werden, um Patienten, Angehörigen und Selbsthilfegruppen als Ansprechpartner zu dienen. Neben den Managementaufgaben haben Onkologische Zentren gemeinsame medizinische Aufgaben. Hier stehen Palliativmedizin und sup-portive Therapien durch Schmerzteams, Transfusionsmedizin, Ernährungstherapie und Physiotherapie im Vordergrund. Des Weiteren stellt die psychosoziale Versor-gung einschließlich der Rehabilitation und der Psychoonkologie wichtige und zentral zu steuernde Behandlungsfelder dar.

Die dritte Stufe in der onkologischen Versorgungsstruktur und Zentrumsbildung sind die Onkologischen Spitzenzentren, die so genannten Comprehensive Cancer Center (CCC), die eine enge Verzahnung von präklinischer Forschung und klinischer Onkologie beinhalten. Seit März 2007 fördert die Deutsche Krebshilfe e. V. (DKH) Einrichtungen in Deutschland als CCC. Ziel ist es, translationale Ergebnisse aus der Grundlagenforschung in die klinische Praxis zum Nutzen der Patienten zu überfüh-ren. Die Spitzenzentren sollen einen „Leuchtturmcharakter" aufweisen und sowohl die Aufgaben der Organkrebszentren als auch der Onkologischen Zentren bewältig-ten. Durch Förderung exzellenter Verbundforschung und flächenübergreifende Ver-sorgungsstrukturen sollen Fortschritte in der onkologischen Versorgung in innovati-ven Organisationsformen erzielt werden.

Gegenwärtig sind bundesweit 886 Organkrebszentren mit 957 Standorten durch die DKG e. V. zertifiziert, hiervon 236 Brustkrebszentren mit 284 zertifizierten Stand-orten (s. Tab. 10.1). In diesen Zentren werden aktuell 74,6 % aller Patientinnen mit ei-ner Brustkrebsneuerkrankung behandelt. In NRW erfolgt die Zertifizierung der Brust-krebszentren durch die Landesärztekammer (ca. 50 Zentren), seit 2019 gemeinsam mit der Zertifizierungskommission der DKG e.V.; wenn diese mitberücksichtigt werden, liegt die Betreuungsrate der Patientinnen mit einem primären Mammakarzinom in zertifizierten Strukturen bei ca. 90 %. Des Weiteren sind aktuell 107 Onkologische Zentren mit 120 Standorten zertifiziert (www.onkozert.de). Zudem werden 13 Onkologische Spitzenzentren durch die DKH e. V. gefördert (www.krebshilfe.de).

**Tab. 10.1:** Zertifizierte Zentren in Deutschland (Stand 31.03.2018).

| | Organkrebszentren | | | | | | Onkolog. Zentren | Gesamt |
|---|---|---|---|---|---|---|---|---|
| | **Brust** | **Darm** | **Gyn.** | **Haut** | **Lunge** | **Prostata** | | |
| Laufende Erst-zertifizierungen | 2 | 6 | 9 | 0 | 4 | 8 | 8 | 65 |
| Zertifizierte Zentren | 236 | 284 | 137 | 62 | 51 | 116 | 107 | 1249 |
| Zertifizierte Standorte | 281 | 293 | 139 | 62 | 65 | 117 | 120 | 1340 |
| Standorte im Ausland | 14 | 11 | 10 | 6 | 2 | 9 | 7 | 78 |
| Krebsneu-erkrankungen | 70170 | 62230 | 26140 | 20820 | 52520 | 63710 | | |
| Gesamtanteil | 74,6 % | 41,4 % | 43,6 % | 50,8 % | 32,9 % | 29,6 % | | |

## 10.3 Optimierung der Versorgung durch zertifizierte Brustkrebszentren

Grundsätzlich wird die Spezialisierung mit Zentrumsbildung und Zertifizierung als Möglichkeit aufgeführt, Qualität der Diagnostik und Therapie zu sichern und zu verbessern. In der Literatur sind allerdings nur wenige Studien verfügbar und diese zeigen deutliche Limitationen, z. B. fehlende Kontrollgruppen. Die Zentrumsbildung oder Zertifizierung war nie direkt untersuchter Parameter, sondern nur die einzelnen Kriterien, die ein Zentrum definieren. Zusammenfassend zeigten Fallzahl, behandelte Fälle und Operationszahl pro einzelnem Arzt, Spezialisierung des Krankenhauses, Spezialisierung der Ärztinnen und die Teilnahme an klinischen Studien einen positiven Einfluss auf Morbidität und Mortalität [7]. Der endgültige Nachweis, dass ein zertifiziertes Brustzentrum unabhängig von den weiteren Einflussfaktoren eine bessere Ergebnisqualität erreicht bzw. einen eigenständigen Prognoseparameter für das Mammakarzinom darstellt, konnte folgend erbracht werden [8].

Die Daten von 3.940 Mammakarzinompatientinnen aus drei zertifizierten Zentren und 18 weiteren nicht-zertifizierten Behandlungseinheiten aus Mittelfranken wurden mit Hilfe des Tumorzentrums Erlangen-Nürnberg darauf untersucht, ob die Versorgung in einem zertifizierten Brustkrebszentrum hinsichtlich des Überlebens besser ist. Es konnte gezeigt werden, dass Patientinnen, die in einem zertifizierten Brustkrebszentrum behandelt werden, ein signifikant um 30 % besseres Gesamtüberleben nach vier Jahren hatten – unabhängig von den Tumoreigenschaften oder weiteren Charakteristika der Patientinnen, zum Beispiel das Alter. Ähnliche Ergebnisse konnten anhand einer unizentrischen Erhebung des Brustzentrums des Universitätsklinikums Heidelberg präsentiert werden. Die ausgewertete Population von 3.338 Patientinnen, die im Zeitraum von 2003–2010 am zertifizierten Heidelberger Brustzentrum behandelt worden sind, zeigte ebenso ein besseres Überleben als der deutschlandweite Vergleich [9]. Abweichende Daten berichtete die Arbeitsgruppe des Münchner Tumorregisters [10]. Es wurden 32.789 Patientinnen mit einem operierten Mammakarzinom zwischen 2004 und 2010 ausgewertet. Für Patientinnen unter 75 Jahren konnte kein signifikanter Nutzen durch die Zertifizierung nachgewiesen werden. Allerdings zeigte sich bei älteren Patientinnen ein verbessertes Überleben. Dies führten die Autoren auf eine Selektion nach Komorbiditäten und Allgemeinzustand zurück. Jedoch kann auch die leitlinienkonforme Therapie ursächlich sein, welche die Basis der Anforderungen an die zertifizierten Zentren darstellt und jährlich durch die externen Auditoren überwacht wird. Des Weiteren zeigt die Analyse die Limitation auf, dass die Kliniken nur über den zeitlichen Verlauf beobachtet wurden, also vor und nach durchgeführter Zertifizierung, so dass die Ergebnisse durch die für die erfolgreiche Zertifizierung bereits vorher vorhandenen Strukturen und Prozesse beeinflusst werden. Ein Vergleich mit Kliniken, die sich aufgrund von Fallzahl oder Struktur nie zertifizieren lassen konnten, fehlt.

Mit der Thematik der Optimierung der Ergebnisqualität durch die Erfüllung von Sollvorgaben beschäftigt sich derzeit zudem der Gemeinsame Bundesausschuss (GBA). Eine wesentliche Sollvorgabe an die zertifizierten Brustkrebszentren ist die Betreuung von mindestens 100 Primärfällen pro Jahr. Der GBA hat zum 16. August 2018 das Institut für Qualität und Wirtschaftlichkeit im Gesundheitswesen (IQWiG) beauftragt, eine systematische Literaturrecherche zum Zusammenhang zwischen Leistungsmenge und Qualität des Behandlungsergebnisses bei der operativen Behandlung des Mammakarzinoms durchzuführen [11]. Hierbei werden alle nationalen und internationalen Publikationen ab dem Jahr 2000 integriert. Ergebnisse werden für das Jahr 2020 erwartet.

## 10.4 Weitere Chancen der zertifizierten Brustkrebszentren – - Marketing

Im aktuell sich stetig verändernden Gesundheitssystem mit zunehmendem wirtschaftlichen Druck werden Patientinnenbindung und -gewinnung immer wichtiger, auch über die bisherigen Einzugsgebiete hinaus. Grundsätzlich entscheidet sich eine Patientin für eine Klinik nach der Attraktivität, bestehend aus fachlicher Kompetenz und Servicequalität. Ein zertifiziertes Zentrum wurde einerseits hinsichtlich der fachlichen Qualität und Anforderungen durch die Fachgesellschaften, andererseits in Bezug auf Patientinnenorientierung und -service auf Basis des Qualitätsmanagements und der Struktur-, Produkt- und Prozessqualität überprüft, und eignet sich somit potenziell für das Marketing. Eine Voraussetzung für den Einsatz als Marketinginstrument ist ein Bewusstsein für die Funktion sowie das Vorhandensein eines Zentrums. Im Rahmen einer Erhebung mit 1.073 Patientinnen waren 78,2 % der Patientinnen einer Brustkrebszentrums mit der Definition eines zertifizierten Zentrums vertraut [12]. Im Vergleich zu geburtshilflichen Patientinnen war den onkologischen Patientinnen die Behandlung in einem Zentrum signifikant sieben Mal wichtiger. Senologische Patientinnen legten insbesondere auf die Therapiequalität, das Vorhandensein eines Zentrums und die Zertifizierung Wert, während bei den geburtshilflichen Patientinnen nicht das Perinatalzentrum ausschlaggebend war, sondern die Freundlichkeit, die attraktiven Räumlichkeiten und die Servicequalität [13]. Während die Zentrumsbildung aktuell für geburtshilfliche Patientinnen als Marketinginstrument weniger geeignet erscheint, ist der Kenntnisstand über zertifizierte Organkrebszentren hoch und kann sicherlich im Sinne des Marketings wirksam sein.

## 10.5 Herausforderungen der zertifizierten Brustkrebszentren

Obwohl die Versorgung in zertifizierten Zentrumsstrukturen einen besonderen Stellenwert im Gesundheitswesen hat, ist die Finanzierung weiterhin ein oftmals ungelöstes Problem. Die zertifizierten Zentren benötigen zusätzliche personelle und materielle Ressourcen zur Erfüllung der geforderten Qualitätsparameter. Dem gegenüber stehen die Verdichtung der stationären Leistungen und Erlösminderungen durch Kürzungen der stationären Verweildauer sowie die fehlende Abbildung von komplexen operativen Eingriffen im aktuell steigenden Kostendruck im Gesundheitswesen. Im Rahmen von Prüfungen durch den Medizinischen Dienst der Krankenkassen werden Aufenthaltstage von Patientinnen zunehmend nicht anerkannt, so dass diese unter die untere Grenzverweildauer fallen. Aspekte, wie die psychoonkologische Betreuung, die radioaktive Markierung im Rahmen der Sentinel-Node-Biopsie, Gespräche mit der Patientin und deren Angehörigen, die sozialmedizinische Beratung und weitere Betreuungsangebote rechtfertigen aus Sicht der Kostenträger keinen stationären Aufenthalt. Dieses onkologische Gesamtkonzept ist bei stationären Aufenthalten von wenigen Tagen bzw. im ambulanten Sektor aufgrund fehlender flächendeckender Netzwerke kaum noch zu gewährleisten, insbesondere für zertifizierte Zentren.

In mehreren Publikationen wurde bereits aufgezeigt, dass die Betreuung in zertifizierten Brustkrebszentren nicht adäquat vergütet wird und Zuschläge für ein kostendeckendes Arbeiten notwendig sind [14]. Als problematisch erweist sich vor allem die fehlende Erstattungsfähigkeit bestimmter Kosten. Dabei handelt es sich u. a. um Aufwendungen für die (Re)-Zertifizierung sowie um Kosten für die Erfüllung obligater Qualitätskriterien wie Aus-, Fort- und Weiterbildung [15], Forschung mittels molekularer und klinischer Studien, Zentrums-Koordination, zusätzliche Unterstützung für Betroffene und ihre Familien (z. B. Sozialdienst, Psychoonkologie), Vorhaltung der Infrastrukturen interdisziplinärer Partner sowie insbesondere die Qualitätssicherung und Dokumentation. Eine zuverlässige Dokumentation und neutrale Abbildung wichtiger Punkte des Krankheitsverlaufs werden aber für die stetige Optimierung der Versorgung als unverzichtbar erachtet. Jedoch werden die Leistungserbringer aktuell mit zahlreichen Qualitätsindikatoren konfrontiert, die einen erheblichen (Mehr-) Aufwand bedeuten. Des Weiteren bringt die Dokumentation zahlreiche Qualitätssicherungssysteme mit sich. Im Rahmen einer Forschungsarbeit wurde am Beispiel der Mammakarzinomerkrankung untersucht, welcher Dokumentationsaufwand und damit verbundener Ressourcenverbrauch besteht [16]. Es wurde die Versorgungskette bei Patientinnen mit primärem Mammakarzinom in standardisierter Erkrankungssituation von initialer Diagnostik bis Abschluss der Nachsorge definiert. Nach Pilotphase erfolgte mit Unterstützung des Bundesgesundheitsministeriums eine multizentrische Validierung. Es zeigte sich, dass das ärztliche Personal einen Anteil von 57 % der Dokumentationskosten hat. Je nach Klinik bzw. Zentrum entstehen Kosten von 353–1.084 Euro für den Gesamtablauf der Behandlung einer einzigen Patientin von Erstdiagnose bis Abschluss der Nachsorge. In nicht-zertifizierten Zentren zeigt sich ein reduzierter Aufwand und somit geringere Kosten. Zukünftige Ziele wären die Reduktion des Dokumentationsaufwandes und die Festlegung von wenigen, aber relevanten Variablen pro Tumorentität für die Qualitätssicherung. IT-Lösungen für die interdisziplinäre und berufsgruppenübergreifende Dokumentation sind zudem erforderlich. Des Weiteren ist eine adäquate Vergütung des Mehraufwands für die zertifizierten Zentren notwendig, z. B. im Rahmen von Zuschlägen.

Es existiert seit Langem eine gesetzliche Grundlage für die Finanzierung der Mehrkosten von zertifizierten Zentrumsstrukturen (§ 5 Abs. 2 des Krankenhausentgeldgesetzes [KHEntgG]) [14],[17]. Hierzu haben Schiedsstellen festgestellt, dass ein zertifiziertes Brustkrebszentrum ein zuschlagsberechtigtes Zentrum darstellt und somit ein Zuschlag gerechtfertigt ist. Jedoch werden in Deutschland Zuschläge für zertifizierte Zentren je nach Region bzw. Bundesland bislang sehr unterschiedlich und auf einem niedrigen Niveau gewährt – eine Umfrage der DKG e. V. verdeutlichte, dass Zuschläge mit insgesamt 13 % der Zentren nur selten bezahlt werden und sehr heterogen in Deutschland verteilt sind. Somit besteht weiterhin Handlungsbedarf. Der Krankenhaus-Report mit seinem Schwerpunktthema „Strukturwandel" sieht für die Onkologie eine qualitätsorientierte Versorgungsreform mit Fokussierung der Behandlung in zertifizierten Zentren vor [18]. Das Zertifizierungssystem ist somit in der breiten gesundheitspolitischen Wahrnehmung angekommen und wird zu Veränderungen führen, die die Leistungserbringer unterstützen. Ein wesentlicher aktueller Schritt ist die Stärkung der zertifizierten Zentren durch die mögliche Aufnahme in den Krankenhausplan. Die Rahmenbedingungen für Zuschläge für besondere Aufgaben wurden jüngst durch die gesetzlichen Vorgaben des Krankenhausstrukturgesetzes und durch weitere Festlegungen der Vertragsparteien auf Bundesebene gemäß § 9 Abs. 1a Nr. 2 des Krankenhausentgeltgesetzes konkretisiert. Besondere Aufgaben von Zentren und Schwerpunkten für die stationäre Versorgung umfassen nur Leistungen, die nicht bereits durch die Fallpauschalen oder nach sonstigen Regelungen vergütet werden. Sie können auch Leistungen umfassen, die nicht zur unmittelbaren stationären Patientenversorgung gehören. Somit muss sich die Einrichtung durch die Wahrnehmung spezieller Aufgaben von Krankenhäusern ohne Zentrumsfunktion unterscheiden. Nach der Rechtsprechung ist unter einem Zentrum eine Einrichtung zu verstehen, die in dem betreffenden Fachbereich besonders spezialisiert ist und sich aufgrund medizinischer Kompetenz und Ausstattung von anderen Krankenhäusern abhebt – „Leuchtturmfunktion". Hierzu gehören prinzipiell auch die zertifizierten Brustkrebszentren. Für die Aufnahme in den Krankenhausplan müssen allgemeine und spezielle Strukturvoraussetzungen nachgewiesen werden. Am Beispiel des Bundeslandes Bayern gilt als Beleg insbesondere, wenn rund 15 % der im auszuweisenden Zentrum stationär behandelten Patientinnen und Patienten in einem der beiden der Antragstellung vorausgegangenen Kalenderjahren ihren Wohnsitz außerhalb der jeweiligen Planungsregion nach dem Landesentwicklungsprogramm hatten und somit eine überregionale Versorgung durchführt. Für die besonderen Strukturvoraussetzungen kann z. B. nachgewiesen werden, dass die Expertise eines Zentrums von mehreren Krankenhäusern in Anspruch genommen wird, z. B. durch die aktive und regelmäßige Beratung, insbesondere die Prüfung und Bewertung von Patientenbefunden und Abgabe von Behandlungsempfehlungen, die Durchführung regelmäßiger, strukturierter, standortübergreifender, interdisziplinärer Fall-, Morbiditätoder Mortalitätskonferenzen sowie das Angebot von Fortbildungen. Somit ist die Option, als zertifiziertes Zentrum in den Krankenhausplan des Landes aufgenommen zu werden und dadurch Zuschläge zu erhalten, eine potenziell deutliche Stärkung der zertifizierten Zentren.

## Literatur

[1]   Quante S. Das Krankenhaus in neuen Versorgungskonstellationen-Kooperationen und Netzwerke. In: Krankenhausmanagement. Debatin JF, Eckernkamp A, Schulte B (Hrsg), Berlin, MWV Medizinisch Wissenschaftliche Verlagsgesellschaft, 2010, pp 89.

[2]   Neubauer G, Minartz C. Zentrierte Versorgung – Ziele und Optionen: Krankenhaus- Report 2008/2009 (Schwerpunkt: Versorgungszentren). Klauber J, Robra BP, Schellschmidt H (Hrsg), Stuttgart, Schattauer Verlag GmbH, 2009, pp 3–16.

[3]    Zentrum für Krebsregisterdaten, Gesellschaft der epidemiologischen Krebsregister in Deutsch-
       land e. V.: Krebs in Deutschland für 2013/2014. 11. Ausgabe. Robert Koch-Institut (Hrsg), Berlin,
       Robert Koch-Institut, 2017.
[4]    Beckmann MW, Adler G, Albers P, et al. Onkologie Dreistufenmodell optimiert Behandlung
       unter Kostendeckung. Wie die künftigen Strukturen der onkologischen Versorgung in Deutsch-
       land aussehen sollten. Dtsch Arztebl 2007, 104(44), A-3004 / B-2644 / C-2562.
[5]    Wesselmann S, Follmann M. Leitlinien und Zertifizierung im DKG-Qualitätszirkel. Forum
       2011;3:15–7.
[6]    Beckmann MW, Lux MP. Nationaler Krebsplan – Bedeutung für die gynäkologische Onkologie.
       Der Gynäkologe 2012;45:218–22.
[7]    Lux MP, Hildebrandt T, Bani MR, et al. Gesundheitsökonomische Aspekte und finanzielle
       Probleme in den zertifizierten Strukturen des Fachgebietes. Gynäkologe 2011;44:816–26.
[8]    Beckmann MW, Brucker C, Hanf V, et al. Quality assured health care in certified breast centers
       and improvement of prognosis of breast cancer patients. Onkologie 2011;34(7):362–7.
[9]    Heil J, Gondos A, Rauch G, et al. Outcome analysis patients with primary breast cancer initially
       treated at a certified academic breast unit. Breast 2012;21(3):303–8.
[10]   Schrodi S, Tillack A, Niedostatek A, et al. No Survival Benefit for Patients with Treatment in
       Certified Breast Centers-A Population-based Evaluation of German Cancer Registry Data. Breast
       J 2015;21(5):490–500.
[11]   Gemeinsamer Bundesausschuss. Beauftragung des IQWiG: systematische Literaturrecherche
       zum Zusammenhang zwischen Leistungsmenge und Qualität des Behandlungsergebnisses bei
       der chirurgischen Behandlung des Brustkrebses (Mamma-Ca-Chirurgie). https://www.g-ba.de/
       informationen/beschluesse/3459/, Zugriff: 26.08.2018
[12]   Lux MP, Fasching PA, Bani MR, et al. Marketing von Brust- und Perinatalzentren – Sind die
       Patientinnen mit dem Produkt "zertifiziertes Zentrum" vertraut? Geburtshilfe Frauenheilkd
       2009;69:1–7.
[13]   Lux MP, Fasching PA, Schrauder M, et al. The age of centers: the influence of establishing
       specialized centers on patients' choice of hospital. Arch Gynecol Obstet 2011;283(3):559–68.
[14]   Beckmann MW, Bader W, Bechtold I, et al. Finanzierung und finanzielle Probleme von Leis-
       tungen und Strukturen im Fachgebiet Gynäkologie und Geburtshilfe im Jahr 2011 – allgemeine
       Aspekte und geburtshilfliche Versorgung. II. Artikel der Finanzierungskommission der DGGG e.
       V. – Teil I. Geburtshilfe Frauenheilkd 2011;71:497–510.
[15]   Lux MP, Hildebrandt T, Beyer-Finkler E, et al. Relevance of Health Economics in Breast Cancer
       Treatment – the View of Certified Breast Centres and Their Patients. Breast Care 2013;8:15–21.
[16]   Beckmann M, Sell C, Aydogdu M, et al. Documentation Time and Effort and Associated
       Resources for Patients with Primary Breast Cancer from Diagnosis to End of Follow-Up – Results
       of a Multicentre Validation. Gesundheitswesen 2016;78(7):438–45.
[17]   Beckmann MW, Bani MR, Loehberg CR, et al. Are Certified Breast Centers Cost-Effective? Breast
       Care 2009;4:245–50.
[18]   Krankenhaus-Report 2015. Schwerpunkt: Strukturwandel. 1. Auflage. https://www.wido.de/
       publikationen-produkte/buchreihen/krankenhaus-report/2015, Zugriff am 11.02.2020.

# 11 Leitlinien und evidenzbasierte Medizin

Christoph Thomssen

## 11.1 Verbesserung der Heilungsraten beim Mammakarzinom

Galt noch vor wenigen Jahrzehnten die Diagnose Mammakarzinoms in vielen Fällen als Todesurteil, so haben Frauen heute eine hohe Chance, auch fünfzehn Jahre später ohne Krankheitszeichen zu leben. Selbst bei metastasierter Erkrankung ist heute in vielen Fällen eine substanzielle Verlängerung des Überlebens möglich.

Dies ist nicht Ergebnis eines einzelnen Therapiedurchbruchs, sondern begründet sich in der Summation vieler Einzeleffekte. Der Ersatz der Therapiebeliebigkeit nach individueller ärztlicher Einschätzung aufgrund meist veralteten Lehrbuchwissens durch interdisziplinär abgestimmte Empfehlungen und Leitlinien auf dem Boden der aktuellen Evidenz ist dafür wesentlich. Dies steht im Kontext der Verbesserungen von Struktur (z. B. interdisziplinäre Konferenz), Prozessen (z. B. konsequente Einhaltung der Leitlinien bei Operation und adjuvanter Therapie) sowie der Erfassung der Ergebnisqualität (im Vergleich mit der anderer Kliniken, z.B. Bench Marking).

Faktoren, die zur Verbesserung der Heilungsraten beim Mammakarzinom geführt haben:

– Aufklärung, Gesundheitsbewusstsein
– Früherkennung, Screening
– interdisziplinäre Therapieplanung
– Korrelation Bildgebung – Operationssitus – Pathologie
– exakte Beschreibung der Resektatränder
– tumorbiologische Analyse
– konsequente adjuvante Strahlentherapie
– konsequente adjuvante systemische Therapie
– verbesserte medikamentöse Therapieoptionen (inkl. zielgerichtete Therapie)
– strukturierte Nachsorge mit Überwachung der Therapieadhärenz
– <u>Therapieleitlinien und deren konsequente Umsetzung</u>
– strukturelle Verbesserung (zertifizierte Brustzentren)
– Erfassung der Ergebnisqualität

Im Sinne der Verbesserung der Struktur- und Prozessqualität ist die Etablierung von Brustzentren mit aufwändigem Zertifizierungsprozess nach DIN/ISO und gemäß den Vorgaben der Deutschen Krebsgesellschaft e. V. und der Deutschen Gesellschaft für Senologie e. V. zu sehen. Retrospektive Analysen haben gezeigt, dass Patientinnen, die an einem zertifizierten Zentrum behandelt wurden, signifikant bessere Heilungs- und Überlebenschancen haben [1],[2].

Die Ergebnisqualität, gemessen an der Abschätzung des erkrankungsfreien Überlebens und des Gesamtüberlebens der im Zentrum behandelten Patientinnen, wurde

https://doi.org/10.1515/9783110580662-011

vielfach durch zentrumsinterne Erhebungen in Eigeninitiative gemessen. Die Überlebenswahrscheinlichkeiten – als Beispiele seien die Erhebungen aus Erlangen, Halle (Saale), Hamburg und Heidelberg angeführt – zeigen ein homogen hohes Niveau. Es ist zu hoffen, dass durch die Etablierung gesetzlicher Tumorregister dieses wichtige Instrument der Qualitätssicherung institutionalisiert wird.

## 11.2 Wie entsteht Wissen? Wie wird Wissen weitergegeben?

Das medizinische Wissen nimmt exponentiell zu (s. Abb. 11.1). In PUBMED (www.ncbi.nlm.nih.gov/pubmed) sind allein zum Thema „breast cancer" 386.026 Publikationen gelistet; in den letzten 20 Jahren sind 271.942 Zitate hinzugekommen, das entspricht im Mittel 37 Publikationen am Tag. Dieses Wissen zu filtern und für die praktische klinische Tätigkeit verwertbar zu machen, ist Aufgabe evidenzbasierter interdisziplinärer Leitlinien; jeder Einzelne wäre damit überfordert.

Bis weit ins 20. Jahrhundert hinein wurde medizinisches Wissen von Lehrern, die als Eminenzen anerkannt waren, vermittelt. Medizinisches Wissen basierte entweder auf mechanistischen oder biologischen Überlegungen oder auf Erfahrungen, die an die Schüler weitergegeben wurden. Es entwickelten sich Schulen, die für bestimmte Diagnose- und Therapieformen standen.

Das Wissen nach den Regeln bestimmter Schulen weiterzugeben hat Vorteile. Schüler lernen bestimmte Standards, die sie in der eigenen Tätigkeit anwenden können, und sind damit in die Lage, zumindest im Rahmen des tradierten Wissens standardisiert und fehlerfrei zu handeln. Gerade für das Erlernen und Anwenden basaler

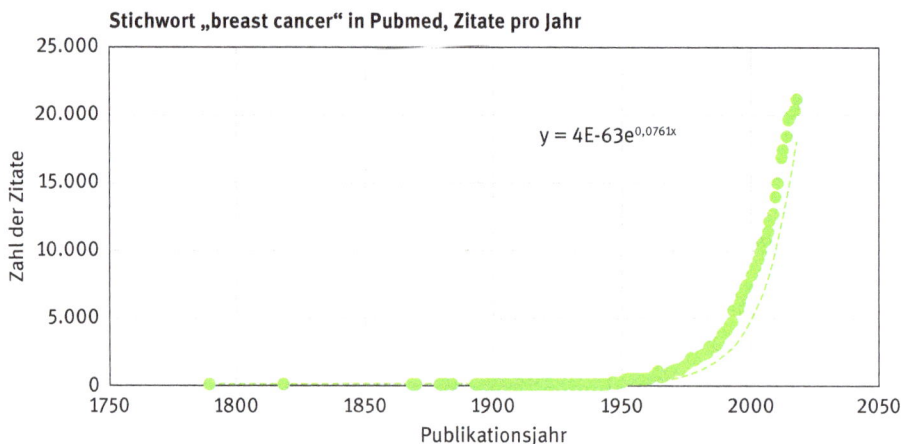

**Stichwort „breast cancer" in Pubmed, Zitate pro Jahr**

$y = 4E\text{-}63e^{0,0761x}$

Abb. 11.1: Jährliche Anzahl der Publikationen in Pubmed zum Stichwort „breast cancer" seit 1789 (pubmed CSV 18. Mai 2019; insgesamt 386.026 Publikationen). Quelle: https://www.ncbi.nlm.nih.gov/pubmed/?term=breast+cancer.

handwerklicher Techniken ist dies wahrscheinlich eine effektive und sichere Form der Wissensweitergabe. Sie hat aber auch Nachteile, verführt sie doch zur unkritischen Übernahme althergebrachter Ansichten, Dogmen und systematischer Fehler.

Jedoch wurde bereits im Altertum versucht, Therapieempfehlungen rational, d. h. evidenzbasiert abzuleiten. Damals waren allerdings keine anderen Instrumente zur Hand, als anhand genauer Beobachtung von Krankheitsverläufen oder durch Erfassung von Fallserien Schlüsse zu ziehen (Rufus von Ephesos, 80–150 n. Chr.) [5]. Soranus von Ephesos (98–138 n.Chr.), von der Schule der Methodiker beeinflusst, setzte sich mit den Methoden anderer Ärzte seiner Zeit kritisch auseinander („critical appraisal") und versuchte Therapieempfehlungen aus seiner Kenntnis der Anatomie und Beobachtung der Abläufe abzuleiten.

## 11.3 Von der Lehrbuchmedizin zur evidenzbasierten Medizin

Lehrbuchmedizin ist für die Basisausbildung von Medizinern sicher notwendig. Medizinisches Wissen darf sich aber darin nicht erschöpfen, dies kann schnell in eine, für Patienten unter Umständen deletäre, „Erkenntnis-Sackgasse" führen. Fortschritt würde behindert.

Als Beispiel sei die radikale Mastektomie genannt, die bis vor 40 Jahren unangefochten die Standardmethoden der Behandlung des Brustkrebses war. Sie basierte auf der mechanistischen Annahme, dass der Krebs sich zentrifugal „weiterfresse" und ausbreite, somit nur die radikale Ausschneidung helfen könne. Noch heute besetzt diese tradierte Ansicht die Denkweise von Patientinnen wie auch von vielen Ärzten. Nach der Skala der Evidenzniveaus des Oxford Centre for Evidence-Based Medicine (CEBM) entspricht solches "mechanism-based reasoning" jedoch nur dem niedrigsten Evidenzniveau (Level of Evidence 5, LoE 5) [7] oder allenfalls, da William Halsted mit seiner Beschreibung von 50 Fällen Evidenz einer Fallserie vorgelegt hat, Level of Evidence 4 („case series") [8].

Die systematische Hinterfragung dieses Dogmas und der mit geeigneten Methoden, z. B. mittels einer randomisiert kontrollierten klinischen Studie, geführte Beweis, dass die brusterhaltende Therapie mindestens gleichwertig ist, hat ein Umdenken ermöglicht und Millionen Frauen die Brust gerettet (Level of Evidence 1a) [9],[10],[11].

Mehr noch, zeitgleich mit dieser Veränderung des Konzepts der Lokaltherapie wurde die Brustkrebserkrankung nicht mehr als primär lokale, sondern vielmehr als primär systemische Erkrankung angesehen. Die in der Konsequenz eingeführte – und wiederum durch zahlreiche evidenzschaffende randomisierte Studien belegte – adjuvante systemische Therapie hat die Potenz, mehr als zwei Dritteln der Patientinnen das Leben zu retten. Dieser therapeutische Erfolg ist in über hundert Jahren aggressiver Lokaltherapie nicht gelungen. Ein Beispiel dafür, dass Evidenz zur Verbesserung des Therapieerfolgs beiträgt.

## 11.4 Graduierung des Evidenzniveaus

In den letzten 20 Jahren haben zahlreiche Arbeitsgruppen versucht, die sich aus der Literatur ergebende Evidenz zu klassifizieren und daraus eine Empfehlung abzuleiten. Besonders verdient gemacht hat sich um diese methodische Frage das Oxford Centre for Evidence-Based Medicine (CEBM), das an definierte Fragestellungen angepasste, realitätsnahe Evidenzniveaus („Levels of Evidence") definiert hat. In der aktuellen Weiterentwicklung [7] werden fünf Evidenzniveaus unterschieden (s. Tab. 11.1).

Mit dieser Definition ist ein Rahmen gegeben, der je nach Fragestellung etwas modifiziert wird. So kann die Wertigkeit prognostischer Faktoren nicht nur mit randomisierten Studien evaluiert werden, vielmehr werden dafür bereits prospektive Kohortenstudien als Methode der Wahl angesehen und dementsprechend höher eingestuft [7].

Diese Evidenzniveaus alleine spiegeln allerdings nur die Stärke und die wissenschaftliche Untermauerung einer These. Aus ihnen ergibt sich noch keine Empfehlung. Die Kommission Mamma der Arbeitsgemeinschaft Gynäkologische Onkologie

Tab. 11.1: Definition von Evidenzniveaus (Levels of Evidence, LoE) nach Oxford Centre for Evidence-Based Medicine (CEBM) [7].

| | |
|---|---|
| LoE 1 | systematische Reviews randomisiert-kontrollierter Studien (Metaanalysen) |
| LoE 2 | randomisiert-kontrollierte Studien oder prospektive Kohortenstudien |
| LoE 3 | nicht-randomisierte kontrollierte Kohortenstudien |
| LoE 4 | Fallserien, Fallkontrollstudien, Studien mit historischen Kontrollen |
| LoE 5 | mechanismusbasierte Überlegungen |

Tab. 11.2: AGO-Empfehlungsgrade (www.ago-online.de).

| | |
|---|---|
| + + | Diese Untersuchung oder therapeutische Intervention ist von großem Vorteil für die Patientinnen, sie kann ohne Einschränkung empfohlen werden und sollte genutzt werden. |
| + | Diese Untersuchung oder therapeutische Intervention ist von begrenztem Vorteil für die Patientinnen, sie kann genutzt werden. |
| ± | Diese Untersuchung oder therapeutische Intervention hat keinen Vorteil für die Patientinnen gezeigt und sollte nur in individuellen Fällen eingesetzt werden. Nach gegenwärtiger Kenntnis kann keine allgemeine Empfehlung gegeben werden. |
| - | Diese Untersuchung oder therapeutische Intervention könnte für die Patientinnen von Nachteil sein, sie sollte eher nicht genutzt werden. |
| -- | Diese Untersuchung oder therapeutische Intervention ist für die Patientinnen klar von Nachteil und sollte auf jeden Fall vermieden werden. |

e. V. hat daher eine einfache Empfehlungsgraduierung entwickelt, die es dem Nutzer einer Empfehlung oder von Leitlinien ermöglicht, abzuschätzen, ob eine potenzielle Intervention vorgenommen werden sollte oder nicht. Mit fünf Abstufungen zwischen „+ +" als starke Empfehlung für eine Maßnahme und „- -„ als starke Empfehlung gegen eine Maßnahme werden Leitlinien damit für den klinischen Alltag nutzbar, ohne ein „Kochbuch" vorzugeben, wie es z. B. mit den NCCN-Guidelines versucht wird [12],[14].

## 11.5 Von der Evidenz zur Leitlinie

Mit der Entwicklung der Medizin ergeben sich komplexere Fragestellungen. Es geht nicht mehr nur um die Frage der besseren Behandlungsmethode (Mastektomie oder brusterhaltende Chirurgie bzw. Medikament A oder B), auch methodische Fragestellungen müssen zunehmend bedacht werden (s. Tab. 11.3).

Tab. 11.3: Beispiele für Fragestellungen, die sich bei der Entwicklung von Leitlinien ergeben und einer Evidenzbeurteilung unterzogen werden müssen.

| | |
|---|---|
| 1) | Welches ist die bessere Behandlungsmethode (Mastektomie oder brusterhaltende Chirurgie bzw. Medikament A oder B)? |
| 2) | Mit welchen Faktoren kann die Prognose der individuellen Erkrankungssituation vorhergesagt wurden und mit welchen der Effekt einer bestimmten Therapie? |
| 3) | Was soll erreicht werden? Welches Zielkriterium ist gefragt (Überleben oder Lebensqualität? Funktionalität oder schnelle Rekonvaleszenz? Remission oder Stabilisierung der Erkrankung? Progressionsfreiheit oder Gesamtüberleben)? |
| 4) | Welche Nebenwirkungen sind bei einer Therapie zu erwarten? |
| 5) | Welches sind die Wünsche der Patientinnen? |

Nicht immer können relevante Fragen durch einzelne Studien beantwortet werden. Dann sind Metaanalysen ein Instrument, mit dem versucht werden kann, die Essenz zahlreicher Studien zusammenzufassen und deutlicher darzustellen. Metaanalysen gut geplanter randomisierter Studien erfüllen die Kriterien für das höchste Evidenzniveau, das gegenwärtig vorgelegt werden kann (Level of Evidence 1a).

Die Evidenzbeurteilung kann sich allerdings nicht auf die Einstufung gemäß Evidenzgraden beschränken. Für jede Publikation muss hinterfragt werden, ob die Fragestellung korrekt gestellt ist, ob die Methode geeignet ist und ob die Ergebnisse nicht nur signifikant, sondern auch ausreichend klinisch relevant sind. Bei klinischen Studien sind folgende Kriterien zu beachten:
– Eignung eines Endpunktes im Sinne der Fragestellung
– Fallzahlkalkulation, statistische Methode

– Subgruppenanalyse, Interaktionsanalyse
– Unabhängigkeit des Effekts nach Adjustierung bzw. in multivariaten Modellen
– Abwägung des absoluten Effekts einer Therapie gegen die möglicherweise erkauften Nebenwirkungen
– Klinische Relevanz im Sinne der Prädiktion eines Therapieeffekts

Diese Punkte müssen bei der Bewertung der Ergebnisse klinischer Studien immer beachtet werden.

## 11.6 Evidenzbeurteilung und „erkenntnisleitendes Interesse"

Trotz aller Bemühungen, Objektivität bei der Evidenzbeurteilung von Leitliniensätzen zu wahren, muss bedacht werden, dass diese Beurteilung auch starker Subjektivität unterliegt und bewusst oder unbewusst Interessen der beurteilenden Fachleute in die Graduierung einfließen können. Das „erkenntnisleitende Interesse" ist ein sowohl der geisteswissenschaftlich als auch der medizinisch-naturwissenschaftlich ausgerichteten Wissenschaft immanentes Phänomen, das bei der Bewertung von Thesen bedacht werden muss [15]. Dem wird beim Erstellen von Leitlinien (z. B. S3, AGO-Kommission Mamma) Rechnung getragen durch Einhaltung einer Reihe von strukturierten Vorkehrungen:
– Transparenz durch Offenlegung möglicher Interessenkonflikte
– Konsentierte Formulierung der Leitliniensätze
– Methodisch unabhängige Suche und Bewertung von Evidenzquellen („Literatur-Search", Evidenz-Bewertung)
– Periodischer Wechsel der Bearbeiter eines Leitlinienstatements oder -kapitels bei Aktualisierungen von Leitlinien
– Interdisziplinarität
– Abstimmung im Plenum einer Leitliniengruppe und detaillierte Dokumentation der Abstimmung über die einzelnen Statements
– Diskussion und Kompromissfindung bei stark diskordanten Abstimmungsergebnissen
– Vermeidung des Einflusses von außen während des Abstimmungsprozesses bzw. von fremdbeeinflussten Anpassungen zwischen den Aktualisierungen

Bei der Entwicklung der S3-Leitlinien und der AGO-Empfehlungen werden diese Vorkehrungen weitestgehend befolgt. Die Empfehlungen der AGO-Kommission Mamma wie die S3-Leitlinie sind somit für den klinischen Einsatz gut geeignet. Die S3-Leitlinie gibt dabei einen größeren Konsens aller an Diagnostik und Therapie des Mammakarzinoms Beteiligten wieder, die AGO-Leitlinie als methodisch weniger aufwändige Leitlinie kann dagegen durch ihre jährliche Aktualisierung schneller auf neue Entwicklungen reagieren. Beide Leitlinien-Werke haben damit ihren Wert.

## 11.7 Leitlinien und Behandlungsqualität – Qualitätsindikatoren

Zur Verbesserung der Prozessqualität muss die Qualität erfassbar gemacht werden. Dies ist nur mit Parametern möglich, für die weitestgehend Einigkeit auf der Basis der verfügbaren Evidenz besteht. Dies sei im Folgenden an einem Beispiel dargestellt. Unumstritten und in den Leitlinien mit höchstem Evidenzniveau (LoE 1a) festlegt ist die Indikation zur adjuvanten endokrinen Therapie bei Patientinnen mit hormonrezeptorpositivem frühem Mammakarzinom. Daher sollte laut Sollvorgabe im Jahresbericht der zertifizierten Brustkrebszentren bei weit mehr als 80 % dieser Patientinnen eine adjuvante endokrine Therapie wenigstens begonnen worden sein. Die Realität zeigt, dass etwa 25 % der Brustzentren diese Sollvorgabe nicht erfüllen, indem sie keine Angaben zum Beginn der adjuvanten Therapie dokumentiert haben. Die Befragung der betroffenen Zentren ergab als Begründung Therapieablehnung durch die Patientinnen, Multimorbidität, prognoseführendes Zweitkarzinom, nicht abgeschlossene Primärtherapie und Kommunikationsdefizite mit den niedergelassenen Fachärzten.

An diesem Beispiel zeigt sich der Effekt, den evidenzbasierte Leitlinien als integraler Bestandteil der Behandlungsprozesse auf die flächendeckende Optimierung der Brustkrebsbehandlung haben können.

## 11.8 Zusammenfassung

Das Mammakarzinom ist durch stetige Bemühungen auf allen Ebenen eine heilbare Erkrankung geworden. Evidenzbasierte Leitlinien sind unabdingbarer Teil der Verbesserungen hinsichtlich Struktur- und Prozessqualität. Aus den Leitlinien abgeleitete Qualitätsmerkmale machen Prozesse und Ergebnisse mess- und optimierbar.

Leitlinien sind notwendig, um aus der exponentiell zunehmenden Datenflut medizinischen Wissens (Evidenz) für die klinische Nutzung verwertbare Wissensstandards zu extrahieren. Die Graduierung nach Evidenzniveaus hilft, die Stärke und Relevanz eines Leitliniensatzes abzuschätzen. Die Unabhängigkeit bei der Bewertung von Leitliniensätzen muss unbedingt gewahrt werden.

## Literatur
[1] Beckmann MWB, Brucker C, Hanf V, Rauh C, Bani MR, Knob S, et al. Quality Assured Health Care in Certified Breast Centers and Improvement of the Prognosis of Breast Cancer Patients. Onkologie 2011;34:362–7.
[2] Gillis CR, Hole DJ. Survival outcome of care by specialist surgeons in breast cancer: a study of 3786 patients in the west of Scotland. BMJ. 1996 Jan 20;312(7024):145–8.
[3] Heil J, Gondos A, Rauch G, Marmé F, Rom J, Golatta M, et al. Outcome analysis of patients with primary breast cancer initially treated at a certified academic breast unit. Breast. 2012 Jun;21(3):303–8.

[4]   Berchtold E, Vetter M, Gündert M, Csaba G, Fathke C, Ulbrich SE, et al. Comparison of Six Breast Cancer Classifiers using qPCR. Bioinformatics. 2019 Feb 13. doi: 10.1093/bioinformatics/btz103.

[5]   Thomssen H, Probst C. Die Medizin des Rufus von Ephesos. In: Temporini H, Haase W (Hrsg.) ANRW Aufstieg und Niedergang der Römischen Welt II;37,2. Berlin, New York: de Gruyter; 1994: 1254–1292,

[6]   Soranus von Ephesus, Peri gynaikeiōn. Übersetzung als „Die Gynäkologie des Soranus von Ephesos." von Lüneburg H. F. Lehmann Verlag, München, 1894. http://www.archive.org/stream/diegynkologiepe00soragoog/diegynkologiepe00soragoog_djvu.txt. Download am 19. Juni 2019

[7]   Howick J, Chalmers I, Glasziou P, Greenhalgh T, Heneghan C, Liberati A, et al. The 2011 Oxford CEBM Evidence Levels of Evidence (Introductory Document). Oxford Centre for Evidence-Based Medicine. https://www.cebm.net/index.aspx?o=5653

[8]   Halsted WS. The Results of Operations for the Cure of Cancer of the Breast Performed at the Johns Hopkins Hospital from June, 1889, to January, 1894. Ann Surg 1894; 20 (5): 497–555.

[9]   Fisher B, Anderson S, Bryant J, Margolese RG, Deutsch M, Fisher ER, et al. Twenty-year follow-up of a randomized trial comparing total mastectomy, lumpectomy, and lumpectomy plus irradiation for the treatment of invasive breast cancer. N Engl J Med. 2002 Oct 17;347(16):1233–41.

[10]  Veronesi U, Cascinelli N, Mariani L, Greco M, Saccozzi R, Luini A, et al. Twenty-year follow-up of a randomized study comparing breast-conserving surgery with radical mastectomy for early breast cancer. N Engl J Med. 2002 Oct 17;347(16):1227–32.

[11]  Clarke M, Collins R, Darby S, Davies C, Elphinstone P, Evans V, et al. Effects of radiotherapy and of differences in the extent of surgery for early breast cancer on local recurrence and 15-year survival: an overview of the randomised trials. Lancet. 2005 Dec 17;366(9503):2087–106.

[12]  Liedtke C, Jackisch C, Thill M, Thomssen C, Müller V, Janni W; AGO Breast Committee. AGO Recommendations for the Diagnosis and Treatment of Patients with Early Breast Cancer: Update 2018. Breast Care (Basel). 2018 Jul;13(3):196–208.

[13]  Thill M, Liedtke C, Müller V, Janni W, Schmidt M; AGO Breast Committee. AGO Recommendations for the Diagnosis and Treatment of Patients with Advanced and Metastatic Breast Cancer: Update 2018. Breast Care (Basel). 2018 Jul;13(3):209–215.

[14]  NCCN Clinical Practice Guidelines in Oncology (NCCN Guidelines®). NCCN Evidence Blocks. Breast Cancer Version 1.2019 — April 26, 2019. NCCN.org

[15]  Habermas J. Technik und Wissenschaft als Ideologie, Frankfurt am Main 1968 und zuvor Erkenntnis und Interesse. Frankfurter Antrittsvorlesung vom 28. Juni 1965. Merkur 1965;19:1139–53.

[16]  Deutsche Krebsgesellschaft (DKG). Jahresbericht der zertifizierten Brustkrebszentren. Kennzahlenauswertung 2019. Auditjahr 2018 / Kennzahlenjahr 2017. https://www.krebsgesellschaft.de/jahresberichte.html. Download 20. Mai 2019

# Stichwortverzeichnis

www.ingramcontent.com/pod-product-compliance
Lightning Source LLC
Chambersburg PA
CBHW081510190326
41458CB00015B/5336